全国高职高专医药类专业"十三五"规划教材
供护理、助产及相关专业使用

# 专业知识学习指导
## 护理学导论 基础护理技术

主　编　王娟花　王露蓉
副主编　王远湘　龙亚香
编　委　（以姓氏笔画为序）
　　　　王远湘　王娟花　王露蓉　龙亚香
　　　　李树青　刘凌云　肖东玲　佘　兰
　　　　罗　欣　段微秀　黄　芬　蒋建春
　　　　廖颖辉

西安交通大学出版社
XI'AN JIAOTONG UNIVERSITY PRESS

### 图书在版编目(CIP)数据

护理学导论　基础护理技术/王娟花,王露蓉主编.—西安：西安交通大学出版社,2017.8
专业知识学习指导
ISBN 978-7-5693-0086-4

Ⅰ.①护… Ⅱ.①王…②王… Ⅲ.①护理学-高等职业教育-教学参考资料 Ⅳ.①R47

中国版本图书馆 CIP 数据核字(2017)第 214653 号

| | |
|---|---|
| 书　　名 | 护理学导论　基础护理技术 |
| 主　　编 | 王娟花　王露蓉 |
| 责任编辑 | 王　磊　郅梦杰 |
| 出版发行 | 西安交通大学出版社<br>(西安市兴庆南路 10 号　邮政编码 710049) |
| 网　　址 | http://www.xjtupress.com |
| 电　　话 | (029)82668805　82668502(医学分社)<br>(029)82668315(总编办) |
| 传　　真 | (029)82668280 |
| 印　　刷 | 陕西元盛印务有限公司 |
| 开　　本 | 787mm×1092mm　1/16　印张　24　字数　585 千字 |
| 版次印次 | 2018 年 1 月第 1 版　2018 年 1 月第 1 次印刷 |
| 书　　号 | ISBN 978-7-5693-0086-4 |
| 定　　价 | 68.00 元 |

读者购书、书店添货、如发现印装质量问题，请与本社发行中心联系、调换。
订购热线：(010)80276960
读者信箱：medpress@163.com

**版权所有　侵权必究**

# 前　言

根据《护士职业注册管理办法》(2008年,卫生部第59号令)和《护士职业资格考试办法》(2010年,卫生部、人力资源社会保障部第74号令)精神,护士必须通过职业资格考试才能申请职业注册。为了帮助在校学生课后更好地巩固和深化学习,更为了帮助广大考生提高职业考试成绩,编者结合最新考试大纲的精神,编写了这本既适合在校学生课后同步练习,又适合参加职业资格考试的考生考前复习的学习指导用书。

全书分为护理学导论和基础护理技术两篇,护理学导论包括绪论、护理程序等6章,基础护理技术包括医院和住院环境等16章。每一章包括 $A_1$、$A_2$、$A_3/A_4$、B、X 等多种题型及参考答案和部分题解。本书每一章题后的参考答案给出了试题中的参考正确答案,部分题解针对稍难的题目给出了答题要点,供学生课后自学及复习巩固、强化重要知识点使用。本书不仅可以作为护理、助产类高职高专教材的教学辅助用书,而且也非常适合护理人员作为自学考试、职业考试和继续教育的参考用书。

编写本书的各位老师,为此书付出了艰辛的努力,但限于学识和能力,书中难免有不尽如人意之处,恳请同行专家和读者不吝指正。

编　者

2016年12月

# 目 录

## 第一篇 护理学导论

### 第一章 绪 论 …………………………………………………………………… (3)
参考答案 ………………………………………………………………… (11)
部分题解 ………………………………………………………………… (11)

### 第二章 护理学基本概念 …………………………………………………… (12)
参考答案 ………………………………………………………………… (19)
部分题解 ………………………………………………………………… (19)

### 第三章 护士角色与行为规范 ……………………………………………… (20)
参考答案 ………………………………………………………………… (27)
部分题解 ………………………………………………………………… (27)

### 第四章 护理学相关理论 …………………………………………………… (28)
参考答案 ………………………………………………………………… (35)
部分题解 ………………………………………………………………… (35)

### 第五章 护理程序 …………………………………………………………… (36)
参考答案 ………………………………………………………………… (50)
部分题解 ………………………………………………………………… (50)

### 第六章 护理学理论 ………………………………………………………… (52)
参考答案 ………………………………………………………………… (58)
部分题解 ………………………………………………………………… (58)

## 第二篇 基础护理技术

### 第一章 医院和住院环境 …………………………………………………… (61)
参考答案 ………………………………………………………………… (71)
部分题解 ………………………………………………………………… (71)

## 第二章 患者入院和出院的护理 ……………………………………………… (73)
　　参考答案 ……………………………………………………………… (90)
　　部分题解 ……………………………………………………………… (90)

## 第三章 患者舒适的护理 …………………………………………………… (92)
　　参考答案 ……………………………………………………………… (110)
　　部分题解 ……………………………………………………………… (110)

## 第四章 休息与活动 ………………………………………………………… (113)
　　参考答案 ……………………………………………………………… (117)
　　部分题解 ……………………………………………………………… (117)

## 第五章 医院感染的预防和控制 …………………………………………… (118)
　　参考答案 ……………………………………………………………… (145)
　　部分题解 ……………………………………………………………… (145)

## 第六章 患者清洁的护理 …………………………………………………… (150)
　　参考答案 ……………………………………………………………… (163)
　　部分题解 ……………………………………………………………… (163)

## 第七章 生命体征的观察及护理 …………………………………………… (165)
　　参考答案 ……………………………………………………………… (182)
　　部分题解 ……………………………………………………………… (182)

## 第八章 饮食护理 …………………………………………………………… (185)
　　参考答案 ……………………………………………………………… (202)
　　部分题解 ……………………………………………………………… (202)

## 第九章 排泄护理 …………………………………………………………… (204)
　　参考答案 ……………………………………………………………… (229)
　　部分题解 ……………………………………………………………… (229)

## 第十章 冷热疗技术 ………………………………………………………… (231)
　　参考答案 ……………………………………………………………… (248)
　　部分题解 ……………………………………………………………… (248)

## 第十一章 药疗技术 …………………………………………………… (250)
　　参考答案 …………………………………………………………… (273)
　　部分题解 …………………………………………………………… (273)

## 第十二章 静脉输液与输血法 ………………………………………… (276)
　　参考答案 …………………………………………………………… (302)
　　部分题解 …………………………………………………………… (302)

## 第十三章 标本采集技术 ……………………………………………… (305)
　　参考答案 …………………………………………………………… (318)
　　部分题解 …………………………………………………………… (318)

## 第十四章 危重患者的抢救及护理 …………………………………… (320)
　　参考答案 …………………………………………………………… (348)
　　部分题解 …………………………………………………………… (348)

## 第十五章 临终护理 …………………………………………………… (350)
　　参考答案 …………………………………………………………… (363)
　　部分题解 …………………………………………………………… (363)

## 第十六章 护理相关文件记录 ………………………………………… (365)
　　参考答案 …………………………………………………………… (375)
　　部分题解 …………………………………………………………… (375)

# 第一篇

## 护理学导论

# 第一章 绪 论

一、$A_1$ 型题(每一道题下面有 A、B、C、D、E 五个备选答案,请从中选择一个最佳答案。)

1. 护理学是以自然科学和社会科学为基础的一门(　　)
   A. 以技术操作为主的科学　　B. 从事生活护理的科学　　C. 医疗辅助学科
   D. 综合性应用学科　　E. 临床护理学科

2. 护理工作范围不包括(　　)
   A. 临床医疗　　B. 临床护理　　C. 护理管理
   D. 护理科研　　E. 护理教育

3. 以完成各项医嘱和常规的基础护理为主要内容,其工作分配以日常工作任务为中心的护理工作方式是(　　)
   A. 个案护理　　B. 功能制护理　　C. 小组制护理
   D. 责任制护理　　E. 综合护理

4. 从事护理工作的基本条件是具有良好的(　　)
   A. 习惯　　B. 作风　　C. 素质
   D. 纪律　　E. 理想

5. 从事护理工作的基本职责和任务是(　　)
   A. 减轻痛苦　　B. 维持健康　　C. 恢复健康
   D. 促进健康　　E. 预防疾病

6. 护理专业的基础知识不包括(　　)
   A. 心理学　　B. 伦理学　　C. 解剖学
   D. 病理学　　E. 护理学导论

7. 小组制护理的特点不包括(　　)
   A. 能发挥各级护士的作用　　B. 能了解患者的一般情况
   C. 可以节省人力　　D. 按护理程序进行护理
   E. 护士个人责任感相对减弱

8. 护理专业知识不包括(　　)
   A. 护理学导论　　B. 护理基本技术　　C. 外科护理学
   D. 社区护理　　E. 生理学

9. 不属于基础护理的内容是(　　)
   A. 清洁卫生护理　　B. 排泄护理　　C. 膳食护理
   D. 病情观察　　E. 急救护理

10. 关于责任制护理的描述,错误的是(   )
    A. 护士的责任明确           B. 能全面了解患者情况
    C. 对患者24小时负责难以实现   D. 文字记录书写任务较重
    E. 节省人力

11. 人类早期主要的护理形式是(   )
    A. 自我护理       B. 社区护理       C. 医院护理
    D. 宗教护理       E. 社会护理

12. 我国最早的一部医学经典著作是(   )
    A.《本草纲目》    B.《黄帝内经》    C.《备急千金要方》
    D.《千金翼方》    E.《妇女大全良方》

13. 中医"三分治,七分养"中的"养"是指(   )
    A. 护理          B. 医疗          C. 食疗
    D. 药疗          E. 中医

14. 中华护士会成立于(   )
    A. 1902年        B. 1909年        C. 1920年
    D. 1924年        E. 1936年

15. 护理专业化开始于(   )
    A. 17世纪中叶    B. 18世纪中叶    C. 19世纪中叶
    D. 20世纪中叶    E. 21世纪中叶

16. 1860年世界上创建的第一所护士学校是在(   )
    A. 英国伦敦圣托马斯医院    B. 意大利的佛罗伦斯城    C. 中国广东
    D. 中国福建              E. 以上均不是

17. 我国第一所护士学校建立在(   )
    A. 福州          B. 广州          C. 上海
    D. 北京          E. 武汉

18. 英国授予南丁格尔最高国民荣誉勋章的时间是(   )
    A. 1854年        B. 1860年        C. 1907年
    D. 1910年        E. 1912年

19. 国际护士节5月12日是(   )
    A. 英国创办世界上第一所护校的日期    B. 授予南丁格尔最高勋章的日期
    C. 弗洛伦斯·南丁格尔的生日           D. 宣布设立南丁格尔奖章的日子
    E. 建立南丁格尔基金的日期

20. 我国开办高等护理教育的时间(   )
    A. 1988年        B. 1909年        C. 1920年
    D. 1950年        E. 1983年

21. 现代医学模式是指（　　）
    A. 生物医学模式　　　　　　B. 生物—心理—社会医学模式
    C. 生物—生理—社会医学模式　D. 生物—生理—心理医学模式
    E. 生理—心理医学模式

22. 弗罗伦斯·南丁格尔是（　　）
    A. 英国人　　　　　B. 美国人　　　　　C. 意大利人
    D. 法国人　　　　　E. 德国人

23. 在克里米亚战争中，由于南丁格尔的努力，士兵的死亡率从50％下降到（　　）
    A. 1％　　　　　　B. 2％　　　　　　C. 2.2％
    D. 4％　　　　　　E. 5％

24. 从1983年至2007年，我国已有多少护士获南丁格尔奖章（　　）
    A. 20　　　　　　B. 28　　　　　　C. 30
    D. 38　　　　　　E. 48

25. 我国第一所西医医院创建于（　　）
    A. 1835年、广州　　B. 1884年、上海　　C. 1888年、福州
    D. 1905年、北京　　E. 1921年、南京

26. 在南丁格尔的著作中，被认为护士必读的经典著作是（　　）
    A.《英军的死亡率》　　　　　B.《护理札记》　　　　　C.《医院札记》
    D.《影响英军健康、效率与医院管理问题摘要》　　　　E.《战争与护理》

27. 被称为护理发展史上的"南丁格尔时代"是指（　　）
    A. 1840～1850年　　B. 1850～1860年　　C. 1860～1890年
    D. 1890～1907年　　E. 1907～1912年

28. 我国护理事业的兴起是在（　　）
    A. 抗日战争时期　　B. 土地革命时期　　C. 解放战争时期
    D. 五四运动前后　　E. 鸦片战争前后

29.《中华人民共和国护士管理办法》实施护士执业考试和注册制度是在（　　）
    A. 1979年开始执行　B. 1992年开始执行　C. 1994年开始执行
    D. 1995年开始执行　E. 1998年开始执行

30. 我国第一次参加评选南丁格尔奖的时间是在（　　）
    A. 1907年　　　　　B. 1983年　　　　　C. 1912年
    D. 1920年　　　　　E. 1955年

31. 颁发南丁格尔奖章的间隔时间是（　　）
    A. 1年　　　　　　B. 2年　　　　　　C. 3年
    D. 4年　　　　　　E. 5年

32. 自1964年以来,中国护理界的群众性学术团体称( )
    A. 中华护士会    B. 中华护士学会    C. 中华护理学会
    D. 中华护士学会    E. 中国护理学会

33. 为了加强国际交流,开阔中国护士的眼界,1985年北京成立了( )
    A. 全国护理中心    B. 护理教育中心    C. 护理宣传中心
    D. 国际护理中心    E. 世界卫生中心

34. 1977年,世界卫生组织提出的战略目标是( )
    A. 人人享有健康    B. 消灭烈性传染病
    C. 2000年人人享有公费医疗    D. 2000年人人享有卫生保健
    E. 2000年人人享有均衡的营养

35. 以疾病为中心的护理特点是( )
    A. 医护双方是合作的伙伴    B. 护理是一门专业    C. 重视高等护理教育
    D. 护理从属于医疗    E. 实施整体护理

36. 以患者为中心的护理特点是( )
    A. 医护双方是从属关系    B. 护士是医生的助手
    C. 护理教育类同高等医学教育    D. 护理方法是执行医嘱和护理常规
    E. 系统化地贯彻护理程序

37. 以人的健康为中心的护理特点是( )
    A. 护理教育开始摆脱高等医学教育    B. 忽视人的整体性
    C. 开始强调护理是一门专业    D. 护理工作必须按常规进行
    E. 护士具有诊断和处理人类对现存的或潜在的健康问题反应的能力

38. 由一名护士负责一位患者全部护理的工作方式是( )
    A. 个案护理    B. 功能制护理    C. 责任制护理
    D. 小组制护理    E. 综合护理

39. 功能制护理的缺点不包括( )
    A. 护士为患者提供的是片段性护理    B. 耗费人力,不适合所有患者的护理
    C. 护士缺少与患者交流的机会    D. 工作机械,易产生疲劳感
    E. 较少考虑患者的心理及社会需求

40. 以分组的形式对一组患者进行护理的工作方式为( )
    A. 个案护理    B. 功能制护理    C. 责任制护理
    D. 小组制护理    E. 综合护理

41. 下列不是护理学发展所经历的阶段是( )
    A. 以清洁卫生为中心    B. 以疾病护理为中心    C. 以患者护理为中心
    D. 以人的健康为中心    E. 以人的需要为中心

42. 人们重视心理—社会因素对健康与疾病的影响开始于( )
    A. 以疾病为中心的阶段    B. 以患者为中心的阶段    C. 以人的健康为中心的阶段

D. 以清洁卫生为中心的阶段  E. 以人的需要为中心的阶段

43. 东汉末年名医张仲景总结自己和前人的经验,发明了猪胆汁灌肠术、人工呼吸和舌下给药法,他的著作是( )
    A.《黄帝内经》          B.《伤寒杂病论》          C.《肘后方》
    D.《备急千金药方》      E.《妇女大全良方》

44. 护理逐渐由"家庭式"迈进了"社会化和组织化的服务"形式出现在( )
    A. 原始社会            B. 封建社会              C. 中世纪的欧洲
    D. 文艺复兴时期        E. 宗教革命时期

二、$A_2$型题(每道考题是以一个小案例的形式出现的,其下有 A、B、C、D、E 五个备选答案,请从中选择一个最佳答案。)

45. 社区护士小王正在给健康人群讲解世界卫生组织(WHO)推荐的健康生活方式,此时护理的基本任务是( )
    A. 促进健康            B. 预防疾病              C. 恢复健康
    D. 减轻痛苦            E. 治疗疾病

46. 护士小武,肿瘤科护士,是某胃癌患者的责任制护士,从该患者入院到出院都由护士小武负责制定护理计划和护理措施,小武不在场时由其他护士协助实施。护士小武采用的这种护理方式是( )
    A. 个案护理            B. 功能制护理            C. 责任制护理
    D. 小组制护理          E. 临床路径

47. 患者,男性,34岁,因车祸致全身多发性损伤入院,入院后行脾切除术、股骨干骨折切开复位内固定术,术后患者持续昏迷,生命体征极为不稳定,脏器功能紊乱,给予持续监护。护士长安排护士小刘全面负责该患者的护理。上述护理方式属于( )
    A. 个案护理            B. 功能制护理            C. 责任制护理
    D. 小组护理            E. 临床路径

48. 某医院泌尿外科护士长将科室护士分为两组,护士小张和小王任组长,每人带领5名护士为患者提供服务,护士们互相配合完成工作。这种工作模式是( )
    A. 个案护理            B. 功能制护理            C. 责任制护理
    D. 小组制护理          E. 临床路径

49. 某心血管科护士长将护士分为主班护士、治疗护士、药疗护士。这种工作方式被称为( )
    A. 个案护理            B. 功能制护理            C. 责任制护理
    D. 小组护理            E. 临床路径

50. 护士小李,因工作表现出色、工作能力强,被调到ICU工作,此处工作特点是一位护士护理一位患者,患者需要的全部护理全由她全面负责,实施个体化护理。小李在ICU的护理方式是( )
    A. 个案护理            B. 功能制护理            C. 责任制护理
    D. 小组护理            E. 综合护理

51. 某医院病房中,护士小刘正在按照护理计划为一名急性心急梗死患者实施护理,此时护理的基本任务是( )
　　A. 恢复健康　　　　B. 促进健康　　　　C. 治疗疾病
　　D. 减轻痛苦　　　　E. 预防疾病

52. 郭某,男,65岁,胰腺癌晚期,病情日益恶化,疼痛加剧,护士小唐遵医嘱为其注射哌替啶1支,此项护理措施的主要目的是( )
　　A. 预防疾病　　　　B. 促进健康　　　　C. 治疗疾病
　　D. 减轻痛苦　　　　E. 恢复健康

三、$A_3/A_4$型题(提供一个案例,下设若干道考题。在每道考题下面的A、B、C、D、E五个备选答案中选择一个最佳答案。)

(53～55题共用题干)
　　弗罗伦斯·南丁格尔被尊为现代护理学的创始人,她对护理学的贡献体现在。

53. 1860年创办了世界上第一所护士学校,该校址在( )
　　A. 美国　　　　　　B. 意大利　　　　　C. 法国
　　D. 英国　　　　　　E. 德国

54. 她写了大量的日记、书信、报告和论著,当时作为护士学校教科书应用的是( )
　　A.《护理管理》　　　B.《清洁卫生护理》　　C.《医院札记》
　　D.《护理札记》　　　E.《护理科研》

55. 她以其渊博的知识,开创了科学的护理事业,对医院管理、家庭访视、环境卫生和( )都有较大的贡献。( )
　　A. 慈善委员会　　　B. 红十字会　　　　C. 护理委员会
　　D. 医院建设　　　　E. 营养与饮食

(56～57题共用题干)
　　自南丁格尔创建护理专业以来,护理学科不断变化和发展,尤其在护理学的知识结构、护理目的、护理对象、护理的作用等方面发生了巨大的变化。从护理学的临床实践和理论研究来看,现代护理学的变化和发展可分为三个阶段。

56. 现代护理学的变化和发展经历的三个阶段是( )
　　A. 以疾病、患者、人的健康为中心的护理阶段
　　B. 以疾病、人的健康、患者为中心的护理阶段
　　C. 以患者、疾病、人的健康为中心的护理阶段
　　D. 以人的健康、疾病、患者为中心的护理阶段
　　E. 以人的健康、患者、疾病为中心的护理阶段

57. 以疾病为中心的护理阶段,护理的特点不正确的是( )
　　A. 护理从属于医疗,护士被看做是医生的助手
　　B. 护理工作的主要内容是执行医嘱和各项护理技术操作
　　C. 应用护理程序的工作方法对患者实施整体护理
　　D. 在实践中形成了一套较为规范的护理技术常规

E. 只注重治疗局部病症,而不重视对人的全面照顾

(58~60题共用题干)

在某综合医院内科,小王是处理医嘱的主班护士,小肖是治疗护士,小余是药疗护士,小邓是生活护理护士,她们每隔一段时间就会由护士长安排进行调换岗位。

58. 此种护理工作方式属于( )
   A. 个案护理　　　　　　B. 功能制护理　　　　　　C. 小组制护理
   D. 责任制护理　　　　　E. 综合护理

59. 属于此种护理工作方式的优点是( )
   A. 小组成员彼此合作、共同制定护理计划
   B. 护理的系统性、连续性较好
   C. 护士分工明确,对所承担的护理工作非常熟悉
   D. 能发挥各级护士的作用,为患者提供综合的护理服务
   E. 小组成员间容易沟通和协调

60. 此种护理工作方式的缺点是( )
   A. 护士只能做到在班负责　　　　B. 耗费人力
   C. 对护理人员要求高,需要接受培训　　D. 不适合所有患者的护理
   E. 护士为患者提供的是片段性护理,工作连续性差

(61~62题共用题干)

流感流行期间,某社区医疗点为了更好地预防该传染病,让社区护士深入各个家庭,教会居民用食醋熏蒸消毒住所。

61. 此项护理工作内容属于( )
   A. 临床护理　　　　　　B. 社区护理　　　　　　C. 护理教育
   D. 护理管理　　　　　　E. 护理科研

62. 此项护理工作的目的是( )
   A. 治疗疾病　　　　　　B. 减轻痛苦　　　　　　C. 恢复健康
   D. 预防疾病　　　　　　E. 促进健康

四、B型题(提供若干组考题,每组考题共用在考题前列出的A、B、C、D、E五个备选答案,请从中选择一个与问题关系最密切的答案。某个备选答案可以被选择一次、多次或不被选择。)

(63~64题共用备选答案)
   A. 以疾病为中心　　　　B. 以患者为中心　　　　C. 以健康为中心
   D. 以保健为中心　　　　E. 以预防为中心

63. 护理学形成过程中经历的第一个阶段是( )

64. 护理学形成过程中经历的第三个阶段是( )

(65~66题共用备选答案)
   A. 临床护理　　　　　　B. 护理管理　　　　　　C. 护理教育
   D. 社区护理　　　　　　E. 护理科研

65. 护理对象仅限于患者的护理实践范畴指的是（　　）

66. 护理对象既包括个人，又包括家庭的护理实践范畴指的是（　　）

**五、X 型题**(每一道题下面有 A、B、C、D、E 五个备选答案，请从中选择所有正确答案。)

67. 学习"护理学发展"的意义（　　）
  A. 加深对护理理论的理解　　B. 了解护理学的发展阶段　　C. 加强对护理事业的认识
  D. 了解护理学的性质和范畴　　E. 了解历史上中外护理学的发展概况和成就

68. 以人的健康为中心的护理阶段特点是（　　）
  A. 护士更关注所有人的潜在的健康问题
  B. 仍局限于个体护理
  C. 工作范畴扩展到对人的生命全过程的护理
  D. 护理学成为一门综合的、独立的、为人类健康服务的应用科学
  E. 护理的工作场所扩展到社会和家庭

69. 南丁格尔对护理事业的贡献在于（　　）
  A. 首创了科学的护理事业　　　　B. 创建了世界上第一所护士学校
  C. 提出了护理程序的工作方法　　D. 撰写的护理著作至今仍具有指导意义
  E. 对军人健康和医院工作提出可行性建议

70. 护理管理体制逐步健全体现在（　　）
  A. 建立健全护理指挥系统　　B. 建立晋升考核制度　　C. 建立护士执业注册制度
  D. 护理学术交流日益增多　　E. 护理科研水平不断提高

## 第一章 绪 论

### 参考答案

| | | | |
|---|---|---|---|
| 1—5. DABCA | 6—10. EDEE | 11—15. ABABC | 16—20. AACCE |
| 21—25. BCCEA | 6—30. BCEDB | 31—35. BCADD | 36—40. EEA*BD* |
| 41—45. ABBCA | 46—50. C*ADB*A | 51—55. ADDDB | 56—60. ACBCE |
| 61—66. B*DACAD | 67. ABCDE | 68. ACDE | 69. ABDE |
| 70. ABC | | | |

### 部分题解

38. 个案护理即由专人实施个体化护理,由一名护士负责护理一位病人。适用于危重病人的抢救或某些特殊病人,也适用于临床教学需要。

40. 小组制护理即以分组的形式对病人实施整体护理。护士分小组进行护理活动,每组分管 10~15 个病人。小组成员由不同级别的护理人员组成,组长负责制订护理计划和措施,带领小组成员完成对分管病人的护理工作,实现护理目标。

46. 责任制护理即由责任护士和辅助护士按护理程序对病人实施全面、系统的整体护理。方法是以病人为中心,每位病人从入院到出院由均由责任护士负责,实施 8 小时在岗,24 小时负责制。责任护士不在岗时,由辅助护士和其他护士按制订的护理计划实施护理。

49. 功能制护理即以完成各项医嘱和执行常规的基础护理为主要工作内容,其工作分配是以日常工作任务为中心。护士被分为"生活护理护士"、"办公室护士"、"治疗护士"等来分别完成各自的护理任务。

61. 社区护理是借助有组织的社会力量,将公共卫生学与护理学的知识相结合,以社区人群为服务对象,对个体、家庭和社区实施如妇幼保健、家庭护理、预防接种、健康教育等工作。以达到促进健康、预防疾病,不断提高社区人群健康水平的目的。

# 第二章 护理学基本概念

一、$A_1$ 型题(每一道题下面有 A、B、C、D、E 五个备选答案,请从中选择一个最佳答案。)

1. 有关健康概念描述,下列正确的是( )
   A. 健康就是没有疾病或不            B. 健康与疾病具有清晰的界限
   C. 健康是一个动态、连续的过程      D. 人的健康观念受单独某一因素影响
   E. 健康指机体内部各系统的协调和稳定

2. 有关人的概念下列描述正确的是( )
   A. 人是个闭合系统       B. 人是护理实践核心       C. 人应对他人健康负责
   D. 人由生理心理两方面构成   E. 不同阶段人有基本相同的需要

3. 在新的医学模式下,对健康的认识包括( )
   A. 健康是身体、心理、社会适应力都处于良好的状态,这个状态在一个阶段里是静止不动的
   B. 健康是指机体各系统内、各系统间机体与外环境的平衡     C. 没有疾病就是健康
   D. 健康和疾病是一个连续的、动态的过程                E. 健康与疾病有明显的分界

4. 下列哪项不是引起亚健康状态的因素( )
   A. 不良的生活方式       B. 脑力的超负荷       C. 病理改变
   D. 体力的超负荷         E. 衰老

5. 个人对自我的评价属于自我概念中的( )
   A. 自我认知       B. 身体心像       C. 角色表现
   D. 自我特征       E. 自尊

6. 个人对自身独特性的认识属于自我概念中的( )
   A. 自我认知       B. 身体心像       C. 角色表现
   D. 自我特征       E. 自尊

7. 护理学的实践范畴不包括( )
   A. 基础护理       B. 专科护理       C. 社区护理
   D. 护理管理       E. 护理伦理学

8. 下列哪项不是疾病对患者的影响( )
   A. 焦虑           B. 自我概念的改变       C. 生活方式的改变
   D. 消耗社会医疗资源   E. 身体形象的改变

9. 关于现代疾病观下列哪项是正确的( )
   A. 人体疾病是整体反应过程
   B. 疾病是人体正常生命活动的终止       C. 疾病是体内因素引起的功能变化

D. 疾病是躯体上生病  E. 疾病是局部功能受损

10. 下列属于社会环境的是（　　）
    A. 空气  B. 政治制度  C. 动物
    D. 土壤  E. 微生物

11. 下列关于治疗性环境的描述不正确的是（　　）
    A. 治疗性环境可影响患者在就医期间的心理感受
    B. 治疗性环境应考虑患者的安全
    C. 优美的环境布置可为患者带来舒适
    D. 舒适的治疗性环境也源于医务人员良好的服务态度
    E. 治疗性环境不会影响个体疾病恢复的程度与进程

12. 下列关于人与环境关系的描述，不正确的是（　　）
    A. 人与环境相互作用、相互依存
    B. 人可以通过自身力量改变环境以利于生存
    C. 人必须不断地调节机体外环境，以适应内环境的变化
    D. 任何人都无法脱离环境而生存和发展
    E. 环境质量的优劣影响着人的健康

13. 认为人的健康取决于四种基本流质的是（　　）
    A. 南丁格尔  B. 伯纳德  C. 希波克拉底
    D. 罗伊  E. 奥瑞姆

14. 一个生理功能正常而行为紊乱、社会适应不良的人在健康与疾病轴上的位置是（　　）
    A. 正常  B. 健康良好  C. 健康不良
    D. 恶劣健康  E. 最佳健康

15. 下列影响健康的生物因素是（　　）
    A. 生物性致病因素  B. 心理因素  C. 生活方式
    D. 文化教育因素  E. 医疗卫生服务体系

16. 影响健康的遗传因素属于（　　）
    A. 环境因素  B. 生活方式  C. 生物因素
    D. 心理因素  E. 医疗卫生服务体系

17. 有关护理宗旨的描述，正确的是（　　）
    A. 为患者提供服务  B. 以工作目标为中心  C. 帮助患者恢复健康
    D. 帮助健康的人保持健康  E. 以人为中心的全身心的护理

18. 护理理论的四个基本概念是（　　）
    A. 预防、治疗、护理、环境  B. 患者、健康、社会、护理  C. 人、环境、健康、预防
    D. 患者、预防、治疗、护理  E. 人、环境、健康、护理

19. 影响健康的生物因素主要指（　　）
    A. 风俗习惯  B. 遗传因素  C. 生长发育

D. 卫生保健服务设施　　　　E. 环境因素

20. 护理学基本概念的核心是（　　）
    A. 整体　　　　　　　B. 环境　　　　　　　C. 健康
    D. 护理　　　　　　　E. 人

21. 现代护理观认为健康与疾病之间的关系是（　　）
    A. 呈动态变化　　　　B. 彼此相适应　　　　C. 可人为控制
    D. 由环境决定　　　　E. 可自身调节

22. 有关护理学基本概念的描述错误的是（　　）
    A. 人是生理、心理、社会的统一体
    B. 外环境包括生态环境和人文社会环境
    C. 良好的心理状态是健康的一个方面
    D. 健康与疾病是动态变化的，并可以相互转化
    E. 护理是运用科学的工作方法，使人获得保持和恢复健康的最佳状态

23. 关于"疾病"的描述，以下错误的是（　　）
    A. 疾病是机体自稳状态的紊乱　　　　B. 疾病可能会导致劳动能力的改变
    C. 疾病有时是细胞、器官或组织损伤的结果　　D. 疾病是机体损伤与抗损伤斗争的过程
    E. 疾病单纯是由病原微生物引起的机体损伤

24. 按系统与环境的关系分类，人体系统属于（　　）
    A. 自然系统　　　　　B. 人造系统　　　　　C. 整体系统
    D. 开放系统　　　　　E. 封闭系统

25. 由于对健康与疾病的连续、动态的认识，使护理工作的任务转向（　　）
    A. 以人的健康为中心　　B. 以疾病为中心　　　C. 以患者为中心
    D. 以改变环境为中心　　E. 以协助医生为中心

26. 有关整体护理的内涵的叙述，下列哪项错误（　　）
    A. 护理对象是所有的人　　B. 护理工作的地点仅在医院　　C. 服务于人生命的全过程
    D. 实施全身心护理　　　　E. 重视人与环境的平衡

27. 下列哪项不属于人的外环境（　　）
    A. 居住条件　　　　　B. 水的供应　　　　　C. 社会交往
    D. 政治制度　　　　　E. 人体各系统的平衡

28. 护理的服务对象是（　　）
    A. 患病的人　　　　　B. 健康人　　　　　　C. 所有的人
    D. 老年人　　　　　　E. 濒死的人

29. 现代护理学关于人和健康的概念不包括（　　）
    A. 人是单纯的生物体　　　　　　B. 人是生理和心理的统一体
    C. 人的健康是生理对自然环境的适应　　D. 人需要护理促进健康
    E. 人的健康是心理对自然环境的适应

30. 以下哪一项不属于整体护理的含义(　　)
    A. 护理观念是以人为中心的护理
    B. 护理服务于人的生命全过程　　C. 护理是单纯照顾患者的生活和疾病的护理
    D. 护理服务对象是患者与健康人　　E. 护理要面向社会,保持人与环境间的平衡

31. 属于社会经济因素的是(　　)
    A. 宗教信仰　　　　B. 水资源的净化　　　　C. 工作条件
    D. 传播媒介　　　　E. 风俗习惯

32. 健康的含义是指(　　)
    A. 人体生理功能正常,无躯体疾病
    B. 不但没有躯体疾病,还要有完整的生理、心理状态及社会适应能力
    C. 身体健康、心理健康和良好的社会适应能力
    D. 具有完整的生理状态和社会适应能力
    E. 不但没有躯体疾病,还要有完整的心理状态

33. 自我概念是指(　　)
    A. 个人对自己的认同感　　B. 个人对自己身体的看法　　C. 个人对自我的评价
    D. 个人对自己身体的感觉　　E. 个人对其个性的认识

34. 对健康最传统的认识是(　　)
    A. 健康是人体正常的功能活动　　B. 健康就是没有疾病
    C. 疾病是鬼神附体　　　　　　D. 健康是指具有良好的劳动能力
    E. 健康是人体正常的生理、心理活动

35. 第一个描述人的内环境,首次提出"内环境稳定"一词的生理学家是(　　)
    A. 罗伊　　　　　　B. 伯纳德　　　　　　C. 汉斯·塞利
    D. 希波克拉底　　　E. 韩德森

36. 护理永恒的主题是(　　)
    A. 人道　　　　　　B. 帮助性关系　　　　C. 照顾
    D. 全面护理　　　　E. 家庭护理

37. 影响健康的社会因素不包括(　　)
    A. 社会经济因素　　B. 政治制度　　　　　C. 文化因素
    D. 心理状态　　　　E. 医疗卫生服务体系

38. 有关"人"的概念,错误的描述是(　　)
    A. 人只具有生物属性　　　　　B. 人是一个开放系统
    C. 人包括患者,也包括健康人　　D. 人是护理服务的对象
    E. 对人的认识是护理理论、护理实践的核心

39. 人的社会环境不包括(　　)
    A. 森林、树木　　　B. 个人经济收入　　　C. 政治制度
    D. 社会经济因素　　E. 文化教育因素

40. 世界卫生组织(WHO)对健康的定义不包括( )
   A. 躯体没有疾病　　　B. 有完整的生理状态　　　C. 有完整的心理状态
   D. 有一定的劳动力　　E. 有良好的社会适应力

41. 下列哪项不是现代护理学的观点( )
   A. 人是一个整体　　　　　B. 人是一个开放的系统
   C. 人有基本需要　　　　　D. 人的成长与发展是有规律、按一定顺序进行的
   E. 护理对象是患病的人

42. 影响健康的文化教育因素不包括( )
   A. 人们的文化素质　　B. 受教育程度　　　　C. 风俗习惯
   D. 社会经济制度　　　E. 宗教信仰

43. 下列哪项不属于自我概念的组成部分( )
   A. 自我认同　　　　　B. 身体心像　　　　　C. 角色表现
   D. 自我特征　　　　　E. 自尊

44. 整体护理的核心( )
   A. 现代护理观　　　　B. 护理程序　　　　　C. 计划性护理
   D. 护患合作　　　　　E. 系统论

二、$A_2$ 型题(每道考题是以一个小案例的形式出现的,其下有 A、B、C、D、E 五个备选答案,请从中选择一个最佳答案。)

45. 郭某因妻子突然死亡而过度悲哀引起失眠、血压升高,导致他这种情况的因素是( )
   A. 生物因素　　　　　B. 心理因素　　　　　C. 物理因素
   D. 经济因素　　　　　E. 环境因素

46. 某临终关怀医院,护士小赵正在为一昏迷患者作口腔护理,此时的护理属于护理学实践范畴的( )
   A. 基础护理　　　　　B. 护理管理　　　　　C. 护理教育
   D. 专科护理　　　　　E. 社区护理

47. 周某自儿子将其从乡下接到城里居住后就感觉浑身不舒服,引起不舒适的因素是( )
   A. 气候　　　　　　　B. 宗教信仰　　　　　C. 生活方式
   D. 营养状况　　　　　E. 水质

48. 护士小肖计划对某一社区人群进行糖尿病知识的健康教育,此时护理中人的层面是( )
   A. 家庭　　　　　　　B. 社区　　　　　　　C. 家族
   D. 个人　　　　　　　E. 社会

49. 中医科护士在为患者进行健康教育宣教时提出"喜伤心、怒伤肝、思伤脾、忧伤肺、恐伤肾"之说,这种说法表明( )
   A. 生物因素对健康的影响　　　　B. 心理因素对健康的影响
   C. 自然环境对健康的影响　　　　D. 社会经济因素对健康的影响
   E. 生活方式对健康的影响

50. 患者赵某,43岁,因心绞痛住院治疗,赵某身高164cm,体重80kg,喜好甜食及喝可乐,不喜欢运动,每天抽半包烟,并常喝酒。目前身体有些虚弱,步态不稳,需要他人扶持才能沐浴及上厕所。影响其健康的因素属于(　　)
    A. 生物因素　　　　　　B. 心理因素　　　　　　C. 社会经济因素
    D. 社会文化因素　　　　E. 生活方式

51. 护士小赵最近一段时间睡眠不佳,上班时精神状态不好,并且感到不适,临床检查无明显疾病。分析原因可能是马上要参加晋升考试,再加上所在科室这段时间在创优,各项活动频繁,从而导致其心理压力太大,精神过度紧张,小赵的这种情况属于(　　)
    A. 最佳健康　　　　　　B. 健康良好　　　　　　C. 亚健康状态
    D. 健康不良　　　　　　E. 恶劣健康

52. 社区护士小吴正在给一群高血压危险人群进行高血压预防知识的讲座,此时的护理属于护理学实践范畴的(　　)
    A. 基础护理　　　　　　B. 社区护理　　　　　　C. 护理教育
    D. 护理管理　　　　　　E. 护理科研

53. 某医院ICU病房,护士正在给患者调节呼吸机的参数,此时护理属于护理学实践范畴的(　　)
    A. 护理科研　　　　　　B. 社区护理　　　　　　C. 护理管理
    D. 护理教育　　　　　　E. 专科护理

54. 吴某,女,36岁,脊髓压迫症,行脊髓穿刺完毕,护士协助患者采取去枕仰卧位,此项护理措施属于(　　)
    A. 基础护理　　　　　　B. 专科护理　　　　　　C. 社区护理
    D. 护理教育　　　　　　E. 护理管理

三、$A_3/A_4$型题(提供一个案例,下设若干道考题。在每道考题下面的A、B、C、D、E五个备选答案中选择一个最佳答案。)

(55~58题共用题干)
    小王,男,32岁,某公司销售部门经理,平日工作繁忙,压力大,应酬多。

55. 某日上午,小王感觉身心愉悦,精力充沛,工作效率高,其健康状况属于(　　)
    A. 最佳健康　　　　　　B. 健康良好　　　　　　C. 正常
    D. 健康不良　　　　　　E. 恶劣健康

56. 次日,因熬夜加班,小王出现全身不适、头晕、注意力不集中等情况,此时其健康转向于(　　)
    A. 最佳健康　　　　　　B. 健康良好　　　　　　C. 正常
    D. 健康不良　　　　　　E. 恶劣健康

57. 经过一段时间的调整和休息,小王的不适症状消失,精力恢复,则其健康属于(　　)
    A. 最佳健康　　　　　　B. 健康良好　　　　　　C. 正常
    D. 健康不良　　　　　　E. 恶劣健康

58. 在一次公司组织的职工体检中,小王被查出患有肝硬化,病情严重,则其健康属于(　　)
    A. 最佳健康　　　　B. 健康良好　　　　C. 正常
    D. 健康不良　　　　E. 恶劣健康

**四、X型题**(每一道题下面有 A、B、C、D、E 五个备选答案,请从中选择所有正确答案。)

59. 过去人们对疾病的认识为(　　)
    A. 疾病是鬼神附体　　　　　B. 疾病是机体阴阳的失衡
    C. 疾病是机体功能的改变　　D. 疾病是机体结构和形态的改变
    E. 疾病是机体恒定状态的改变

60. 古代朴素的健康观认为(　　)
    A. 人的健康是神所赐　　　　B. 阴阳平衡则机体保持健康
    C. 当"七情""六淫"作用机体阴阳失调而引起疾病
    D. 古希腊医学家希波克拉底创立了"四液体学说"
    E. 健康是四种液体协调的结果

61. 人的外环境是指(　　)
    A. 宗教信仰　　　　B. 自然环境　　　　C. 社会环境
    D. 交通法规　　　　E. 治疗性环境

62. 有关"人"的概念,正确的描述是(　　)
    A. 人只具有生物属性　　　　B. 人只有生理和心理层次的需要
    C. 人包括患者,也包括健康人　D. 人是护理服务的对象
    E. 对人的认识是护理理论、护理实践的核心

# 第二章 护理学基本概念

## 参考答案

| | | | |
|---|---|---|---|
| 1—5. CBDC*E | 6—10. DEDAB | 11—15. ECCCA | 16—20. CEEBE |
| 21—25. ABEDA | 26—30. B*ECAC | 31—35. CBA*BB | 36—40. CDAAD |
| 41—45. EDA*BB | 46—50. ACBBE | 51—55. CBEAA* | 56—58. DCE |
| 59. ABCDE | 60. ABCDE | 61. BCE | 62. CDE |

## 部分题解

4. 亚健康是指处于健康和疾病之间的一种临界状态,是介于健康和疾病之间的连续过程中的一个特殊阶段,临床检查无明显疾病,但机体各系统的生理功能和代谢过程活力降低,表现为身心疲惫,创造力降低,并伴有自感不适的症状。长期的不良生活方式、脑力和体力的超负荷、心理压力和失衡、衰老等因素均可引起人体的亚健康状态。

26. 整体护理的内涵包括:由生物模式向生物、心理、社会模式转变;护理服务对象由单纯的患者向健康人群转移;护理服务的场所由传统的医院或医疗机构向家庭、社区以及集体场所扩展;护理服务范围的扩展包括从婴儿出生到衰老,直至死亡,即人的整个生命周期全过程。

33. 自我概念是指一个人对自己的看法,也就是个人对自己的认同感。

43. 北美护理协会(NANDA)认为,自我概念是由身体心像、角色表现、自我特征和自尊四个部分组成。

55. 健康-疾病连续相模式指出健康与疾病是一种连续的过程,处在一条连线上,其活动范围可从濒临死亡至最佳健康状态。任何人任何时候的健康都会在连续相两端之间的某一点上占据一个位置,并且时刻都在动态变化之中。

# 第三章 护士角色与行为规范

一、$A_1$ 型题(每一道题下面有 A、B、C、D、E 五个备选答案,请从中选择一个最佳答案。)

1. 下列哪项不属于现代护士的角色功能(　　)
   A. 健康教育者　　　　B. 健康咨询者　　　　C. 健康协调者
   D. 健康治疗者　　　　E. 健康照顾者

2. 护士的专业素质不包括(　　)
   A. 专业知识　　　　　B. 整体观念　　　　　C. 慎独修养
   D. 规范的操作技能　　E. 批判性的思维能力

3. 良好的语言能给患者带来精神上的安慰,体现了语言的(　　)
   A. 规范性　　　　　　B. 情感性　　　　　　C. 科学性
   D. 保密性　　　　　　E. 准确性

4. 患者向护士透漏个人隐私时,护士应(　　)
   A. 为患者保密,不告诉任何人　　B. 可以告诉主管医生　　C. 可以告诉护士长
   D. 可以告诉患者家属　　　　　　E. 可以告诉其他护士

5. 下列哪种沟通不属于非语言类沟通(　　)
   A. 面部表情　　　　　B. 身体运动　　　　　C. 手势
   D. 身体姿势　　　　　E. 健康宣教资料

6. 护士戴燕帽时,距前发际应为(　　)
   A. 1～2cm　　　　　　B. 2～3cm　　　　　　C. 3～4cm
   D. 4～5cm　　　　　　E. 5～6cm

7. 护士在护理工作时可以佩戴的饰物有(　　)
   A. 手镯　　　　　　　B. 戒指　　　　　　　C. 手表
   D. 粗长的项链　　　　E. 长耳环

8. 端治疗盘的姿势正确的是,肘关节贴近躯干呈(　　)
   A. 30°　　　　　　　　B. 45°　　　　　　　　C. 60°
   D. 90°　　　　　　　　E. 105°

9. 下列姿势中,暂时性的、相对静止的姿势是(　　)
   A. 站姿　　　　　　　B. 坐姿　　　　　　　C. 蹲姿
   D. 行姿　　　　　　　E. 端治疗盘

10. 女护士基本站姿要求不正确的是(　　)
    A. 头正、颈直、挺胸、收腹　　　　B. 立腰、提臀、双眼平视前方

C. 双肩自然打开下沉　　　　　　D. 双手相握放于小腹前
E. 两脚分开与肩同宽

11. 对于护士的站姿,下列说法错误的是(　　)
    A. 收腹、挺胸、昂头　　　　B. 立腰提臀,两腿并拢　　　C. 头正、颈直
    D. 两脚前后错步,或微"丁"字步　　E. 双手相握放于小腹前

12. 护士的坐姿不正确的是(　　)
    A. 着裙装时,先用双手抚平裙摆　　B. 轻轻落座在椅面的1/2～2/3
    C. 两腿并拢后收　　　　　　　D. 小腿稍后收或小交叉　　E. 双手轻握,置于腿上

13. 非语言性行为不包括(　　)
    A. 介绍　　　　　　　　B. 倾听　　　　　　　　C. 微笑
    D. 沉默　　　　　　　　E. 抚摸

14. 护士的非语言行为中,超越语言行为力量的沟通方式是(　　)
    A. 倾听　　　　　　　　B. 面部表情　　　　　　C. 专业性触摸
    D. 沉默　　　　　　　　E. 人际距离

15. 患者出院时,护士与患者道别时避免使用的用语是(　　)
    A. 请按时服药　　　　　B. 再见　　　　　　　　C. 请多珍重
    D. 请定期复诊　　　　　E. 小心慢走

16. 护士坐姿训练中,要求护士立于椅子前,身子距离椅子的距离是(　　)
    A. 10cm 以内　　　　　B. 10～15cm　　　　　　C. 15～20cm
    D. 20～25cm　　　　　 E. 25cm 以上

17. 护士在与患者交往中,应用广泛的交流方式是(　　)
    A. 表情的交流　　　　　B. 动作的交流　　　　　C. 眼神的交流
    D. 书面语言的交流　　　E. 口头语言的交流

18. 下列不属于操作前的语言用语的是(　　)
    A. 本次操作的目的　　　B. 患者的准备工作　　　C. 讲解操作的简要方法
    D. 操作中患者可能产生的感觉　　E. 感谢患者的配合

19. 能将信息最快传达给对方的交流方式是(　　)
    A. 表情的交流　　　　　B. 动作的交流　　　　　C. 眼神的交流
    D. 体态的交流　　　　　E. 语言的交流

20. 以下沟通技巧的应用可表达对患者同情和支持的是(　　)
    A. 沉默　　　　　　　　B. 不评论对方谈话　　　C. 抚摸
    D. 核实所听内容　　　　E. 开放自我

21. 护患有效沟通的最基本条件是(　　)
    A. 彼此有好感　　　　　B. 彼此能懂的语言　　　C. 彼此接纳的程度
    D. 双方诚恳的态度　　　E. 双方的教育程度

22. 沟通技巧中,可起到"无声胜有声"的作用的是( )
    A. 沉默          B. 重复          C. 抚摸
    D. 微笑          E. 提问

23. 下列哪项不属于非语言性沟通技巧( )
    A. 沉默          B. 重复          C. 抚摸
    D. 微笑          E. 提问

24. 下列哪种交谈的方式不正确( )
    A. 先提出一般性易于回答的问题
    B. 遇到不善于表达的人,应耐心的启发
    C. 要使用医学术语
    D. 对含糊不清,存在疑问或矛盾的内容,必须随时进行核实
    E. 交谈过程中,始终保持关心的态度

25. 现代护士应具备的素质,下列哪项除外( )
    A. 较高的慎独修养   B. 较强的实践技能   C. 实事求是的工作作风
    D. 文雅健康的姿态   E. 较强的科学研究技能

26. 患者不愿陈述的内容不追问,符合护士语言中的( )
    A. 规范性        B. 客观性        C. 尊重性
    D. 情感性        E. 保密性

27. 下列不符合护士仪容仪表规范的是( )
    A. 容貌以自然美为主,可着淡妆   B. 长发梳理整齐自然下垂
    C. 不佩戴戒指、手链等饰物      D. 不使用过浓的香水
    E. 不穿响底的工作鞋子

28. 不利于护患之间进行有效沟通的是( )
    A. 适当的沉默    B. 自我开放      C. 有礼貌的称呼
    D. 尽早做出结论  E. 有针对性的解释

29. 小儿哭闹不安时可采用的沟通技巧是( )
    A. 耐心倾听      B. 保持沉默      C. 轻轻抚摸
    D. 适当恐吓      E. 不予理睬

30. 促进有效交流的行为有( )
    A. 适当的保证    B. 试探性的提问  C. 较早的劝告
    D. 批判性的判断  E. 严厉的制止

31. 传递信息真实,且不易掩饰的沟通方式是( )
    A. 手势          B. 面部表情      C. 身体姿势
    D. 书信传递      E. 口头表述

32. 护士小罗接待一位新入院的患者,在与患者初步接触的过程中进行了5分钟的简短评估,患者将其患病的大致经过进行了描述。此时护士与患者之间的沟通层次属于( )

A. 一般性交谈     B. 陈述事实     C. 沟通高峰
D. 交流意见     E. 交流感情

33. 护士与患者进行语言交流时，护理用语要求（ ）
   A. 语言的规范性、道德性和保密性     B. 语言的情感性、保密性和道德性
   C. 语言的规范性、道德性和艺术性     D. 语言的规范性、情感性和艺术性
   E. 语言的规范性、情感性和保密性

34. 在进行沟通时，影响沟通并使对方产生不信任感的行为可能是（ ）
   A. 两眼注视对方     B. 全神贯注地倾听     C. 语言简单明确
   D. 妄加评论对方所谈的内容     E. 倾听中特别注意对方的"弦外音"

35. 下列属于非语言沟通的是（ ）
   A. 演讲     B. 表情     C. 电话
   D. 谈话     E. 网络

36. 人际交往中最传神的非语言表情是（ ）
   A. 仪表     B. 面部表情     C. 眼神
   D. 身体姿势     E. 声音

37. 某老年患者住院后经过治疗已经进入恢复期，但其仍旧需要护士帮助，否则自己不敢下地活动，此患者出现的问题可能是（ ）
   A. 患者角色行为紧张     B. 患者角色行为强化     C. 患者角色行为消退
   D. 患者角色行为缺如     E. 患者角色行为适应

38. 患者不能正确对待自己的疾病或者不承认自己是患者而不能正确履行患者的权利和义务属于（ ）
   A. 患者角色行为缺如     B. 患者角色行为消退     C. 患者角色行为强化
   D. 患者角色行为冲突     E. 角色适应

39. 某患者为毕业班班主任老师，住院后表现烦躁不安，每天批改大量作业到很晚，此患者属于（ ）
   A. 角色适应     B. 角色行为冲突     C. 角色行为强化
   D. 角色行为消退     E. 角色行为缺如

40. 不利于患者适应患者角色的护理方法是（ ）
   A. 热情接待患者     B. 评估影响患者角色适应的因素
   C. 帮助患者寻求家人的支持     D. 了解患者对所承担角色的认识
   E. 强化患者的角色

二、A₂型题（每道考题是以一个小案例的形式出现的，其下有 A、B、C、D、E 五个备选答案，请从中选择一个最佳答案。）

41. 护士小刘，有一个2岁的孩子，科室工作很忙，并且还要求她不断地学习新的专业知识，一旦孩子生病，她就会在时间上和精力上发生困难，这属于（ ）
   A. 角色集     B. 角色内部冲突     C. 角色紧张

D. 角色外部冲突　　　　　E. 角色错位

42. "您好,温先生,我是赵小兰护士,是您的责任护士,有什么事请随时找我"属于(　　)
    A. 招呼用语　　　　　B. 介绍用语　　　　　C. 电话用语
    D. 解释用语　　　　　E. 迎送用语

43. "刘阿姨,您好,我刚核对了医嘱,你的药片增加了一片,是医生刚下的医嘱,您放心,不会有错的"属于(　　)
    A. 招呼用语　　　　　B. 介绍用语　　　　　C. 电话用语
    D. 解释用语　　　　　E. 迎送用语

44. 齐先生,男,36岁,因患阑尾炎需要住院,下列不属于护理操作前解释用语的是(　　)
    A. 本次操作的目的　　B. 执行者的承诺　　　C. 讲解简要方法
    D. 患者准备工作　　　E. 感谢患者的合作

45. 小李是3床患者王芳的责任护士,但是第一次交流失败,其可能的原因是(　　)
    A. 仪态大方,穿戴整洁　　B. 表情温和,从容　　C. 热情介绍自己
    D. 在患者吃饭前进行交谈　E. 选择安静的环境进行交谈

46. 护士小莫在产房向产妇祝贺时说:"祝贺你,钱太太,你生了一个女婴",钱太太不是很高兴,请分析可能的原因(　　)
    A. 用词不当　　　　　B. 距离太远　　　　　C. 没有诚意
    D. 态度生硬　　　　　E. 语速太快

47. 周女士,68岁,体检被诊断为肝癌晚期,护士小王应如何与其交谈(　　)
    A. 将病情如实告诉患者　B. 对病情避而不谈　　C. 婉转说明并安慰患者
    D. 举例说明肝癌的不良后果　E. 承诺患者康复出院的日期

48. 患者张先生,男,59岁,因患股骨头坏死入院,护士在与其沟通时难以取得其信任,其可能的原因是(　　)
    A. 护士与患者充分的沟通　　B. 护士沟通中表情紧张
    C. 护士用非语言加强信息传递　D. 护士有针对性的解释
    E. 护士自始至终从容、沉着

49. 护士小王与营养师联系,讨论某位糖尿病患者的膳食安排,此时该护士行使的角色属于(　　)
    A. 健康教育者　　　　B. 护理计划者　　　　C. 健康协调者
    D. 护理管理者　　　　E. 健康照顾者

50. 患者赵某的责任护士是小刘,构成赵某与小刘关系的基础是(　　)
    A. 利益关系　　　　　B. 技术关系　　　　　C. 法律关系
    D. 价值关系　　　　　E. 其他关系

三、$A_3/A_4$型题(提供一个案例,下设若干道考题。在每道考题下面的 A、B、C、D、E 五个备选答案中选择一个最佳答案。)

(51~53题共用题干)

　　林某,男44岁,清洁工人,因患肠梗阻入院,入院后禁食,患者生活不能自理,护士小郑为

林某进行口腔护理。

51. 以下沟通较为合适的是（   ）
    A. 我来帮你漱口、洗牙好吗
    B. 林先生,你昨晚休息的好吗
    C. 现在你还感到头晕吗
    D. 你不要紧张,我为你做口腔做护理好吗
    E. 林先生,你是昨晚住院的对吗

52. 操作时,护士与患者的理想距离是（   ）
    A. 0.45m 以内
    B. 0.45～1.2m
    C. 1.2～3.5m
    D. 3.5～4m
    E. 4m 以上

53. 此距离为（   ）
    A. 亲密距离
    B. 个人距离
    C. 社交距离
    D. 公众距离
    E. 大众距离

(54～56题共用题干)

何某,男,66岁,国家公务员,因患冠心病心肌梗死发作于24小时后住院治疗,患者病情基本稳定,护士小罗欲与其进行治疗性沟通。

54. 在沟通开始阶段,护士小罗应采取的措施是（   ）
    A. 直呼患者姓名
    B. 直接进入交流的主题
    C. 对患者表示感谢
    D. 说明交谈的目的获所需要的时间
    E. 不必介绍自己

55. 在沟通进行阶段,下列哪项是不妥的（   ）
    A. 询问时应采用开放式问题
    B. 交流时不断核实自己活得的信息
    C. 询问患者"你以前有过心肌梗死发作吗？你对心肌梗死的认识有多少？"
    D. 护士应以患者为中心
    E. 护士应鼓励患者交谈

56. 在沟通结束阶段,下列哪项不妥（   ）
    A. 核实记录的准确性
    B. 简单总结交流内容
    C. 对患者的合作表示感谢
    D. 预约下次交流的时间
    E. 问患者"关于疾病您还有什么希望了解的吗？"

四、X型题（每一道题下面有 A、B、C、D、E 五个备选答案,请从中选择所有正确答案。）

57. 建立良好的护患关系对护士的要求是（   ）
    A. 保持健康的生活方式和情绪
    B. 充实自己,提高沟通技巧
    C. 真诚对待患者,适当表达移情
    D. 尊重患者权利和人格
    E. 最大限度地调动患者的积极性

58. 现代护士的角色功能包括（   ）
    A. 健康教育者
    B. 护理管理者
    C. 健康协调者
    D. 护理计划者
    E. 健康照顾者

59. 下列有关护患关系的解说正确的是（   ）
    A. 是一种治疗性人际关系
    B. 是一种专业性关系
    C. 是一种帮助性关系
    D. 需要护士单方面努力以建立良好的护患关系

E. 护士与患者心理需要的满足程度决定了护患关系的变化和发展

60. 良好的护患关系的表现是（　　）
    A. 护患双方互相尊重　　　　　B. 护患双方互相理解　　　　C. 患者听从护士的一切安排
    D. 患者积极主动的参与护理活动　　E. 医嘱和护理计划得以顺利实施

61. 护士和患者交流时要做到（　　）
    A. 全神贯注　　　　　　　B. 认真倾听　　　　　　　C. 观察反应
    D. 适当反馈　　　　　　　E. 真诚不隐瞒病情

62. 护理语言中应注意保密性，尤其下列疾病的患者（　　）
    A. 生理缺陷　　　　　　　B. 神经衰弱　　　　　　　C. 精神疾病
    D. 慢性肠炎　　　　　　　E. 性病

63. 护士倾听患者叙述时，应做到（　　）
    A. 保持眼神的交流　　　　　　B. 保持适当的距离
    C. 处于放松舒服的体位　　　　D. 患者提出的问题应及时给予回答
    E. 注意患者的表情和情绪变化

64. 非语言沟通的表现形式有（　　）
    A. 环境安排　　　　　　　B. 空间距离　　　　　　　C. 仪表
    D. 面部表情　　　　　　　E. 身体姿势

65. 与不断抱怨的患者进行沟通时，应注意（　　）
    A. 语言要缓和　　　　　　　　　　　B. 允许患者进行抱怨和必要的发泄
    C. 询问患者的感受，并做出理解性的反应　　D. 满足患者的合理要求
    E. 恰到好处使用幽默和微笑

66. 影响患者角色适应的因素有（　　）
    A. 医院的性质　　　　　　　B. 疾病的严重程度　　　　　C. 症状的可见性
    D. 医院的规章制度　　　　　E. 患者的社会特征

67. 患者角色适应上常见的行为改变有（　　）
    A. 患者角色行为紧张　　　　B. 患者角色行为强化　　　　C. 患者角色行为消退
    D. 患者角色行为缺如　　　　E. 患者角色行为冲突

## 第三章　护士角色与行为规范

## 参考答案

| 1—5. D*C*BA*E | 6—10. DCDCE | 11—15. ABADB | 16—20. CEE*EA |
| 21—25. BAECD | 26—30. CBDC*A | 31—35. BAEDB | 36—40. CBABE |
| 41—45. CBDED | 46—50. ACBCB | 51—56. DBA*DCE | 57. ABCDE |
| 58. ABCDE | 59. ABCE | 60. ABDE | 61. ABCDE |
| 62. ACE | 63. ABCDE | 64. BCDE | 65. ABCDE |
| 66. ABCDE | 67. ABCDE | | |

## 部分题解

1. 现代护士的角色功能有：护理计划者、健康照顾者、健康咨询者、健康协调者、健康教育者、护理管理者、护理研究者、患者代言人。所以选 D。
2. 现代护士应具备的素质包括思想品德素质、科学文化素质、专业素质，其中较高的慎独修养属于科学文化素质。故选 C。
4. 护士必须尊重患者的隐私权，对患者的隐私如生理缺陷、精神疾病、性病等要保密，患者不愿陈述的内容不要追问，对已经知道的要为其保密。答案是 A。
18. 操作解释用语一般分为三大部分，即操作前解释，操作中指导和操作后嘱咐。"感谢患者的配合"属于操作后的嘱咐。所以选 E。
29. 在儿科病房，必要的抚摸、拥抱、轻拍可使烦躁、啼哭的婴幼儿安静下来。所以选 C。
53. 亲密距离：指沟通双方的距离在 0.45m 以内，个人距离：指沟通双方的距离在 0.45～1.2m 之间，社交距离：指沟通双方的距离在 1.2～3.5m 之间，公众距离：指沟通双方的距离在 3.5m 以上。所以选 A。

# 第四章 护理学相关理论

一、A₁型题(每一道题下面有 A、B、C、D、E 五个备选答案,请从中选择一个最佳答案。)

1. 最早提出系统论观点的是( )
   A. 南丁格尔         B. 贝塔朗菲         C. 奥瑞姆
   D. 马斯洛           E. 奥兰多

2. 一般系统理论的正确描述是( )
   A. 人是自然系统中的次系统
   B. 开放系统是没有边界的
   C. 开放系统与环境的交往是通过输入和输出完成的
   D. 系统的整体功能大于系统各要素功能的总和
   E. 系统的开放和闭合是绝对的

3. 根据系统与环境的关系,人体系统属于( )
   A. 自然系统         B. 人造系统         C. 封闭系统
   D. 开放系统         E. 整体系统

4. 关于人这个系统的说法下列哪项不正确( )
   A. 人是一个开放的系统    B. 人是一个动态的系统    C. 人是一个适应的系统
   D. 人是一个多层次的系统  E. 人是一个独立的系统

5. 关于系统下列哪项不正确( )
   A. 是指若干相互关联又相互作用的部分组成的一个整体
   B. 各部分有着相同的目的和功能,各部分共同发挥着整体功能
   D. 几个系统可以联合为更大的系统按层次组合

6. 系统分类中按照系统与环境的关系可分为( )
   A. 人造系统和自然系统            B. 物质系统和概念系统
   C. 闭合系统和开放系统            D. 动态系统和静态系统
   E. 复合系统和相对闭合的系统

7. 下列哪项不属于系统的基本属性( )
   A. 整体性           B. 相关性           C. 闭合性
   D. 动态性           E. 目的性

8. 心肌梗死疾病可以引起左侧颈背部疼痛,这反映了系统属性中的( )
   A. 整体性           B. 相关性           C. 目的性
   D. 动态性           E. 层次性

## 第四章 护理学相关理论

9. 关于人类需要特征的说法错误的是( )
   A. 需要的对象性　　B. 需要的发展性　　C. 需要的有限性
   D. 需要的独特性　　E. 需要的客观制约性

10. 提出需要理论的是( )
    A. 南丁格尔　　B. 马斯洛　　C. 塞利
    D. 贝塔朗菲　　E. 佩普劳

11. 希望与周围的人友好相处是( )
    A. 生理需要　　B. 安全的需要　　C. 爱和归属的需要
    D. 尊重的需要　　E. 自我实现的需要

12. 按照马斯洛"人类基本需要层次论",生理需要满足后,则应满足( )
    A. 爱的需要　　B. 自尊的需要　　C. 社交的需要
    D. 安全的需要　　E. 自我实现的需要

13. 根据马斯洛的需要论,哪项是最高层次的需要( )
    A. 生理需要　　B. 安全的需要　　C. 爱和归属的需要
    D. 尊重的需要　　E. 自我实现的需要

14. 按照马斯洛需要论的观点,人和人之间哪个层次的需要满足方式的差异最大( )
    A. 生理需要　　B. 安全的需要　　C. 爱和归属的需要
    D. 尊重的需要　　E. 自我实现的需要

15. 下列关于需要层次论的描述,正确的是( )
    A. 人的需要是从低到高有一定层次性的,这是绝对固定的
    B. 层次越低的需要,满足的方式越有差异
    C. 通常是在一个层次的需要被满足后,更高一个层次的需要才会出现
    D. 当较高层次的需要发展后,低层次的需要就不再影响人的行为了
    E. 同一时期个体可以存在多种需要,人的行为由这些需要综合决定

16. 按照人类基本需要层次论原则排列护理计划的优先顺序,正确的是( )
    A. 活动肢体、避免伤害、降温、亲友探视、娱乐活动
    B. 尊重、活动肢体、营养、感官刺激、亲友探视
    C. 营养、活动肢体、避免伤害、良好的护患关系、尊重
    D. 补液、感官刺激、发挥潜能、尊重、亲友探视
    E. 吸氧、保护隐私、降温、营养、亲友探视

17. 患者的床边摆满了亲朋好友送来的鲜花,能满足患者的什么需要( )
    A. 生理　　B. 安全　　C. 爱和归属
    D. 尊重　　E. 自我实现

18. 凯利希对马斯洛的基本需要层次论作了修改,认为生理需要之后应先满足( )
    A. 刺激的需要　　B. 安全的需要　　C. 爱与归属的需要
    D. 自尊的需要　　E. 自我实现的需要

19. 基本需要层次论对护理的意义下列哪项不妥(　　)
　　A. 帮助护士识别患者未满足的需要
　　B. 帮助护士更好的理解患者的言行
　　C. 帮助护士预测患者尚未表达的需要
　　D. 使护士能识别问题的轻重缓急，以便省时省力
　　E. 使护士能采取满足患者需要的措施

20. 人类最卓越的特征是(　　)
　　A. 感受刺激　　　　　B. 生理代偿　　　　　C. 紧张反应
　　D. 被动适应　　　　　E. 主动适应

21. 当个体经受某种压力时，调整自己的态度去认识和处理情况属于(　　)
　　A. 生理适应　　　　　B. 心理适应　　　　　C. 文化适应
　　D. 社会适应　　　　　E. 技术适应

22. 人的心理防卫机制不包括(　　)
　　A. 否认　　　　　　　B. 压抑　　　　　　　C. 代偿
　　D. 转移　　　　　　　E. 升华

23. 关于压力与适应学说的解释，错误的是(　　)
　　A. 适应是所有生物的特征
　　B. 多种压力源可以导致一种压力反应
　　C. 面临压力唯一的结果是对人造成不利影响
　　D. 适应是应对行为的最终目标
　　E. 压力是身体对任何需要做出非特异性反应的一个过程

24. 被誉为"压力之父"的是(　　)
　　A. 伯纳德　　　　　　B. 席勒　　　　　　　C. 坎农
　　D. 南丁格尔　　　　　E. 拉赫

25. 环境改变是住院患者常见的(　　)
　　A. 压力　　　　　　　B. 压力源　　　　　　C. 压力反应
　　D. 适应　　　　　　　E. 特异反应

26. 下列属于心理性应激源的是(　　)
　　A. 温度　　　　　　　B. 空气污染　　　　　C. 腹泻
　　D. 人际关系冲突　　　E. 学习成绩不理想

27. 成语"入乡随俗"指的是(　　)
　　A. 代偿性适应　　　　B. 感觉适应　　　　　C. 技术适应
　　D. 心理适应　　　　　E. 文化适应

28. "入芝兰之室久而不闻其香"是哪一层次的适应(　　)
　　A. 专业层次　　　　　B. 生理层次　　　　　C. 心理层次
　　D. 社会文化层次　　　E. 技术层次

29. 人适应各种压力的层次不包含( )
   A. 专业层次    B. 生理层次    C. 心理层次
   D. 社会文化层次    E. 技术层次

30. 第三线防卫是指( )
   A. 利用支持力量    B. 求助于专业医护人员    C. 正确对待感情
   D. 成功地适应    E. 以上都不是

31. 有相对严格的时间和范围限制的适应种类是( )
   A. 生理适应    B. 心理适应    C. 文化适应
   D. 技术适应    E. 以上都不是

32. 不属于社会性的压力源是( )
   A. 招生落榜    B. 职业变动    C. 离婚
   D. 妊娠    E. 亲友患病

33. 压力源对机体影响的大小主要取决于( )
   A. 年龄差异    B. 文化层次    C. 认知评价
   D. 机体承受能力    E. 社会地位

34. 下列哪项关于成长与发展的说法不对( )
   A. 成长是指生理方面的量性增长    B. 发展是指身心方面的不断提高和成熟
   C. 成熟是成长与发展的结果    D. 成长是可观察的,但不易测量
   E. 发展是质的变化,易测量

35. 关于弗洛伊德意识层次论下列哪项是错误的( )
   A. 意识可分为意识、前意识、潜意识三个层次
   B. 意识是直接感知的心理活动    C. 潜意识是人们没有意识到的心理活动
   D. 潜意识是一切心理活动的基础    E. 潜意识介于意识和前意识之间

36. 弗洛伊德认为心理障碍常来自于( )
   A. 意识    B. 前意识    C. 潜意识
   D. 前意识和潜意识    E. 三者都可

37. 关于弗洛伊德的人格结构理论下例哪项有误( )
   A. 认为人格可分为本我、自我、超我三部分
   B. 自我是人格最主要的部分    C. 本我追寻快乐原则
   D. 超我追寻完美原则    E. 自我遵循现实原则

38. 关于艾瑞克森的心理社会发展学说下列哪项有误( )
   A. 婴儿期的发展危机是信任对不信任    B. 学龄期的发展危机是主动对愧疚
   C. 青春期的发展危机是亲密对孤独    D. 成年期的发展危机是繁殖对停滞
   E. 老年期的发展危机是完善对失望

39. 关于皮亚杰的认知发展学说下列哪项不属于认知发展的过程( )
   A. 感觉运思期    B. 感觉运动期    C. 前运思期

D. 具体运思期      E. 形式运思期

二、A₂型题(每道考题是以一个小案例的形式出现的,其下有 A、B、C、D、E 五个备选答案,请从中选择一个最佳答案。)

40. 某患者因车祸致下肢骨折入院,体检:血压 80/60mmHg,面色苍白,呼吸急促。按照人类基本需要层次论,护士应首先解决的需要是( )
   A. 安全的需要      B. 生理的需要      C. 爱与归属需要
   D. 自尊的需要      E. 自我实现的需要

41. 赵某,男,36 岁,出现尿潴留,护士小刘要为其导尿,赵某虽然没有拒绝,但感觉不愉快,小刘忽视了患者的( )
   A. 生理的需要      B. 安全的需要      C. 爱和归属的需要
   D. 尊重的需要      E. 自我实现的需要

42. 罗某,女,26 岁,因哮喘发作急诊入院,护士在入院时的初步护理中下列做法错误的是( )
   A. 护士自我介绍      B. 立即给予患者氧气吸入
   C. 安慰患者减轻焦虑      D. 详细介绍医院环境及规章制度
   E. 通知医生给予治疗

43. 医疗操作前未向患者解释而致患者紧张,此压力源属于( )
   A. 不被重视      B. 环境陌生      C. 丧失自尊
   D. 缺少信息      E. 疾病威胁

44. 毛小梅随父母一起到法国居住,由于语言、风俗习惯等方面的改变而对其产生了心理刺激,这种刺激属于( )
   A. 躯体性应激源      B. 心理性应激源      C. 社会性应激源
   D. 技术性应激源      E. 文化性应激源

45. 小齐毕业后被某大型国企录用,他必须熟悉并适应该企业的规章制度,才能更好地做好相关工作,这种情况属于( )
   A. 生理适应      B. 安全适应      C. 社会适应
   D. 文化适应      E. 技术适应

46. 某患者发热待查入院,诊断迟迟不明,此时患者最易产生的反应是( )
   A. 焦虑      B. 恐惧      C. 悲哀
   D. 震惊      E. 否认

47. 肿瘤患者在刚得知自己的诊断时,第一反应是"不,不可能,一定是你们搞错了,我身体很好的"这种心理防卫机制是( )
   A. 否认      B. 转移      C. 认同
   D. 投射      E. 合理化

48. 女性,54 岁,丧偶独居,因骨折入院治疗,现病愈出院,但患者常无端发火生,此时护理的关键是( )
   A. 鼓励患者发泄      B. 耐心说服劝导

C. 详细向患者介绍病情的恢复状况　　D. 与患者共同制定并实施恢复肢体功能的方案

E. 用轮椅推患者外出散心

**三、$A_3/A_4$ 型题**(提供一个案例,下设若干道考题。在每道考题下面的 A、B、C、D、E 五个备选答案中选择一个最佳答案。)

(49~52 题共用题干)

张女士,38 岁,苗族,因肝癌入院,常对家属发火,心情烦躁,情绪低落,不能很好地配合治疗。

49. 为该患者护理时,尤应注意(　　)
   A. 文化适应  B. 社会适应  C. 代偿适应
   D. 技术适应  E. 生理适应

50. 该患者表现的情绪反映,属何种心理防卫(　　)
   A. 否定  B. 反向  C. 忽视
   D. 代偿  E. 精神发泄

51. 护士在为该患者进行疏导时下列哪项不妥(　　)
   A. 设法了解患者的感觉  B. 鼓励患者表达其感受
   C. 详细向患者介绍病情  D. 倾听患者的诉说
   E. 给予恰当的解释和安慰

52. 患者术后不能自己进食、如厕、洗澡等,需要别人照顾,情绪更加低落,很少开口说话,**此刻可能存在的压力源是**(　　)
   A. 环境陌生  B. 疾病威胁  C. 缺少信息
   D. 丧失自尊  E. 与家庭或他人分离

(53~54 题共用题干)

陈某,男,15 岁,因支气管肺炎并发哮喘入院,护理体检:神志清,呼吸困难,T 38.9℃,P 102 次/分,R 24 次/分,听诊两肺布满湿罗音。

53. 入院 48 小时后,患者闷闷不乐,并向其责任护士诉说妈妈到现在还不来看他,说明此时患者存在的压力源有(　　)
   A. 环境陌生  B. 疾病威胁  C. 缺少信息
   D. 丧失自尊  E. 与家庭或他人分离

54. 经过护士的耐心解释和疏导,患者脸上露出了微笑,并开心地和护士讲述学校里发生的故事,此患者的反应为(　　)
   A. 否认  B. 压抑  C. 补偿
   D. 转移  E. 升华

**四、X 型题**(每一道题下面有 A、B、C、D、E 五个备选答案,请从中选择所有正确答案。)

55. 住院患者常见的压力源有(　　)
   A. 医护人员不妥的言行  B. 缺少信息  C. 疾病威胁
   D. 丧失自尊  E. 环境陌生

56. 下列属于心理性压力源的是( )
    A. 与亲人的分离　　　　B. 角色冲突　　　　　C. 自尊丧失
    D. 环境陌生　　　　　　E. 不良情绪

57. 适应可以理解为( )
    A. 是应对的最终目标　　B. 是一种暂时的应对反应　　C. 是所有生物的特征
    D. 是调整自己适应环境的过程　E. 适应失败会导致疾病

58. 下列属于躯体性压力源的是( )
    A. 真菌　　　　　　　　B. 射线　　　　　　　C. 污染的空气
    D. 自然灾害　　　　　　E. 饥饿

59. 适应的特征有( )
    A. 适应是为了维护内环境的稳定性
    B. 适应是一个主动的动态过程
    C. 适应是一个心理、生理、社会文化、技术等多层次的、全身性的反应过程
    D. 适应是有限度的,并存在个体差异性
    E. 适应本身也是压力源

60. 应对压力引起的情感变化可以( )
    A. 转移注意力　　　　　B. 精神发泄,以示防卫　　C. 承认事实,自我放松
    D. 听天由命,顺其自然　E. 与亲人交谈,取得支持

61. 人类对压力的适应过程复杂,涉及的范围广,它包含哪几个层次的适应( )
    A. 生理　　　　　　　　B. 心理　　　　　　　C. 社会文化
    D. 技术方面　　　　　　E. 经济状况

62. 对抗压力源的第二线防卫包括( )
    A. 求助于医护人员　　　B. 正确对待问题　　　C. 正确对待感情
    D. 利用可能得到的支援　E. 减少压力的生理诱因

# 第四章 护理学相关理论

## 参考答案

| | | | |
|---|---|---|---|
| 1—5. BDDEB | 6—10. CCBCB | 11—15. CDEEC | 16—20. C* CAD* E |
| 21—25. B* CC* BB | 26—30. EEBAB | 31—35. ADDDE | 36—40. CBBAB |
| 41—45. DDDEC | 46—50. AADAE | 51—54. CDED | 55. ABCDE |
| 56. ABCDE | 57. ACDE | 58. ABCE | 59. ABCDE |
| 60. ABCE | 61. ABCD | 62. BCDE | |

## 部分题解

16. 根据马斯洛的人类疾病需要层次论,从低级到高级依次是:生理需要、安全的需要、爱和归属的需要、尊重的需要、自我实现的需要。A项中"肢体活动"和"降温"都属于生理的需要,"避免伤害"属于安全的需要,所以错误;B项中"尊重"排在"肢体活动"的前面明显错误;D项中"发挥潜能"应该排在"尊重"的后面;E项"营养"属于生理需要,"保护隐私"属于尊重的需要。所以只有C项正确。

19. D项:需要层次论在护理中的应用,不是"以便省时省力",而是判断护理问题的轻重缓急,确定解决的先后顺序。故应为本题的答案。

21. 生理适应是通过体内生理功能的调节,以适应环境变化对机体需求的增加,是个体在无意识状态下机体自动产生的适应。心理适应是指当人们面临压力时,通过调整自身的态度、情绪去认识情况,处理问题,以恢复心理上的平衡,可以凭直觉,也可以在理智状态下通过有意识地学习新的应对行为或重新评价情景来实现。社会文化适应是指个人调整行为模式使之与周围的社会群体的价值观、信念、习俗、规范等适应。技术适应是指人们利用掌握的各种技术改变或者控制周围的环境中的压力源,以减少压力源对人体的损害。所以选B。

23. 从适应角度来看,压力具有积极的意义,主要表现在:①分解物质,提供能量;②器官功能进行适应性调整;③保护性物质大量产生。所以选C。

# 第五章 护理程序

一、$A_1$ 型题(每一道题下面有 A、B、C、D、E 五个备选答案,请从中选择一个最佳答案。)

1. 关于护理程序的概念,描述正确的是(  )
   A. 一种护理工作的分工类型　　　　B. 一种护理工作的简化形式
   C. 一种系统的解决问题的方法　　　D. 一种护理操作的模式
   E. 一种护理活动的动态过程

2. 护理程序的理论基础不包括(  )
   A. 系统论　　　　B. 解决问题论　　　　C. 压力适应论
   D. 信息交流论　　E. 人的基本需要层次论

3. 构成护理程序理论框架的是(  )
   A. 角色理论　　　B. 系统论　　　　　　C. 信息交流理论
   D. 适应模式　　　E. 成长和发展理论

4. 在护理程序中,指导护理活动的思想核心是(  )
   A. 以提高护理质量为中心　　　　　B. 以医院管理的重点任务为中心
   C. 以医院的利益为中心　　　　　　D. 以执行医嘱为中心
   E. 以护理的服务对象为中心

5. 护理程序的5个基本步骤依次为(  )
   A. 评估、诊断、计划、实施、评价　　B. 诊断、评估、计划、实施、评价
   C. 评估、计划、诊断、实施、评价　　D. 诊断、评估、实施、计划、评价
   E. 计划、诊断、评估、实施、评价

6. 以下客观资料,记录正确的是(  )
   A. 每天排尿1~2次,量少　　　　　B. 咳嗽剧烈,有大量黏痰
   C. 每天饮水5次,每次约200ml　　 D. 每餐主食2碗,一日3餐
   E. 持续低热1个月,午后明显

7. 护士获取客观健康资料的主要途径是(  )
   A. 阅读病历及健康记录　　B. 患者家属的陈述　　C. 观察及体检获取
   D. 患者的主管医生提供　　E. 患者朋友提供

8. 护士为患者健康评估,属于主观方面的健康资料(  )
   A. 血压120/80mmHg　　　　　　　B. 头昏脑胀
   C. 膝关节部皮肤破损1cm×2cm　　 D. 肘关节红肿、压痛
   E. 肌张力Ⅲ级

9. 在对患者进行评估时,健康资料最主要的来源是(  )
   A. 患者的既往病例记录　　B. 患者入院记录　　C. 患者家属
   D. 患者本人　　E. 患者的主管医生

10. 健康评估时,患者的资料不应来自(  )
    A. 患者自述　　B. 配偶介绍　　C. 病历记录
    D. 护士的主观想象　　E. 其他医务人员

11. 属于患者社会状况的资料是(  )
    A. 应激水平与应对能力　　B. 患者的人格特点　　C. 患者的工作学习情况
    D. 患者的经济状况　　E. 患者对医护人员的期望

12. 收集健康资料,不包括的信息是(  )
    A. 患者的年龄、民族、职业　　B. 既往病史　　C. 患者的家庭经济情况
    D. 家属的业余爱好　　E. 患者的饮食状况

13. 患者入院后护士收集相关资料可以除外的是(  )
    A. 患者的年龄、民族、职业、宗教、信仰
    B. 患者对健康和疾病的认识、精神及情绪状态
    C. 患者的现病史
    D. 患者的手术史、过敏史
    E. 患者家庭成员的生活方式

14. 手术前护士收集的患者资料中,属于客观资料的是(  )
    A. 瘙痒　　B. 恶心　　C. 腹痛
    D. 血压　　E. 恐惧

15. 为入院患者评估,收集资料的方法不正确的是(  )
    A. 通过医生查体获得资料
    B. 通过观察患者的非语言行为了解客观资料
    C. 通过与患者、家属交谈获得资料
    D. 通过阅读患者病历获得资料
    E. 通过有关护理文献记录获得资料

16. 面对老年患者进行健康史采集时,应注意(  )
    A. 交谈一般从既往史开始　　B. 以封闭性问题为主
    C. 一定要耐心倾听,不要催促　　D. 始终保持亲密距离
    E. 当老年人主诉远离主题时,不要打断

17. 护理诊断的书写,不正确的是(  )
    A. 护理诊断必须以客观资料为依据
    B. 护理诊断的陈述应简明、准确、规范
    C. 一个诊断可针对多个健康问题
    D. 护理诊断陈述的健康问题必须是护理措施能够解决的

E. 确立护理诊断应贯彻整体护理观念

18. 护理诊断 PSE 公式中，E 代表（    ）
    A. 患者的既往史　　　　　　B. 临床表现　　　　　　C. 问题
    D. 患者的健康问题相关因素　　E. 体征

19. 护理诊断中"潜在并发症"是指（    ）
    A. 合作性问题　　　　　　　　B. 潜在性问题　　　　　　C. 现存性问题
    D. 是护理措施能够解决的问题　　E. 是医生才能解决的问题

20. 医疗诊断与护理诊断的区别是（    ）
    A. 医疗诊断是对个体生命过程反应的判断
    B. 医疗诊断是有关家庭对疾病反应的判断
    C. 护理诊断是有关个人对健康问题反应的判断
    D. 护理诊断是对个人身体病理生理变化的临床判断
    E. 医疗诊断是有关家庭对健康问题反应的判断

21. 关于护理程序的论述，不正确的概念是（    ）
    A. 建立在人、环境、健康、护理这四个基本概念上
    B. 是一种系统的为护理对象提供全面、整体护理的工作方法
    C. 是一种临床护理工作的简化形式
    D. 是实施计划性、连续性、全面整体护理的理论与实践模式
    E. 是一个综合的、动态的、具有决策和反馈功能的过程

22. 护理诊断描述的内容是（    ）
    A. 患者对健康问题所做出的心身反应　　B. 患者患病后生理、心理改变
    C. 患者患病后病理、生理状态　　　　　D. 患者生活中诱发疾病的不健康生活方式
    E. 一个护理诊断可针对多个健康问题

23. 护士收集健康资料的目的，不正确的是（    ）
    A. 了解患者的隐私，为确立护理诊断提供依据
    B. 为制订护理计划提供依据
    C. 为评价护理效果提供依据
    D. 为了解患者的心理特征，选择护理实施方法提供依据
    E. 为护理科研积累资料

24. 护理记录常采用 PIO 形式，期中"O"代表的是（    ）
    A. 健康问题　　　　　　B. 护理诊断　　　　　　C. 护理目标
    D. 护理措施　　　　　　E. 护理计划实施的效果

25. 护士在收集患者的健康资料过程中，不正确的做法是（    ）
    A. 所有资料均来自护士与患者的正式与非正式交谈
    B. 正式交谈前应做好充分的准备，有目的的引导患者
    C. 正式交谈的内容应贴近患者的病情

D. 非正式交谈常在为患者提供护理服务的过程中进行

E. 非正式交谈有助于护士和患者感情的增进及对病情的了解

26. 属于主观资料的是（　　）
   A. 呼吸困难　　　　　　　B. 黄疸　　　　　　　　C. 发绀
   D. 心脏杂音　　　　　　　E. 乏力

27. 记录患者资料时,错误的是（　　）
   A. 收集完毕及时记录　　　　　　　B. 客观资料应避免护士的主观判断
   C. 主观资料护士不能带自己的判断　　D. 客观资料的记录尽量使用医学术语
   E. 主观资料的记录只能用患者自己的语言

28. 实施护理措施时（　　）
   A. 对利于疾病转归的措施无须征求患者及家属意见
   B. 应该与医疗工作密切配合,保持协调一致
   C. 应根据护士的时间安排患者的健康教育
   D. 应教会患者掌握各项护理技术
   E. 应重点观察患者的心理反应

29. 有关"护理程序"概念的描述,错误的是（　　）
   A. 是指导护士工作及解决问题的科学方法
   B. 其目标是增进或恢复服务对象的健康
   C. 是以系统论为理论框架
   D. 具有计划、决策与反馈的功能
   E. 是由评估、计划、实施、评价四个步骤组成

30. 下列哪项患者资料可应用触觉观察法收集（　　）
   A. 醉酒步态　　　　　　　B. 口唇发绀　　　　　　C. 肠鸣音亢进
   D. 腹肌压痛、反跳痛　　　　E. 呕吐物呈血性

31. PES 公式中的 S 代表的是（　　）
   A. 护理问题　　　　　　　B. 患者的既往史　　　　C. 症状和体征
   D. 护理措施　　　　　　　E. 相关因素

32. 有危险的护理诊断的书写格式常用（　　）
   A. PES 公式　　　　　　　B. PE 公式　　　　　　　C. PS 公式
   D. P 公式　　　　　　　　E. ES 公式

33. "体温过高"这一护理诊断的必要依据是（　　）
   A. 皮肤潮红　　　　　　　B. 呼吸频率增快　　　　C. 心动过速
   D. 体温升高　　　　　　　E. 食欲下降

34. 下列哪项不是护理诊断（　　）
   A. 真性尿失禁　　　　　　B. 营养失调　　　　　　C. 体温过高
   D. 体液不足　　　　　　　E. 脑出血

35. 下列属于医护合作性问题的是（  ）
    A. 便秘：与长期卧床有关
    B. 知识缺乏：与缺乏高血压病自我护理知识有关
    C. 有皮肤完整性受损的危险：与长期卧床有关
    D. 潜在并发症：脑出血
    E. 睡眠形态紊乱：与环境陌生有关

36. 根据患者健康问题的轻重缓急，将多个护理诊断按紧迫性的次序进行排序，可依据（  ）
    A. 一般系统论           B. 基本需要层次论           C. 沟通理论
    D. 应激与适应理论       E. 自理模式

37. 关于护理诊断排序原则的描述，错误的是（  ）
    A. 优先解决直接危及生命的护理问题
    B. 先解决低层次的需要，再解决高层次的需要
    C. 必须先解决现存的护理诊断
    D. 在不违反治疗、护理原则的基础上，可优先解决患者认为重要的问题
    E. 在有些情况下，可优先解决潜在的护理问题

38. 下列属于护理实施阶段工作内容的是（  ）
    A. 收集资料           B. 确定护理目标           C. 执行护理措施
    D. 提出护理诊断       E. 评价预期目标

39. 下列关于护理评价的描述，错误的是（  ）
    A. 护理评价是在护理措施实施后才进行
    B. 护理评价中最重要的内容是预期的目标是否实现
    C. 目标完全实现时可以停止原来的护理措施
    D. 目标未实现时应重新进行护理评估
    E. 护理评价包括收集资料、判断效果、分析原因、修订计划四个步骤

40. 采用 PIO 格式进行护理记录时，P 指（  ）
    A. 护理问题           B. 护理评估           C. 护理措施
    D. 效果评价           E. 护理目标

41. 在护理记录中，护理结果的英文简称为（  ）
    A. P                  B. I                  C. O
    D. E                  E. S

42. 在护理诊断陈述时，字母 P 代表（  ）
    A. 护理问题           B. 分类               C. 相关因素
    D. 临床表现           E. 实验室检查

43. 关于护理诊断和医疗诊断下列哪项是错误的（  ）
    A. 护理诊断随病情的变化而变化
    B. 护理诊断的决策者是护理人员

C. 护理诊断是对个体病理生理变化的一种临床判断

D. 医疗诊断的名称在病程中保持稳定

E. 医疗诊断描述一种疾病

44. 关于护理诊断下列哪项是错误的(　　)
    A. 一项护理诊断可针对多个问题　　B. 护理诊断以收集的资料为诊断依据
    C. 护理诊断必须通过护理措施解决　　D. 护理诊断是描述个体或群体对健康问题的反应
    E. 护理诊断随病情变化而变化

45. 关于预期目标的陈述下列哪项是错误的(　　)
    A. 目标要简单明了,切实可行　　B. 目标要针对一个护理问题
    C. 一个护理诊断可有多个目标　　D. 目标陈述的主语可以是患者,也可以是护理人员
    E. 目标需经患者认可

46. 关于收集资料,下列哪项是错误的(　　)
    A. 收集资料要准确、全面　　B. 收集资料是在患者刚入院时进行
    C. 收集资料贯穿护理工作全过程　　D. 收集资料是护理评估的第一步
    E. 收集资料为作出护理诊断提供依据

47. 护士发现某患者缺乏胰岛素注射方面的知识,下列哪项陈述是正确的(　　)
    A. 知识缺乏　　B. 知识缺乏(特定的)
    C. 知识缺乏:与糖尿病有关　　D. 知识缺乏:缺乏胰岛素注射方面的知识
    E. 知识缺乏:与缺乏胰岛素注射方面的知识有关

48. 在对护理诊断进行排序时,下列哪项是正确的(　　)
    A. 对于某个患者来说,护理诊断的先后次序常常是固定不变的
    B. 现存的护理诊断应排在"有……危险"的护理诊断之前
    C. 护士可参照马斯洛的需要层次论进行排序
    D. 一个患者首优的护理诊断只能有一个
    E. 首优的护理诊断解决之后再解决中优问题

49. 不符合护理诊断书写要求的是(　　)
    A. 使用统一的护理诊断名称　　B. 避免使用可能引起法律纠纷的语句
    C. 一个诊断可以针对多个健康问题　　D. 护理诊断应能指出护理方向
    E. 列出护理诊断应贯彻整体护理观念

50. 护理诊断中"潜在并发症"属于(　　)
    A. 合作性问题　　B. 潜在性问题　　C. 现存性问题
    D. 护士单独处理的问题　　E. 医生处理的问题

51. 医疗诊断不同于护理诊断的是(　　)
    A. 是有关个人对生命过程反应的判断　　B. 是有关家庭对疾病反应的判断
    C. 是有关个人对健康问题反应的判断　　D. 是对个人身体病理生理变化的临床判断
    E. 是有关家庭对健康问题反应的判断

52. 下列哪项护理诊断不妥( )
   A. 皮肤完整性受损:与长期卧床有关　　B. 眼球突出:与甲亢有关
   C. 焦虑:与疾病诊断不清有关　　D. 便秘:与生活方式改变有关
   E. 有窒息的危险:与昏迷有关

53. 在护理评估中,下列不是资料来源的是( )
   A. 患者　　　　B. 病历　　　　C. 患者家属
   D. 医生　　　　E. 护士的判断

54. 下列不属于患者资料收集的内容是( )
   A. 患者的家族史、过敏史　　B. 患者心理应对情况
   C. 患者家庭成员的婚育史　　D. 患者的活动方式及自理程度
   E. 患者的职业、民族、文化程度

55. 下列属于客观资料的是( )
   A. 头晕2天　　　　B. 感到恶心　　　　C. 睡眠不好多梦
   D. 对患病感到焦虑　　E. 腹部压痛

56. 护士对住院患者的评估应在( )
   A. 入院时进行　　B. 医嘱要求时进行　　C. 患者要求时进行
   D. 患者入院和出院时进行　　E. 自患者入院时开始至出院为止进行

57. 护士发现某患者缺乏预防哮喘复发的知识,正确的护理诊断是( )
   A. 知识缺乏　　B. 知识缺乏:与哮喘发作有关
   C. 知识缺乏(特定的)　　D. 知识缺乏:缺乏有关哮喘的知识
   E. 知识缺乏:缺乏有关预防哮喘复发的知识

58. 下列护理目标陈述正确的是( )
   A. 患者的免疫能力增强　　B. 患者了解糖尿病饮食的知识
   C. 护士教会患者注射胰岛素的正确方法　　D. 患者学会测尿糖
   E. 患者的糖尿病彻底痊愈

59. 护理程序的基础是( )
   A. 护理评估　　　B. 护理诊断　　　C. 护理计划
   D. 护理措施　　　E. 护理评价

60. 下列有关资料记录描述不正确的是( )
   A. 记录应及时　　B. 资料描述应清晰简洁
   C. 避免护士的主观判断和结论　　D. 避免使用含糊不清的词语
   E. 主观和客观资料应尽量用患者原话

61. 下面哪项不符合制定护理措施的要求( )
   A. 护理措施要具体切合实际　　B. 护理措施要与护士人数相适应
   C. 护理措施应与其他医疗措施相一致　　D. 护理措施制定允许患者及家属参与
   E. 护理措施应按护理目标而定

62. 记录资料时,主观资料的记录应尽量用( )
　　A. 标准的医学术语　　　B. 缩写符号　　　　　　C. 患者的原话
　　D. 用通俗的语言　　　　E. 用能衡量的词

63. 排列护理诊断的次序时,直接威胁生命并需要立即解决的问题应列为( )
　　A. 首优问题　　　　　　B. 中优问题　　　　　　C. 次优问题
　　D. 主要问题　　　　　　E. 次要问题

64. 按照马斯洛人的基本需要层次论对护理诊断进行排序,优先解决( )
　　A. 心理性需要　　　　　B. 生理性需要　　　　　C. 社会性需要
　　D. 情感性需要　　　　　E. 精神性需要

65. 制定预期目标过程中要以什么为中心( )
　　A. 护士　　　　　　　　B. 护理　　　　　　　　C. 患者
　　D. 疾病　　　　　　　　E. 健康

66. 下列护理诊断错误的是( )
　　A. 潜在并发症:心源性休克　　　　B. 有窒息的危险:与呼吸道阻塞有关
　　C. 活动无耐力:与长期卧床有关　　D. 有坠床的危险:因为未加床栏
　　E. 清理呼吸道无效:与痰液黏稠有关

67. 预期目标的陈述对象是( )
　　A. 护士　　　　　　　　B. 患者　　　　　　　　C. 家属
　　D. 护理措施　　　　　　E. 护理效果

68. 护理计划的主要负责人是( )
　　A. 护士　　　　　　　　B. 患者　　　　　　　　C. 家属
　　D. 与患者有关的人员　　E. 医生

69. 护理诊断是关于( )
　　A. 患者对疾病所做出的反应　　　　B. 患者的疾病病理过程
　　C. 患者的疾病病理变化　　　　　　D. 患者的疾病潜在的病理过程
　　E. 患者的疾病

70. 对医护合作性问题的陈述是以什么作为前提的( )
　　A. 医疗诊断　　　　　　B. 护理诊断　　　　　　C. 健康问题
　　D. 潜在并发症　　　　　E. 疾病

71. 护理过程中评估的主要目的是( )
　　A. 全面了解护理对象的健康状态　　B. 做出护理诊断
　　C. 制定护理计划　　　　　　　　　D. 培养护士能力
　　E. 为医生制定治疗方案提供依据

72. 护理记录的书写一般采用( )
　　A. 按护理程序的步骤　　B. 按PIO记录形式　　　C. 按时间顺序
　　D. 按ISO记录形式　　　 E. 按PES公式

73. 护理程序评估患者需要的最后一项是（　　）
   A. 生理需要　　　　　B. 安全需要　　　　　C. 爱和归属的需要
   D. 自尊的需要　　　　E. 自我实现的需要

74. 短期目标一般在多长时间内完成（　　）
   A. 3 天　　　　　　　B. 7 天　　　　　　　C. 2 周
   D. 1 个月　　　　　　E. 2 个月

二、A₂型题（每道考题是以一个小案例的形式出现的，其下有 A、B、C、D、E 五个备选答案，请从中选择一个最佳答案。）

75. 患者男性，56 岁，心前区压榨样疼痛 4 小时来就诊，查体：痛苦面容、冷汗，呼吸 28 次/分，脉搏 110 次/分，血压 90/56mmHg，主诉恐惧。为评估病情，护士应重点收集的资料是（　　）
   A. 遗传史　　　　　　B. 吸烟史　　　　　　C. 酗酒史
   D. 心绞痛病史　　　　E. 生活习惯

76. 患者，女性，69 岁，因呼吸窘迫综合征入院，护士拟系统地评估患者的健康情况，其中通过触觉可获得的健康资料是（　　）
   A. 意识状态　　　　　B. 营养状态　　　　　C. 脉搏的节律
   D. 皮肤的颜色　　　　E. 呼吸的频率

77. 患者，女性，73 岁，肺气肿 15 年，因胸闷憋气、烦躁不安就诊，查体：呼吸 30/分，鼻翼扇动，发绀。护士为患者制定护理计划，其主要的健康问题是（　　）
   A. 清理呼吸道无效　　B. 气体交换受损　　　C. 肺气肿
   D. 肺部炎症　　　　　E. 自主呼吸困难

78. 患者，男性，41 岁，颅脑外伤，主诉剧烈头痛、头昏、视物不清。查体：呼吸 10 次/分，心搏有力，50 次/分，血压 160/120mmHg，护士收集资料后为其制定护理计划，计划中应优先解决的健康问题是（　　）
   A. 皮肤完整性受损　　　　　　B. 潜在并发症：脑疝
   C. 潜在并发症：呼吸性碱中毒　D. 有感染的危险
   E. 睡眠形态改变

79. 患者，女性，27 岁，车祸外伤急诊入院。急诊护士收集资料评估患者后，确认存在以下健康问题，其中应优先解决的护理问题是（　　）
   A. 皮肤完整性受损　　B. 尿失禁　　　　　　C. 清理呼吸道无效
   D. 有感染的危险　　　E. 自理缺陷

80. 患者，女性，65 岁，发热、咳嗽。查体：体温 39.2℃，脉搏 90 次/分，呼吸 24 次/分；肺部少量湿啰音。护士对其制定的护理目标正确的是（　　）
   A. 2 天内护士助患者维持正常体温
   B. 2 天内在护士指导下患者维持体温在 38.5℃以下
   C. 2 天内在护士指导下维持患者正常体温
   D. 2 天内在降温措施辅助下患者体温降至 38.5℃以下
   E. 在降温措施辅助下维持患者体温正常

81. 患者,女性,37岁,甲状腺囊肿,择期手术住院,护士为其提供整体护理,该护理模式的特点是( )
   A. 以治疗为中心     B. 以家庭为中心     C. 以疾病为中心
   D. 以患者为中心     E. 以人的健康为中心

82. 患者,男性,68岁,持续低热1周,以发热待查收入院。护士为其测量生命体征每天4次,此措施属于( )
   A. 护理管理     B. 身体评估     C. 基础护理
   D. 专科护理     E. 健康教育

83. 患者,女性,40岁,因夜间阵发性呼吸困难5天入院,入院后诊断为二尖瓣狭窄,入院评估时发现患者呈"二尖瓣面容",收集上述资料的方法属于( )
   A. 视觉观察法     B. 触觉观察法     C. 听觉观察法
   D. 嗅觉观察法     E. 味觉观察法

84. 患者,男性,50岁。患肝硬化3年,1小时前呕血800ml,患者诉心慌乏力。体检:精神萎靡,皮肤干燥。体温36.5℃,脉搏120次/分,呼吸24次/分,血压80/60mmHg。下列资料中属于主观资料的是( )
   A. 皮肤干燥     B. 心慌乏力     C. 脉搏120次/分
   D. 呕血800ml    E. 体温36.5℃

85. 患者,女性,因头痛、头晕入院,护士为其进行评估收到的下列资料。其中属于客观资料的是( )
   A. 头痛     B. 咽部充血     C. 头晕
   D. 睡眠不好、多梦     E. 感到恶心

86. 患者18岁,因大叶性肺炎入院。护士收集资料的主要来源是( )
   A. 患者母亲     B. 患者本人     C. 患者的病历
   D. 文献资料     E. 其他医护人员

87. 患者,女,58岁,因发热、咳嗽3天入院,入院后诊断为"慢性支气管炎急性发作",以下是护士收集到的患者资料,其中属于主观资料的是( )
   A. 体温39.5℃     B. 咳白色痰     C. 急性病容
   D. 头痛3小时     E. 呼吸20次/分

88. 患者,男性,35岁,因颅脑外伤入院,护士评估患者后认为患者存在以下健康问题,应优先解决的是( )
   A. 皮肤完整性受损     B. 有窒息的危险     C. 语言沟通障碍
   D. 营养失调     E. 知识缺乏

89. 患者,男性,67岁。以"慢性阻塞性肺气肿"收住院。护士评估完后认为该患者存在下列护理问题,其中属于首优问题的是( )
   A. 清理呼吸道无效     B. 营养不良     C. 知识缺乏
   D. 个人应对无效     E. 疼痛

90. 患者，男，18岁，因肺炎球菌性肺炎入院，患者咳嗽，呼吸困难，诉头痛、恶心、食欲差、全身无力。体温39.5℃，脉搏112次/分，呼吸浅快，皮肤口唇发绀。该患者存在的首要问题（　　）
    A. 舒适的改变：疼痛　　　　B. 气体交换受损　　　　C. 活动无耐力
    D. 体温过高　　　　　　　　E. 焦虑

91. 患者女性，31岁。测体温39℃，医嘱即刻肌内注射复方氨基比林2ml。护士执行此项医嘱属于（　　）
    A. 非护理措施　　　　　　　B. 独立性护理措施　　　C. 协作性护理措施
    D. 依赖性护理措施　　　　　E. 预防性护理措施

### 三、$A_3/A_4$型题（提供一个案例，下设若干道考题。在每道考题下面的A、B、C、D、E五个备选答案中选择一个最佳答案。）

（92～93题共用题干）

患者，女，25岁，因"转移性右下腹疼痛"入院，护理体检：精神萎靡，身体蜷曲，T 39.5℃，右下腹腹肌紧张，压痛、反跳痛。

92. 在收集的患者资料中，属于主观资料的是（　　）
    A. 体温39.5℃　　　　　　　　B. 呕吐物中有酸臭味，量约300ml
    C. 腹部脐周阵发性隐痛3小时　　D. WBC为$12×10^9$/L
    E. 痛苦面容，精神状态差

93. 对该患者做出的护理诊断，正确的是（　　）
    A. 腹痛：感染引起　　　　　　B. 急性阑尾炎
    C. 食欲下降：与呕吐有关　　　D. 体温过高：T 39.5℃，与阑尾炎有关
    E. 萎靡：与疼痛有关

（94～95题共用题干）

患者，女性，45岁。主诉头痛、失眠、头晕、心悸。查体：心率90次/分，血压160/100mmHg。

94. 此患者的主要资料内容是（　　）
    A. 既往病史　　　　　　　　B. 家庭史　　　　　　　C. 此次发病的诱因和症状
    D. 心理和社会状况　　　　　E. 患者的生活状况和自理程度

95. 患者的健康资料中，属于客观资料的信息是（　　）
    A. 头痛　　　　　　　　　　B. 心率90次/分，血压160/100mmHg　　　C. 失眠
    D. 头晕　　　　　　　　　　E. 心悸

（96～97题共用题干）

患者，女性，35岁，自述在机关工作，因经常加班、出差和应酬，家人对其不能理解。

96. 该患者的资料内容属于（　　）
    A. 患者的一般情况　　　　　B. 患者的生活状况　　　C. 患者的心理状况
    D. 患者的社会情况　　　　　E. 患者的自理状况

97. 该患者的资料类型属于（　　）
    A. 主观资料　　　　　　　　B. 客观资料　　　　　　C. 直接资料
    D. 一般情况资料　　　　　　E. 检查资料

**四、B型题**(提供若干组考题,每组考题共用在考题前列出的 A、B、C、D、E 五个备选答案,请从中选择一个与问题关系最密切的答案。某个备选答案可以被选择一次、多次或不被选择。)

(98~100题共用备选答案)

A. 心率、血压、脉搏、呼吸 　　　　　B. 患病史、婚育史、药物过敏史
C. 姓名、性别、年龄、民族、职业　　　D. 性格特征、情绪状态、康复信心
E. 家庭关系、经济状况、工作环境

98. 属于患者一般资料的是(　　)

99. 属于身体评估的是(　　)

100. 属于社会状况的是(　　)

(101~103题共用备选答案)

A. 潜在的精神健康增强　　B. 与血红蛋白降低有关　　C. 有受伤的危险
D. 腹胀、腹痛　　　　　　E. 焦虑

101. 属于相关因素的是(　　)

102. 属于症状与体征的是(　　)

103. 属于健康的护理诊断的是(　　)

(104~106共用备选答案)

A. 潜在并发症:心律不齐　　　B. 低效性呼吸形态:紫绀、呼吸急促,与胸部的疼痛有关
C. 有受伤的危险:与视物不清有关　　D. 母乳喂养有效　　　E. 体温升高

104. 属于合作性问题的是(　　)

105. 属于护理诊断 PES 描述的是(　　)

106. 属于潜在的护理诊断的是(　　)

**五、X型题**(每一道题下面有 A、B、C、D、E 五个备选答案,请从中选择所有正确答案。)

107. 护理程序的支持理论包括(　　)
   A. 系统论　　　　　　B. 解决问题论　　　　C. 应激与适应理论
   D. 信息交流论　　　　E. 人的基本需要层次论

108. 护士收集资料时可选择的方法有(　　)
   A. 与患者交谈　　　　B. 用感官观察　　　　C. 与家属沟通
   D. 进行身体评估　　　E. 查阅实验室检查结果

109. 下列有关潜在并发症描述正确的是(　　)
   A. 潜在并发症是护理诊断中的一种类型
   B. 通过护理措施可以预防潜在并发症的发生
   C. 所有可能发生的生理并发症都可用潜在并发症来描述
   D. 潜在并发症的预防和护理需要医护双方共同配合
   E. 对于潜在并发症护士的主要任务是监测并发症的发生并及时配合抢救

110. 哪些选项可以作为护理目标陈述中的主语(　　)
   A. 患者　　　　　　　B. 护士　　　　　　　C. 患者家属
   D. 健康人　　　　　　E. 患者的体重

111. 下列属于独立性护理措施的是( )
    A. 口腔护理    B. 遵医嘱给药    C. 进行病情监测
    D. 记录 24 小时出入量    E. 对患者进行健康教育

112. 有关评价叙述正确的是( )
    A. 评价是护理程序的最后步骤
    B. 进入评价阶段就意味着护理程序的结束
    C. 评价中最重要的部分是护理过程评价
    D. 通过评价可对以往的护理计划进行相应修改
    E. 评价是将患者的健康状态与预定目标进行比较并做出判断的过程

113. 下列属于主观资料的是( )
    A. 头晕 2 天    B. 感到恶心    C. 体温 39℃
    D. 睡眠不好多梦    E. 腹部压痛

114. 有关制定护理目标时注意事项叙述正确的是( )
    A. 目标主语可以是患者，也可以是护士    B. 一个目标可出现两个行为动词
    C. 目标应是可通过护理措施达到的    D. 患者无须参加目标制定
    E. 目标应可测量可评价

115. 收集资料的途径( )
    A. 患者    B. 患者家属及对患者重要影响的人
    C. 病历及各种检查报告    D. 其他医务人员
    E. 文献资料

116. 评价步骤判断效果包括( )
    A. 资料收集是否准确    B. 护理诊断是否正确    C. 制定目标是否可行
    D. 护理措施执行是否有效    E. 护理对象是否合作

117. 护理诊断由下列哪些组成( )
    A. 名称    B. 诊断依据    C. 定义
    D. 相关因素    E. 类型

118. 护理措施的类型包括( )
    A. 依赖性的护理措施    B. 独立性的护理措施    C. 协作性的护理措施
    D. 强迫性的护理措施    E. 指定性的护理措施

119. 护理诊断的相关因素可以来自下面哪几个方面( )
    A. 疾病方面    B. 心理方面    C. 治疗方面
    D. 情景方面    E. 成熟方面

120. 关于护理程序，下列哪几项是错误的( )
    A. 执行护理程序时，需用多学科的知识
    B. 护理程序只适合于医院
    C. 把患者作为一个整体，考虑其生理、心理、社会方面的需求

D. 从患者入院开始评估、诊断、计划、实施,至患者出院时评价后结束

E. 护理程序必须由护士独立执行

121. 关于收集资料,下列哪几项是错误的(　　)

　　A. 资料分主观资料和客观资料　　　　B. 主观资料不可由别人提供

　　C. 客观资料是通过观察、体检或仪器等获得　　D. 资料必须由患者提供

　　E. 要同时观察主客观资料

122. 关于资料记录下列哪几项是错误的(　　)

　　A. 所记录的资料要反映事实,不带有自己的主观判断和结论

　　B. 对疼痛的描述可以是"疼痛严重"

　　C. 对疼痛的描述可以是"痛如刀割"

　　D. 对大便、食量的描述可以是"大便正常"、"食量中等"

　　E. 避免使用模糊不清、无法衡量的词

## 参考答案

| 1—5. CCB*EA* | 6—10. CCB*D*D | 11—15. DDED*A | 16—20. CC D*A*C* |
| 21—25. CA*AEA | 26—30. EEBE*D | 31—35. CBDED | 36—40. BC*CAA |
| 41—45. CACAD | 46—50. BDCCA | 51—55. DBECE | 56—60. E*EDAE |
| 61—65. BC*ABC | 66—70. DB*AAD | 71—75. AB*EBD | 76—80. CBBCD* |
| 81—85. DCA*BB | 86—90. BDBA*B | 91—95. D*CDCB | 96—100. DACAE |
| 101—106. BDAABC | 107. ABCDE | 108. ABCDE | 109. DE |
| 110. AE | 111. ACDE | 112. ADE* | 113. ABD |
| 114. CE* | 115. ABCDE | 116. ABCDE | 117. ABCD* |
| 118. ABC | 119. ABCDE | 120. BDE | 121. BD |
| 122. BD | | | |

## 部分题解

3. 系统论是护理学的基本理论基础,对护理实践具有重要的指导作用,它组成了护理程序的理论框架,同时促进了整体护理思想的发展。

5. 护理程序可分为五个步骤,即护理评估、护理诊断、护理计划、实施、评价。

8. 主观资料是指患者的主诉或感受(患者或亲属代诉)。包括患者的经历、感觉以及所看到的、听到的或想到的关于健康状况的主观感觉。例如"我感到发热"、"我的胸口疼"、"我很烦闷"等。

9. 健康资料的直接来源是患者本人,患者是资料的主要来源。

14. 客观资料是护士通过观察、会谈、体格检查及借助医疗仪器和实验室检查所获得的有关患者健康状态的资料。如黄疸、皮肤苍白或发绀、呼吸困难、心脏杂音、体温 39.0℃ 等。

17. 护理诊断名称应该是北美护理诊断协会认可的,书写清楚、简洁;一个护理诊断针对一个健康问题;避免与护理目标、护理措施、医疗诊断相混淆;护理诊断必须以恰当、确切的资料为诊断依据;确定的问题必须是用护理措施能解决的问题;护理诊断不应有易引起法律纠纷的描述。

18. 护理诊断的陈述方式包括护理问题,症状或体征及相关因素,即 PES 公式,P—问题,即护理诊断的名称。E—相关因素,即引起护理问题的相关因素和危险因素。S—症状和体征,也包括实验室和仪器检查结果。

19. 医护合作性问题的陈述方式以固定的方式进行,即"潜在的并发症……"。可简写为 PC:……。例如,潜在并发症:心律不齐;或 PC:心律不齐。在书写医护合作性问题时,护士应注意不要漏掉"潜在并发症",否则就无法与医疗诊断相区别。

20. 医疗诊断是指一个具体的疾病或病理状态,由医生提出,只用于个体。护理诊断是疾病病理状态所引起的生理、心理和社会反应,可以用于个人、家庭和社区。

22. 护理诊断是关于个人、家庭或社区对现存的或潜在的健康问题或生命过程反应的一种临床判断。

29. 护理程序是一种科学的确认问题和解决问题的工作方法和思想方法,是一个持续的、循环的、动态的过程。是以促进和恢复护理对象的健康为目标所进行的一系列有目的、有计划、主动地为护理对象实施全面、整体护理的活动过程。

## 第五章 护理程序

37. 护理诊断排序原则：①优先解决危及生命的问题；②按照马斯洛的人类基本需要层次论进行排列；③考虑患者的主观感受；④优先处理现存的问题，同时不忽视潜在的问题。

56. 护理评估是护理程序的开始，是护士通过与患者交谈、观察、护理体检等方法，有目的、有计划、系统地收集、分析、记录护理对象健康资料的过程。护理评估是一个连续的过程，从与患者入院开始，直到患者出院或护理照顾结束时，评估贯穿于整个护理过程之中。

62. 主观资料的记录应尽量用患者自己的语言，并加引号。客观资料的记录应使用医学术语，所描述的词语应准确，应正确反映患者的问题，避免护士的主观判断和结论。

67. 预期目标是指患者在接受护理后，期望其能够达到的健康状态，即最理想的护理效果。

72. 护理记录的书写一般采用按 PIO 记录形式，P 是代表护理问题，I 代表护理措施，O 代表结果。

80. 护理目标的陈述包括主语、谓语、行为标准和状语（时间和条件），即主语＋谓语＋行为标准＋状语（时间和条件）。

83. 观察法有：①视觉观察是指通过视觉观察病情、了解患者一般情况的一种检查方法，如观察患者的意识状况、皮肤黏膜和呼吸等；②触觉观察是通过手的感觉来判断患者某些器官或组织的物理特征的一种检查方法，如皮肤的温度和湿度、肌肉的紧张度、脉搏的节律和速率、肿块的位置及表面性质等；③听觉观察是护士通过听觉辨别患者各种声音，如患者语调改变、咳嗽声音、异常的呼吸音等。还可以借助听诊器来听心音、呼吸音、肠鸣音等；④嗅觉观察是通过嗅觉辨别发自患者体表、呼吸道、胃肠道或呕吐物、排泄物等的异常气味，以判断疾病的性质和变化。

89. ①首优问题：直接威胁护理对象的生命，需要立即采取行动的问题。如心输出量减少，昏迷患者的"清理呼吸道无效"；②中优问题：是指虽不直接威胁患者生命，但能导致生理上和精神上的不适或痛苦，如"活动无耐力"、"皮肤完整性受损"等③次优问题：人们在应对发展和生活中变化所产生的问题，在护理过程中，可稍后解决。如知识缺乏：与信息来源少有关。这些问题并非不重要，而是指在安排护理工作时可以稍后考虑。

91. 护理措施的类型有①依赖性的护理措施：是指护士遵医嘱执行的措施。如给药、静脉输液、输血、膳食等护理活动，均为医师开具处方或监管的范围；②独立性的护理措施：是指护士根据所收集的资料，独立思考、判断后做出的决策，是护士能自行或授权其他护理人员进行的护理活动；③协作性的护理措施：即护士与其他医务人员之间合作完成的护理活动。

112. 评价是按预期目标规定的时间，将患者的健康状态与护理计划中的预期目标进行比较并做出评定、修改的过程。评价是护理程序的最后步骤，但不是护理工作的结束，而是下一个护理程序的开始，评价贯穿于整个护理活动的始终。评价的核心内容是患者的行为和身心健康改善的情况。

114. 目标陈述的应是护理活动的结果，主语应是患者或患者身体的一部分。目标的主语一定是护理对象，而不是护士。因为目标是通过护理手段让患者达到的结果，不是护理行动本身，也不是护理人员；目标陈述应简单明了，切实可行，属于护理工作范围；目标应具有针对性，一个目标针对一个护理诊断，一个护理诊断可制定多个目标，但一个目标不能针对多个护理诊断；目标应有具体日期，可观察和测量。目标中不能使用含糊、不明确的词句，如使用"了解"、"减轻"、"尚可"等，属于不能量化的行动，难以观察和测量；目标应与医疗工作相协调，目标可以通过护理措施达到。

117. 护理诊断由名称、定义、诊断依据以及相关因素四部分组成。

# 第六章 护理学理论

一、A₁型题(每一道题下面有 A、B、C、D、E 五个备选答案,请从中选择一个最佳答案。)

1. 奥瑞姆的国籍是( )
   A. 法国          B. 英国          C. 美国
   D. 德国          E. 奥地利

2. 以问题及需要为中心的理论,其代表人物有( )
   A. 南丁格尔      B. 佩普劳        C. 罗依
   D. 纽曼          E. 罗杰斯

3. 下列哪个不是以系统为中心的理论的代表人物( )
   A. 约翰逊        B. 莱宁格        C. 罗依
   D. 纽曼          E. 罗杰斯

4. 1971年出版的《护理:实践的概念》一书,其作者是( )
   A. 约翰逊        B. 莱宁格        C. 罗依
   D. 奥瑞姆        E. 罗杰斯

5. 罗依创立了适应模式,她认为人是一个( )
   A. 系统          B. 适应系统      C. 封闭系统
   D. 次系统        E. 超系统

6. 在纽曼的保健系统模拟示意图中( )
   A. 弹性防御线位于机体正常防线之内
   B. 弹性防御线防止压力源入侵,保护正常防御线
   C. 弹性防御线越窄,距离正常防线越近,其缓冲、保护作用越强
   D. 弹性防御线不受个体身心状况的影响
   E. 身心压力过大等都可能增强弹性防御线的防御效能

7. 美国护理专家奥瑞姆提出的护理理论是( )
   A. 适应文化背景护理理论    B. 自理理论      C. 系统理论
   D. 压力适应理论           E. 人的基本需要层次理论

8. 自理缺陷结构中指出了( )
   A. 什么是自理            B. 个体何时需要自理    C. 人存在哪些自理要求
   D. 如何护理存在自理缺陷的个体  E. 如何评价个体的自理能力

9. 奥瑞姆理论的核心是( )
   A. 一般性的自理需要      B. 发展性的自理需要    C. 健康偏离性的自理需要

D. 自理缺陷结构　　　　　E. 治疗性自理需要

10. 护士对手术后的患者的自理需要应采取（　　）
    A. 健康教育护理系统　　B. 支持护理系统　　　C. 特级护理系统
    D. 全补偿护理系统　　　E. 部分补偿护理系统

11. 下列哪项不是罗伊适应模式中的适应层面（　　）
    A. 适应水平　　　　　　B. 生理功能　　　　　C. 自我概念
    D. 角色功能　　　　　　E. 互相依赖

12. 下列哪项不是纽曼的健康系统模式对人的认识（　　）
    A. 人是一个开放系统　　B. 人包括生理、心理、社会、精神、文化、发展六个层面
    C. 人是一个适应层面　　D. 可以是患者也可以是健康的人
    E. 人是与环境互动的人

13. 罗伊的适应模式中,二级评估是对下列哪项的评估（　　）
    A. 适应层面　　　　　　B. 护理问题　　　　　C. 护理目标
    D. 护理行为　　　　　　E. 三种刺激

14. 在Roy适应模式中,对护理学四个基本概念的阐述,正确的是（　　）
    A. 人在适应环境变化时无须付出能量
    B. 护理的目标是促进人在生理功能上的适应
    C. 人是一个适应系统,具有生物和社会属性
    D. 人是通过生理调节维持身体平衡而达到适应的
    E. 健康是一种完整的适应状态,而不是一种动态的变化的过程

15. 按照护理理论的着重点不同,罗依(Roy)的适应模式属于（　　）
    A. 以需要为中心的理论　B. 以护患关系为中心的理论　C. 以系统为中心的理论
    D. 以能量源为中心的理论　E. 以问题为中心的理论

16. 下列关于纽曼保健系统模式的观点正确的是（　　）
    A. 抵抗线位于正常防线外　B. 正常防线位于抵抗线外　C. 正常防线紧贴基本结构
    D. 应变防御线处于核心部分　E. 抵抗线能过滤压力源

17. 以护患关系为中心的护理理论,其代表人物有（　　）
    A. 南丁格尔　　　　　　B. 奥瑞姆　　　　　　C. 罗杰斯
    D. 佩普劳　　　　　　　E. 罗依

18. "人以外的所有因素均为环境,人与环境组成统一的系统,人们为了适应环境,通过自己的不断努力来控制和改变环境,以满足自己的需要。"是谁的提出的理论（　　）
    A. 南丁格尔　　　　　　B. 奥瑞姆　　　　　　C. 罗杰斯
    D. 佩普劳　　　　　　　E. 罗依

19. 根据罗依的适应模式,下列属于固有刺激的是（　　）
    A. 遗传因素　　　　　　B. 年龄　　　　　　　C. 文化
    D. 经验　　　　　　　　E. 疾病

20. 在患者面临的各种刺激中,遗传、年龄、性别、药物等属于( )
   A. 主要刺激　　　　　　B. 相关刺激　　　　　　C. 固有刺激
   D. 适应水平　　　　　　E. 刺激

21. 人的应对机制中,通过神经-化学-内分泌途径进行调节的,属于( )
   A. 效应器　　　　　　　B. 生理调节　　　　　　C. 心理调节
   D. 认知调节　　　　　　E. 辅助调节

22. 护理人员首先要控制的刺激是( )
   A. 主要刺激　　　　　　B. 相关刺激　　　　　　C. 固有刺激
   D. 有关刺激　　　　　　E. 外部刺激

23. 人的应对机制中,通过学习、判断和情感变化等复杂过程进行调节的机制属于( )
   A. 效应器　　　　　　　B. 生理调节　　　　　　C. 心理调节
   D. 认知调节　　　　　　E. 辅助调节

24. 奥瑞姆认为健康是( )
   A. 适应的一种反应　　　　　　　　　B. 人达到完整的一种状态和过程
   C. 健康就是一种或能量　　　　　　　D. 能促进人的生理、心理和社会完整的过程
   E. 良好的生理、心理、人际关系和社会适应的总和

25. 根据自护模式,护理系统的选择主要取决于( )
   A. 患者的一般需要　　　　　　　　　B. 患者的经济条件
   C. 患者的自护总需要与自护能力　　　D. 患者的病情
   E. 患者的要求

26. 按照压力源的分类,下列不属于内在的压力源的是( )
   A. 缺氧　　　　　　　　B. 疼痛　　　　　　　　C. 离婚
   D. 愤怒　　　　　　　　E. 自卑

27. 下列属于人际间的压力源的是( )
   A. 护患关系紧张　　　　B. 自我形象紊乱　　　　C. 陌生环境
   D. 经济状况欠佳　　　　E. 疼痛

28. 罗依认为个体在运用应对机制后可以维持一下几个方面的适应,错误的一项是( )
   A. 生理功能　　　　　　B. 自我概念　　　　　　C. 角色功能
   D. 相互依赖　　　　　　E. 心理状态

29. 按照纽曼的观点,为控制或者减少应激源宜采取的干预方式是( )
   A. 一级预防　　　　　　B. 二级预防　　　　　　C. 三级预防
   D. 一级预防+二级预防　　E. 二级预防+三级预防

30. 罗依一级评估的内容是( )
   A. 行为评估　　　　　　B. 主要刺激评估　　　　C. 相关刺激评估
   D. 固有刺激评估　　　　E. 角色功能评估

## 第六章 护理学理论

31. 按照纽曼的健康系统模式,属于三级预防的是(　　)
    A. 加强体育锻炼　　　　B. 早发现、早治疗　　　　C. 偏瘫患者的功能锻炼
    D. 改善饮食习惯　　　　E. 预防接种

32. 在罗依的适应模式中,属于护理程序中二级评估的是(　　)
    A. 生理功能评估　　　　B. 自我概念评估　　　　C. 角色功能评估
    D. 相互依赖评估　　　　E. 刺激因素评估

33. 根据奥瑞姆的理论,一般性的自理需要是指(　　)
    A. 人在生命周期的各个发展阶段都会出现的需求
    B. 在生命发展过程中各阶段特定的自护需要
    C. 在某种特殊情况下出现的需求
    D. 当个人在成长发展过程中遇到不利情况时发生的需求
    E. 预防和处理不利情况时的需求

34. 符合罗依的适应模式的叙述是(　　)
    A. 护理是一种服务,是一种以护士为中心的助人的方式
    B. 护理是一种从属于医疗的活动
    C. 护理是帮助患者克服和预防自护缺陷的活动
    D. 护理是帮助患者
    E. 护理是围绕人的适应性行为组织活动,促进人的适应能力的提高

35. 根据奥瑞姆的理论,下列属于一般的自护需求的是(　　)
    A. 婴儿期应养成良好的生活习惯　　　　B. 避免有害因素对机体的刺激
    C. 成年期要有稳定的工作　　　　　　　D. 糖尿病患者学习注射胰岛素
    E. 了解自身疾病及预后

二、$A_2$ 型题(每道考题是以一个小案例的形式出现的,其下有 A、B、C、D、E 五个备选答案,请从中选择一个最佳答案。)

36. 李某,女,18 岁,作为中学生认真学习社会和文化知识,学会与人相处,这是(　　)
    A. 自护能力　　　　　　B. 自护需要　　　　　　C. 一般性的自护需要
    D. 发展性的自护需要　　E. 健康不佳时的自护需要

37. 陈某,女,36 岁,离婚后心情极度抑郁,为排解不良情绪,患者主动求助心理医生,属于(　　)
    A. 人在生命周期的各个发展阶段都会出现的需求
    B. 一般性的自护需要　　C. 在生命发展过程中各个阶段特定的自护需要
    D. 发展性的自护需要　　E. 健康不佳时的自护需要

38. 齐某,男,66 岁,肠梗阻手术后第 5 天,该患者适用(　　)
    A. 帮助系统　　　　　　B. 全补偿系统　　　　　　C. 部分补偿系统
    D. 支持-教育系统　　　E. 辅助系统

39. 林某,男,68 岁,因胃溃疡大出血行胃大部切除术,术后麻醉未清醒,应采用(　　)
    A. 帮助系统　　　　　　B. 全补偿系统　　　　　　C. 部分补偿系统

    D. 支持-教育系统　　　　　E. 辅助系统

40. 田某,女,65岁,门诊高血压患者,应采用(　　)
    A. 帮助系统　　　　B. 全补偿系统　　　　C. 部分补偿系统
    D. 支持-教育系统　　E. 辅助系统

41. 赵某,男,32岁,因车祸外伤入院,这种刺激属于(　　)
    A. 主要刺激　　　　B. 相关刺激　　　　C. 固有刺激
    D. 重大刺激　　　　E. 意外刺激

42. 买某,男,45岁,在$H_1N_1$高发期主动接种流感疫苗属于(　　)
    A. 增强抵抗线　　　B. 一级预防　　　　C. 二级预防
    D. 三级预防　　　　E. 重建功能

43. 王某,女,56岁,脑出血患者,在其面临的各种刺激中,遗传因素、年龄、性别、药物、文化属于(　　)
    A. 主要刺激　　　　B. 相关刺激　　　　C. 固有刺激
    D. 适应水平　　　　E. 内在刺激

44. 郑某,男,66岁,有糖尿病史20年,患者的个人经验、态度、个性、嗜好等属于(　　)
    A. 主要刺激　　　　B. 相关刺激　　　　C. 固有刺激
    D. 外部刺激　　　　E. 内在刺激

三、$A_3$型题(提供一个案例,下设若干道考题。在每道考题下面的A、B、C、D、E五个备选答案中选择一个最佳答案。)

(45～47题共用题干)

    宋某,男,50岁,企业管理人员,有冠心病、心绞痛病史1年,因突发急性前壁心肌梗死入院。

45. 该患者的需要属于(　　)
    A. 人在生命周期的各个发展阶段都会出现的需求
    B. 一般性的自护需要　　　C. 在生命发展过程中各个阶段特定的自护需要
    D. 发展性的自护需要　　　E. 健康不佳时的自护需要

46. 在患者发病的24小时内,应采取(　　)
    A. 帮助系统　　　　B. 全补偿系统　　　　C. 部分补偿系统
    D. 支持-教育系统　　E. 辅助系统

47. 护理该患者时,应首先(　　)
    A. 确定其自护能力和自护需要　　　B. 设计恰当的护理系统
    C. 制订护理计划　　　　　　　　　D. 实施护理措施
    E. 观察和评价患者的反应

(48～49题共用题干)

    韩先生,男,59岁,从事科研工作,既往身体健康,近期由于工作紧张,出现疲惫、失眠、食欲不佳、急躁易怒,血压高于正常范围。

48. 指导患者在健康良好时,不吸烟、不酗酒、不熬夜、进食清淡低盐饮食,适当加强体育锻炼属于(  )
    A. 增强抵抗线　　　　　B. 一级预防　　　　　C. 二级预防
    D. 三级预防　　　　　　E. 恢复和重建功能

49. 当发现出现血压升高等症状后,应采取二级预防,其具体措施是(  )
    A. 加强弹性防御线
    B. 不吸烟、不酗酒、不熬夜、进食清淡低盐饮食,适当加强体育锻炼
    C. 到门诊检查,服降压药,合理安排休息、工作、娱乐
    D. 恢复和重建功能,减少后遗症
    E. 增强抵抗线的防御功能

(50、51题共用题干)

刘某,女,35岁,诊断为"子宫肌瘤"入院,拟定两天后行子宫切除术,晨查房时发现患者精神很差,面色苍白。询问得知,夜里未能入眠。自述害怕失去女性魅力,担心手术是否安全,其夫诉其性格内向,感情脆弱,其母5年前死于子宫癌。

50. 根据罗依的适应模式对患者进行评估,下列属于一级评估的是(  )
    A. 失眠　　　　　　　　B. 住院　　　　　　　　C. 性格内向
    D. 性别　　　　　　　　E. 其母死于子宫癌

51. 下列属于二级评估的是(  )
    A. 失眠　　　　　　　　B. 自我形象紊乱　　　　C. 角色行为冲突
    D. 性别　　　　　　　　E. 担心失去女性魅力

**四、X型题**(每一道题下面有 A、B、C、D、E 五个备选答案,请从中选择所有正确答案。)

52. 护理概念的基本要素有(  )
    A. 健康　　　　　　　　B. 环境　　　　　　　　C. 人
    D. 护理　　　　　　　　E. 关怀

53. 纽曼的保健系统模式中的主要概念有(  )
    A. 适应　　　　　　　　B. 压力源　　　　　　　C. 机体防御
    D. 适应层面　　　　　　E. 一级预防

54. 奥瑞姆的自理理论中全补偿系统使用于那些人(  )
    A. 术前清醒的患者　　　B. 昏迷患者　　　　　　C. 出院前行动自如的患者
    D. 全麻后未清醒的患者　E. 高位截瘫失去自理能力的患者

55. 在护患关系中,护士所扮演的各种角色因护患关系阶段的发展而不同,包括(  )
    A. 陌生人　　　　　　　B. 解答者　　　　　　　C. 教师
    D. 领导者　　　　　　　E. 替代者

## 参考答案

| 1—5. CA*EDB* | 6—10. BBBDE* | 11—15. ACECC | 16—20. BDBD*B |
| 21—25. BADEC | 26—30. CAEAA* | 31—35. CEAEB | 36—40. DECBD |
| 41—45. BBBCE | 46—51. BABCAD | 52. ABCD | 53. BCE |
| 54. BDE | 55. ABCDE | | |

## 部分题解

2. 以问题及需要为中心的理论,代表人物有:南丁格尔、奥瑞姆;以护患关系为中心的理论,代表人物有:佩普劳、金;以系统为中心的理论,代表人物:约翰逊、罗依、纽曼、莱宁格;以能量为中心的理论,代表人物:罗杰斯。故本题选 A。

5. 罗依对护理学的基本概念的阐述是:人是一个具有生物、心理、社会属性的综合体,也是一个有生命的,复杂的适应系统。所以选择 B 项。

10. 完全补偿系统适用于完全不能满足自理需要时,例如:昏迷、高位截瘫、智能低下;部分补偿系统适用于患者的自理能力部分满足治疗性自理需要。例如:手术后患者如厕、敷料更换;支持教育系统适用于患者的自理能力能满足治疗性自理需要,如:糖尿病患者的饮食自理需要。所以 E 是本题的答案。

19. 按照罗依的适用模式理论,刺激主要有三种,①主要刺激:现实的,需要立即做出应对的刺激。生理改变,如疾病;环境改变,如住院;②相关刺激:主要刺激以外的一些诱因或对当时有影响的刺激。如遗传因素、年龄、药物、文化;③固有刺激:指原有的,构成本人特性的刺激,可以引起机体反应,但未被证实的刺激。如经验、个性、嗜好。故 19 选 D,20 选 B。

30. 一级评估又称行为评估,指收集与生理功能、自我概念、角色功能和相互依赖四个方面有关的输出性行为,以确定患者的行为反应是有效性反应还是无效性反应。二级评估又称因素评估,是对影响患者行为的主要刺激、相关刺激、固有刺激因素的评估,以帮助护理人员明确引发患者出现无效性反应的原因。所以 30 选 A,32 选 E。

# 第二篇

## 基础护理技术

# 第一章　医院和住院环境

一、$A_1$ 型题(每一道题下面有 A、B、C、D、E 五个备选答案,请从中选择一个最佳答案。)

1. 门诊的候诊、就诊环境主要考虑患者的(　　)
   A. 文化　　　　　　　　B. 情绪　　　　　　　　C. 方便
   D. 经济　　　　　　　　E. 习惯

2. 在医院的组织结构中,手术室属于(　　)
   A. 诊疗部门　　　　　　B. 辅助诊疗部门　　　　C. 行政后勤部门
   D. 住院部门　　　　　　E. 门诊部门

3. 根据不同的划分方法,医院的划分种类不完整的是(　　)
   A. 三级医院、二级医院、一级医院
   B. 综合医院、专科医院
   C. 军队医院、企业医院
   D. 全民所有制医院、集体所有制医院、个体所有制医院
   E. 甲级医院、乙级医院、丙级医院

4. 根据医院的功能、规模、任务、技术建设、设施条件、医疗服务质量和科学管理的综合水平,将医院划分为三级几等(　　)
   A. 3 等　　　　　　　　B. 6 等　　　　　　　　C. 9 等
   D. 10 等　　　　　　　E. 12 等

5. 医院的中心任务是(　　)
   A. 以医疗为中心　　　　　　　　B. 以保证完成科研任务为中心
   C. 以保证完成教学任务为中心　　D. 以卫生保健为中心
   E. 以做好预防工作为中心

6. 对前来门诊就诊的患者,护士应首先进行(　　)
   A. 卫生指导　　　　　　B. 预检分诊　　　　　　C. 心理安慰
   D. 健康教育　　　　　　E. 查阅病案

7. 不属于候诊室护士工作范围的是(　　)
   A. 根据病情测量生命体征并记录　　B. 收集整理各种检验报告
   C. 随时观察候诊者病情变化　　　　D. 候诊者多时,协助医生诊治
   E. 按先后顺序安排就诊

8. 向门诊就诊患者宣传肝炎的防治知识,属于门诊工作的(　　)
   A. 管理工作　　　　　　B. 健康教育　　　　　　C. 治疗工作

D. 保健工作　　　　　　E. 社区服务

9. 门诊护理工作和急诊护理工作都包含的内容是（　　）
   A. 预检分诊　　　　　B. 安排候诊　　　　　C. 协助诊治
   D. 健康教育　　　　　E. 消毒隔离

10. 对下列哪些患者可适当调整顺序,可以不用立即安排就诊（　　）
    A. 高热的患者　　　　B. 休克的患者　　　　C. 出血的患者
    D. 年老体弱的患者　　E. 剧痛的患者

11. 急诊科的设置和布局要求不包括（　　）
    A. 与门诊相连,不单独设置　　B. 环境宽敞,光线明亮　　C. 空气流通,安静洁净
    D. 标志和路标醒目　　　　　　E. 夜间有明亮的灯光

12. 急诊室如遇有法律纠纷、刑事案件、交通事故等事件,应迅速报告（　　）
    A. 保卫部门　　　　　B. 人事科　　　　　　C. 医务科
    D. 科教科　　　　　　E. 院长办公室

13. 一切抢救物品应做到"五定",其内容不包括（　　）
    A. 定数量品种　　　　B. 定点放置　　　　　C. 定期消毒灭菌
    D. 定期检查维修　　　E. 定时使用

14. 抢救记录不包括（　　）
    A. 用药执行时间　　　B. 人工呼吸执行时间　C. 患者家属到达的时间
    D. 抢救措施落实的时间　E. 吸氧执行时间

15. 急诊观察室的护理工作不包括（　　）
    A. 预检分诊　　　　　B. 入室登记　　　　　C. 建立病案
    D. 处理医嘱　　　　　E. 观察病情

16. 抢救危重患者时口头医嘱处理方法正确的是（　　）
    A. 立即执行　　　　　　　　　B. 护士复述一遍后即执行
    C. 待医生写到医嘱单上后执行　D. 向医生复述一遍,双方确认无误后执行
    E. 在护士长监督下执行

17. 急诊观察室留观时间一般为（　　）
    A. 1~2日　　　　　　B. 3~7日　　　　　　C. 8~10日
    D. 11~13日　　　　　E. 14~15日

18. 抢救器械不包括（　　）
    A. 中心供氧系统或氧气筒　B. 超声波诊断仪　　　C. 心电监护仪
    D. 心脏起搏器　　　　　　E. 离心机

19. 根据病区的环境总体要求,首先要满足患者的什么性的需要（　　）
    A. 舒适性的　　　　　B. 安全性　　　　　　C. 整洁性
    D. 实用性　　　　　　E. 安静性

20. 病区社会环境中最主要的部分是(　　)
    A. 医护关系　　　　　　　B. 病友关系　　　　　　　C. 护患关系
    D. 患者与他人之间的关系　E. 医院规则

21. 为使患者适应医院环境,下列说法错误的是(　　)
    A. 维护患者自尊　　　　　　B. 用清晰的语言向患者解释病情
    C. 鼓励患者参与制定护理计划　D. 鼓励家属时刻陪伴在患者身边
    E. 鼓励患者的自理行为

22. 以下关于噪音的说法正确的是(　　)
    A. 其危害程度只与音量频率有关　　B. 对健康没有显著影响
    C. 只有噪音达到120dB时才对人体产生影响
    D. 处于120dB以下环境中可造成永久性失聪
    E. 长时间处于90dB以上环境可导致耳鸣、血压升高

23. 不良的环境可以使患者烦躁、头晕、甚至失眠,其可能的原因是(　　)
    A. 温度过高　　　　　B. 温度过低　　　　　C. 湿度过高
    D. 湿度过低　　　　　E. 噪音骚扰

24. 根据世界卫生组织(WHO)规定的噪音标准,白天病区较理想的噪音强度是(　　)
    A. 10～15 dB　　　　B. 15～20 dB　　　　C. 20～30 dB
    D. 35～45 dB　　　　E. 45～50 dB

25. 以下关于病室温度的说法不正确的是(　　)
    A. 室温过高不利于体热散发　B. 室温过高干扰消化功能　C. 室温过高干扰呼吸功能
    D. 环境温度的舒适感因人而异　E. 新生儿及老年患者病室温度应保持在18～20℃

26. 一般病室适宜的温度为(　　)
    A. 12～16℃　　　　B. 18～22℃　　　　C. 23～25℃
    D. 26～28℃　　　　E. 29～30℃

27. 以下关于湿度的说法不正确的是(　　)
    A. 湿度过低对呼吸道疾病患者极为不利　B. 湿度过高可加重肾脏负担
    C. 空气流通是调整湿度的简便措施　　　D. 湿度过高抑制出汗
    E. 病室湿度以30%～40%为宜

28. 病室湿度过低,患者突出表现为(　　)
    A. 口干舌燥、咽喉痛、口渴　B. 闷热不适　　　　C. 头痛、头晕、耳鸣
    D. 尿液排泄增加　　　　　　E. 多汗、发热、面色潮红

29. 病室适宜的相对湿度为(　　)
    A. 10%～20%　　　　B. 25%～30%　　　　C. 35%～40%
    D. 50%～60%　　　　E. 70%～80%

30. 适宜患者休养的环境是(　　)
    A. 一般病室的温度保持在16℃为宜　B. 新生儿病室,室温宜在22～24℃

C. 产休室不宜开窗　　　　　　D. 破伤风患者,室内光线要明亮

E. 气管切开患者,室内相对湿度为40%

31. 病室相对湿度为70%时,患者常出现(　　)
    A. 肌肉紧张　　　　B. 咽干、口渴　　　　C. 闷热不适
    D. 头晕、倦怠　　　E. 发热、多汗

32. 病室通风的目的与下列哪项无关(　　)
    A. 调节室内温度、湿度　　B. 增加氧含量　　C. 降低二氧化碳的含量
    D. 避免噪音的刺激　　　　E. 降低空气中微生物的密度

33. 病室每日通风多长时间即可达到通风换气的目的(　　)
    A. 10分钟　　　　B. 20分钟　　　　C. 30分钟
    D. 60分钟　　　　E. 90分钟

34. 关于户外日光照射的作用不正确的是(　　)
    A. 可使照射部位血流增快　　　B. 可使照射部位温度升高
    C. 增加患者舒适感　　　　　　D. 紫外线有杀菌作用,可预防感染
    E. 红外线可抑制细菌、病毒活力

35. 为了便于护士巡视,又不影响患者睡眠,病室夜间应(　　)
    A. 日光灯　　　　B. 白炽灯　　　　C. 壁灯或地灯
    D. 不开灯　　　　E. 手电

36. 儿科护士服适宜采用下列哪种颜色可减少儿童的恐惧(　　)
    A. 粉色　　　　　B. 深绿色　　　　C. 蓝色
    D. 黄色　　　　　E. 灰色

37. 手术室常选用的颜色是(　　)
    A. 粉色　　　　　B. 绿色　　　　　C. 白色
    D. 黄色　　　　　E. 灰色

38. 下列不属于医源性损伤的是(　　)
    A. 由医护人员操作不当引起的损伤　　B. 由医护人员言语不慎引起的
    C. 由医护人员失误所致的　　　　　　D. 由技术水平所限引起的
    E. 由医务人员责任心差引起的

39. 为保证患者有适当的空间,病床之间的距离不得少于(　　)
    A. 1 m　　　　　　B. 0.9 m　　　　　C. 0.8 m
    D. 0.6 m　　　　　E. 0.5 m

40. 不符合铺床节力原则的是(　　)
    A. 备齐用物,按顺序放置　　　B. 两脚左右或前后分开
    C. 操作过程要平稳连续　　　　D. 两膝弯曲以降低重心
    E. 上身保持直立,身体尽量远离床边

41. 铺备用床时错误的操作是（　　）
    A. 移床旁桌距床 20 cm　　　B. 移椅距床尾 15 cm　　　C. 翻转床垫
    D. 铺大单包床角,先床尾后床头　　E. 套被套,折被筒齐床沿

42. 铺暂空床的目的是（　　）
    A. 保持病室整洁,准备迎接新患者　　B. 供暂时离床活动的患者使用
    C. 使患者安全舒适　　　　　　　　D. 便于接受麻醉手术后的患者
    E. 预防并发症

43. 铺麻醉床的目的不包括（　　）
    A. 保护被褥不被污染　　　　　　　B. 使患者安全舒适
    C. 便于安置和护理术后患者　　　　D. 防止术后伤口疼痛
    E. 预防并发症

44. 需备麻醉床的患者是（　　）
    A. 外科新入院者　　　B. X 线检查后　　　C. 腰椎穿刺术后
    D. 肠梗阻手术后　　　E. 胃溃疡待手术者

45. 急性阑尾炎患者手术后需要准备（　　）
    A. 暂空床　　　B. 备用床　　　C. 麻醉床
    D. 抢救床　　　E. 手术床

46. 麻醉护理盘内不需要准备的物品是（　　）
    A. 开口器　　　B. 舌钳　　　C. 吸水管
    D. 输氧导管　　E. 吸痰导管

47. 下列铺麻醉床的描述中错误的是（　　）
    A. 盖被三折于门对侧床边　　B. 枕头横立于床头　　C. 床旁桌放于原处
    D. 椅子放于折叠被之对侧　　E. 盖被上端与床头平齐

48. 下列哪项不属于病区的结构（　　）
    A. 治疗室、抢救室　　　B. 危重病室、医护办公室　　　C. 配膳室、盥洗室
    D. 配药室、化验室　　　E. 病室、厕所

49. 铺麻醉床盖被三折于门对侧床边的目的是（　　）
    A. 使病室整洁　　　B. 便于接受术后患者　　　C. 贯彻节力原则
    D. 有利于术后观察病情　　E. 防止患者坠床

50. 铺于麻醉床中部的橡胶单,其上端距床头应为（　　）
    A. 35～40 cm　　　B. 40～45 cm　　　C. 45～50 cm
    D. 50～55 cm　　　E. 55～60 cm

51. 手术室的室内温度应控制在（　　）
    A. 16℃～18℃　　　B. 18℃～22℃　　　C. 22℃～24℃
    D. 24℃～26℃　　　E. 26℃～28℃

52. 为达到置换病室内空气的目的,一般每次通风的时间是（　　）
   A. 10 分钟　　　　　　B. 20 分钟　　　　　　C. 30 分钟
   D. 60 分钟　　　　　　E. 90 分钟

二、A₂ 型题(每道考题是以一个小案例的形式出现的,其下有 A、B、C、D、E 五个备选答案,请从中选择一个最佳答案。)

53. 赵先生,50 岁。在门诊候诊,突然感到腹痛难忍,出冷汗,四肢冰冷,呼吸急促,门诊护士应（　　）
   A. 态度和蔼,劝其耐心等待　　B. 让患者平卧候诊　　C. 安排提前就诊
   D. 给予镇静剂　　　　　　　　E. 请医生加快诊疗

54. 林某因车祸造成左下肢开放性骨折,大量出血,送至急诊室,在医生未到达前,值班护士首先应（　　）
   A. 注射镇静剂　　　　　　B. 止血、测血压,建立静脉通道　　C. 给氧
   D. 通知病房、准备床单位　　E. 详细询问发生车祸的原因

55. 门诊护士发现某患者在门诊就诊时,肝功能检查报告中血清转氨酶增高,且患者主诉肝区隐痛、乏力、食欲减退等症状,护士应立即（　　）
   A. 安排提前就诊　　　　　　B. 转急诊室处理　　　　　　C. 开展卫生宣教
   D. 将患者转至隔离门诊诊治　E. 给患者测量生命体征

56. 某破伤风患者,神志清楚,全身肌肉阵发性痉挛、抽搐,所住病室环境,下列哪项不符合要求（　　）
   A. 室温 18℃～22℃　　　　B. 相对湿度 50%～60%　　C. 门、椅脚钉橡皮垫
   D. 保持病室光线充足　　　　E. 护士做到"四轻"

57. 季先生,66 岁。因呼吸道阻塞行气管切开,其病室环境应特别注意（　　）
   A. 调节温度、湿度　　　　B. 保持安静　　　　　　C. 加强通风
   D. 合理采光　　　　　　　E. 适当绿化

58. 李某,6 岁。因溺水,心跳呼吸骤停,送急诊室,护士不应该实施下列哪项操作（　　）
   A. 开放气道　　　　　　　B. 人工呼吸　　　　　　C. 立即给药
   D. 做好抢救工作　　　　　E. 胸外心脏按压

59. 患者男,因右下肢开放性骨折于上午 9 点进手术室,病区护士为其准备麻醉床,以下操作不符合要求的是（　　）
   A. 更换清洁被单　　　　　　　　　B. 床头和床中部各铺中单及橡胶单
   C. 盖被纵向三折于门对侧床边　　　D. 枕横立于床头开口背对门
   E. 椅子放于折叠被的同侧

60. 患者,男,48 岁。脑外伤,在全麻下行颅内探查术。术后的床单位应是（　　）
   A. 麻醉床,床中部和床上部各铺一橡胶单、中单
   B. 暂空床,床中部和床上部各铺一橡胶单、中单
   C. 暂空床,床中部和床尾部各铺一橡胶单、中单

D. 麻醉床,床中部和床尾部各铺一橡胶单、中单

E. 备用床,床中部和床上部各铺一橡胶单、中单

61. 某患者在门诊候诊时,出现剧烈腹痛,四肢冰凉,呼吸急促。门诊护士应（　　）
   A. 安慰患者　　　　B. 测量体温　　　　C. 催促医生
   D. 观察病情进展　　E. 安排提前就诊

三、A₃型题(提供一个案例,下设若干道考题。在每道考题下面的A、B、C、D、E五个备选答案中选择一个最佳答案。)

(62~66题共用题干)

刘先生,男,40岁。因遭到歹徒抢劫致使左上肢及胸部多处外伤,患者大量出血,呼吸急促,意识模糊,由同事送到某三级甲等医院的急诊室抢救。

62. 急症科护士在紧急处理中不妥的一项是（　　）
   A. 询问外伤原因　　　　B. 迅速与公安部门联系　　C. 安排观察病床,等待医师
   D. 请陪伴者留下　　　　E. 记录患者到达的时间

63. 刘先生急诊手术后回病区,护士为其准备床单位时正确的方法是（　　）
   A. 立即将备用床改为暂空床　　B. 将盖被三折叠于床尾　　C. 橡胶单和中单铺于床尾部
   D. 将备用床改为麻醉床　　　　E. 将枕头置于床头,开口朝向门

64. 刘先生所住的病室适宜的温度应调节为（　　）
   A. 16℃~18℃　　　　B. 20℃~22℃　　　　C. 18℃~22℃
   D. 22℃~24℃　　　　E. 24℃~26℃

65. 在抢救过程中,医生的口头医嘱应在多长时间内补写（　　）
   A. 2小时内　　　　B. 4小时内　　　　C. 6小时内
   D. 8小时内　　　　E. 10小时内

66. 我国在那一年实行医院标准化分级管理（　　）
   A. 1888　　　　B. 1889　　　　C. 1988
   D. 1989　　　　E. 2002

(67~69题共用题干)

肖先生,男,70岁。因呼吸功能减退行气管切开术,护士在护理该患者时应注意

67. 病室温度保持在。（　　）
   A. 13℃~15℃　　　　B. 14℃~16℃　　　　C. 18℃~20℃
   D. 22℃~24℃　　　　E. 26℃~28℃

68. 病室湿度应该保持在（　　）
   A. 50%~60%　　　　B. 45%~55%　　　　C. 35%~45%
   D. 30%~40%　　　　E. 20%~30%

69. 病室日间噪音应保持在（　　）
   A. 120dB　　　　B. 100dB　　　　C. 90dB

D. 70dB    E. 40dB

(70～71题共用题干)

患者,女性,33岁,颅脑外伤急诊。在全麻下行开颅探查术,术后返回病房。

70. 监护室护士应为患者准备的床单位是( )
   A. 暂空床,橡胶单、中单上缘距床头30～40cm
   B. 麻醉床,根据病情铺橡胶单和中单,中单应遮住橡胶单
   C. 备用床,床中部和床上部各加一橡胶中单、中单
   D. 暂空床,床中部和床尾部各加一橡胶中单、中单
   E. 麻醉床,盖被扇形折叠于床的一侧,开口向里

71. 护士为患者准备该床的目的是( )
   A. 供暂离床活动的患者使用    B. 便于接受麻醉后尚未清醒的患者
   C. 方便患者的治疗和护理    D. 保持病室整洁,准备接受新患者
   E. 预防皮肤并发症的发生

**四、X型题**(每一道题下面有A、B、C、D、E五个备选答案,请从中选择所有正确答案。)

72. 根据不同的划分方法,医院的种类有( )
   A. 三级医院、二级医院、一级医院    B. 综合医院、专科医院
   C. 军队医院、企业医院    D. 全民所有制医院、集体所有制医院、个体所有制医院
   E. 甲级医院、乙级医院、丙级医院

73. 急诊科的布局和设备要求是( )
   A. 室内光线明亮    B. 物品放置有序    C. 标志和路标醒目
   D. 夜间应有明显的灯光    E. 是一个独立的单元

74. 医院内可能危害患者安全的因素有( )
   A. 跌倒    B. 烫伤    C. 化学性因素
   D. 冻伤    E. 微波、X线及放射性物质

75. 抢救器械包括( )
   A. 中心供氧系统或氧气筒    B. 负压吸引装置或电动吸引器    C. 心电监护仪
   D. 电除颤器    E. 离心机

76. 铺麻醉床的主要目的是( )
   A. 便于接受和护理麻醉手术后的患者    B. 使患者舒适、安全    C. 保持床铺整洁
   D. 预防并发症    E. 使病室美观

77. 铺床时需要使用橡胶单和中单的患者是( )
   A. 偏瘫    B. 昏迷    C. 心绞痛
   D. 大手术后    E. 大小便失禁

78. 保持病室安静的措施有( )
   A. 建立有关规章制度    B. 工作人员做到"四轻"    C. 病室椅脚装橡胶垫
   D. 治疗车轴、门轴经常加润滑油    E. 关闭门窗

79. 病区良好的社会环境包括（    ）
    A. 良好的护患关系          B. 同病室病友的相互帮助
    C. 家人对患者的支持        D. 合理的规章制度
    E. 良好的群体气氛

80. 下列描述正确的是（    ）
    A. 适宜的室温可以使患者减少消耗、降低肾脏负担
    B. 室温过高可干扰患者的消化及呼吸功能
    C. 一般病室温度应保持在18℃～22℃
    D. 新生儿及老年人病室温度应保持在22℃～24℃
    E. 活动量较少的人比活动量大的人喜欢偏低的室温

81. 病室湿度的作用及要求包括（    ）
    A. 湿度指空气中水蒸气的含量      B. 湿度过低对呼吸道疾患患者不利
    C. 病室湿度以50%～60%为宜        D. 湿度过高可加重肾脏负担
    E. 湿度过低可引起口干舌燥

82. 病区中容易发生坠床意外的患者是（    ）
    A. 糖尿病患者         B. 婴幼儿         C. 意识不清
    D. 昏迷患者          E. 年老体弱

83. 为使患者适应医院环境,护士应做到（    ）
    A. 维护患者自尊              B. 用清晰的语言向患者解释病情
    C. 鼓励患者参与制定护理计划   D. 鼓励家属时刻陪伴在患者身边
    E. 鼓励患者的自理行为

84. 门诊护士进行科普宣教的形式有（    ）
    A. 口头宣教          B. 墙报或图片      C. 录音磁带
    D. 印发小册子        E. 录像

85. 病区中最常见的机械性损伤有（    ）
    A. 烧伤             B. 跌倒           C. 冻伤
    D. 坠床             E. 灼伤

86. 急诊就诊对象一般是（    ）
    A. 意外事故危及生命   B. 服毒自杀       C. 围产期保健
    D. 病情危重         E. 定期复诊

87. 抢救危重患者时,在医生到来之前,护士应给予的处理有（    ）
    A. 测量血压          B. 吸氧、吸痰     C. 止血、配血
    D. 建立静脉通路      E. 给口服药

88. 麻醉护理盘中需要准备的用物是（    ）
    A. 压舌板           B. 血压计、听诊器  C. 吸痰管
    D. 护理记录单        E. 导尿管

89. 门诊的特点有(　　)
　　A. 患者集中　　　　　　B. 急症患者多　　　　　　C. 流动性大
　　D. 交叉感染的可能性大　E. 病种复杂

90. 急诊科的管理应做到(　　)
　　A. 最优化　　　　　　　B. 标准化　　　　　　　　C. 程序化
　　D. 制度化　　　　　　　E. 规格化

91. 医院的任务包括(　　)
　　A. 教学　　　　　　　　B. 科研　　　　　　　　　C. 医疗
　　D. 社区卫生服务　　　　E. 预防保健

92. 抢救物品管理的"五定"不包括(　　)
　　A. 定时使用　　　　　　B. 定期更换　　　　　　　C. 定人使用
　　D. 定点放置　　　　　　E. 定人保管

93. 按照收治范围划分,医院的种类有(　　)
　　A. 教学医院　　　　　　B. 军队医院　　　　　　　C. 专科医院
　　D. 妇产医院　　　　　　E. 综合医院

94. 门诊的护理工作包括(　　)
　　A. 预检分诊　　　　　　B. 开展健康教育　　　　　C. 实施治疗
　　D. 消毒隔离　　　　　　E. 安排候诊和就诊

95. 预检分诊的内容包括(　　)
　　A. 观察病情　　　　　　B. 询问病史　　　　　　　C. 初步判断
　　D. 分诊指导　　　　　　E. 健康教育

# 第一章　医院和住院环境

## 参考答案

| 1—5. CB*EDA* | 6—10. BDBA*D | 11—15. A*AE*C*A | 16—20. D*BEBC |
|---|---|---|---|
| 21—25. DE*EDE | 26—30. BEADB | 31—35. CDCEC | 36—40. ABD*AE |
| 41—45. DBDDC | 46—50. C*DDBC | 51—55. CCC*B*D | 56—60. D*AC*BA |
| 61—65. ECDCC | 66—70. DDAEB | 71. B | 72. ABCD |
| 73. ABCDE | 74. ABCDE | 75. ABCD | 76. ABCD |
| 77. ABDE | 78. ABCD | 79. ABCDE | 80. ABCD |
| 81. BCDE | 82. BCDE | 83. ABCE | 84. ABDE |
| 85. BD | 86. ABD | 87. ABCD | 88. ABCD |
| 89. ACDE | 90. ABCD | 91. ABCDE | 92. ABC |
| 93. CDE | 94. ABCDE | 95. ABCD | |

## 部分题解

2. 我国医院的组织结构大致分为三大系统：诊疗部门、辅助诊疗部门、行政后勤部门，手术室属于辅助诊疗部门。故本题选 B。

5. 医院的基本任务有：医疗、教学、科学研究、预防保健和社区卫生服务，其中以医疗为中心；卫生部颁布的《全国医院工作条例》明确指出，我国医院的任务是"以医疗为中心，在提高医疗质量的基础上保证教学和科研任务的完成，并不断提高教学质量和科研水平。"所以本题的答案应该是 A。

9. 门诊护理工作有：预检分诊、安排候诊和就诊、健康教育、治疗、消毒隔离；急诊科的护理工作有：预检分诊、抢救工作、病情观察。所以两个部门都有预检分诊。所以本题应该选择 A 答案。

11. 急诊科应设有专用通道和宽敞的出入口，醒目的标准及路标，夜间应有照明。室内光线明亮，空气流通，安静整洁，物品摆放整齐、有序。以方便急诊患者就诊为目的，最大限度地缩短就诊前的时间为原则，为患者赢得抢救时间。故选 A。

13. 一切抢救物品做到"五定一率"，即定品种数量、定点放置、定人保管、定期消毒灭菌、定期检查维修，抢救物品的完好率应达到100%。定时使用不属于"五定"的内容。所以本题的答案应该是 E。

14. 抢救记录必须注明的时间包括患者和医生到达的时间，抢救措施落实的时间，如用药、给氧、人工呼吸等执行的时间和停止的时间。答案是 C。

16. 口头医嘱只在抢救患者或手术过程中执行，护士向医生复述一遍，双方确认无误后执行，为的是执行医嘱时避免发生差错事故。所以选 D。

22. 噪音的危害程度视音量的大小、频率的高低持续时间和个人的耐受性而定，40dB 为环境中的正常声音，50~60dB 的声音会对人产生相当大的干扰，当声音达到 120dB 以上可造成高频率的听力损失甚至永久失聪。人若长时间处于 90dB 以上的噪音环境中，可导致疲倦、不安、眩晕、耳鸣、头疼、血压波动等症状。所以选 E。

38. 所谓医源性损伤是指由于医务人员的言语及行为不慎而造成患者心理和生理上的伤害。

如个别医务人员对患者不够尊重,语言不礼貌,或因用词不准确而造成患者对疾病、治疗、护理等方面的误解,引起情绪波动或心理负担加重;医护人员责任心差,工作疏忽,导致医疗事故,给患者心理及生理上造成的痛苦,甚至危及生命。所以选 D。

46. 麻醉护理盘:无菌巾内放置开口器、压舌板、舌钳、通气导管、牙垫、治疗碗、吸氧气导管或鼻塞管、吸痰导管、镊子、纱布数块。无菌巾外放置手电筒、血压计和听诊器、护理记录单和笔、治疗巾、弯盘、胶布和别针。有条件的准备心电监护仪。所以 C 项是正确答案。

53. 门诊护士要随时观察候诊患者的病情,遇有高热、剧痛、出血、呼吸困难、休克等患者应立即安排提前就诊或送急诊科处理。所以选 C。

54. 在抢救时,在医生到来之前,护士应根据患者的病情做出初步判断,给予恰当紧急处理,如给氧、吸痰、止血、测血压、配血、建立静脉通道、进行人工呼吸及胸外心脏按压等,医生到达后,立即汇报处理情况。故选 B。

56. 破伤风患者在肌肉持续紧张收缩的基础上,任何轻微的刺激,如光线、声响、接触、震动或者触碰患者的身体,均可诱发全身肌肉的痉挛和抽搐。所以破伤风患者的环境要求是:将患者置于隔离病室,保持安静,减少一切刺激,遮光,防止噪音,湿度约 60%。所以 D 项不符合破伤风患者的病室要求,故选 D。

58. 医生未到来前护士可做的工作同"52 的解释",给药需要有医生的医嘱。所以选 C。

# 第二章 患者入院和出院的护理

一、$A_1$型题(每一道题下面有 A、B、C、D、E 五个备选答案,请从中选择一个最佳答案。)

1. 协助患者从床上向平车挪动的顺序是( )
   A. 上身、臀部、下肢
   B. 上身、下肢、臀部
   C. 下肢、臀部、上身
   D. 臀部、下肢、上身
   E. 臀部、上身、下肢

2. 单人搬运患者,平车头端与床尾可为( )
   A. 锐角
   B. 直角
   C. 平角
   D. 钝角
   E. 以上都是

3. 推平车上下坡时,应注意( )
   A. 病员头向前
   B. 病员头向后
   C. 病员头在高处一端
   D. 病员头在低处一端
   E. 病员头在有枕头的一端

4. 危重患者入院时,病房护士首先应( )
   A. 问病史
   B. 填写各种护理记录单
   C. 介绍有关规章制度
   D. 与营养室联系膳食
   E. 立即通知医生,测量生命体征,并配合抢救

5. 危重患者住院时,住院处护士首先应( )
   A. 填写有关表格
   B. 进行卫生处置
   C. 护送入病区
   D. 了解患病过程
   E. 介绍住院规章制度

6. 用平车运送输液患者最重要的是( )
   A. 上坡头在前
   B. 下坡头在后
   C. 做好穿刺部位的固定,防针头脱出
   D. 使患者躺卧在平车中间
   E. 不可用车撞门

7. 平车上下坡时,患者头部应在高处一端的主要目的是( )
   A. 以免血压下降
   B. 以免呼吸不畅
   C. 以免头部充血不适
   D. 以防坠车
   E. 有利于与患者交谈

8. 麻疹患者入院时应安置在( )
   A. 隔离病室
   B. 危重病室
   C. 抢救病室
   D. 观察病室
   E. 普通病室

9. 急性心肌梗死患者入院时应安置在( )
   A. 普通病室
   B. 危重病室
   C. 隔离病室
   D. 观察病室
   E. 处置室

10. 护士在移动患者时,靠近床侧的目的是( )
   A. 扩大支撑面　　　　　B. 避免脊柱扭曲、椎间盘损伤　C. 便于沟通
   D. 节时省力,避免患者不适　E. 减少支撑面

11. 护士帮助患者移向床头时,让患者双脚用力向床尾蹬踩的目的是( )
   A. 产生压力　　　　　　B. 产生反作用力　　　　C. 产生摩擦力
   D. 产生压强　　　　　　E. 产生作用力

12. 工作时移动的负荷应接近自己的( )
   A. 支撑面　　　　　　　B. 重力线　　　　　　　C. 重心
   D. 手臂　　　　　　　　E. 前臂

13. 工作时下列不符合人体力学原理的是( )
   A. 手指活动灵巧,尽量运用手指活动来提高工作效率
   B. 工作时要注意利用杠杆作用以达到节时省力
   C. 操作时人体重心要靠近施力物体
   D. 在低平面工作较长时间时,可用蹲的姿势
   E. 操作时可根据实际需要两脚前后分开,以扩大支撑面

14. 护士小林在为患者张某作背部皮肤护理时,使用滑石粉其主要目的是( )
   A. 减小压强　　　　　　B. 减小正压力　　　　　C. 减小摩擦力
   D. 减小反作用力　　　　E. 减小作用力

15. 不符合特别护理要点的是( )
   A. 24 小时专人护理　　　B. 密切观察病情、生命体征　C. 填写危重护理记录单
   D. 加强基础护理,防止并发症　E. 给予卫生保健指导

16. 大手术后需要严格卧床休息的患者应给予护理的级别是( )
   A. 特级护理　　　　　　B. 一级护理　　　　　　C. 二级护理
   D. 三级护理　　　　　　E. 监护

17. 病情重但尚稳定的患者应给予( )
   A. 特级护理　　　　　　B. 一级护理　　　　　　C. 二级护理
   D. 三级护理　　　　　　E. 监护

18. 三度烧伤面积大于 60% 的患者,入院后的护理级别是( )
   A. 重症护理　　　　　　B. 特级护理　　　　　　C. 一级护理
   D. 二级护理　　　　　　E. 三级护理

19. 实施分级护理的根据是( )
   A. 性别　　　　　　　　B. 年龄　　　　　　　　C. 病情
   D. 病种　　　　　　　　E. 治疗量

20. 需要给予特级护理的患者有( )
   A. 大面积烧伤达 80% 的患者　B. 早产婴儿　　　　　C. 瘫痪患者
   D. 术前检查准备阶段的患者　E. 结核病恢复期患者

21. 休克患者应给予( )
    A. 特级护理　　　　　B. 一级护理　　　　　C. 二级护理
    D. 三级护理　　　　　E. 监护

22. 大手术后患者病情较重,需卧床休息生活不能自理,应对其进行( )
    A. 特级护理　　　　　B. 一级护理　　　　　C. 二级护理
    D. 三级护理　　　　　E. 功能制护理

23. 排列出院病案时,其体温单前面应放置( )
    A. 出院记录　　　　　B. 入院记录　　　　　C. 病程记录
    D. 护理病案　　　　　E. 医嘱单

24. 卫生处置的目的是( )
    A. 洗头沐浴　　　　　B. 换患者服　　　　　C. 隔离处理
    D. 讲究卫生　　　　　E. 预防医院感染

25. 急性胃穿孔急诊入院的患者,住院处护士首先应( )
    A. 住院登记　　　　　B. 卫生处置　　　　　C. 通知病区
    D. 通知医生　　　　　E. 送患者入病区

26. 呼吸困难患者入病区后,值班护士首先应( )
    A. 自我介绍　　　　　B. 询问病史　　　　　C. 给其吸氧
    D. 介绍病友　　　　　E. 介绍环境

27. 刘某,女,45岁,因工作劳累致"心绞痛"发作而急诊入院。患者目前最需要满足哪一层次需要( )
    A. 生理　　　　　　　B. 安全　　　　　　　C. 爱与归属
    D. 尊重　　　　　　　E. 自我实现

28. 门诊应首先安排入院的患者是( )
    A. 急性肾炎　　　　　B. 急性胃炎　　　　　C. 晚期癌
    D. 急性中毒　　　　　E. 严重脑外伤

29. 一般患者入院,值班护士接到住院处通知后,应先( )
    A. 准备备用床　　　　B. 准备暂空床　　　　C. 准备麻醉床
    D. 迎接新患者　　　　E. 通知医生

30. 单人搬运患者,平车头端与床尾可为( )
    A. 30°　　　　　　　B. 60°　　　　　　　C. 90°
    D. 120°　　　　　　E. 180°

31. 两人搬运患者时,乙应搬运患者的部位是( )
    A. 腰、臀　　　　　　B. 背、臀　　　　　　C. 臀、腘窝
    D. 臀、腿　　　　　　E. 腿、腘窝

32. 单人搬运法适合于（　　）
    A. 体重较重者　　　　　B. 颅脑损伤者　　　　　C. 腿部骨折者
    D. 小儿及体重较轻者　　E. 老年人

33. 腰椎骨折患者需用何种方法搬运（　　）
    A. 挪动法　　　　　　　B. 一人法　　　　　　　C. 二人法
    D. 三人法　　　　　　　E. 四人法

34. 用平车搬运患者时，错误的做法是（　　）
    A. 不可触及患处　　　　B. 推车不可太快　　　　C. 不可有车撞门
    D. 下坡时头在前　　　　E. 保持输液通畅

35. 使用轮椅时，错误的做法是（　　）
    A. 护士在椅后固定轮椅　　B. 椅背齐床尾，面向床头　　C. 扶好扶手，身体向前倾
    D. 下坡时减慢速度　　　　E. 注意观察病情

36. 出院护理中错误的是（　　）
    A. 办理出院手续　　　　B. 注销各种卡片　　　　C. 给予健康指导
    D. 排列出院病案　　　　E. 最后铺好暂空床

37. 出院患者的床单位处理，错误的是（　　）
    A. 病室开窗通风　　　　B. 床褥曝晒2小时　　　　C. 消毒液擦拭病床
    D. 污被服送洗　　　　　E. 铺好备用床

38. 患者出院时，护士送别用语忌用（　　）
    A. 请注意休息　　　　　B. 请按时复诊　　　　　C. 请按时服药
    D. 请坚持戒烟　　　　　E. 欢迎下次再来

39. 与新患者交往时，对患者不利的做法是（　　）
    A. 接待热情，减轻焦虑　　　　B. 满足患者所有需要
    C. 科学解答各种问题　　　　　D. 介绍环境，消除陌生感
    E. 服务周到，使患者放心

40. 住院办理入院手续的依据是（　　）
    A. 单位介绍信　　　　　B. 门诊病历　　　　　　C. 住院证
    D. 转院证明　　　　　　E. 诊断书

41. 昏迷患者从急诊室被送入病室后值班护士首先应该（　　）
    A. 填写各种卡　　　　　　　　　B. 通知医生、配合抢救、测量生命体征
    C. 询问病史、评估患者发病过程　　D. 通知营养室，准备膳食
    E. 介绍病室的病友

42. 肝炎患者入院时，自己的衣服处理方法是（　　）
    A. 包好后存放　　　　　B. 交给家属　　　　　　C. 消毒后再存放
    D. 日光曝晒后再存放　　E. 消毒后交患者保管

## 第二章 患者入院和出院的护理

43. 出院护理错误的一项(　　)
    A. 办理出院手续　　　　B. 通知患者和家属　　　　C. 协助患者整理用物
    D. 告知出院后的注意事项　　E. 停止对患者的用药

44. 出院患者床单位处理错误的是(　　)
    A. 污被服撤下来送洗　　　　　B. 被褥爆晒6小时
    C. 床、床旁桌椅用洗涤剂擦洗　　D. 脸盆、痰杯用消毒液浸泡　E. 铺备用床

45. 患者入院时间,应该填写在体温单上的(　　)
    A. 39℃~40℃之间,相应的时间格内用红笔竖写
    B. 40℃~41℃之间,相应的时间格内用蓝笔竖写
    C. 40℃~42℃之间,相应的时间格内用红笔竖写
    D. 40℃~42℃之间,相应的时间格内用蓝笔竖写
    E. 38℃~42℃之间,相应的时间格内用红笔竖写

46. 护士协助患者从平车向床上挪动的顺序是(　　)
    A. 上身、下身、臀部　　B. 臀部、上身、下身　　C. 臀部、下肢、上身
    D. 上身、臀部、下身　　E. 下肢、臀部、上身

47. 两人搬运患者正确的做法是(　　)
    A. 甲托背部、乙托臀、膝部　　　　B. 甲托头、肩部,乙托臀部
    C. 甲托颈腰部,乙托小腿和大腿　　D. 甲托头背部,乙托臀和小腿
    E. 甲托颈、肩、腰部,乙托臀、腘窝处

48. 三人搬运法正确的做法是(　　)
    A. 甲托住患者的头、肩胛部,乙托住患者的背、臀部,丙托住患者的腘窝、腿部
    B. 甲托住患者的腰部,乙托住患者的臀部,丙托患者的腘窝、腿部
    C. 甲托患者的头、肩部,乙托患者臀部,丙托患者腿部
    D. 甲托患者头部,乙托患者背部,丙托患者背部、丙托患者腘窝、腿部
    E. 甲托患者头、肩胛部,乙托背部,丙托患者腘窝、腿部

49. 下列不属于住院处的工作是(　　)
    A. 办理入院手续　　　B. 根据病情进行卫生处置　　C. 通知病区接受患者
    D. 介绍入院须知　　　E. 护送患者入病区

50. 单人搬运法,适合于(　　)
    A. 小儿及体重轻者　　B. 体重较重者　　C. 腿部骨折者
    D. 颅脑损伤者　　　　E. 老年患者

51. 使用约束用具时,患者肢体应保持(　　)
    A. 功能位置　　　　　　B. 患者喜欢的位置　　C. 常易变换的位置
    D. 治疗的强迫位置　　　E. 生理运动位置

52. 病区护士接到住院处通知有新患者入院后,首先应(　　)
    A. 安排床位,将备用床改为暂空床

B. 到门口迎接新患者　　C. 向患者做入院指导
D. 填写有关表格　　E. 收集病情资料

53. 一般患者入院,值班护士接住院处通知后应首先( )
   A. 根据病情准备床单位　　B. 迎接新病员　　C. 填写入院病例
   D. 通知医生　　E. 通知营养室

54. 关于危重患者的入院护理,下列可在最后进行的项目是( )
   A. 测量生命体征　　B. 准备抢救用物　　C. 报告医生
   D. 介绍常规标本的留取方法　　E. 配合抢救后做好记录

55. 一级护理适用于( )
   A. 肾衰竭　　B. 大面积烧伤　　C. 年老体弱
   D. 发热　　E. 脏器移植手术后

56. 下列属于二级护理的是( )
   A. 高热患者　　B. 瘫痪患者　　C. 昏迷患者
   D. 休克患者　　E. 病情较重,生活不能自理的患者

57. 下列关于出院护理的描述,错误的是( )
   A. 办理出院手续　　B. 进行出院指导　　C. 征求患者意见
   D. 护送患者出院　　E. 铺好暂空床,迎接新患者

58. 出院病案中排在最后的是( )
   A. 出院记录及死亡记录　　B. 病室及死亡检查　　C. 体温单
   D. 各种检查及检验报告　　E. 护理病例

59. 关于轮椅运送法的描述,错误的是( )
   A. 患者身体尽量向后靠　　B. 患者上轮椅时,轮椅后背与床头平齐
   C. 患者下轮椅时,椅背与床尾平齐　　D. 患者双脚置于踏板上
   E. 下坡时应减慢速度,以免引起患者不适

60. 急性心肌梗死患者需住院治疗,住院处护理人员首先应( )
   A. 测量生命体征和体重　　B. 介绍医院环境、工作时间及有关规章制度
   C. 填写有关表格　　D. 氧气吸入,立即用平车护送患者入病区
   E. 建立静脉通道,留血标本送检

61. 护士给予出院患者的护理,错误的的是( )
   A. 护送患者出院　　B. 执行出院医嘱,填写出院通知单,结账
   C. 停止各种治疗,口服药除外　　D. 进行出院健康宣教
   E. 填写患者出院登记本

62. 住院处遇到危重患者办理住院手续时,正确的处置是( )
   A. 生命体征平稳后护送入病区　　B. 立即护送患者入病区
   C. 迅速查阅患者医疗病史　　D. 询问既往病史、现病史
   E. 了解患者有何护理问题

## 第二章 患者入院和出院的护理

63. 为病毒性肝炎患者行入院卫生处置时,其衣服的最佳处理方法是(　　)
   A. 包好存放在住院处　　B. 交患者带入病房存放　　C. 日光暴晒后交家属带回家
   D. 消毒后存放在住院处　　E. 消毒后交患者存放

64. 入院患者可暂免沐浴的情况是(　　)
   A. 急性甲型肝炎患者　　B. 高血压患者　　C. 糖尿病患者
   D. 急性心肌梗死患者　　E. 慢性扁桃体择期手术者

65. 护士协助患者坐轮椅,做法不正确的是(　　)
   A. 上坡时使患者面朝坡上　　B. 推轮椅时,嘱患者手扶轮椅扶手
   C. 推轮椅时速度宜慢　　D. 患者坐稳后放下脚踏板
   E. 患者尽量使身体靠前坐

66. 用平车运送患者时,做法不正确的是(　　)
   A. 冬季注意为患者保暖　　B. 上、下坡时告知患者
   C. 下坡时使患者头在低处一端　　D. 注意观察患者生命体征
   E. 保持车速平稳,维持治疗

67. 不属于住院处的护理工作的是(　　)
   A. 办理入院手续　　B. 进行卫生处置　　C. 通知病区接受患者
   D. 介绍入院须知　　E. 根据病情用轮椅护送患者入病区

68. 慢性扁桃体炎患者,择期手术入院,应给予的等级护理是(　　)
   A. 一级护理　　B. 全程护理　　C. 监护室护理
   D. 二级护理　　E. 三级护理

69. 值班护士在听到呼救器传来呼救:"XX床患者突然昏迷了。"此时护士去病室的行姿应为(　　)
   A. 慢步走　　B. 快步走　　C. 跑步
   D. 小跑步　　E. 快速跑步

70. 不符合特别护理内容的是(　　)
   A. 24小时专人护理　　B. 观察病情及生命体征变化
   C. 做好基础护理,严防并发症　　D. 给予卫生保健指导
   E. 填写危重患者护理记录单

71. 处理出院患者医疗护理文件的方法,错误的是(　　)
   A. 整理病历交病案室保存　　B. 出院病历的最后一页是体温单
   C. 诊断卡、治疗卡夹入病历内　　D. 注销床头卡、饮食卡
   E. 填写患者出院登记本

72. 某患者在门诊候诊时,出现剧烈腹痛,四肢冰凉,呼吸急促。门诊护士应(　　)
   A. 安慰患者　　B. 测量体温　　C. 催促医生
   D. 观察病情进展　　E. 安排提前就诊

二、A₂型题(每道考题是以一个小案例的形式出现的,其下有A、B、C、D、E五个备选答案,请从中选择一个最佳答案。)

73. 患者王某,因一氧化碳中毒急救入院,护士用平车护送病区,途中输氧和输液应如何处理( )
    A. 暂停输液,继续输氧　　　　B. 暂停输出氧,继续输液　　　　C. 拔管,暂停输液、吸氧
    D. 留管,暂停输液,吸氧　　　　E. 维持输液、吸氧

74. 患者王某,因心前区疼痛急诊入院,出现烦躁不安、面色苍白,血压10.0/6.9 kPa,脉搏110次/分,入院护理的首要步骤是( )
    A. 准备急救药品,等待医生到来　　　　B. 询问病史,确立护理问题
    C. 填写各种卡片　　　　D. 通知医生、配合抢救、测量生命体征
    E. 介绍病区环境,有关制度

75. 护士小张和小王需将不能自理的患者刘某由床上移至外出治疗,她们在移动患者时正确的做法是( )
    A. 两人弯腰抱住患者后移动
    B. 两人在同侧托抱起患者,尽量靠近自己的身体后移动
    C. 两人双腿并拢用力抬起患者逐渐移动
    D. 两人手臂伸直,托住患者移动
    E. 两人一人托起头部,一人托起脚部移动

76. 产妇张丽,妊娠7个月顺产一婴儿,应给予婴儿护理级别是( )
    A. 特级护理　　　　B. 一级护理　　　　C. 二级护理
    D. 三级护理　　　　E. 个案护理

77. 肺炎患者刘某刚出院,病床单元处理哪项不妥( )
    A. 拆下被服送洗　　　　B. 垫褥、棉胎置日光下曝晒6小时
    C. 痰杯、便盆浸泡于消毒溶液中　　　　D. 病床单元用消毒溶液擦拭
    E. 立即铺好暂空床

78. 张某,女,42岁,因糖尿病而住院,由值班护士接待以下做法何项欠妥( )
    A. 介绍环境,消除陌生感　　　　B. 工作负责周到,让患者放心
    C. 耐心地安慰,减轻焦虑　　　　D. 对患者的提问予以科学合理的解答
    E. 满足患者提出的任何需要

79. 王先生,70岁,因肺心病发生Ⅱ型呼吸衰竭,由急诊入院,急诊室予以输液,吸氧,准备用平车送入病房,护送途中护士应该注意( )
    A. 拔管暂停吸氧,输液　　　　B. 暂停吸氧,继续输液　　　　C. 暂停输液,继续吸氧
    D. 继续吸氧,输液,避免中断　　　　E. 暂停护送,缺氧症状好转后再护送去病房

80. 李小姐,因大叶性肺炎入院,护士应该如何为患者安排床位( )
    A. 根据病情选择床位　　　　B. 将其安排在危重病房里面　　　　C. 将其安排在护士站旁边
    D. 按其要求去安排床位　　　　E. 将其安排在隔离室

## 第二章 患者入院和出院的护理

81. 曾先生,急诊入院,护士应该(　　)
   A. 将患者安排在危重病房　　B. 立即测量生命体征　　C. 配合医生进行抢救
   D. 做好护理记录　　E. 做好健康教育

82. 夏先生,哮喘发作,由急诊入院,护士不需要做的是(　　)
   A. 将患者安置在危重病房　　B. 立即测量生命体征　　C. 建立静脉通路
   D. 配血　　E. 配合医生共同抢救患者

83. 谢某,颈椎骨折,需要搬运至平车上,平车与床适当的位置是(　　)
   A. 头端与床尾相接　　B. 头端与床头平齐　　C. 头端与床头呈钝角
   D. 头端与床尾呈锐角　　E. 头端与床头呈钝角

84. 患者,女性,60岁,因急性左心衰竭入院,患者呼吸极度困难,大汗淋漓。住院处的护士首先应(　　)
   A. 办理住院手续　　B. 收集健康资料　　C. 立即护送患者入病区
   D. 进行卫生处置　　E. 介绍医院的规章制度

85. 患者,女,27岁,即将分娩,现办理入院手续后入住产科病房,针对该患者的处理措施,不妥的是(　　)
   A. 由住院处护士送患者入病室　　B. 盆浴
   C. 患者换下的衣服和贵重物品交家属带回　　D. 与病区值班护士做好病情及物品的交接
   E. 立即通知病区护士做好接受新患者的准备

86. 患者,女,65岁,因肺心病发生Ⅱ型呼衰急诊入院,急诊室已给予输液、吸氧,现准备用平车将其送入病房,护送途中护士应注意(　　)
   A. 暂停输液,继续吸氧　　B. 暂停吸氧,继续输液　　C. 暂停输液、吸氧
   D. 继续输液、吸氧,避免中断　　E. 暂停护送,缺氧症状好转后再送入病房

87. 患儿女,7岁,因火灾造成全身大面积烧伤,护士应提供的护理级别是(　　)
   A. 特别护理　　B. 一级护理　　C. 二级护理
   D. 三级护理　　E. 四级护理

88. 患者,女性,22岁,因大叶性肺炎入院,咳嗽、咳脓痰,体温40.8℃,护理人员巡视患者的时间为(　　)
   A. 24小时专人护理　　B. 每1小时巡视一次　　C. 每30~60分钟巡视一次
   D. 每1~2小时巡视一次　　E. 每日巡视2次

89. 患者,女性,妊娠9个月,宫口已开,急诊入院,住院处护士应首先给予的处置是(　　)
   A. 优先办理入院手续　　B. 给予孕妇心理护理　　C. 会阴部常规消毒
   D. 通知产科医生　　E. 用平车送入产科

90. 患者,男性,28岁,头部外伤、昏迷,急诊入院。病区接诊首先要做的护理工作是(　　)
   A. 热情迎接患者和家属　　B. 入住观察室,准备床单位
   C. 向患者家属最简短介绍住院环境　　D. 立即通知医生,并做好抢救准备
   E. 准备辅助呼吸、监护仪

91. 患者,男性,65 岁,风湿性心脏病、慢性心力衰竭。护士为患者准备的床单位是（　　）
    A. 将其安排在观察室　　　　　　B. 按患者个人意愿选择病室
    C. 安排在离办公室较近的小病房　　D. 安排在患者多的病室,以便及早发现病情变化
    E. 将其安排在监护室

92. 患者,男性,30 岁,建筑工人,不慎从脚手架跌下,造成严重颅脑损伤,需密切观察病情、随时救治。应给予患者的护理等级是（　　）
    A. 特级护理　　　　　　B. 一级护理　　　　　　C. 二级护理
    D. 辅助护理　　　　　　E. 监护护理

93. 患者,女性,54 岁,消化性溃疡 5 年,呕血、黑便 1 天。查体:脉搏 100 次/分,血压 90/60mmHg。应给予患者的护理是（　　）
    A. 特级护理　　　　　　B. 一级护理　　　　　　C. 二级护理
    D. 三级护理　　　　　　E. 专人护理

94. 患者,男性,55 岁,尿毒症,肾移植术后,术后 24 小时内应给予患者的护理是（　　）
    A. 三级护理　　　　　　B. 二级护理　　　　　　C. 一级护理
    D. 24 小时监护护理　　E. 特级护理

95. 患者,女性,28 岁,胃溃疡未痊愈,主动要求出院,病区护士应完成的工作不包括（　　）
    A. 在出院医嘱上注明"自动出院"　　B. 根据出院医嘱,通知患者和家属
    C. 指导患者办理出院手续　　　　　　D. 教会家属静脉输液技术,以便后续治疗
    E. 为患者或家属提供有关出院后健康教育的资料

96. 患者男,65 岁。护士在巡视候诊大厅时发现该患者独自就诊,持续咳嗽,呼吸急促,面色潮红,经询问患者主诉发烧 2 天。护士首先应（　　）
    A. 立即扶患者坐下　　　B. 将患者带至发热门诊　　C. 详细询问患者病史
    D. 向医务科汇报　　　　E. 通知患者家属来院

97. 患者女,22 岁,发热待查收住入院。体格检查:体温 39.8℃,脉搏 122 次/分,呼吸 28 次/分,血压 108/70mmHg,神志清楚,急性面容。患者诉头痛剧烈。入院护理的首要步骤是（　　）
    A. 做好入院护理评估　　　　B. 向患者介绍病室环境
    C. 备好急救药品及物品　　　D. 填写住院病历和有关护理表格
    E. 立即通知医生诊治患者,及时执行医嘱

98. 患者男,36 岁,因车祸致下肢瘫痪来诊,初步诊断为腰椎骨折。运送患者时最佳的方式是（　　）
    A. 轮椅运送法　　　　　B. 平车挪动法　　　　　C. 平车单人搬运法
    D. 平车两人搬运法　　　E. 平车四人搬运法

99. 患者男,58 岁,因肝癌晚期入院。患者出现烦躁不安、躁动,为保证患者安全,最重要的护理措施是（　　）
    A. 用牙垫放于上下臼齿之间　B. 加床档,用约束带保护患者　C. 室内光线宜暗
    D. 护理动作要轻　　　　　　E. 减少外界的刺激

第二章 患者入院和出院的护理

100. 患者男,25 岁,患肺炎入院治疗。患者进入病区后,护士的初步护理工作不包括( )
   A. 迎接新患者　　　　　B. 通知病区医生　　　　　C. 测量生命体征
   D. 准备急救物品　　　　E. 建立患者住院病历

101. 患者男,45 岁。上呼吸道感染痊愈出院,护士需做好的工作不包括( )
   A. 在出院医嘱上注明"明日出院"　　　B. 协助患者和家属整理出院物品
   C. 征求患者及家属对医院的工作意见　　D. 教会患者雾化吸入技术
   E. 指导患者出院后在饮食、服药等方面的注意事项

102. 患者,女,18 岁。因失血性休克给予特级护理,不符合特级护理要求的是( )
   A. 严密观察病情变化　　　　　B. 实施床旁交接班
   C. 每 2 小时监测生命体征 1 次　　D. 基础护理由护理人员完成
   E. 保持患者的舒适和功能体位

103. 患者男,56 岁,Ⅲ度烧伤面积达到 65%,入院后的护理级别是( )
   A. 重症护理　　　　　B. 特级护理　　　　　C. 一级护理
   D. 二级护理　　　　　E. 三级护理

三、A₃ 型题(提供一个案例,下设若干道考题。在每道考题下面的 A、B、C、D、E 五个备选答案中选择一个最佳答案。)

(104~105 题共用题干)

患者陈某,因上消化道出血急诊入院。患者烦躁不安,面色苍白,四肢厥冷,血压 10/6kPa,脉搏 110 次/分。

104. 入院护理的首要步骤是( )
   A. 询问病史,了解护理问题　　　B. 准备急救物品,等待医生到来
   C. 置休克卧位,测生命体征　　　D. 热情接待,给患者留下良好印象
   E. 填写各种卡片,完成护理病程记录

105. 此患者应给予的护理级别是( )
   A. 特级护理　　　　　B. 一级护理　　　　　C. 二级护理
   D. 三级护理　　　　　E. 监护

(106~108 题共用题干)

患者李某,女,36 岁,因急性胃穿孔急诊入院,患者剧烈腹痛,表情痛苦。

106. 住院处的护理人员接收患者后应( )
   A. 卫生处置　　　B. 通知医师,并立即做术前准备　　C. 立即通知病区值班护士
   D. 了解病员有何护理问题　　E. 介绍医院的规章制度

107. 术前患者应采取的卧位是( )
   A. 仰卧位　　　　　B. 俯卧位　　　　　C. 半坐卧位
   D. 头高足低位　　　E. 侧卧位

108. 此患者应给予的护理级别是( )
   A. 特级护理　　　　　B. 一级护理　　　　　C. 二级护理

D. 三级护理　　　　　　　E. 监护

(109～111题共用题干)

患者,女,66岁,因排脓血黏液便伴腹痛2个月入院,入院后诊断为大肠癌行大肠癌根治术,术后回病房。

109. 病房护士应为该患者准备(　)
　　A. 备用床　　　　　　B. 暂空床　　　　　　C. 麻醉床
　　D. 加铺橡胶单的麻醉床　　E. 加铺橡胶单的暂空床

110. 该患者的护理级别为(　)
　　A. 特级护理　　　　　B. 一级护理　　　　　C. 二级护理
　　D. 三级护理　　　　　E. 四级护理

111. 护士巡视该患者的时间宜为(　)
　　A. 24小时专人护理　　　　B. 每1小时巡视病情一次
　　C. 每2小时巡视一次　　　　D. 每3小时巡视一次
　　E. 每4小时巡视一次

(112～114共用题干)

患者,男,48岁,体重81千克,从高空坠落后导致肝破裂,入院后须立即进行手术治疗。

112. 住院处护理人员首先应(　)
　　A. 给予卫生处置　　　　B. 通知科室医生　　　　C. 办理住院手续
　　D. 护送患者入院　　　　E. 收集病情资料

113. 病房护士接到手术通知后首先应(　)
　　A. 准备床单位,铺麻醉床　　B. 测量生命体征
　　C. 填写住院病历　　　　　D. 通知医生
　　E. 收集病情资料,确立护理问题

114. 护士将该患者移至床上的方法为(　)
　　A. 挪动法　　　　　　B. 一人搬运法　　　　C. 二人搬运法
　　D. 三人搬运法　　　　E. 四人搬运法

(115～116题共用题干)

患者,男,25岁。从高处坠落,以"脾破裂"诊断入院,需立即手术。

115. 住院处护士首先应(　)
　　A. 急速给予住院处置　　B. 通知负责医生　　　　C. 协助办理住院手续
　　D. 确定患者的护理问题　　E. 护送患者入病房

116. 病房护士首先应(　)
　　A. 急速给予卫生处置　　B. 通知负责医生,做术前准备
　　C. 铺麻醉床　　　　　　D. 入院宣教
　　E. 填写住院病历和有关护理表格

四、B型题(提供若干组考题,每组考题共用在考题前列出的 A、B、C、D、E 五个备选答案,请从中选择一个与问题关系最密切的答案。某个备选答案可以被选择一次、多次或不被选择。)

(117~120题共用备选答案)
A. 安置在危重病房　　　　B. 安置在普通病房　　　　C. 安置在隔离病房
D. 安置在心电监护病房　　E. 安置在处置室

117. SARS 疑似患者入院时应该(　　)
118. 一位36岁左侧肺炎患者入院时应该(　　)
119. 一位60岁突发急性心肌梗死患者入院时应该(　　)
120. 一位4岁麻疹患儿,应将其(　　)

(121~122题共用备选答案)
A. 轮椅运送法　　　　B. 平车一人运送法　　　　C. 平车两人运送法
D. 平车三人运送法　　E. 平车四人运送法

121. 左腓骨骨折由急诊转入病房的患者(　　)
122. 腰椎骨折的患者可用(　　)

(123~126题共用备选答案)
A. 特级护理　　　　B. 一级护理　　　　C. 二级护理
D. 三级护理　　　　E. 功能制护理

123. 因火灾造成大面积烧伤的患者,护士应该提供的护理级别是(　　)
124. 肾衰竭的患者,护士应该提供的护理级别是(　　)
125. 开放性气胸,护士应该提供护理级别是(　　)
126. 肝病恢复期的患者,护士应该提供护理级别是(　　)

(127~128题共用备选答案)
A. 体温单放在病历的首页　　B. 体温单放在病历的尾页　　C. 体温单放在病历的中间
D. 体温单任意放病历中　　　E. 体温单放在病历第二页

127. 新入院患者(　　)
128. 出院患者(　　)

(129~130题共用备选答案)(　　)
A. 出院处　　　　B. 住院处　　　　C. 病案室
D. 护理部　　　　E. 病房

129. 出院后医疗护理文件应保管于(　　)
130. 患者住院期间,其医疗护理文件应保管于(　　)

五、X型题(每一道题下面有 A、B、C、D、E 五个备选答案,请从中选择所有正确答案。)

131. 移动和搬运患者前的准备有(　　)
　　A. 将各种导管和输液管安置妥当　　B. 将床栏杆放下
　　C. 固定床脚、车轮脚　　　　　　　D. 将盖被折叠至床头
　　E. 牵引放松

132. 人体哪些活动是利用速度杠杆的物理原理（　　）
　　A.头部前屈的动作　　　　　　　　B.人脚尖站立行走
　　C.手臂持重物时,肘关节的运动　　　D.工作中用镊子夹持物品
　　E.转身时要以全身转达动代替躯干转动

133. 应用人体力学的原理正确的是（　　）
　　A.在工作中尽量使用大肌群运动　　　B.操作中注意扩大支撑面
　　C.移动的负荷尽量使用移近自己的手臂　D.尽量伸直躯干去完成工作
　　E.转身的时要以全身转动代替躯干转动

134. 两护士需将刚手术后的一患者由平车移动至病床上,如何做才能省力并安全（　　）
　　A.两人在患者同一侧分别抱起患者的头、肩、背、臀和下肢移动
　　B.两人手臂弯曲将患者抱近自己胸前移动
　　C.两人双腿分开,同时移动
　　D.移动时两人上身要直立,膝关节稍弯曲
　　E.两人在患者两侧分别抱起患者头、肩、背、臀和下肢移动

135. 为患者铺床时,怎样操作才能省力（　　）
　　A.身体应靠近床尾　　　B.上身要保持直立　　　C.两腿前后分开,稍屈膝
　　D.多用连续动作　　　　E.床单要干燥、清洁、无碎屑

136. 操作时用力不当会给护士带来（　　）
　　A.心理压力　　　　　　B.肌肉拉伤　　　　　　C.皮肤的擦伤
　　D.过度的劳累　　　　　E.社会的舆论

137. 病区护士对一般入院患者应（　　）
　　A.准备床单等用物　　　B.主动接待　　　　　　C.注意生命体征
　　D.询问病情　　　　　　E.准备抢救设备

138. 出院护理正确的是（　　）
　　A.办理出院手续　　　　　　　　　B.停止病区内的治疗
　　C.除饮食卡外的各种卡片均注销　　D.做好卫生指导
　　E.病员离开立即铺备用床

139. 搬运病员时应注意（　　）
　　A.安全、舒适　　　　　B.暂停输液,防止针头脱落　　C.观察病情
　　D.上下坡时头在前端　　E.骨折病员平车垫木板

140. 平车搬运患者应注意（　　）
　　A.观察病情变化　　　　B.多人搬运时动作协调一致　　C.不可用车撞门
　　D.骨折病员平车垫木板　E.推车时不可太快

141. 轮椅搬运患者不正确的是（　　）
　　A.随时观察患者面色　　B.用毛毯将患者围好防着凉　　C.下坡时速度要慢
　　D.嘱患者自行上、下车　E.嘱患者尽量靠前坐

## 第二章 患者入院和出院的护理

142. 住院患者的心理需要有（　　）
   A. 被认识，被尊重　　　B. 被接纳，有所属　　　C. 了解病情，治疗及预后
   D. 有安全感　　　E. 被理解

143. 用平车运送患者时应注意（　　）
   A. 动作轻稳、安全、舒适　　　B. 上下坡时，患者头部位于车前端
   C. 意识障碍的患者须有护士守护在旁　　　D. 骨折患者平车上垫木板
   E. 暂停输液以防针头阻塞或脱落

144. 患者出院护理包括（　　）
   A. 办理出院手续　　　B. 处理有关医疗文件　　　C. 铺好备用床
   D. 通知医生　　　E. 卫生宣教

145. 一般患者入院的初步护理包括（　　）
   A. 准备病床单元　　　B. 观察了解患者的病情及心理
   C. 用红（蓝）钢笔填写入院病历有关各项目　　　D. 测量生命体征及体重
   E. 介绍病区环境及规章制度

146. 属于一级护理的患者有（　　）
   A. 胃出血　　　B. 心脏瓣膜术后　　　C. 肾移植术后
   D. 昏迷　　　E. 早产婴儿

147. 影响人或物体的稳定和在移动中的平衡，主要因素有（　　）
   A. 重心　　　B. 摩擦力　　　C. 重量
   D. 重力　　　E. 支撑面

148. 不需行卫生处置的患者是（　　）
   A. 甲亢患者　　　B. 即将分娩者　　　C. 胃溃疡患者
   D. 急性腹膜炎　　　E. 肾绞痛患者

149. 严重颅脑损伤患者入病区后，护士应（　　）
   A. 马上通知医生　　　B. 测量生命体征　　　C. 备齐抢救药物
   D. 观察意识瞳孔　　　E. 及时处理医嘱

150. 四人搬运法适用于（　　）
   A. 病情危重者　　　B. 身体胖重者　　　C. 体质衰弱者
   D. 颈、腰椎骨折者　　　E. 不能自行活动者

151. 使用平车时应注意（　　）
   A. 患者躺在平车中间　　　B. 必须放低输液瓶　　　C. 推车不可太快
   D. 下坡时头在后　　　E. 不可用车撞门

152. 搬运患者时，平车与病床平行的操作是（　　）
   A. 挪动法　　　B. 一人法　　　C. 二人法
   D. 三人法　　　E. 四人法

153. 卫生处置的内容包括( )
    A. 洗头          B. 理发          C. 沐浴
    D. 换衣          E. 消毒身体

154. 新入院患者的心理需要有( )
    A. 被认识、被尊重    B. 被理解、被接纳    C. 了解病情及预后
    D. 医护人员态度热情   E. 舒适、和谐的环境

155. 一般患者进入病区后的初步护理有( )
    A. 准备病床单位     B. 准备抢救设备     C. 迎接新患者
    D. 测量生命体征     E. 入院健康指导

156. 操作前的准备主要有以下几个方面( )
    A. 护士          B. 医生          C. 患者
    D. 用物          E. 环境

157. 住院处的护理管理包括( )
    A. 接收患者后通知有关病区,做好准备   B. 急重症患者应该先护送入院,后补办手续
    C. 对一般患者需要卫生处置        D. 有虱子的患者衣服,由家属带回存放
    E. 护送有外伤的患者,应该注意卧位的安全

158. 住院患者的身心需要有( )
    A. 减轻其病情的疼痛   B. 被尊重接纳,以便摆脱孤独感   C. 安全感
    D. 舒适的环境      E. 医护人员的关怀

159. 护士对一般新入院的患者应该( )
    A. 迎接新患者      B. 了解患者的身心需要   C. 入院指导
    D. 测量生命体征     E. 尊重别人愿意安置的体位

160. 出院护理错误的做法是( )
    A. 注销各种卡片,但不包括饮食    B. 整理病历,将体温单放在最后
    C. 按出院医嘱通知家属和患者     D. 患者离开病房后立即铺备用床
    E. 用红色钢笔填写出院时间

161. 协助患者上下轮椅时,为确保患者安全,应该做到( )
    A. 护士站在轮椅前面,固定轮椅   B. 嘱患者把脚放在脚踏板上面
    C. 嘱患者靠后面坐,勿前倾      D. 下坡时减慢速度
    E. 翻起脚踏板,扶患者下轮椅

162. 单人搬运法,适合于( )
    A. 体重较轻不能活动的患者    B. 体重较重的不能活动的患者
    C. 能够在床上活动的患者     D. 儿科的患者
    E. 颈椎骨折的患者

163. 运用平车运送患者时,下列做法哪项是正确的( )
    A. 护士站在患者的头侧         B. 护士站在患者的脚侧

C. 患者的头应该躺在平车的大轮子的一侧　　D. 患者的头应该躺在平车的小轮子的一侧

E. 推车时可以用车撞门

164. 利用平车运送患者时,患者头部卧于大轮的原因是(　　)

A. 大轮灵活,容易转动　　B. 大轮平稳,使患者舒适　　C. 大轮转动时震动小

D. 轮直径长,容易滑动　　E. 大轮摩擦小,比较稳定

165. 有关平车运送患者时,正确的描述是(　　)

A. 患者躺卧在平车中间

B. 上下坡时患者头部应该在高处的一端

C. 患者头部有关卧于平车小轮的一端,可以减少颠簸感

D. 搬运骨折患者时应该在车上加上软枕

E. 冬季注意保暖,避免受凉

## 参考答案

| | | | |
|---|---|---|---|
| 1—5. A*D*C*EC | 6—10. CCA*BD | 11—15. BBACE | 16—20. B*C*BCA* |
| 21—25. BCE*EE* | 26—30. CAEBD | 31—35. C*DE*DC | 36—40. EBEBC |
| 41—45. BCECC | 46—50. EEADA | 51—55. AAADA | 56—60. EECBD* |
| 61—65. C*B*D*DE | 66—70. CDEBD | 71—75. CEE*DB | 76—80. BEEDA |
| 81—85. BDBCB | 86—90. DAB*ED | 91—95. CABED* | 96—100. BEEBD |
| 101—102. DCBCB | 106—110. CCBCB | 111—115. BDDEE | 116—120. BCBDC |
| 121—125. AEABB | 126—130. DABCE | 131. ABC | 132. CD |
| 133. ABDE | 134. ABCD | 135. BCD | 136. BCD |
| 137. ABCD | 138. ABD | 139. ACE | 140. ABCDE |
| 141. DE | 142. ABCDE | 143. ACD | 144. ABCE |
| 145. ABCDE | 146. ADE | 147. ABCDE | 148. BDE |
| 149. ABCDE | 150. AD | 151. ACDE | 152. AE |
| 153. ACD | 154. ABCDE | 155. CDE | 156. ACDE |
| 157. ABCE | 158. ABCDE | 159. ABCD | 160. AD |
| 161. BCDE | 162. AD | 163. AC | |
| 164. BC | 165. ABE | | |

## 部分题解

1. 协助患者由床上向平车挪动的顺序是上身、臀部、下肢;由平车向床上挪动的顺序是下肢、臀部、上身。

2. 单人、二人及三人搬运时平车的头端与床的尾端成钝角,挪动法及四人搬运法时平车与床平行。

3. 平车上下坡时平车的头端应处于高位,这样可以避免头部充血带来的不适。

8. 传染患者及疑是传染患者应分诊到隔离门诊就诊。

16. 一级护理的适应对象是患者病情危重,需绝对卧床休息。如各种大手术后、休克、昏迷、瘫痪、高热、大出血、肝肾功能衰竭和早产儿等。

17. 二级护理的适应对象是患者病情较重,生活不能自理。如大手术后病情稳定者,以及年老体弱、慢性病不宜多活动者、幼儿等。

20. 特级护理的适应对象是患者病情危重,需随时观察,以便进行抢救。如严重创伤、复杂疑难的大手术后、器官移植、大面积烧伤,以及某些严重的内科疾病等。

23. 出院病案排列的顺序是:住院病案首页、出院记录或死亡记录、入院记录、病史及体格检查、病程记录、会诊记录、各项检查及检查报告、护理病案、医嘱单和体温单。

25. 医院卫生处置室根据病情对其进行卫生处置,如沐浴、更衣等。危重患者或即将分娩者,可酌情免浴。

31. 两人搬运时,甲护士一手托住患者的颈肩部,另一手托住患者的腰部。乙护士一手托住患者的臀部,另一手托住患者的腘窝。

33. 四人搬运法适应于颈椎、腰椎损伤患者及病情较重的患者。
60. 急性心肌梗死患者病情危重、变化迅速,应立即用平车护送患者入病区,同时给予氧气吸入。
61. 应停止一切医嘱,包括口服药。
62. 住院处遇有危重患者办理入院手续时,应先由医护人员送病区(免浴),入院手续由陪护人员或工作人员补办。
63. 病毒性肝炎患者行入院处置时的衣服的最佳处理方法是消毒后存放在住院处。
73. 患者由住院处护士护送患者入病区时,必须维持必要的治疗,如输液、给氧等。
88. 特级护理是安排专人24小时护理;一级护理是每1小时巡视病房一次;二级护理是每2小时巡视患者一次;三级护理是每3小时巡视患者一次。
95. 出院护理的内容包括:①根据出院医嘱,通知患者及家属出院的日期,协助其做好出院准备;②指导患者或家属办理出院手续,执行出院医嘱、填写出院通知单、结账、领取出院用药和指导患者用药知识;③健康教育,指导患者饮食、休息、用药、功能锻炼、定期复查及心理调节等;④征求患者及家属的意见;⑤护送患者出院;⑥处理有关文件。

# 第三章 患者舒适的护理

一、$A_1$ 型题（每一道题下面有 A、B、C、D、E 五个备选答案，请从中选择一个最佳答案。）

1. 舒适涉及的相关影响因素除外（　　）
   A. 生理因素　　　　　　B. 心理因素　　　　　　C. 社会因素
   D. 环境因素　　　　　　E. 性别因素

2. 对舒适的描述，不妥的是（　　）
   A. 舒适是人类高层次需要
   B. 舒适是自我满足的主观感觉
   C. 舒适是个体身心健康、没有疼痛、没有焦虑的轻松自在的感觉
   D. 舒适的感觉因人而异
   E. 最高水平的舒适也是一种健康状态

3. 疼痛的共同特征不包括（　　）
   A. 疼痛是一种身心不舒适的感觉
   B. 疼痛是个体身心受到侵害的危险信号
   C. 身体与心理的痛觉都具有自我保护的作用
   D. 疼痛常伴有生理和情绪两方面的反应
   E. 疼痛提示个体的防御功能或人体的整体性受到侵害

4. 影响患者舒适的环境方面的因素不包括（　　）
   A. 护士服的颜色　　　　B. 病室采光　　　　　　C. 温度的高低
   D. 环境中的音响　　　　E. 空气的洁净度

5. 在医院特定的环境下，造成患者不舒适状态的主要社会因素是（　　）
   A. 缺乏社会福利　　　　B. 回归社会困难　　　　C. 职业岗位丢失
   D. 高额医疗费用　　　　E. 与医护之间沟通障碍

6. 高层次的需要主要表现为（　　）
   A. 身体的舒适　　　　　B. 环境的舒适　　　　　C. 心理的舒适
   D. 平衡的膳食　　　　　E. 安全感的满足

7. 休息的方式一般不采取（　　）
   A. 精神的放松　　　　　B. 阅读杂志　　　　　　C. 静坐或卧床
   D. 长跑　　　　　　　　E. 看电视、听音乐

8. 对于从事脑力劳动的人来说，其有益的休息方式是（　　）
   A. 阅读小说　　　　　　B. 看电视　　　　　　　C. 听音乐

## 第三章 患者舒适的护理

　　D. 卧床　　　　　　　　　E. 散步、游泳

9. 对于从事体力劳动的人来说,其有益的休息方式是(　　)
   A. 散步　　　　　　B. 游泳　　　　　　C. 听音乐、看电视
   D. 打太极拳　　　　E. 踢球

10. 卧位时人的肝脏及肾脏的血流量较站立位时多(　　)
    A. 10%　　　　　　B. 20%　　　　　　C. 30%
    D. 40%　　　　　　E. 50%

11. 卧床休息时,下列不正确的(　　)
    A. 新陈代谢活动减慢　　B. 全身血液需求量下降　　C. 心脏负荷减低
    D. 肌肉放松　　　　　　E. 肝肾血流量较站位时减少

12. 缺乏休息可产生一系列疲倦和劳累的身心状况,但不包括(　　)
    A. 血压下降　　　　　　B. 注意力不集中　　　　　C. 反应迟钝
    D. 工作效率下降　　　　E. 全身乏力

13. 获得休息的最基本的先决条件是(　　)
    A. 生理上的舒适　　　　B. 充足的睡眠　　　　　　C. 心理上的放松
    D. 无疼痛　　　　　　　E. 无焦虑

14. 减少影响患者睡眠的因素,下列不正确的是(　　)
    A. 睡前不谈论令患者激动的事　　B. 睡前摄入适量的奶制品
    C. 睡前饮入适量的浓茶　　　　　D. 调整舒适的体位
    E. 为患者拉好窗帘

15. 用肌肉松弛法缓解焦虑难以达到的目的有(　　)
    A. 可减少耗氧量　　　　B. 降低血压　　　　　　　C. 减慢呼吸频率、心率
    D. 降低体温　　　　　　E. 降低肌肉紧张度

16. 采用腹式呼吸放松自己,下列不妥的是(　　)
    A. 取自然舒适站姿　　　B. 放松腹肌,双手随意放置膝部　　C. 尽量扩大胸廓
    D. 抬高锁骨,但不要耸肩　E. 行腹式呼吸

17. 促进身体舒适的护理措施不妥的是(　　)
    A. 皮肤清洁　　　　　　B. 卧位调整　　　　　　　C. 提高室温
    D. 平衡营养　　　　　　E. 充足睡眠

18. 不舒适中最为严重的表现形式是(　　)
    A. 失眠　　　　　　　　B. 疼痛　　　　　　　　　C. 烦躁不安
    D. 紧张　　　　　　　　E. 精神不振

19. 影响患者舒适的身体方面的因素不包括(　　)
    A. 疾病引发的症状和体征　　B. 不适当的姿势和体位　　C. 治疗引发的活动受限
    D. 身体隐私部位的暴露　　　E. 日常自理活动受限

20. 焦虑患者在情感方面常表现为（　　）
    A. 气喘、呼吸加快　　　　B. 胸闷、心跳加快　　　　C. 易激动、缺乏耐心
    D. 健忘、思维中断　　　　E. 对环境缺乏警觉

21. 焦虑患者在生理方面的表现是（　　）
    A. 气喘、心悸、血压升高　B. 自诉无助感　　　　　　C. 神经过敏
    D. 转移注意力　　　　　　E. 自责或谴责他人

22. 焦虑患者在认知方面可表现为（　　）
    A. 皮肤苍白、血压升高　　B. 食欲减退、厌食　　　　C. 失去控制、预感不幸
    D. 愤怒、哭泣、否认　　　E. 无法识别支持系统

23. 轻度焦虑的评价表现为（　　）
    A. 挂念、温和、有积极意义的焦虑感　　B. 觉察力较差
    C. 有时漫不经心　　　　　　　　　　　D. 注意力分散
    E. 接受能力失常

24. 中度焦虑的患者常表现为（　　）
    A. 少量的焦虑感不引起人的重视　　　　B. 注意力略微难以集中，学习费力
    C. 人体接受能力大大减弱　　　　　　　D. 与之交谈时难以沟通
    E. 经常曲解事物当时的情景

25. 使人达到痛苦水平的焦虑是（　　）
    A. 安康状态　　　　　　　B. 轻度焦虑　　　　　　　C. 中度焦虑
    D. 重度焦虑　　　　　　　E. 恐慌

26. 护士对焦虑患者做出正确的评价，不包括（　　）
    A. 评估焦虑的程度和等级　B. 评估焦虑的持续时间　　C. 评估焦虑引起的症状
    D. 评估焦虑的原因　　　　E. 评估焦虑患者的家庭史

27. 慢性疼痛是指持续约（　　）
    A. 2个月以上的疼痛　　　　B. 3个月以上的疼痛　　　　C. 4个月以上的疼痛
    D. 5个月以上的疼痛　　　　E. 6个月以上的疼痛

28. 用数字代替文字表示疼痛的程度，10表示（　　）
    A. 无痛　　　　　　　　　B. 微痛　　　　　　　　　C. 中度疼痛
    D. 重度疼痛　　　　　　　E. 剧烈疼痛

29. 解决患者的不舒适，护士首先应（　　）
    A. 建立良好的护患关系　　B. 分析不舒适的原因　　　C. 采取有效的措施
    D. 保持病室的安静　　　　E. 劝患者卧床休息

30. 临床上常见的麻醉类镇痛药不包括（　　）
    A. 吗啡　　　　　　　　　B. 曲马朵　　　　　　　　C. 可待因
    D. 哌替啶　　　　　　　　E. 芬太尼

31. 临床常见的非麻醉类镇痛药不包括(　　)
    A. 纳洛酮　　　　　B. 阿司匹林　　　　　C. 对乙酰氨基酚
    D. 保泰松　　　　　E. 布洛芬

32. 根据 WHO 三阶段癌痛治疗方案,对中度疼痛的患者,常选用的药物有(　　)
    A. 阿司匹林　　　　B. 布洛芬　　　　　　C. 吗啡
    D. 可待因　　　　　E. 美沙酮

33. 临床上用于解除肌肉痛、神经痛、关节痛常选用(　　)
    A. 芬太尼　　　　　B. 保泰松　　　　　　C. 吗啡
    D. 哌替啶　　　　　E. 可待因

34. 常用于癌痛患者第一阶段治疗的药物有(　　)
    A. 可待因、曲马朵　B. 哌替啶　　　　　　C. 阿司匹林、布洛芬
    D. 美沙酮　　　　　E. 吗啡

35. 除哪项外均为不舒适表现(　　)
    A. 烦躁不安　　　　B. 精力充沛　　　　　C. 紧张
    D. 不能入睡　　　　E. 消极失望

36. 世界卫生组织将疼痛程度分为四级,其中 2 级是指(　　)
    A. 无痛
    B. 有疼痛感但不严重,可忍受,睡眠不受影响
    C. 疼痛明显,能忍受,睡眠受干扰,可不用镇痛药
    D. 疼痛明显,不能忍受,睡眠受干扰,要求用镇痛药
    E. 疼痛剧烈,不能忍受,睡眠严重受干扰,需要用镇痛药

37. 把一条直线等分成 5 份,每个点表示不同的疼痛程度,请患者按照自身疼痛的程度选择其中之一来表示自己的疼痛程度,这属于疼痛评估的(　　)
    A. 数字评分法　　　B. 文字描述评分法　　C. 视觉模拟评分法
    D. 面部表情评分法　E. 长度测量评分法

38. 用药物止痛,不正确的是(　　)
    A. 非麻醉性镇痛药可用于中等程度的疼痛
    B. 在诊断未明确之前不能随意使用镇痛药
    C. 对慢性疼痛的患者,最好在疼痛发生时给药
    D. 给药 20~30 分钟后须评估并记录镇痛药物的效果及副作用
    E. 当疼痛缓解或停止时应及时停药,防止副作用、耐药性和成瘾性

39. 对疼痛患者可采取分散注意力的护理措施,但不包括(　　)
    A. 组织患者参加有意义的活动
    B. 欣赏音乐,分散注意力
    C. 在患者疼痛部位或身体某一部分皮肤上做环形按摩
    D. 让患者集中注意力想象一个意境或风景

E. 为患者提供舒适的卧位、正确的姿势、平衡的膳食

40. 影响疼痛的因素不包括（　　）
    A. 年龄因素不是影响疼痛的因素
    B. 患者的文化教养会影响其对疼痛的反应和表达方式
    C. 个人对疼痛的态度直接影响其行为表现
    D. 愉快的情绪有否认疼痛知觉的倾向
    E. 自控力和自尊心强的人常能忍受疼痛

41. 痛觉的特点是含有丰富的情感成分，一般常表现为（　　）
    A. 心悸　　　　　　　　B. 出汗　　　　　　　　C. 面色苍白
    D. 紧张　　　　　　　　E. 脉速

42. 机体对疼痛刺激产生的行为反应常表现为（　　）
    A. 血压升高　　　　　　B. 呼吸急促　　　　　　C. 咬牙呻吟
    D. 瞳孔扩大　　　　　　E. 忧郁悲痛

43. 受损部位的组织释放的致痛物质不包括（　　）
    A. 组胺　　　　　　　　B. 缓激肽　　　　　　　C. 5-羟色胺
    D. 肾上腺素　　　　　　E. $H^+$、$K^+$

44. 下列叙述不正确的是（　　）
    A. 婴儿不如成人对疼痛敏感　　　　　B. 老年阶段痛阈升高
    C. 脑力劳动者对疼痛的耐受力低于体力劳动者　　D. 个体的气质影响疼痛的感受
    E. 恐惧、焦虑可使人的痛阈升高

45. 非药物性止痛的方法不包括（　　）
    A. 松弛疗法　　　　　　B. 心理护理　　　　　　C. 吗啡止痛
    D. 物理止痛　　　　　　E. 针灸止痛

46. 对疼痛患者实施心理护理措施不包括（　　）
    A. 建立信赖关系　　　　B. 倾听患者疼痛的主诉　　C. 介绍有关疼痛的知识
    D. 减轻患者的心理压力　E. 按摩、推拿

47. 临床常用的非物理止痛方法是（　　）
    A. 冷疗　　　　　　　　B. 指导想象　　　　　　C. 光疗
    D. 热疗　　　　　　　　E. 超声波疗法

48. 侧卧位适用于（　　）
    A. 肛门检查　　　　　　B. 膀胱检查　　　　　　C. 会阴检查
    D. 腹部检查　　　　　　E. 腰背部检查

49. 需采用去枕仰卧的是（　　）
    A. 做胸腔穿刺的患者　　B. 做脊髓腔穿刺后的患者　C. 做腹腔穿刺的患者
    D. 做心包腔穿刺的患者　E. 做髂骨穿刺的患者

50. 支气管哮喘发作的患者采取的体位是(　　)
    A. 仰卧位　　　　　　B. 侧卧位　　　　　　C. 半坐卧位
    D. 头高脚低位　　　　E. 端坐位

51. 腰穿抽脑脊液后取去枕平卧位的目的是(　　)
    A. 预防颅内压降低　　B. 减轻脑缺氧　　　　C. 增加脑血液循环
    D. 预防脑缺血　　　　E. 防止昏迷发生

52. 全麻后去枕仰卧头偏向一侧的主要目的是(　　)
    A. 预防舌后坠　　　　B. 预防呕吐物吸入　　C. 避免呼吸道梗阻
    D. 减少头痛　　　　　E. 预防虚脱

53. 取半坐卧位时床头支架角度应取(　　)
    A. 10°～20°　　　　　B. 20°～30°　　　　　C. 30°～60°
    D. 30°～50°　　　　　E. 50°～60°

54. 胎膜早破的孕妇应采取的卧位是(　　)
    A. 屈膝仰卧位　　　　B. 头低足高位　　　　C. 头高足低位
    D. 侧卧位　　　　　　E. 截石位

55. 头低足高位将床尾抬高(　　)
    A. 10～20cm　　　　　B. 20～40cm　　　　　C. 20°～40°
    D. 15～30cm　　　　　E. 15°～30°

56. 患者采取被迫卧位主要是为了(　　)
    A. 保证安全　　　　　B. 减轻痛苦　　　　　C. 休息放松
    D. 减少体力消耗　　　E. 预防并发症

57. 采取被动卧位的患者是(　　)
    A. 胆囊切除术后第三天　B. 慢性心力衰竭Ⅰ级　C. 昏迷患者
    D. 支气管哮喘发作的患者　E. 胸膜炎患者

58. 用约束带约束四肢时可采用(　　)
    A. 方结　　　　　　　B. 外科结　　　　　　C. 双套结
    D. 滑结　　　　　　　E. 连环结

59. 肩部约束带主要限制患者(　　)
    A. 上肢活动　　　　　B. 下肢活动　　　　　C. 头颈部活动
    D. 肢体活动　　　　　E. 坐起

60. 下列需用保护具的患者是(　　)
    A. 休克　　　　　　　B. 咯血　　　　　　　C. 腹泻
    D. 腹痛　　　　　　　E. 谵妄

61. 在各种卧位中,下列错误的是(　　)
    A. 中凹卧位时应抬高患者头胸部约30°,抬高下肢约20°

B. 半卧位时,应抬高床头支架成 30°～50°

C. 头低足高位,床尾应垫高 15～30cm

D. 头高足低位,床头应垫高 15～30cm

E. 保留灌肠取侧卧位时,患者臀部应垫高 10cm

62. 严重心力衰竭的患者采取端坐位,两手支撑在床边,与其无关的作用是(　　)
    A. 使横膈下降　　　　　B. 有利于呼吸活动　　　　C. 减少下肢血液回流
    D. 减轻心脏负担　　　　E. 增加心肌收缩力

63. 左心衰竭患者取端坐卧位的目的主要是(　　)
    A. 使膈肌下降,减轻对心脏的压迫　　　B. 使胸腔扩大,肺活量增加
    C. 减少下肢静脉血回流,减轻心脏负担　　D. 减轻水肿,改善肺循环
    E. 使冠状血管扩张,改善心肌营养

64. 关于腹膜炎患者采取半坐卧位的目的,下列错误的是(　　)
    A. 使腹腔渗出物流入盆腔　　　B. 减少炎症的扩散
    C. 促使感染局限化　　　　　　D. 减少毒素吸收
    E. 促进腹腔血液循环

65. 护士为昏迷患者翻身侧卧,不正确的操作是(　　)
    A. 将患者两手放于腹部,两腿屈曲
    B. 先将患者双下肢移向护士一侧床缘,再将肩、腰、臀部移向护士
    C. 一手扶肩,一手扶膝轻推患者转向对侧
    D. 在患者背部、胸前及两膝间放置软枕
    E. 翻身时应保证患者安全、舒适

66. 某患者因甲亢手术治疗,术后采取半坐卧位的主要目的是(　　)
    A. 减轻局部出血　　　　B. 避免疼痛　　　　C. 有利伤口愈合
    D. 改善呼吸困难　　　　E. 有利于治疗护理

67. 腹腔感染术后取半坐卧位是为了(　　)
    A. 借重力使膈肌上升　　B. 有利于腹腔引流,使炎症局限　　C. 防止呕吐
    D. 使切口张力增加　　　E. 减少术后出血

68. 昏迷患者宜采取(　　)
    A. 俯卧位　　　　　　　B. 侧卧位　　　　　　C. 中凹卧位
    D. 去枕仰卧位　　　　　E. 屈膝仰卧位

69. 甲状腺手术后患者宜取(　　)
    A. 侧卧位　　　　　　　B. 半坐卧位　　　　　C. 头低脚高位
    D. 头高脚低位　　　　　E. 去枕仰卧位

70. 产妇胎膜早破时,采取头低足高位是防止(　　)
    A. 脐带脱出　　　　　　B. 羊水流出　　　　　C. 有利于引产
    D. 防感染　　　　　　　E. 防早产

71. 不宜取半坐卧位的患者是（　　）
    A. 心肺疾病患者　　　　B. 腹部手术后患者　　　　C. 腹腔有炎症者
    D. 休克患者　　　　　　E. 面部手术后患者

72. 开颅术后患者取（　　）
    A. 头高足低位　　　　　B. 头低足高位　　　　　　C. 半坐卧位
    D. 侧卧位　　　　　　　E. 膝胸卧位

73. 用于限制患者坐起的约束方法是（　　）
    A. 床档　　　　　　　　B. 约束手腕　　　　　　　C. 固定肩部
    D. 固定双膝　　　　　　E. 约束踝部

74. 为颅脑术后患者翻身时，如头部翻转过剧可引起（　　）
    A. 昏迷　　　　　　　　B. 脑疝　　　　　　　　　C. 休克
    D. 剧烈头痛　　　　　　E. 恶心呕吐

75. 为患者翻身时，哪项不对（　　）
    A. 不可拖拉患者　　　　　　　　B. 骨牵引时，先放松再翻身
    C. 两人协助翻身时动作要协调　　D. 防止伤口受压
    E. 注意节力原则，让患者尽量靠近操作者

76. 使用约束带错误的是（　　）
    A. 先用棉垫包裹手腕或踝部　　B. 绷带打成活结　　　C. 松紧应适宜
    D. 要定时放松　　　　　　　　E. 注意观察约束部位皮肤的颜色

77. 去枕仰卧位适合于（　　）
    A. 昏迷者　　　　　　　B. 腹部检查　　　　　　　C. 紧张
    D. 不能入睡　　　　　　E. 消极失望

78. 有关中凹仰卧位，哪项不对（　　）
    A. 适用于休克患者　　　B. 抬高头胸部，有利呼吸　C. 抬高下肢，减少回心血量
    D. 抬高头胸部约20°　　 E. 抬高下肢约30°

79. 有关头低足高位，哪项不对（　　）
    A. 抬高足部15～30cm　　B. 患者仰卧，枕头横立于床头　C. 适用于肺部体位引流
    D. 适用于十二指肠引流　E. 适用于产妇胎膜早破时

80. 下列说法正确的是（　　）
    A. 翻身间隔时间最好是4小时
    B. 带有导管的患者，应先翻身，然后将导管安置妥当
    C. 伤口敷料浸湿时，应先更换敷料再行翻身
    D. 颅脑手术后只能卧于患侧
    E. 颈椎和颅骨牵引者，放松牵引以利于翻身

81. 枕头横立于床头的情形不包括（　　）
    A. 半坐卧位　　　　　　B. 头低足高位　　　　　　C. 协助患者移向床头

    D. 去枕仰卧位　　　　　　　E. 铺麻醉床

82. 可以不加床档的患者是(　　)
    A. 高热惊厥者　　　　B. 谵妄者　　　　C. 烦躁不安者
    D. 昏迷者　　　　　　E. 疼痛者

83. 应用保护具可以防止(　　)
    A. 疼痛　　　　　　　B. 撞伤　　　　　C. 脱水
    D. 窒息　　　　　　　E. 病情恶化

84. 使用约束具时,应注意(　　)
    A. 尽量使用,以保安全　　　　　B. 应放衬垫,约束尽可能紧
    C. 使用时间要稍长,以达到作用　D. 定时放松,按摩局部
    E. 保持患者肢体的舒展位置

85. 需去枕仰卧,头偏向一侧的患者不包括(　　)
    A. 昏迷者　　　　　　B. 椎管内麻醉者　　　C. 脊髓腔穿刺后的患者
    D. 全麻手术后未清醒者　E. 颅脑手术后患者

86. 采取正确卧位的目的不包括(　　)
    A. 减轻症状　　　　　B. 治疗疾病　　　　　C. 预防并发症
    D. 增强机体抵抗力　　E. 减轻痛苦

87. 为被动卧位患者经常翻身难以达到的目的是(　　)
    A. 预防便秘　　　　　B. 促进局部血液循环　C. 防止肌萎缩
    D. 增加食欲　　　　　E. 预防压疮

88. 截石位适用于(　　)
    A. 腹部检查者　　　　B. 昏迷者　　　　　　C. 导尿术
    D. 全身麻醉未清醒者　E. 膀胱镜检查者

89. 端坐位用于(　　)
    A. 乙状结肠镜检查　　B. 心力衰竭严重呼吸困难者　C. 膀胱镜检查
    D. 腹部手术后　　　　E. 心包积液

90. 半坐卧位的作用不包括(　　)
    A. 缓解呼吸困难　　　B. 利于腹腔引流　　　C. 避免腹部伤口疼痛
    D. 减少头面部术后出血　E. 利于静脉回流

91. 影响舒适的心理因素不包括(　　)
    A. 活动的限制　　　　B. 焦虑与恐惧　　　　C. 环境的陌生
    D. 角色的改变　　　　E. 自尊的丧失

92. 护士协助患者更换卧位,不正确的操作是(　　)
    A. 翻身前先将导管安置妥当　　　B. 翻身前先换药
    C. 颅脑手术后的患者应卧于患侧　D. 颈椎和颅骨牵引的患者翻身时不可放松

E. 翻身时尽量让患者靠近护士

93. 使用约束带的患者应重点观察（　　）
    A. 体位是否舒适　　　　　B. 约束带是否松开　　　　C. 局部皮肤颜色及温度
    D. 意识是否清楚　　　　　E. 衬垫是否垫好

94. 肺段切除术后患者应取（　　）
    A. 平卧位　　　　　　　　B. 头低足高仰卧位　　　　C. 健侧卧位
    D. 患侧卧位　　　　　　　E. 半坐卧位

95. 脑压过低引起头痛的机制是（　　）
    A. 牵张颅内静脉窦　　　　B. 脑部充血　　　　　　　C. 脑部缺血
    D. 脑膜炎症　　　　　　　E. 脑细胞缺血

96. 心肺复苏成功后，为使患者保持呼吸道通畅，应采取的体位是（　　）
    A. 侧卧位　　　　　　　　B. 俯卧位　　　　　　　　C. 头低足高位
    D. 仰卧位，头偏向一侧　　E. 半坐卧位

二、$A_2$型题（每道考题是以一个小案例的形式出现的，其下有 A、B、C、D、E 五个备选答案，请从中选择一个最佳答案。）

97. 范女士，45岁，体检被诊断为甲状腺功能亢进，建议住院治疗，但住院后因家中有一男孩上中学，无人照料，范女士常常放心不下，焦虑不安。减轻和控制该患者焦虑的护理措施应排除哪一项（　　）
    A. 鼓励患者表达焦虑的感受　　　　B. 减少不良因素的刺激
    C. 让患者控制情绪，不要哭泣　　　D. 指导患者学习松弛术
    E. 让患者试着认识自己的行为

98. 赵先生，51岁，因糖尿病住院治疗。患者入院后由于不能适应医院环境，日间常呈困倦状态，而晚间难以入睡。为促进该患者睡眠采取的护理措施，下列不正确的是（　　）
    A. 帮助患者在临睡前沐浴或洗漱　　B. 建议睡前不喝茶和咖啡
    C. 关闭窗帘，开地灯　　　　　　　D. 定期使用安眠药
    E. 建议用热水泡脚

99. 孕妇李某，妊娠30周，胎位是臀先露，可用于纠正胎位的卧位是（　　）
    A. 截石位　　　　　　　　B. 屈膝仰卧位　　　　　　C. 膝胸位
    D. 头低足高位　　　　　　E. 头高足低位

100. 患者男性，66岁，因心功能不全收住院，某天外出做B超，回病室后忽然出现胸闷、气促、出汗，诊断为心力衰竭，应采用的卧位是（　　）
    A. 端坐位　　　　　　　　B. 平卧位　　　　　　　　C. 侧卧位
    D. 去枕卧位　　　　　　　E. 仰卧位

101. 患者女性，48岁，近一个月大便带血，消瘦，拟行肠镜检查，检查时应取的卧位是（　　）
    A. 仰卧位　　　　　　　　B. 屈膝仰卧位　　　　　　C. 截石位
    D. 膝胸位　　　　　　　　E. 蹲位

102. 患者男性,32岁,腹痛原因待查,医生给他做腹部检查时,护士应协助患者取的卧位是( )
    A. 截石位  B. 去枕平卧  C. 仰卧位
    D. 屈膝仰卧位  E. 侧卧位

103. 患者男性,27岁,闻到花粉气味后,忽然出现呼吸急促伴哮鸣音、大汗淋漓、心率加快。护士应立即让患者采取的卧位是( )
    A. 去枕卧位  B. 侧卧位  C. 半坐卧位
    D. 俯卧位  E. 端坐卧位

104. 患者赵某,男,行胃切除术后取半坐卧位,其目的是( )
    A. 减少局部出血  B. 使静脉回流量减少  C. 减轻肺部瘀血
    D. 减少炎症的扩散和毒素吸收  E. 减轻伤口缝合处的张力

105. 患者高某,患肝硬化食管静脉曲张,护士巡诊时,患者诉其胸闷、腹部不适,继之呕吐鲜血、呼吸急促、出冷汗,检查发现脉搏细速,血压 70/50mmHg。护士应立即助患者安置的卧位是( )
    A. 头高脚低位  B. 头低脚高位  C. 侧卧位
    D. 中凹仰卧位  E. 仰卧位

106. 患者张某,女,术后尿潴留需导尿,护士应为其安置( )
    A. 左侧卧位  B. 去枕仰卧位  C. 屈膝仰卧位
    D. 半坐卧位  E. 膝胸位

107. 患者曾某,40岁,因敌敌畏中毒神志不清,口吐白沫收入急诊,为减少毒物吸收,需立即洗胃,护士应为其安置( )
    A. 半坐卧位  B. 坐位  C. 右侧卧位
    D. 左侧卧位  E. 仰卧位

108. 患者李某,患阿米巴痢疾,采用药物灌肠时可采取( )
    A. 左侧卧位,保留灌肠  B. 右侧卧位,保留灌肠
    C. 左侧卧位,小量不保留灌肠  D. 右侧卧位,小量不保留灌肠
    E. 右侧卧位,大量不保留灌肠

109. 患者,女性,29岁,妊娠26周。胎儿臀位,拟采用膝胸卧位给予纠正。护士讲解要点后,观察孕妇操作,提示护士需要重复要点的动作是( )
    A. 跪卧,胸部贴床面  B. 两腿稍分开,大腿与床面呈45°
    C. 腹部悬空,臀部抬起  D. 两臂屈肘,放于头的两侧
    E. 头偏向一侧

110. 患者,女性,65岁,高血压、心脏病3年。因疑诊直肠癌,拟行直肠指检。护士应协助患者采用的体位是( )
    A. 半坐卧位  B. 膝胸卧位  C. 侧卧位
    D. 截石位  E. 俯卧位

111. 患者,女性,57岁,胃癌,胃大部切除术后第3天。护士为患者取半坐卧位,并解释该卧位的主要作用是（　　）
 A. 减少腹部伤口出血　　B. 减少静脉回心血量　　C. 减轻肺部淤血
 D. 减少腹腔渗出液　　E. 减轻伤口缝合处的张力

112. 患者,女性,33岁,支气管扩张。右侧支气管有炎性分泌物需要引流,护士为患者采取的正确卧位是（　　）
 A. 半坐卧位　　B. 右侧头高足低位　　C. 左侧头高足低位
 D. 右侧头低足高位　　E. 左侧头低足高位

113. 患者,女性,54岁,体重62kg,子宫切除术后第3天。护士查房时发现患者身体滑向床尾,该护士协助将患者移向床头,正确的方法是（　　）
 A. 尽快完成,不必向患者解释说明　　B. 移动之前应固定床轮,松开盖被
 C. 移动之前应将枕头移到床头　　D. 移动时患者双手放在胸腹前
 E. 一手托患者颈部,一手托患者膝部

114. 患者,男性,62岁,肝癌晚期。入院后患者神志恍惚,躁动。正确的安全措施是（　　）
 A. 持续胃肠减压　　B. 加床档、约束带约束患者
 C. 纱布包裹压舌板,放于上、下白齿之间　　D. 给予地西泮镇静
 E. 减少外界刺激

115. 患者,男性,70岁,慢性阻塞性肺气肿,肺性脑病。护士为其加用床档,并向家属说明该护理的目的是为了满足患者的（　　）
 A. 生理需要　　B. 安全的需要　　C. 自尊的需要
 D. 实现自我价值的需要　　E. 归属与爱的需要

116. 患者,女性,65岁,尿毒症,意识模糊。为保证输液通畅,防止患者拔针,护士拟采用宽绷带制动腕关节。最佳的打结方法是（　　）
 A. 环形结　　B. 双套结　　C. 八字结
 D. 单套结　　E. 平结

117. 患者,男性,36岁,躯干烧伤。若采用暴露疗法,宜选用的保护具是（　　）
 A. 床档　　B. 宽绷带　　C. 支被架
 D. 肩部约束带　　E. 膝部约束带

118. 患者女性,52岁,因交通意外致颈椎骨折,右侧面部擦伤,失血约1000ml,经救治后病情稳定,拟行颅骨牵引治疗。患者的体位应为（　　）
 A. 侧卧位　　B. 中凹卧位　　C. 去枕仰卧位
 D. 头高足低位　　E. 头低足高位

119. 患者女性,上午行子宫切除术,术前需要留置尿管,护士在操作过程中应为患者安置的体位是（　　）
 A. 膝胸位　　B. 屈膝仰卧位　　C. 去枕仰卧位
 D. 头高足低位　　E. 头低足高位

120. 患者男性,37岁,因急性胆囊炎行胆囊切除术,术后带有引流管,护士为其翻身侧卧时,正确的做法是（　　）
    A. 患者应侧卧于健侧　　　　　　B. 翻身前必须安置好引流管
    C. 翻身后更换伤口敷料　　　　　D. 翻身后上腿稍伸直,下腿弯曲
    E. 护士着力点分别在肩、腰、臀、膝

121. 患者女性,30岁。颈椎骨折行骨牵引,现需要更换卧位,错误的是（　　）
    A. 核对患者　　　　B. 做好解释　　　　C. 固定床轮
    D. 放松牵引后再翻身　　　E. 记录翻身时间及皮肤情况

122. 患者男性,25岁。患有躁狂型精神病,拟给予保护具,正确的是（　　）
    A. 对精神病患者,不必向其家人解释使用保护具的必要性
    B. 将患者上肢伸直,系好尼龙搭扣约束带
    C. 使用约束带,每4小时放松一次
    D. 使用床档,防止坠床
    E. 记录保护具使用时间

123. 患者男性,32岁,面部有开放性伤口,清创缝合后,该患者采取的卧位是（　　）
    A. 头高足低位　　　B. 半坐卧位　　　C. 仰卧位
    D. 膝胸位　　　　　E. 侧卧位

124. 患者女性,62岁,因患肝硬化6年,近年来胸闷加重,气促,呼吸困难,心脏彩超提示:大量心包积液。为缓解呼吸困难,护士应安置患者于（　　）
    A. 头高足低位　　　B. 头低足高位　　　C. 屈膝仰卧位
    D. 平卧位　　　　　E. 端坐位

125. 患者女性,66岁,体重98千克,因急性心肌梗死而急诊入院。入院查体:神志清楚,心率120次/分,律齐。心电图提示前壁广泛性缺血性改变。此时,护士最好给患者安置（　　）
    A. 仰卧位　　　　　B. 俯卧位　　　　C. 半坐卧位
    D. 中凹卧位　　　　E. 头低足高位

126. 患者男性,50岁,股骨颈骨折,石膏固定1小时后护士发现局部皮肤颜色发紫,此时护士应立即（　　）
    A. 报告医生　　　　B. 继续观察　　　　C. 拆松石膏
    D. 局部按摩　　　　E. 局部垫海绵垫

127. 患儿3岁,左上肢烫伤,Ⅱ度烫伤面积达10%,入院后经评估需要使用保护具,下列措施不正确的是（　　）
    A. 使用前需要取得患者家属的同意　　B. 属于保护性制动措施,只能短期使用
    C. 将患者右上肢外展固定于身体右侧　　D. 约束带下应垫衬垫,且松紧适宜
    E. 经常观察约束部位的皮肤颜色和温度

128. 患儿10岁,为预防流行性感冒,自愿接种流感疫苗。接种过程中,患儿出现头晕、心悸、面色苍白、出冷汗。查体:体温36.8℃,脉搏130次/分,呼吸25次/分,诊断为晕针。此时,

第三章　患者舒适的护理

　　护士应为患儿采取正确的卧位是（　　）
　　A. 头低足高位　　　　B. 头高足低位　　　　C. 侧卧位
　　D. 俯卧位　　　　　　E. 平卧位

129. 患者男性,25 岁,双腿不慎被开水烫伤,可考虑为其选用的保护具是（　　）
　　A. 床档　　　　　　　B. 支被架　　　　　　C. 肩部约束带
　　D. 腕部约束带　　　　E. 踝部约束带

130. 患者女性,55 岁,以支气管扩张收入院,患者慢性咳嗽,有大量脓痰,在进行体位引流时采取的体位是（　　）
　　A. 头高足低位　　　　B. 头低足高位　　　　C. 屈膝仰卧位
　　D. 侧卧位　　　　　　E. 俯卧位

三、A₃ 型题(提供一个案例,下设若干道考题。在每道考题下面的 A、B、C、D、E 五个备选答案中选择一个最佳答案。)

(131～133 题共用题干)
　　王先生,70 岁,身高 160cm,入院时体重 45 千克,退休职员,现在家享受退休生活。两个月前开始出现咳嗽,因发热等感冒症状持续时间较长而来院就诊。拍胸片发现肺部有一阴影,被怀疑肺癌紧急入院,检查结果为原发性肺癌,需进行化疗。入院 3 个月后,患者仍有微热,呼吸 25～30 次/分,哮喘、咳嗽,患者主诉经常有呼吸困难、胸痛严重、全身倦怠、食欲不振等,患者深为痛苦但对生存抱有一线希望。

131. 对该患者进行疼痛护理时,下列正确的一项是（　　）
　　A. 疼痛使患者不安感、孤独感增强,所以应用镇痛药时护士应守候在患者身旁
　　B. 尽可能不使用镇痛药,让患者忍耐
　　C. 使用镇痛药时,最好不要告诉患者有关药物的具体内容
　　D. 使用镇痛药时,为尽快达到效果,可在疼痛开始时采用注射法给药
　　E. 护士应让家属掌握患者的用药时间和药量

132. 对该患者进行心理护理,下列不正确的是（　　）
　　A. 鼓励患者表达其疼痛的感受　　　　B. 帮助患者学习有关疼痛的知识
　　C. 借助情感支持协助其克服疼痛　　　D. 认真倾听患者有关疼痛反应的主诉
　　E. 减轻心理压力,降低疼痛阈值

133. 对该患者采用松弛疗法止痛,不正确的一项是（　　）
　　A. 以愉快的话题轻松交谈　　B. 在患者不疼痛的部位按摩　　C. 做深呼吸
　　D. 指导想象　　　　　　　　E. 听音乐,转移疼痛的注意力

(134～137 题共用题干)
　　患者王某,身高 1.8m,体重 80kg,因急性阑尾炎合并穿孔,急诊在硬膜外麻醉下,行阑尾切除术,术后用平车送患者回病室
134. 患者回病室后应取的体位是（　　）
　　A. 屈膝仰卧位 4 小时　　B. 去枕仰卧位 6 小时　　C. 中凹卧位 6 小时

D. 侧卧位4小时　　　　　　　E. 俯卧位

135. 患者术后第二天晨体温38℃,并诉伤口疼痛难忍,应采取的体位是(　　)
    A. 仰卧屈膝位　　　　　B. 头高脚低位　　　　　C. 右侧卧位
    D. 半坐卧位　　　　　　E. 中凹卧位

136. 为达到患者体位稳定和舒适,应做到(　　)
    A. 抬起床头30°~50°,膝下支架抬起10°　　B. 胸前放枕,支起上身,防后倾
    C. 背部放支托,防向一侧倾倒　　　　　　D. 足下置软枕,防止身体下滑
    E. 抬高床头20°~30°

137. 术后第二天所安置的体位患者难以接受,护士做的解释和健康指导是(　　)
    A. 此体位可减少局部出血有利愈合
    B. 此体位可防止炎症扩散、减少毒素吸收,可减轻疼痛
    C. 此体位有利于减少回心血量,促进血液循环
    D. 此体位有利于扩大腹腔容量,防止炎症扩散
    E. 此体位有利于减少腹压,利于伤口愈合

(138~139题共用题干)
　　某患者因脾破裂急诊入院,出现胸闷、气促、出冷汗,脉细速,血压9.1/6.7KPa。

138. 入院后护士首先要做的护理内容是(　　)
    A. 询问病史,了解护理问题　　　　B. 准备急救物品,等待医生到来
    C. 测体温、脉搏、呼吸、血压,建立静脉通路,通知医生,配合抢救
    D. 热情接待,给患者留下良好印象　　E. 填写各种卡片,完成护理病程记录

139. 应立即为其安置(　　)
    A. 平卧位　　　　　　　B. 中凹仰卧位　　　　　　C. 侧卧位
    D. 俯卧位　　　　　　　E. 头高足低位

(140~141题共用题干)
　　陈女士,76岁,入院前健康状况良好,某日离家买东西途中不幸被自行车撞倒,紧急送往医院。患者主诉右侧髋关节处剧痛,查体见右侧股骨大转子突出,诊断为右腿股骨颈部内侧骨折,建议入院手术治疗。入院时患者的生命体征:体温37.7℃,脉搏90次/分,呼吸16次/分,血压192/95mmHg。患者听到需要做手术后,情绪低落、烦躁,食欲不振,住院期间心神不定、焦虑不安,常常哭泣,难以入睡。

140. 目前影响舒适的因素不包括(　　)
    A. 疼痛　　　　　　B. 活动受限　　　　　　C. 与医务人员沟通不畅
    D. 自理能力缺陷　　E. 心理因素

141. 促进患者舒适的护理措施哪项不妥(　　)
    A. 直接帮助患者做好口腔、头发和饮食护理　　B. 协助患者采取舒适的卧位
    C. 护士通过细心的观察和科学的分析,找出引起不舒适的诱因
    D. 正确引导患者调节情绪　　　　　　E. 遵医嘱使用镇痛药物

(142～144题共用题干)

患者女性,32岁,妇科检查发现子宫后倾。

142. 有利于矫正子宫后倾的体位是(　　)
   A. 去枕仰卧位　　　　B. 中凹仰卧位　　　　C. 侧卧位
   D. 膝胸卧位　　　　　E. 截石位

143. 为该女性产前检查,发现胎位不正,为矫正胎位,应采用的卧位是(　　)
   A. 截石位　　　　　　B. 膝胸卧位　　　　　C. 头低足高位
   D. 去枕仰卧位　　　　E. 头高足低位

144. 该女性胎位纠正后采取自然分娩,可采用的卧位是(　　)
   A. 截石位　　　　　　B. 头高足低位　　　　C. 头低足高位
   D. 去枕仰卧位　　　　E. 膝胸卧位

(145～147题共用题干)

林先生,55岁,因车祸,引起"脾破裂"急症入院,患者烦躁不安,面色苍白,四肢厥冷。查体温37℃,脉搏96次/分,呼吸16次/分,血压70/50mmHg。

145. 入院时应给患者取的体位是(　　)
   A. 半坐卧位　　　　　B. 头高足低位　　　　C. 端坐位
   D. 中凹卧位　　　　　E. 屈膝仰卧位

146. 急诊手术后,患者返回病房,此时护士应为其安置(　　)
   A. 半坐卧位　　　　　B. 头高足低位　　　　C. 去枕仰卧位
   D. 膝胸位　　　　　　E. 屈膝仰卧位

147. 术后第二天,患者诉伤口疼痛,护士应协助患者采取(　　)
   A. 头高足低位　　　　B. 半坐卧位　　　　　C. 屈膝仰卧
   D. 去枕仰卧位　　　　E. 膝胸位

四、B型题(提供若干组考题,每组考题共用在考题前列出的A、B、C、D、E五个备选答案,请从中选择一个与问题关系最密切的答案。某个备选答案可以被选择一次、多次或不被选择。)

(148～151题共用备选答案)
   A. 10°～20°　　　　　B. 20°～30°　　　　　C. 30°～50°
   D. 40°～60°　　　　　E. 70°～80°

148. 中凹卧位抬高下肢(　　)
149. 半坐卧位抬高床头(　　)
150. 端坐卧位抬高床头(　　)
151. 中凹卧位抬高头胸(　　)

(152～156题共用备选答案)
   A. 俯卧位　　　　　　B. 膝胸卧位　　　　　C. 截石位
   D. 侧卧位　　　　　　E. 仰卧位

152. 膀胱镜检查(　　)

153. 乙状结肠镜检查（　　）

154. 配合胃镜、肠镜检查（　　）

155. 配合胰、胆管造影检查（　　）

156. 妇产科检查（　　）

**五、X型题**（每一道题下面有 A、B、C、D、E 五个备选答案，请从中选择所有正确答案。）

157. 目前国际上常用的疼痛程度评分方法有（　　）
　　A. 数字评分法　　　　　　B. 文字描述评分法　　　　　C. 视觉模拟评分法
　　D. 面部表情测量图评分法　　E. 世界卫生组织疼痛程度分级法

158. 影响疼痛的因素不包括（　　）
　　A. 年龄　　　　　　　　B. 性别　　　　　　　　C. 职业
　　D. 个性心理特征　　　　E. 社会文化背景

159. 当患者疼痛时，分散注意力的方法包括（　　）
　　A. 建立良好的护患信赖关系　　　B. 参加活动
　　C. 在疼痛的部位有节奏的按摩　　D. 治疗性指导想象
　　E. 音乐欣赏

160. 下列说法不对的是（　　）
　　A. 昏迷患者—被迫卧位　　　　　B. 恢复期患者—主动卧位
　　C. 心肺疾患严重呼吸困难患者—被动卧位　　D. 极度衰弱患者—主动卧位
　　E. 哮喘患者端坐卧位—被迫卧位

161. 肛门检查可采取的卧位有（　　）
　　A. 俯卧位　　　　　　B. 平卧位　　　　　　C. 侧卧位
　　D. 膝胸卧位　　　　　E. 截石位

162. 最高水平的舒适表现为（　　）
　　A. 心情舒畅　　　　　B. 精力充沛　　　　　C. 可忍受疼痛
　　D. 一切生理要求感到满足　　E. 完全放松

163. 影响患者疼痛的因素包括（　　）
　　A. 情绪　　　　　　　B. 注意力　　　　　　C. 疲乏
　　D. 医务人员　　　　　E. 年龄

164. 半卧位适用于下列哪些患者（　　）
　　A. 昏迷　　　　　　　B. 肺部疾病引起的呼吸困难　　C. 休克
　　D. 腹腔手术　　　　　E. 盆腔手术

165. 应用保护具的目的是防止（　　）
　　A. 坠床　　　　　　　B. 撞伤　　　　　　　C. 抓伤
　　D. 扭伤　　　　　　　E. 窒息

166. 使用约束带时应注意（　　）
　　A. 向患者家属解释　　B. 只宜短期使用　　　C. 应放衬垫

D. 定期松解.按摩　　　　　E. 肢体应抬高

167. 将枕头横立于床头用于(　　)
　　A. 休克患者　　　　　B. 颈椎骨折患者　　　　　C. 阑尾手术后患者
　　D. 全麻患者术后　　　E. 胎膜早破孕妇

168. 使用约束带时应特别注意(　　)
　　A. 维护患者自尊　　　B. 短期使用　　　　　　　C. 肢体功能位置
　　D. 局部血液循环　　　E. 约束带位置

## 参考答案

| | | | |
|---|---|---|---|
| 1—5. EAD*AE | 6—10. CDE*C*E | 11—15. EA*BC*D | 16—20. A*CBD*C |
| 21—25. AEAB*D | 26—30. E*EEBB* | 31—35. A*D*BCB | 36—40. D*BC*EA |
| 41—45. DCDE*C | 46—50. EBA*BE | 51—55. ABDBD | 56—60. B*C*CEE |
| 61—65. AECEB* | 66—70. AB*DBA | 71—75. DACBB | 76—80. BAC*A*C |
| 81—85. AEBDE | 86—90. DDEBE | 91—95. AC*C*CA | 96—100. DCDCA |
| 101—105. DDE*ED | 106—110. CD*BB*C* | 111—115. E*E*CBB* | 116—120. B*C*DBB |
| 121—125. DE*BEA | 126—130. ACEBB | 131—135. AEBBD | 136—140. ABCBC* |
| 141—145. A*DBAD | 146—150. CBBCE | 151—155. ACBDA | 156. C |
| 157. ABCD | 158. BC | 159. BCDE | 160. ACD |
| 161. CDE | 162. ABE | 163. ABCE | 164. BDE |
| 165. ABC | 166. ABCD | 167. DE | 168. ABCD |

## 部分题解

3. 疼痛导致的反应包括生理反应、行为反应和情绪反应三个方面。

8. 散步和游泳是有氧运动,对于从事脑力劳动的人来说,是有益的休息方式。阅读小说、看电视、听音乐、卧床,尽管是休息的好方式,但不是有氧运动。

9. 听音乐、看电视是静态的休息方式,对于从事体力劳动的人来说,是有益的休息方式。散步、游泳、打太极拳、踢球也要消耗体力,因此对于从事体力劳动的人来说,不是合适的休息方式。

12. 休息不佳时,血压不但不下降反而升高。

14. 护士要告知患者睡前不大量喝水、不喝浓茶和咖啡,以免影响睡眠。

16. 采用腹式呼吸放松时,应采取舒适的坐位。

19. 身体隐私部位的暴露主要导致患者心理方面的不舒适而非身体方面的不舒适。

24. 轻度焦虑是一种挂念的、温和的、有积极意义的焦虑感,它能使人提高注意力和警觉性,使人处于一种有益于工作和学习的情境中。中度焦虑表现为觉察力较差,有时漫不经心,注意力略微难以集中,学习比较费力。重度焦虑的个体,接受能力大大减弱,表现为注意力高度分散,不能集中,学习、工作受到严重影响。

26. 焦虑是个体处于因模糊、不明确、不具体的威胁而感到不安与不适的状态,没有家族史和遗传史。

30. 临床上常见的麻醉类镇痛药包括吗啡、哌替啶、美沙酮、芬太尼。可待因属于阿片类生物碱,既可以镇咳有可以止痛,通过作用于中枢而发挥疗效。曲马朵为非麻醉类强效镇痛药,用于癌症轻、中度疼痛,骨折或术后疼痛等各种急、慢性疼痛。

31. 临床常见的非麻醉类镇痛药是解热镇痛药如阿司匹林、对乙酰氨基酚、保泰松、布洛芬等,主要用于癌症轻度疼痛的患者。纳洛酮属于阿片受体拮抗药,主要用于解救麻醉性镇痛药的急性中毒。

32. 根据WHO三阶段癌痛治疗方案,对轻度疼痛(疼痛第一阶段)的患者,常选用的药物有阿

## 第三章 患者舒适的护理

司匹林、布洛芬等非阿片类药物;对中度疼痛(疼痛第二阶段)的患者,常选用的药物有弱阿片类药物,如氨酚待因、可待因、曲马多等;对重度疼痛(疼痛第三阶段)的患者,常选用的是强阿片类药物,如吗啡、美沙酮、哌替啶、二氢埃托啡等药物。

36. 世界卫生组织将疼痛程度分为四级,其中0级是指无痛;1级(轻度疼痛)指有疼痛感但不严重,可忍受,睡眠不受影响;2级(中度疼痛)疼痛明显,不能忍受,睡眠受干扰,要求用镇痛药;3级(重度疼痛)指疼痛剧烈,不能忍受,睡眠严重受干扰,需要用镇痛药。

38. 对慢性疼痛的患者,应掌握疼痛发作的规律,最好在疼痛发生前给药,这比疼痛发生后给药效果好、投药量小。

44. 恐惧、焦虑可使人的痛阈降低,对疼痛的刺激越敏感。

48. 肛门检查可以取侧卧位、膝胸卧位、截石位。

56. 患者采取被迫卧位主要是为了减轻疾病所致的痛苦或因治疗的需要而被迫采取的卧位。

57. 被动卧位是指患者无能力变换卧位,躺在被安置的卧位,常用于昏迷、极度衰弱的患者。

65. 为昏迷患者翻身侧卧,护士将患者两手放于腹部,两腿屈曲,将患者双下肢移向护士一侧床缘,再将患者肩、腰、臀部移向护士,将患者双下肢移向护士一侧床缘。

67. 腹腔感染患者采取半坐卧位,既可以促进引流,又可以使腹腔渗出物流入盆腔,减少炎症的扩散,促使感染局限化,减少毒素吸收,减轻中毒反应,还可防止感染向上蔓延引起膈下脓肿。

78. 中凹仰卧位适用于休克患者,抬高头胸部,有利呼吸;抬高下肢,有利于静脉回流,增加回心血量,减轻休克症状。

79. 头低足高位,不是抬高足部15~30 cm,而是抬高床尾15~30 cm。头高足低位,不是抬高头部15~30 cm,而是抬高床头15~30 cm。

92. 颅脑手术后患者为防止脑干移位,避免患侧脑组织受压,术后24~48小时常规取头高足低位.健侧卧位,禁忌患侧卧位。

93. 使用约束带时,应每15~30分钟观察局部血液循环一次,每2小时松解一次,防止过紧造成循环障碍。

103. 患者闻到花粉气味后,忽然出现呼吸急促伴哮鸣音、大汗淋漓、心率加快。护士应考虑患者因为对花粉过敏导致支气管哮喘,所以应该立即让患者采取端坐卧位。

107. 患者因敌敌畏中毒神志不清、口吐白沫收入急诊,需立即洗胃,护士应为其安置左侧卧位,其目的是减慢毒物的排空速度,从而减少毒物的吸收,减轻中毒症状。

109. 大腿与床面应成90°。

110. 患者老年,有心脏病、高血压病史,行直肠指检以侧卧位为宜,既可暴露肛门局部,又不增加心脏负担。

111. 半坐卧位的作用:①引流腹腔渗液至盆腔,减少炎症的扩散和毒物的吸收;②减轻切口缝合部位张力,减轻疼痛;③使膈肌下降,有利于呼吸肌的活动,增加肺活量,有利于气体交换,改善呼吸困难等。此患者为胃大部切除术后,主要目的是引流腹腔渗液至盆腔,减轻伤口缝合部位的张力,减轻疼痛。

112. 应置引流部位在高处,故采取左侧头低足高位,以促进分泌物引流。

115. 床档是一种保护具,可防止意识不清、躁动的患者坠床,协助患者满足安全的需要。

116. 腕部制动常用宽绷带系成双套结。其优点是约束环不会随着手腕的活动越拉越紧,既保证了肢体的血液循环,又不会使肢体脱出。

117. 支被架可保证盖被不与体表直接接触,既使创面通风,又保护了患者的隐私。
122. 为精神病患者使用保护具的时候,应向其家人解释清楚;约束时须让患者的卧位舒适,并保持肢体及关节处于功能位置;使用期间,每15分钟观察一次受约束部位的血液循环,每2小时放松约束带一次;记录保护具使用的时间。
140. 该患者目前的情况是右侧髋关节处剧痛,右侧股骨大转子突出,右腿股骨颈部内侧骨折,体温、脉搏、呼吸正常,但血压高。患者听到需要做手术后,情绪低落、烦躁,食欲不振,住院期间心神不定、焦虑不安,常常哭泣,难以入睡。根据患者症状、体征,目前患者没有出现与医务人员沟通不畅的情况,但已经出现了心理方面的问题,而疼痛、活动受限将导致自理能力缺陷。
141. 针对该患者目前的情况,患者的双上肢功能齐全,那么,促进患者舒适的护理措施是协助患者做好口腔、头发和饮食护理,不需要直接帮助患者做好口腔、头发和饮食护理。

# 第四章 休息与活动

一、$A_1$ 型题（每一道题下面有 A、B、C、D、E 五个备选答案，请从中选择一个最佳答案。）

1. 在一定时间内相对地减少活动，使人从生理上和心理上得到放松，消除或减轻疲劳，恢复精力的过程，称为（　　）
   A. 睡眠　　　　　　　　B. 休息　　　　　　　　C. 治疗
   D. 康复　　　　　　　　E. 运动

2. 睡眠周期中，属于"入门时相"的是（　　）
   A. NREM 睡眠的第一期　　B. NREM 睡眠的第二期　　C. NREM 睡眠的第三期
   D. NREM 睡眠的第四期　　E. REM 睡眠

3. 睡眠时人对周围环境的反应能力表现为（　　）
   A. 增强　　　　　　　　B. 降低　　　　　　　　C. 无知觉状态
   D. 部分消失　　　　　　E. 完全消失

4. 睡眠是一种（　　）
   A. 无知觉状态　　　　　B. 知觉完全消失状态　　C. 知觉特殊状态
   D. 对周围环境无反应状态　E. 反应能力完全消

5. 一般成人睡眠开始首先进入（　　）
   A. 异相睡眠　　　　　　B. 快波睡眠　　　　　　C. 快速动眼睡眠
   D. 慢波睡眠　　　　　　E. REM

6. 遗尿和梦游一般发生在 NREM 睡眠的（　　）
   A. 前期　　　　　　　　B. 第一期　　　　　　　C. 第二期
   D. 第三期　　　　　　　E. 第四期

7. 老年人睡眠的特点是（　　）
   A. 早睡早醒，中途觉醒较多　B. 早睡早醒，中途觉醒较少　C. 平均每日睡眠 5~6 小时
   D. 呈断续睡眠状态　　　　　E. 异相睡眠占 25％

8. 睡眠时眼球转动快，脑电波活跃，与清醒时极为相似。这种睡眠称为（　　）
   A. 正相睡眠　　　　　　B. 快波睡眠　　　　　　C. 非快速动眼睡眠
   D. 慢波睡眠　　　　　　E. NREM 睡眠

9. 关于睡眠，下列说法不正确的是（　　）
   A. 含 4~6 个睡眠时相周期
   B. 每个周期平均 90 分钟
   C. 慢波睡眠的深睡期，体内可以分泌大量的生长激素

D. 快波睡眠可有生动、充满情感色彩的梦境
E. 睡眠被打断后,重新入睡会接着前面的睡眠周期循环入睡

10. 影响睡眠的因素不包括(　　)
    A. 随着年龄的增长,所需要睡眠的量越多　　B. 女性孕期、月经期常出现嗜睡现象
    C. 患有精神分裂症的患者,常常出现失眠　　D. 喝浓茶、咖啡后难以入睡
    E. 肉类、豆类食物能促进入睡

11. 住院患者的睡眠特点不包括(　　)
    A. 睡眠节律改变　　B. 睡眠增加　　C. 睡眠中断
    D. 睡眠习惯改变　　E. 诱发补偿现象

12. 良好休息的前提是(　　)
    A. 生理上的舒适　　B. 心理上的舒适　　C. 充足的睡眠
    D. 良好的环境　　E. 适宜的衣着

13. 不属于活动受限带来的影响是(　　)
    A. 压疮　　B. 关节僵硬　　C. 体位性低血压
    D. 深静脉栓塞　　E. 吸入性肺炎

14. 肌力3级表现为(　　)
    A. 肌力完全丧失　　B. 肌肉轻微收缩但无肢体运动
    C. 肢体可移动但不能抬起　　D. 肢体可抬离床面但不能对抗阻力
    E. 肌力正常

15. 既需要他人的帮助,又需要设备和器械,此时机体活动能力为(　　)
    A. 1度　　B. 2度　　C. 3度
    D. 4度　　E. 5度

16. 为患者做关节活动范围练习(简称ROM练习)时下列错误的是(　　)
    A. 尽量使患者靠近护士并面向护士
    B. 依次对每个关节作屈伸、伸展、内收、外展、内旋、外旋等关节活动范围练习
    C. 活动关节时,护士的手应作环状或支架以支撑关节近端的肢体
    D. 每个关节每次可有节律地作5～10次完整的ROM练习
    E. 当患者出现疼痛、疲劳、痉挛或抵抗反应时,应立即停止操作

17. 属于肌肉等长收缩练习的是(　　)
    A. 膝关节完全伸直后,股四头肌的收缩松弛运动
    B. 游泳　　C. 骑单车
    D. 慢跑　　E. 跳舞

18. 机体活动受限,带给个体心理社会方面的影响不包括(　　)
    A. 信息交流障碍　　B. 正常的社会支持系统被剥夺
    C. 缺乏积极主动的热情　　D. 与外界的联系减少
    E. 造成肺部感染、便秘

19. 睡眠量的多少会受到诸多因素的影响,职业性质影响可使体力劳动者比脑力劳动者需要的( )
    A. 睡眠时间长　　　　　B. 睡眠时间短　　　　　C. 睡眠时间无差别
    D. 平均睡眠量为 12～14 小时　E. 异相睡眠量增加

20. 妇女在经期普遍会感到疲劳、困倦,此时( )
    A. 睡眠量减少　　　　　B. 睡眠量增加　　　　　C. 睡眠量无变化
    D. 平均睡眠量为 16～20 小时　E. 出现异相睡眠

21. 指导患者建立良好的睡眠习惯,不正确的是( )
    A. 睡前饮水不宜过多　　B. 不饮浓茶、咖啡　　　C. 不宜用脑过度
    D. 合理控制白天的睡眠量　E. 临睡前应饱餐

22. 保证患者夜间的睡眠质量,护士操作中哪一项不妥( )
    A. 鼓励患者睡前做适量的运动　　B. 建议患者白天不宜过多睡眠
    C. 不规定患者起床、就寝的时间　　D. 指导患者食用促进睡眠的食物
    E. 避免摄入干扰睡眠的饮品

23. 根据患者的习惯满足其睡眠需要的方法有( )
    A. 临睡前喝水或进食　　B. 做健身操
    C. 读小说、听广播　　　D. 饮无刺激性的饮料
    E. 用热水泡脚

二、B 型题(提供若干组考题,每组考题共用在考题前列出的 A、B、C、D、E 五个备选答案,请从中选择一个与问题关系最密切的答案。某个备选答案可以被选择一次、多次或不被选择。)

(24～27 题共用备选答案)
A. 生理活动变慢,肌肉逐渐放松,人可有短暂、片刻的思维活动
B. 肌肉完全放松,心跳缓慢,血压下降,需要巨大声响才能使之觉醒,偶有身体移动
C. 身体完全放松,无任何活动,极难被唤醒
D. 眼球转动快,脑电波活跃,与清醒时极相似
E. 睡眠的最浅阶段,很容易被外界的说话声或响声惊醒

24. NREM 睡眠第二期( )
25. NREM 第三期( )
26. NREM 第四期( )
27. REM 睡眠( )

(28～31 题共用备选答案)
A. 肢体能做对抗阻力的运动,但肌力减弱
B. 肢体可移动位置但不能抬起　　C. 机体需要他人的帮助、监护和教育
D. 日常活动完全能独立,可自由活动　E. 日常活动完全不能独立,不能参加活动

28. 肌力 2 级( )
29. 肌力 4 级( )

30. 机体活动 0 度(　　)
31. 机体活动 4 度(　　)

三、X 型题(每一道题下面有 A、B、C、D、E 五个备选答案,请从中选择所有正确答案。)

32. 护理人员对患者活动的指导包括(　　)
    A. 维持关节的功能位置
    B. 鼓励和协助患者经常更换卧位,防止压疮的形成
    C. 协助患者采取舒适、稳定的卧位
    D. 维持关节的活动性,每日有针对性地进行主动或被动的全范围关节运动练习
    E. 进行肌力的等长运动练习或等张运动练习

33. 休息对维护人体健康的重要意义表现在(　　)
    A. 休息能够消除或减轻疲劳,促进体力和精力的恢复
    B. 休息能够促使人体各个器官保持最佳功能状态
    C. 休息能够促进机体正常的生长发育
    D. 休息能够加快蛋白质的分解及受损组织的修复
    E. 休息能够缩短患者的病程,提高疗效,促进机体早日康复

34. 休息的条件有(　　)
    A. 生理上的舒适　　　B. 心理上的放松　　　C. 充足的睡眠
    D. 良好的人际沟通　　E. 舒适的工作环境

35. 对患者睡眠的评估包括(　　)
    A. 患者的一般资料　　B. 患者的健康状态　　C. 患者的饮食生活习惯
    D. 患者的睡眠习惯　　E. 患者的经济条件、就医条件

36. 针对患者的睡眠情况,护士的健康教育是(　　)
    A. 教育患者不要刻意限制睡眠时间　　B. 晚间适当活动,但不可过于剧烈
    C. 每晚固定睡眠时间,清晨按时起床　　D. 睡前不要暴饮暴食、过度饥饿
    E. 睡前多食豆类、乳制品等促进睡眠的食物

37. 住院患者的睡眠特点表现为(　　)
    A. 患者觉醒的阈值明显下降　B. 睡眠减少　　　　C. 睡眠中断
    D. 诱发补偿现象　　　　　　E. 睡眠与昼夜节律不协调

38. 对患者活动的评估包括(　　)
    A. 机体活动能力　　　B. 心肺功能状态　　　C. 骨骼肌肉状态
    D. 关节功能状态　　　E. 社会心理状态

## 第四章 休息与活动

## 参考答案

1—5. B * B * BCD *　　6—10. EABEA　　11—15. BAE * DC　　16—20. C * A * ECB
21—25. ECEAB　　26—30. CDBAD　　31. E　　32. ABCDE
33. ABCE　　34. ABC　　35. ABCDE　　36. BCD
37. ABCDE　　38. ABCDE

## 部分题解

1. 休息是指在一定时间内相对地减少活动,使人从生理上和心理上得到放松,消除或减轻疲劳,恢复精力的过程。
2. 睡眠周期中,进出快速动眼睡眠期都要经过非快速动眼睡眠的第二期,因此 NREM 睡眠的第二期属于"入门时相"。
5. 一般成人睡眠开始由清醒状态转入 NREM 睡眠的第一期→NREM 睡眠的第二期→NREM 睡眠的第三期→NREM 睡眠的第四期→NREM 睡眠的第三期→NREM 睡眠的第二期→REM→NREM 睡眠的第二期,进入下一个循环,NREM 睡眠又称为慢波睡眠或正相睡眠、非快速动眼睡眠。
13. 活动受限带来的影响是压疮、关节僵硬、体位性低血压、深静脉栓塞、坠积性肺炎、便秘、泌尿道结石等并发症。
16. 护士为患者活动关节时,护士的手应作环状或支架以支撑关节远端的肢体,目的是支撑肢体的重量,以保护肢体和关节。
17. 膝关节完全伸直后,股四头肌的收缩松弛运动为等长运动。在肌肉收缩时,肌纤维不缩短,即肌肉的长度不变但张力增加,不伴有明显的关节运动。

# 第五章 医院感染的预防和控制

一、$A_1$ 型题（每一道题下面有 A、B、C、D、E 五个备选答案，请从中选择一个最佳答案。）

1. 引起医院内感染的主要因素不包括（　　）
   A. 严格监控消毒灭菌效果　　　　B. 介入性诊疗手段增加
   C. 抗生素的广泛应用　　　　　　D. 医务人员不重视
   E. 易感人群增加

2. 医院感染的研究对象主要是（　　）
   A. 住院患者　　　　　B. 门诊患者　　　　　C. 患者陪人
   D. 探视者　　　　　　E. 其他流动人员

3. 某患者因病住院后长期使用抗生素，患了口腔真菌感染，这属于（　　）
   A. 交叉感染　　　　　B. 自身感染　　　　　C. 医源性感染
   D. 带入感染　　　　　E. 接触感染

4. 能杀灭所有微生物以及细菌芽孢的方法是（　　）
   A. 清洁　　　　　　　B. 消毒　　　　　　　C. 抑菌
   D. 灭菌　　　　　　　E. 抗菌

5. 预防医院感染不需监测的内容是（　　）
   A. 病室的温、湿度　　　B. 灭菌的效果　　　　C. 消毒剂使用效果
   D. 治疗室空气消毒的效果　　E. 操作者手的消毒情况

6. 紫外线消毒对细菌最敏感的时期是（　　）
   A. 孕育期　　　　　　B. 生长期　　　　　　C. 稳定期
   D. 成熟期　　　　　　E. 衰退期

7. 紫外线最佳杀菌波长为（　　）
   A. 230nm～240 nm　　　B. 250nm～270 nm　　　C. 280nm～300 nm
   D. 300nm～310 nm　　　E. 320nm～330 nm

8. 用紫外线消毒时，能穿透的物质是（　　）
   A. 液体　　　　　　　B. 气体　　　　　　　C. 桌面
   D. 纸张　　　　　　　E. 塑料膜

9. 关于医院内感染的描述，错误的是（　　）
   A. 狭义医院内感染的主要对象是住院患者
   B. 患者在出院后发生的感染也可能是医院内感染
   C. 入院前处于潜伏期而在医院内发病不属于医院内感染

D. 在住院期间发生的感染一定是医院内感染

E. 医院内感染的发病可在住院期间也可在出院后

10. 不适合用煮沸消毒法消毒的是( )

   A. 灌肠筒                   B. 搪瓷药杯                C. 玻璃量杯

   D. 纤维胃镜                E. 橡胶管

11. 不能用于金属物的消毒的是( )

   A. 燃烧法                  B. 干烤法                 C. 煮沸消毒法

   D. 微波消毒灭菌法        E. 压力蒸汽灭菌法

12. 臭氧灭菌灯适合消毒( )

   A. 橡胶导管                B. 化验单据               C. 医院污水

   D. 食品                      E. 被服

13. 不适合电离辐射灭菌的是( )

   A. 一次性输血器          B. 宫内节育器             C. 治疗碗

   D. 橡胶管                  E. 清蛋白

14. 医院内感染的主要影响因素不包括( )

   A. 易感人群增多                  B. 介入性诊疗手段的增多

   C. 大量新型抗生素的开发和应用      D. 医院里病原体来源广泛

   E. 医务人员对医院内感染的严重性认识不足

15. 一间 5 m×4 m×3 m 的病房,在使用 2% 的过氧乙酸进行空气消毒时,应使用过氧乙酸( )

   A. 240 ml                B. 300 ml                 C. 360 ml

   D. 480 ml                E. 600 ml

16. 下列关于取无菌溶液的操作错误的是( )

   A. 首先应核对标签                B. 倒取溶液时先倒少量溶液以冲洗瓶口

   C. 倒无菌溶液时,溶液瓶不可触及无菌容器     D. 可将无菌棉签伸入无菌瓶内蘸取溶液

   E. 无菌溶液一次未用完,24 小时内可再使用

17. 紫外线消毒对细菌作用最强的是( )

   A. 杆菌                    B. 球菌                   C. 真菌

   D. 芽孢                    E. 酵母菌

18. 紫外线消毒,下列哪项是错误的( )

   A. 消毒用物不可有任何遮蔽           B. 定期进行空气细菌培养

   C. 紫外线灯管表面每月用无水乙醇擦拭一次    D. 照射前,病室应先做好清洁工作

   E. 从灯亮 5~7 分钟后开始计时

19. 使用紫外线消毒,关灯后再使用前需间隔( )

   A. 1~2 分钟              B. 3~4 分钟              C. 5~6 分钟

   D. 7~8 分钟              E. 9~10 分钟

20. 应用燃烧法,下列哪项错误( )
    A. 常用于病理标本的处理     B. 可用于各种金属器械的灭菌
    C. 可用于感染敷料的处理     D. 搪瓷类用物可用95%乙醇燃烧灭菌
    E. 远离易燃易爆物品

21. 无菌包布材料最好选用( )
    A. 化纤布          B. 未脱脂白棉布      C. 脱脂白棉布
    D. 有色棉布        E. 真丝布

22. 紫外线灯管使用的期限为( )
    A. 200小时         B. 600小时           C. 1000小时
    D. 2000小时        E. 4000小时

23. 不适用于干热灭菌法灭菌的用物是( )
    A. 玻璃            B. 陶器               C. 石蜡
    D. 橡胶管          E. 粉剂

24. 煮沸消毒时,水中加入哪种药物可提高沸点( )
    A. 0.2%碳酸氢钠    B. 2%碳酸氢钠        C. 0.5%亚硝酸钠
    D. 1%亚硝酸钠      E. 5%亚硝酸钠

25. 关于碘酊和碘伏,正确的描述是( )
    A. 碘酊属于低效消毒剂,碘伏属于中效消毒剂
    B. 碘酊对黏膜刺激性强,碘伏对黏膜无刺激
    C. 碘酊和碘伏都用于皮肤和黏膜等的消毒
    D. 碘酊对金属有腐蚀性,而碘伏没有
    E. 皮肤对碘过敏者禁用碘酊

26. 浸泡消毒金属器械适宜选用( )
    A. 过氧化氢        B. 漂白粉            C. 戊二醛
    D. 碘酊            E. 碘伏

27. 适宜用于黏膜和创面消毒的是( )
    A. 过氧化氢        B. 戊二醛            C. 碘酊
    D. 碘伏            E. 乙醇

28. 骨科某护士对本科室油纱条进行灭菌,应该实行的灭菌法是( )
    A. 燃烧法          B. 干烤法            C. 光照法
    D. 熏蒸法          E. 压力蒸汽灭菌法

29. 预真空压力蒸气灭菌器的压力及温度分别是( )
    A. 103kPa,121℃    B. 103kPa,126℃     C. 137kPa,128℃
    D. 137kPa,130℃    E. 205kPa,132℃

30. 下列不符合无菌技术操作原则的是( )
    A. 无菌包须有标记和消毒日期    B. 无菌操作时手臂位于腰部水平以上

C. 无菌物品与非无菌物品分别放置　　D. 无菌持物钳可夹取所有无菌物品

E. 一份无菌物品供一位患者使用一次

31. 关于隔离消毒原则,错误的是(　　)
    A. 穿隔离衣前备齐所用物品　　　　B. 污染物品不得放于清洁区内
    C. 患者接触过的用物,须严格消毒后递交　　D. 患者的排泄物须按规定消毒处理
    E. 患者的传染性分泌物经一次培养为阴性后即可解除隔离

32. 下排气式压力蒸汽灭菌手术器械包宜用(　　)
    A. 压力 60Kpa,温度 100℃,时间 10 分钟　　B. 压力 80Kpa,温度 105℃,时间 15 分钟
    C. 压力 105Kpa,温度 125℃,时间 30 分钟　　D. 压力 140Kpa,温度 130℃,时间 40 分钟
    E. 压力 205Kpa,温度 132℃,时间 4～5 分钟

33. 关于高压蒸汽灭菌,不正确的是(　　)
    A. 器械包不宜过大　　　　　　　　B. 放置时各包裹间不宜太挤
    C. 布类用物放在搪瓷类用物之下　　D. 高压锅内用物不能装得太多
    E. 放置时各包之间要有空隙

34. 物理消毒灭菌法中,杀菌力强,功效最好的方法是(　　)
    A. 煮沸法　　　　　　B. 燃烧法　　　　　　C. 高压蒸汽灭菌法
    D. 日光曝晒　　　　　E. 紫外线照射法

35. 保证紫外线杀菌作用的适宜的温度、湿度是(　　)
    A. 低于 10℃,低于 20%　　B. 低于 20℃,低于 30%　　C. 超过 30℃,低于 40%
    D. 超过 20℃,40%～60%　　E. 超过 20℃,高于 60%

36. 日光曝晒时下列哪项不妥(　　)
    A. 常用于床垫的消毒　　　　　　　B. 常用于病床的消毒
    C. 在日光直射下曝晒 6 小时　　　　D. 每 2 小时翻动一次,使物体各表面均受日光照射
    E. 曝晒的最佳时段是上午 10 点至下午 4 点

37. 硅胶管消毒灭菌,不宜使用(　　)
    A. 煮沸灭菌　　　　　　B. 环氧乙烷　　　　　　C. 乙醇浸泡
    D. 高压蒸汽灭菌　　　　E. 电离辐射灭菌

38. 不属于易燃物品的是(　　)
    A. 氯已定(洗必泰)　　　B. 环氧乙烷　　　　　　C. 氧气
    D. 乙醚　　　　　　　　E. 乙醇

39. 煮沸消毒,下列哪种做法错误(　　)
    A. 玻璃类用物应从冷水时放入
    B. 大小相同的盆应重叠
    C. 橡胶类用物待水沸后放入 3～5 分钟即可取出
    D. 有轴节的器械宜打开
    E. 煮沸过程中再加物品,应从第二次水沸后重新计时

40. 对菌痢患者的粪便消毒处理时漂白粉与粪便的比例为(　　)
   A. 1∶2　　　　　　　B. 1∶3　　　　　　　C. 1∶4
   D. 1∶5　　　　　　　E. 1∶6

41. 隔离病室常规消毒时间应是(　　)
   A. 每日一次　　　　　B. 每周一次　　　　　C. 每两周一次
   D. 每三周一次　　　　E. 每月一次

42. 内镜的消毒灭菌宜选用(　　)
   A. 乙醇浸泡法　　　　B. 煮沸法　　　　　　C. 戊二醛浸泡法
   D. 紫外线照射法　　　E. 熏蒸法

43. 能够杀灭芽孢的消毒剂是(　　)
   A. 过氧乙酸　　　　　B. 酒精　　　　　　　C. 苯扎溴铵酊
   D. 氯已定　　　　　　E. 碘伏

44. 配 0.1% 苯扎溴铵溶液 3000 ml,应取 5% 苯扎溴铵多少毫升(　　)
   A. 20 ml　　　　　　 B. 40 ml　　　　　　 C. 50 ml
   D. 60 ml　　　　　　 E. 70 ml

45. 苯扎溴铵与肥皂同用,影响其消毒效果的原因是(　　)
   A. 降低有效浓度　　　B. 吸附作用　　　　　C. 引起分解
   D. 拮抗作用　　　　　E. 中和作用

46. 用戊二醛浸泡金属类用物时,为了防锈,可加入(　　)
   A. 5% 亚硝酸钠　　　 B. 0.5% 亚硝酸钠　　 C. 5% 碳酸氢钠
   D. 2% 碳酸氢钠　　　 E. 0.5% 碳酸氢钠

47. 进行无菌操作前多长时间,须停止清扫工作(　　)
   A. 10 分钟　　　　　 B. 20 分钟　　　　　 C. 30 分钟
   D. 40 分钟　　　　　 E. 50 分钟

48. 属于灭菌剂的是(　　)
   A. 苯扎溴铵酊　　　　B. 碘伏　　　　　　　C. 戊二醛
   D. 氯已定　　　　　　E. 乙醇

49. 无菌用物保管原则不包括(　　)
   A. 无菌用物和非无菌用物分别放置　　B. 无菌包在没被污染的情况下,有效期是 7 天
   C. 过期的无菌包要重新灭菌　　　　　D. 无菌用物应存放在无菌容器内
   E. 无菌包一经打开不可再用

50. 进行无菌操作时,下列哪项做法不对(　　)
   A. 工作人员要面向无菌区域　　　　　B. 不可面对无菌区讲话
   C. 用无菌钳取无菌用物　　　　　　　D. 取出用物没有用完放回原无菌容器中
   E. 操作者手臂须保持在治疗台面以上

## 第五章 医院感染的预防和控制

51. 刀剪最常用的灭菌方法是(  )
    A. 煮沸  B. 紫外线照射  C. 燃烧
    D. 浸泡  E. 擦拭

52. 不属于过氧乙酸使用注意事项的是(  )
    A. 对金属有腐蚀性  B. 高温可引起爆炸
    C. 无菌用物要定期检查  D. 宜现用现配
    E. 配制时戴口罩和橡胶手套

53. 防止交叉感染最主要的措施是(  )
    A. 无菌用物放清洁、干燥处  B. 无菌操作前洗手、戴口罩
    C. 无菌用物要定期检查  D. 无菌物品和有菌物品分别放置
    E. 一份无菌用物只能供一位患者使用

54. 为防止手套破损,脱手套时宜(  )
    A. 拉手套的边缘  B. 先脱手指部分  C. 内面涂石蜡油
    D. 自手套口外面翻转脱下  E. 先拉手掌部分脱下

55. 使用无菌容器时不正确的方法是(  )
    A. 打开容器盖时,将盖内面向下  B. 手不可触及容器的内面
    C. 取出用物后立即将容器盖盖严  D. 手持无菌容器时,应托其底部
    E. 无菌容器应每天消毒一次

56. 已启盖的无菌溶液,有效时间是(  )
    A. 2 小时  B. 4 小时  C. 14 小时
    D. 24 小时  E. 48 小时

57. 取无菌溶液时,下列哪项错误(  )
    A. 不可将无菌用物伸入无菌溶液瓶内蘸取  B. 不可将非无菌用物伸入无菌溶液瓶内蘸取
    C. 将无菌用物直接接触瓶口倒液  D. 已倒出的溶液不可再倒回瓶内
    E. 在瓶签上注明开瓶日期、时间

58. 在无菌操作中发现手套破裂要(  )
    A. 用胶布将破裂处包好  B. 立即更换  C. 用乙醇棉球擦拭手套
    D. 用无菌纱布将破裂处缠好  E. 再加套一副手套

59. 铺无菌巾时,下列步骤哪项不妥(  )
    A. 擦干净治疗盘  B. 用无菌持物钳夹取无菌治疗巾
    C. 双折铺于治疗盘上  D. 上面一层向远端呈扇形折叠
    E. 开口边向内

60. 无菌持物钳的正确使用方法是(  )
    A. 保持钳端向上,不可跨越无菌区域  B. 拿钳到远处夹取用物速去速回
    C. 门诊换药室的无菌持物钳要每周消毒一次  D. 取、放无菌持物钳时,钳端均需闭合
    E. 可以夹取任何无菌物品

61. 使用无菌溶液时,要先核对( )
    A. 溶液有无混浊      B. 瓶口有无裂缝      C. 瓶签
    D. 溶液有无变色      E. 瓶盖有无松动

62. 取无菌溶液时,先倒出少量溶液的目的是为了( )
    A. 检查溶液有无沉淀  B. 检查瓶口有无裂缝  C. 查看溶液的颜色
    D. 冲洗瓶口          E. 检查液体有无特殊气味

63. 无需执行无菌技术的护理操作是( )
    A. 乙醇拭浴          B. 输液              C. 伤口湿热敷
    D. 导尿术            E. 注射

64. 用0.2%过氧乙酸溶液刷手的时间是( )
    A. 2分钟            B. 4分钟            C. 6分钟
    D. 8分钟            E. 10分钟

65. 对于隔离区域的设置下列哪项是错误的( )
    A. 传染病病区要有多个出口      B. 床尾要悬挂隔离标志
    C. 门口放干燥擦鞋垫            D. 门外挂隔离衣
    E. 门口设洗手装置

66. 为乙型肝炎出院患者进行终末处理时,操作不正确的是( )
    A. 嘱患者洗澡,换清洁衣裤       B. 换下的衣服装好,便于带回清洗
    C. 病室的地面用漂白粉液喷洒    D. 病床、桌椅用0.2%～0.5%过氧乙酸擦拭
    E. 病室用2%过氧乙酸溶液喷雾

67. 对传染病室污染的医疗用具,不正确的消毒方法是( )
    A. 玻璃、搪瓷类用0.5%过氧乙酸浸泡
    B. 手电筒用环氧乙烷气体消毒
    C. 体温计用1%过氧乙酸溶液浸泡两次,每次30分钟
    D. 血压计听诊器用0.2%过氧乙酸溶液浸泡
    E. 金属器械用高压蒸气灭菌

68. 用臭氧灭菌灯进行消毒结束后至少多长时间方可进入现场( )
    A. 3～5分钟         B. 10～15分钟        C. 30分钟
    D. 40分钟           E. 60分钟

69. 卫生洗手法,错误的一项是( )
    A. 取皂液于手上                B. 双手指尖朝下,低于手腕充分搓洗10～15秒
    C. 注意指尖、指缝、指关节、拇指处  D. 由指尖向腕,流水冲洗
    E. 身体勿近水池

70. 纱布口罩一般可使用( )
    A. 2小时            B. 4小时            C. 6小时
    D. 8小时            E. 10小时

71. 一次性口罩使用一般不超过（　　）
    A. 2小时　　　　　　　B. 4小时　　　　　　　C. 6小时
    D. 8小时　　　　　　　E. 10小时

72. 卫生洗手法，搓揉时间至少（　　）
    A. 15秒　　　　　　　B. 20秒　　　　　　　C. 30秒
    D. 1分钟　　　　　　　E. 2分钟

73. 脱隔离衣时首先应（　　）
    A. 解领扣　　　　　　　B. 消毒双手　　　　　　　C. 解腰带
    D. 解袖口　　　　　　　E. 摘口罩

74. 脱隔离衣时，消毒双手后应（　　）
    A. 解领扣　　　　　　　B. 解腰带　　　　　　　C. 脱衣袖
    D. 解袖口　　　　　　　E. 摘口罩

75. 传染病区内属于半污染区的是（　　）
    A. 走廊及病区化验室　　　B. 配餐室与更衣室　　　C. 患者的浴室及洗涤室
    D. 病室及厕所　　　　　E. 值班室

76. 穿脱隔离衣时要避免污染（　　）
    A. 腰带以上的部位　　　B. 腰带以下的部位　　　C. 胸前、背后
    D. 衣领　　　　　　　E. 袖子后面

77. 隔离衣一般情况下更换时间是（　　）
    A. 4小时　　　　　　　B. 8小时　　　　　　　C. 24小时
    D. 48小时　　　　　　E. 72小时

78. 脱隔离衣的正确步骤是（　　）
    A. 解袖扣、刷手、解领扣、解腰带、脱去隔离衣
    B. 解腰带、解袖扣、刷手、解领扣、脱去隔离衣
    C. 解腰带、刷手、解领扣、解袖扣、脱去隔离衣
    D. 解袖扣、刷手、解领扣、解腰带、脱去隔离衣
    E. 刷手、解领扣、解腰带、解袖扣、脱去隔离衣

79. 现有5%苯扎溴铵10 ml，将其配成0.1%的消毒液，需加蒸馏水至（　　）
    A. 250 ml　　　　　　　B. 500 ml　　　　　　　C. 800 ml
    D. 1000 ml　　　　　　E. 1200 ml

80. 传染病区区域划分的依据是（　　）
    A. 病情轻重　　　　　　B. 微生物种类　　　　　C. 患者接触的环境
    D. 医务人员接触的环境　　E. 传播途径

81. 可安置同一病室的传染病患者是（　　）
    A. 破伤风、炭疽患者　　　　　　　B. 流行性感冒、百日咳患者
    C. 伤寒、痢疾患者　　　　　　　D. 流行性脑脊髓膜炎、乙型脑炎患者

E. 肺结核、百日咳患者

82. 传染病区,护士穿隔离衣后禁止进入的区域是(  )
    A. 病区走廊　　　　B. 肠道隔离病室　　　C. 治疗室
    D. 化验室　　　　　E. 患者浴室

83. 不需立即更换口罩的情况是(  )
    A. 口罩潮湿时　　　B. 接触鼠疫患者后　　C. 污染的手接触了口罩
    D. 为患者做保健指导后　E. 隔离衣袖口触及口罩

84. 执行隔离技术,做法错误的是(  )
    A. 取下暂不用的口罩,将污染面向内折叠
    B. 从指尖至前臂顺序刷手　　C. 隔离衣挂在走廊里清洁面向外
    D. 从页面抓取避污纸　　　　E. 隔离衣潮湿应立即更换

85. 关于穿脱隔离衣的操作方法,错误的是(  )
    A. 隔离衣应完全覆盖工作服　　　　B. 穿隔离衣后不得进入清洁区
    C. 隔离衣应每天更换一次　　　　　D. 隔离衣挂在半污染区,污染面向外
    E. 穿隔离衣前,应备齐一切用物

86. 供应室对无菌物品的管理,哪项不妥(  )
    A. 包装好的物品一定在1~2小时内进行灭菌
    B. 无菌物品从灭菌器取出后直接放入无菌间,不得有中间环节
    C. 贮存无菌物品的放物架,应离地面10 cm以上
    D. 发放无菌物品应遵循"先进先出"的原则
    E. 定期对无菌间的空气进行细菌培养

87. 杀灭细菌芽孢,需待水沸点至100℃再保持(  )
    A. 5~10分钟　　　　B. 30分钟　　　　C. 60分钟
    D. 1~2小时　　　　E. 1~3小时

88. 海拔1200米的高原地区,煮沸时间延长(  )
    A. 2分钟　　　　　B. 4分钟　　　　C. 6分钟
    D. 8分钟　　　　　E. 10分钟

89. 无菌物品的有效期为(  )
    A. 3天　　　　　　B. 5天　　　　　C. 7天
    D. 10天　　　　　 E. 14天

90. 脱手套方法哪项正确(  )
    A. 从指尖部慢慢向下拉　　B. 拉手套边缘　　C. 从手腕部翻转脱下
    D. 整个手指脱下　　　　　E. 随意脱下

91. 已铺好的无菌盘有效期是(  )
    A. 2小时　　　　　B. 4小时　　　　C. 12小时
    D. 24小时　　　　 E. 48小时

## 第五章 医院感染的预防和控制

92. 不能用酒精浸泡的物品是（　　）
    A. 塑料管　　　　　　　B. 体温表　　　　　　　C. 硅胶管
    D. 持物钳　　　　　　　E. 手术刀片

93. 穿隔离衣时何时开始手被污染（　　）
    A. 取隔离衣时　　　　　B. 扣领扣　　　　　　　C. 扣肩扣时
    D. 扣袖扣时　　　　　　E. 系腰带时

94. 无菌操作中取无菌溶液时不必（　　）
    A. 核对瓶签上溶液名称、浓度、有效期　　B. 检查瓶盖有无松动
    C. 检查瓶口有无裂缝　　　　　　　　　　D. 检查无菌溶液有无沉淀、混浊或变色
    E. 配药禁忌

95. 无菌包被无菌等渗盐水浸湿后应（　　）
    A. 晾干后再使用　　　　　B. 烘干后使用
    C. 立即使用完　　　　　　D. 4小时内用完
    E. 停止使用，重新灭菌

96. 由瓶内倒取无菌溶液时，标签应（　　）
    A. 清楚　　　　　　　　　B. 向下　　　　　　　　C. 贴紧掌心
    D. 醒目　　　　　　　　　E. 避开掌心

97. 消毒是指（　　）
    A. 抑制微生物生长繁殖　　　　　　B. 杀死含芽孢的细菌
    C. 使物体上无活菌存在　　　　　　D. 杀死物体上的病原微生物（不含芽孢）
    E. 杀灭物体上所有的微生物

98. 下列处理中能达到灭菌的是（　　）
    A. 将水煮沸（达100℃）后经5～10分钟
    B. 床垫、毛毯、衣服、书籍暴晒6小时
    C. 用2%碘酊在皮肤上涂擦20秒后用70%乙醇脱碘
    D. 用0.2%的过氧乙酸溶液浸泡手
    E. 2%溶液戊二醛浸泡金属器械及内镜10小时

99. 紫外线消毒空气的有效距离是（　　）
    A. ≤1 m　　　　　　　B. ≤1.5 m　　　　　　　C. ≤2 m
    D. ≤2.5 m　　　　　　E. ≤3 m

100. 为了达到消毒目的，利用日光暴晒法消毒需要（　　）
     A. 2小时　　　　　　　B. 4小时　　　　　　　C. 6小时
     D. 8小时　　　　　　　E. 10小时

101. 燃烧灭菌法用的酒精浓度是（　　）
     A. 50%　　　　　　　　B. 70%　　　　　　　　C. 75%
     D. 80%　　　　　　　　E. 95%

102. 不属于物理消毒灭菌法的是( )
    A. 压力蒸汽消毒灭菌法    B. 臭氧灯灭菌灯消毒法    C. 微波消毒灭菌法
    D. 熏蒸法    E. 过滤除菌

103. 对芽孢无杀灭作用的消毒剂是( )
    A. 环氧乙烷    B. 戊二醛    C. 0.02%含氯消毒剂
    D. 过氧乙酸    E. 甲醛

104. 在无菌容器内浸泡长度为24 cm的持物镊,消毒液的适宜高度是( )
    A. 8 cm    B. 10 cm    C. 12 cm
    D. 14 cm    E. 16 cm

105. 搪瓷治疗盘上发现有碘渍,可用哪种物质擦拭( )
    A. 过氧乙酸    B. 甲醛    C. 碘酊
    D. 新洁尔灭    E. 乙醇

106. 环氧乙烷气体密闭消毒法可用于( )
    A. 精密仪器的消毒灭菌    B. 塑料制品的消毒灭菌    C. 橡胶用物的消毒灭菌
    D. 陶瓷用物的消毒灭菌    E. 以上均对

107. 微波消毒灭菌法原理下列哪项是错的( )
    A. 微波是一种超高频电磁波    B. 是物品中的极性分子发生极化,高速运动
    C. 热效效应不需物质传导    D. 物体内外温度均匀
    E. 水是微波的弱吸收介质

108. 无菌持物钳不可用于( )
    A. 取无菌纱布    B. 取无菌器械    C. 取无菌凡士林纱条
    D. 取无菌治疗巾    E. 取乙醇棉球

109. 用紫外线消毒治疗室,错误的操作是( )
    A. 关闭门窗    B. 避免人员进入照射区
    C. 被消毒用物不可有任何遮盖    D. 消毒后开窗通风
    E. 每周用清水擦洗灯管表面的尘土1次

110. 为保证紫外线灯的照射效果下列哪项操作是错误的( )
    A. 每10m² 安装30W紫外线灯管1支    B. 灯管强度低于70 $\mu W/cm^2$ 时应予以更换
    C. 定期进行空气培养,以检查杀菌效果    D. 照射房间应保持清洁、干燥
    E. 照射时间为20分钟

111. 橡胶类物品的保养方法有( )
    A. 防热、避免变软变形    B. 避免与挥发性液体接触
    C. 避免与酸、碱接触    D. 防止与锐利用物相碰刺破
    E. 以上都是对的

112. 下列无菌用物打开后,在24小时内仍有效的物品应除外( )
    A. 铺好的无菌盘    B. 正在进行静脉输液的输液器    C. 无菌容器

D. 已启盖的无菌溶液　　　　　E. 无菌包

113. 应现用现配的消毒剂有（　　）
   A. 过氧乙酸溶液　　　　B. 碘酊　　　　　　　C. 氯已定
   D. 苯扎溴铵溶液　　　　E. 70%乙醇

114. 对金属没有腐蚀性的消毒剂有（　　）
   A. 过氧乙酸　　　　　　B. 漂白粉　　　　　　C. 苯扎溴铵溶液
   D. 碘酊　　　　　　　　E. 环氧乙烷

115. 不能与肥皂合用的消毒剂是（　　）
   A. 乙醇　　　　　　　　B. 环氧乙烷　　　　　C. 苯扎溴铵
   D. 碘附　　　　　　　　E. 漂白粉

116. 工作人员进入隔离单位以下哪项是不妥的（　　）
   A. 需戴口罩、帽子、穿隔离衣　　　　　B. 穿上隔离衣，只能在规定范围内活动
   C. 所用手表应直接放在治疗车上，便于观看　　D. 穿隔离衣前，所用的用物应备齐
   E. 每接触一个患者后应消毒双手

117. 对传染患者单位的终末处理哪项是错误的（　　）
   A. 让患者拿走脸盆、便器等用物　　　　B. 关闭门窗，打开床旁桌，用消毒液熏蒸
   C. 熏蒸后打开门窗，用消毒液擦拭家具　　D. 被套、大单应先消毒后再清洗
   E. 枕芯、被褥可用日光曝晒 6h 以上

118. 下列属清洁区的是（　　）
   A. 病区走廊　　　　　　B. 病区化验室　　　　C. 医护办公室
   D. 更衣室　　　　　　　E. 患者的浴室

119. 保护性隔离技术应用于（　　）
   A. 易感人群　　　　　　B. 传染病的带菌者　　C. 免疫力低下者
   D. 年老体弱的患者　　　E. 危重患者

120. 不需执行终末消毒的情况有（　　）
   A. 狂犬病患者死亡后　　　　　　　　　B. 中毒性肺炎患者死亡后
   C. 肝炎患者出院用过的日常用品　　　　D. 伤寒患者并发肠穿孔转外科后患者的床单位
   E. 流脑患者痊愈出院后

121. 护理传染病患者时,使用口罩的不正确方法是（　　）
   A. 用后立即取下　　　　　　　　　　　B. 取口罩时手不接触口罩的污染面
   C. 将口罩清洁面向外折叠放入口袋内　　D. 操作中口罩下滑应及时用手拉上
   E. 口罩潮湿时应立即更换

122. 使用口罩的目的不包括（　　）
   A. 防止飞沫污染患者伤口　　　　　　　B. 保护工作人员,避免互相传染
   C. 保护患者避免互相传染　　　　　　　D. 防止飞沫污染无菌用物
   E. 保护面部皮肤

123. 有关无菌持物钳的使用不正确的是（    ）
    A. 无菌持物钳应浸泡在盛有消毒液的大口容器或干燥无菌容器内
    B. 干燥无菌持物钳和容器应每4小时更换1次
    C. 取放无菌持物钳时应钳端闭合，不可触及容器边缘
    D. 无菌操作中取物品都须用无菌持物钳
    E. 到远处取物时，应将容器一起搬移，就地取出使用

124. 对芽孢无效的化学消毒剂（    ）
    A. 过氧乙酸　　　　　B. 环氧乙烷　　　　　C. 甲醛
    D. 2％碘酊　　　　　E. 乙醇

125. 现有95％乙醇500 ml，要配制70％乙醇，需加入灭菌蒸馏水（    ）
    A. 155 ml　　　　　B. 165 ml　　　　　C. 178 ml
    D. 185 ml　　　　　E. 195 ml

126. 有关使用无菌手套的叙述，不正确的是（    ）
    A. 戴无菌手套时，应先将手洗净擦干
    B. 戴手套前应核对手套外号码和灭菌日期
    C. 手套有污迹，应先用自来水冲净，再脱下浸泡
    D. 手套戴好后，两手置于腰以上、视线范围以内区域
    E. 脱手套时，将手套口翻转脱下

127. 现代化设备手术室的空气净化主要依靠（    ）
    A. 臭氧消毒　　　　B. 层流装置和高效能空气过滤器　　　C. 乳酸消毒
    D. 紫外线消毒　　　E. 甲醛消毒

128. 以下哪种疾病应执行接触隔离（    ）
    A. 中毒性菌痢　　　　B. 急性重型肝炎　　　　C. 百日咳
    D. 流行性乙型脑炎　　E. 破伤风

129. 铺无菌盘时不应（    ）
    A. 用无菌持物钳夹取治疗巾　　　B. 注意使治疗巾边缘对齐
    C. 治疗巾开口部分及两侧反折　　D. 有效期不超过6小时
    E. 避免潮湿和暴露过久

130. 关于医院感染传播途径的说法下列哪一项正确（    ）
    A. 通过污染的水和食物传播属于直接接触传播
    B. 由于输液器受污染而引起的传播属于共同媒介传播
    C. 通过污染的血液制品传播属于间接接触传播
    D. 通过动物或昆虫叮咬引起的传播属于生物媒介传播
    E. 感染源经由医护人员的手转移给易感宿主属于直接接触传播

131. 为了确保煮沸消毒的效果，下列注意事项哪一项是正确的（    ）
    A. 浸入水中部分应达物品3/4以上　　B. 玻璃制品应在水沸后放入

C. 橡胶制品应冷水时放入　　　　D. 消毒时间应从水沸后算起

E. 消毒物品可以叠放在一起

132. 患者长期使用抗生素引起抵抗力下降而造成的感染是（　　）

　　A. 交叉感染　　　　　　B. 自身感染　　　　　　C. 医源性感染

　　D. 带入传染　　　　　　E. 接触感染

133. 患者与工作人员接触而引起的感染属于（　　）

　　A. 交叉感染　　　　　　B. 自身感染　　　　　　C. 医源性感染

　　D. 带入传染　　　　　　E. 接触感染

134. 医院必须对消毒、灭菌效果定期进行监测（　　）

　　A. 使用中的消毒剂、灭菌剂：应进行生物和化学监测

　　B. 生物监测：消毒剂每季度一次，其细菌量必须 < 100cfu/ml，不得检出致病性微生物

　　C. 灭菌剂每月监测一次，不得检出任何微生物

　　D. 化学监测：应根据消毒、灭菌剂的性能定期监测

　　E. 以上都是

135. 使用中紫外线灯管的照射强度不得低于（　　）

　　A. 70 $\mu W/cm^2$　　　　B. 80 $\mu W/cm^2$　　　　C. 90 $\mu W/cm^2$

　　D. 100 $\mu W/cm^2$　　　E. 10 $\mu W/cm^2$

136. 中度危险品不包括（　　）

　　A. 体温表　　　　　　　B. 呼吸机管道　　　　　　C. 胃肠道内窥镜、气管镜

　　D. 麻醉剂管道、压舌板、喉镜　E. 腹腔镜

137. 下列属于高度危险品的是（　　）

　　A. 胃镜　　　　　　　　B. 体温表　　　　　　　　C. 便盆

　　D. 导尿管　　　　　　　E. 压舌板

138. 下列化学消毒剂中，可用于空气消毒的是（　　）

　　A. 2％戊二醛　　　　　　B. 75％乙醇　　　　　　C. 2％过氧乙酸

　　D. 3％过氧化氢　　　　　E. 0.5％氯已定

139. 下列叙述错误的是（　　）

　　A. 高度危险物品必须用灭菌方法处理　　B. 部分中度危险物品可选用中水平消毒法

　　C. 胃镜必须采用高水平消毒法　　　　　D. 低度危险物品一般可采用低水平消毒方法

　　E. 受到一般细菌污染的物品，必须选用高水平消毒方法

140. 产房要求空气中的细菌总数（　　）

　　A. ≤10 $CFU/m^3$　　　B. ≤100 $CFU/m^3$　　　C. ≤200 $CFU/m^3$

　　D. ≤500 $CFU/m^3$　　E. ≥500 $CFU/m^3$

141. 下列属于低度危险物品的是（　　）

　　A. 静脉穿刺针　　　　　B. 气管镜　　　　　　　　C. 体温表

　　D. 痰杯　　　　　　　　E. 输液器材

142. 戊二醛用于灭菌的浓度为(　　)
　　A. 1%～1.5%　　　　B. 0.5%　　　　　　C. 2%
　　D. 3%　　　　　　　E. 5%

143. 下列哪项属于Ⅳ类环境(　　)
　　A. 化验室　　　　　B. 传染病科及病房　　C. 注射室
　　D. 供应室　　　　　E. 急诊室

144. 层流洁净病房要求空气中的细菌总数(　　)
　　A. ≤10 CFU/m³　　　B. ≤100 CFU/m³　　　C. ≤200 CFU/m³
　　D. ≤500 CFU/m³　　　E. ≥500 CFU/m³

145. 下列不属于Ⅱ类环境的是(　　)
　　A. 婴儿室　　　　　B. 重症监护室　　　　C. 注射室
　　D. 产房　　　　　　E. 烧伤病房

146. 下列属于Ⅰ类环境的是(　　)
　　A. 层流洁净手术室　B. 重症监护室　　　　C. 婴儿室
　　D. 产房　　　　　　E. 普通手术室

147. 换药室要求空气中的细菌总数(　　)
　　A. ≤10 CFU/m³　　　B. ≤100 CFU/m³　　　C. ≤200 CFU/m³
　　D. ≤500 CFU/m³　　　E. ≥500 CFU/m³

148. 护士在工作中患血源性传染病的最常见的原因是(　　)
　　A. 针刺伤　　　　　B. 侵袭性操作　　　　C. 接触被污染体液
　　D. 为污染伤口换药　E. 接触被污染的衣物

149. 在传染病区中属于污染区的是(　　)
　　A. 走廊　　　　　　B. 病室　　　　　　　C. 护士站
　　D. 治疗室　　　　　E. 值班室

150. 乙型肝炎患者入院时换下的衣服应(　　)
　　A. 统一焚烧　　　　　　　　B. 包好后存放
　　C. 消毒后存放　　　　　　　D. 交给家属带回
　　E. 消毒后交给患者

151. 在隔离病区工作护士的下列行为,正确的是(　　)
　　A. 掀页撕取避污纸　　　　　B. 把口罩挂在胸前
　　C. 身着隔离衣进入治疗室　　D. 为患者翻身后用手整理口罩
　　E. 护理结核患者后立即更换口罩

152. 在乡卫生院工作的护士准备用纯乳酸对换药室进行空气消毒,换药室长、宽、高分别为4米、5米、3米。需要乳酸的量为(　　)
　　A. 3.6 ml　　　　　B. 5.8 ml　　　　　　C. 7.2 ml
　　D. 12.8 ml　　　　　E. 17.4 ml

## 第五章 医院感染的预防和控制

**153.** 在隔离过程中,错误的护理措施是( )
 A. 住双人房间　　　　　　　　　B. 护士进入病室穿隔离衣
 C. 排泄物需严格消毒处理　　　　D. 病室空气消毒每天一次
 E. 拒绝家属探视

**154.** 预防性用药应当在发生艾滋病病毒职业暴露后多久应用最好在( )
 A. 72 小时内　　　　B. 36 小时内　　　　C. 24 小时内
 D. 12 小时内　　　　E. 4 小时内

**155.** 发生梅毒职业暴露,推荐使用苄星青霉素单次肌注,用量为( )
 A. 80 万 U　　　　B. 120 万 U　　　　C. 240 万 U
 D. 360 万 U　　　　E. 480 万 U

**156.** 发生乙肝病毒职业暴露,HBsAb 达到多少时,不需要特殊处理( )
 A. ≥5 IU/mL　　　　B. ≥10 IU/mL　　　　C. ≥50 IU/mL
 D. ≥100 IU/mL　　　E. ≥150 IU/mL

**157.** 艾滋病预防性用药应在艾滋病职业暴露后尽早开始,最好在 4 小时内实施,最迟不得超过( )
 A. 12 小时　　　　B. 12 小时　　　　C. 24 小时
 D. 36 小时　　　　E. 48 小时

**二、A₂ 型题**(每道考题是以一个小案例的形式出现的,其下有 A、B、C、D、E 五个备选答案,请从中选择一个最佳答案。)

**158.** 患者,男,39 岁。大面积Ⅲ度烧伤入院。对其所住的病室进行空气消毒的最佳方法是( )
 A. 臭氧灭菌灯消毒　　　B. 消毒液喷雾　　　C. 开窗通风
 D. 食醋熏蒸　　　　　　E. 过滤除菌

**159.** 30 岁男性,手术中输了医院提供的血液,输血后 30 天出现肝区疼痛,转氨酶升高,HBsAg 阳性,其传染来源是( )
 A. 医生　　　　B. 患者　　　　C. 手术器械
 D. 血液　　　　E. 病原体携带者

**160.** 陈先生,28 岁,去南方出差,当晚食用大排档小吃后出现高热,腹泻,诊断为细菌性痢疾,对其应采取的隔离措施是( )
 A. 严密隔离　　　B. 消化道隔离　　　C. 昆虫隔离
 D. 接触隔离　　　E. 保护性隔离

**161.** 患者女性,38 岁,因"乙型肝炎"入院,其餐具的消毒可选择( )
 A. 电离辐射灭菌法　　　B. 微波消毒法　　　C. 日光暴晒法
 D. 臭氧灭菌灯消毒法　　E. 过滤除菌法

**162.** 患者男性,50 岁,住感染病区,使用避污纸的正确方法是( )
 A. 掀页撕取　　　B. 戴手套后抓取　　　C. 用镊子夹取
 D. 随便撕取　　　E. 从页面中间抓取

163. 患者男性,45岁,诊断为"乙型肝炎",护士应告诉患者属于污染区的是( )
    A. 病室        B. 值班室        C. 医护办公室
    D. 化验室      E. 配膳室

164. 患者男性,40岁,因"支气管哮喘"入院,现病愈出院,其床垫的消毒可采用( )
    A. 干烤法      B. 日光暴晒法    C. 浸泡消毒法
    D. 微波消毒法  E. 压力蒸汽灭菌消毒

165. 患者男性,36岁,诊断为"细菌性痢疾",住感染病区,护士应告诉患者属于清洁区的是( )
    A. 病房        B. 浴室          C. 值班室
    D. 化验室      E. 医护办公室

166. 患者女性,45岁,上腹部不适,医嘱胃镜检查,胃镜消毒宜选用的化学消毒法是( )
    A. 浸泡法      B. 擦拭法        C. 喷雾法
    D. 熏蒸法      E. 干粉搅拌法

167. 患者女性,40岁,甲型肝炎痊愈出院,护士应对其所用的票证和钱币进行消毒,合适的方法是( )
    A. 液氯喷洒    B. 微波消毒      C. 过滤除菌
    D. 过氧乙酸擦拭 E. 压力蒸汽灭菌

168. 患儿男,6岁,因水痘入院,护士告知其家长隔离区域的划分,属于半污染区的是( )
    A. 药房        B. 治疗室        C. 配膳室
    D. 患者浴室    E. 病区内走廊

169. 患者女性,43岁,诊断为"细菌性痢疾"收住入院。患者的餐具、便器常用的消毒方法是( )
    A. 压力蒸汽灭菌 B. 消毒剂擦拭    C. 紫外线消毒
    D. 消毒液浸泡  E. 日光暴晒

170. 患者女性,23岁,诊断为"甲型肝炎"收住入院。护士护理患者穿过的隔离衣,被视为清洁部位的是( )
    A. 衣领        B. 袖口          C. 腰部以上
    D. 腰部以下    E. 胸部以上

171. 患者男性,50岁,诊断为"直肠癌",现手术后2周。患者拟行化疗,选择经周围静脉的中心静脉穿刺(PICC)。一次性PICC穿刺包的消毒灭菌宜选择( )
    A. 煮沸消毒法          B. 紫外线消毒法
    C. 微波消毒灭菌法      D. 高效化学消毒剂浸泡法
    E. 环氧乙烷气体密闭消毒灭菌法

172. 患者男性,40岁,在出差途中,不幸患肝炎住院,他需将自己的生病情况告知家人,信在寄出之前应先( )
    A. 用甲醛熏蒸  B. 高压蒸汽灭菌  C. 用氯胺液喷雾
    D. 用紫外线照射 E. 过氧乙酸擦拭

173. 患者男性,19岁,左下肢外伤后,未得到正确处理,而导致破伤风,为该患者左下肢伤口更

换敷料后,其敷料处理方法是( )
A. 丢入污物桶后再集中处理　　　　B. 过氧乙酸浸泡后清洗
C. 高压灭菌后再清洗　　　　　　　　D. 日光下暴晒后清洗
E. 送焚烧炉焚烧

174. 某护士在传染病区工作,做了如下工作.其中违反了隔离原则的做法是( )
A. 脚垫要用消毒液浸湿　　　　　　B. 隔离单位的标记要醒目
C. 穿隔离衣后不进入治疗室　　　　D. 使用过的物品冲洗后立即消毒
E. 患者用过的物品不放于清洁区

175. 患者男性,因感染性腹泻入院,护士在接过患者递过的体温计时,使用避污纸.取用的正确方法是( )
A. 掀页撕取　　　　B. 由别人代递　　　　C. 在页面抓取
D. 须掀起页面再抓取　　E. 随便撕取,无影响

176. 患者男性,45岁,诊断为"乙型肝炎",住感染病区.护士应告诉患者属于半污染区的是( )
A. 病房　　　　　　B. 浴室　　　　　　　C. 值班室
D. 配膳室　　　　　E. 医护办公室

177. 患者,男,26岁,左下肢发生气性坏疽,其换下的敷料应( )
A. 紫外线消毒　　　B. 高压蒸汽灭菌　　　C. 过氧乙酸浸泡
D. 焚烧　　　　　　E. 甲醛熏蒸

178. 去外地学习半年的小李,回来后发现了走时留下的带血的内衣,请帮她选用溶液去除血渍( )
A. 乙醇　　　　　　B. 稀氨溶液　　　　　C. 维生素C溶液
D. 过氧乙酸溶液　　E. 过氧化氢溶液

179. 护士小张配制洗胃液时,不慎使衣服上沾上了高锰酸钾,去除此污渍宜用( )
A. 乙醇　　　　　　B. 稀氨溶液　　　　　C. 维生素C溶液
D. 草酸溶液　　　　E. 苯扎溴铵溶液

180. 护士小郭在进行戴无菌手套的练习,教师应予纠正的步骤是( )
A. 先洗手、再戴口罩和帽子　　　　B. 核对标签上的手套号码和灭菌日期
C. 戴手套的手持另一手套的内面戴好　　D. 戴手套的双手置腰部水平以上
E. 脱手套时,将手套反转脱下

181. 建筑工人王师傅,脚被锈钉扎伤,继而发热、抽搐、牙关紧闭呈苦笑脸,诊断为破伤风,应施行( )
A. 接触隔离　　　　B. 昆虫隔离　　　　　C. 呼吸道隔离
D. 肠道隔离　　　　E. 保护性隔离

182. 王先生,乙肝患者,其看过的快报宜采取消毒方法是( )
A. 燃烧法　　　　　B. 高压蒸汽灭菌法　　C. 喷雾法
D. 熏蒸法　　　　　E. 擦拭法

183. 王大爷,伤寒患者,护士用平车护送其摄片,正确的方法是( )
   A. 协助患者躺在平车上、再盖上一条清洁大单
   B. 铺清洁大单于平车上、再将患者移至平车上
   C. 将患者床单铺在平车上、再协助患者上平车
   D. 患者更换清洁衣裤后、再躺于平车上
   E. 患者穿好衣服后接受喷雾消毒再协助其上平车

184. 王先生诊断为艾滋病,现需要吸痰,你认为护士小郭的做法哪项错误( )
   A. 吸痰前洗手、穿好隔离衣
   B. 吸痰前戴好护目镜
   C. 不与其他患者共用中心吸引系统
   D. 吸痰后吸痰管误落地上,立即进行地面的清洁处理
   E. 用过的吸痰管及纱布装入高危品袋中焚烧

185. 患儿,陈某因确诊流脑转入传染病房,其原住病房需用食醋空气消毒,病房高 4 m、宽 4 m、长 5 m,食醋用量是( )
   A. 50 ml     B. 100 ml     C. 200 ml
   D. 300 ml    E. 400 ml

186. 王女士患肺结核在家疗养,但痰中仍疑有结核菌,对其痰液最简便有效的处理方法为( )
   A. 用锅煮沸   B. 深埋        C. 焚烧
   D. 酒精浸泡   E. 洗涤剂浸泡

187. 女性,36 岁,阴道黏膜不慎损伤感染,护士在配制伤口冲洗液需将 5%新洁尔灭 10 ml 加蒸馏水至( )
   A. 1250 ml   B. 1000 ml    C. 750 ml
   D. 500 ml    E. 250 ml

188. 患者张某,大面积烧伤,对该患者应采取( )
   A. 严密隔离   B. 消化道隔离  C. 呼吸道隔离
   D. 保护性隔离 E. 接触性隔离

189. 李护士在为乙肝患者抽血时不慎被染有患者血液的注射器针头刺伤,注射乙肝免疫高价球蛋白的时限为( )
   A. 8 小时内   B. 12 小时内   C. 24 小时内
   D. 36 小时内  E. 48 小时内

三、A₃ 型题(提供一个案例,下设若干道考题。在每道考题下面的 A、B、C、D、E 五个备选答案中选择一个最佳答案。)

(190~191 题共用题干)

张女士,32 岁,因畏寒、发热、厌油、恶心呕吐、食欲不振、乏力就诊,诊断为甲型肝炎,收入院治疗。

190. 该患者应采用哪种隔离（　　）
    A. 严密隔离　　　　　　　　B. 消化道隔离　　　　　　　C. 呼吸道隔离
    D. 接触性隔离　　　　　　　E. 保护性隔离

191. 患者采取的隔离措施哪项不妥（　　）
    A. 不同病种患者应分室居住　　　　B. 密切接触患者时须穿隔离衣
    C. 病室应有防蝇设备　　　　　　　D. 不同病种患者书报可借阅
    E. 不同病种患者的食品不可交换

（192～195题共用题干）
马大爷，67岁，几天来出现腹痛、频繁腹泻、排黏液脓血便、里急后重、体温高达41℃，初步诊断为细菌性痢疾，收入传染病区。

192. 对马大爷采取的隔离措施，不正确的是（　　）
    A. 与甲型肝炎患者同住一室　　　　B. 病室应有防蝇设备
    C. 病床应加隔离标记　　　　　　　D. 患者之间不能互换物品
    E. 可以共用便器

193. 护士小张为马大爷静脉输液，她用过的隔离衣，清洁面应是（　　）
    A. 衣的内面和衣领　　　　B. 衣的肩部　　　　C. 腰以上的部分
    D. 腰以下的部分　　　　　E. 背部

194. 护士小赵去护理马大爷同屋的孙先生，恰遇马大爷的手表掉落地上，小赵想使用避污纸帮马大爷捡起手表，她怎样使用避污纸才正确（　　）
    A. 掀页撕取　　　　　　　B. 经他人传递　　　　C. 从页面抓取
    D. 用镊子夹取　　　　　　E. 戴手套后拿取

195. 马大爷病愈出院，护士小赵为其做终末消毒处理，错误的操作是（　　）
    A. 病室用1%的过氧乙酸溶液熏蒸　　　　B. 地面用2000mg/L含氯消毒剂喷洒
    C. 床及桌椅用0.2%过氧乙酸溶液擦拭　　D. 被服类消毒后送洗衣房清洗
    E. 血压计及听诊器用微波消毒法消毒

（196～200题共用题干）
患者男性，30岁，诊断为"肺结核"。

196. 护士对其病室空气消毒时，正确的方法是（　　）
    A. 2%过氧乙酸喷洒　　　　B. 食醋熏蒸　　　　C. 臭氧灭菌灯
    D. 开窗通风　　　　　　　E. 甲醛熏蒸

197. 患者使用的体温计应每日消毒，正确的方法是（　　）
    A. 煮沸消毒　　　　　　　B. 2%碘酊擦拭　　　　C. 70%乙醇浸泡
    D. 0.1%氯己定浸泡　　　　E. 微波消毒

198. 入院指导时告知患者，病区的清洁区是（　　）
    A. 医护办公室　　　　　　B. 配膳室　　　　　　C. 病区走廊
    D. 化验室　　　　　　　　E. 患者浴室

199. 对该患者护士应给予的隔离措施是（　　）
 A. 严密隔离　　　　B. 一般隔离　　　　　C. 呼吸道隔离
 D. 接触隔离　　　　E. 昆虫隔离

200. 关于疾病防治,护士的正确操作除外（　　）
 A. 患者痰液用漂白粉搅拌,静置 2 小时后倒掉
 B. 在病室不与患者直接接触时,护士可不戴口罩
 C. 病室每日用紫外线进行空气消毒
 D. 密切观察患者出院后有无不良反应
 E. 给予异烟肼、链霉素治疗

(201～202 题共用题干)
　　患者男性,25 岁,诊断为"甲型肝炎"收住入院。

201. 消毒患者的餐具、便器常用的方法是（　　）
 A. 臭氧灭菌灯消毒　　B. 消毒剂擦拭　　　　C. 冷灭菌
 D. 消毒液浸泡　　　　E. 日光暴晒

202. 护理患者时穿过的隔离衣,被视为"清洁"部位的是（　　）
 A. 衣服的内面　　　　B. 袖口　　　　　　　C. 腰部以上
 D. 腰部以下　　　　　E. 胸部以上

(203～204 题共用题干)
　　患者女性,59 岁,诊断为"乙型肝炎"。

203. 用漂白粉消毒患者粪便,正确的方法是（　　）
 A. 粪便 5 份加漂白粉 2 份,搅拌后放置 1 小时
 B. 粪便 5 份加漂白粉 1 份,搅拌后放置 1 小时
 C. 粪便 5 份加漂白粉 2 份,搅拌后放置 30 分钟
 D. 粪便 5 份加漂白粉 1 份,搅拌后放置 3 小时
 E. 粪便 5 份加漂白粉 2 份,搅拌后放置 2 小时

204. 消毒患者的工作证,正确的方法是（　　）
 A. 0.5% 含氯消毒液喷洒,30 分钟　　　B. 0.05% 含氯消毒液喷洒,60 分钟
 C. 0.02% 含氯消毒液浸泡,30 分钟　　　D. 0.02% 含氯消毒液擦拭,30 分钟
 E. 0.2% 含氯消毒液擦拭,30 分钟

(205～206 题共用题干)
　　张先生,28 岁,5 天前脚趾被玻璃划伤,近两天发热、厌食、说话受限、咀嚼困难、呈苦笑面容,急诊入院。

205. 接诊护士应施行（　　）
 A. 严密隔离　　　　B. 消化道隔离　　　　C. 呼吸道隔离
 D. 接触性隔离　　　E. 保护性隔离

206. 患者经过治疗痊愈出院,其使用过的被服,正确的处置是（　　）
 A. 先消毒,后清洗　　B. 先清洗,后消毒　　　C. 先灭菌,再清洗

D. 先清洗,再放日光下暴晒  E. 先放日光下暴晒,然后清洗

(207~208题共用题干)

刘护士用紫外线灯为病室进行空气消毒。

207. 消毒前,刘护士发现紫外线灯管积聚大量灰尘,应用下列哪种棉球擦拭灯管( )
　　A. 无水乙醇棉球　　　　B. 75%乙醇棉球　　　　C. 生理盐水棉球
　　D. 次氯酸钠棉球　　　　E. 碘伏棉球

208. 该病室湿度为70%,为保证良好的消毒效果,刘护士应( )
　　A. 更换紫外线灯管　　　B. 延长消毒时间　　　　C. 缩短消毒时间
　　D. 降低室内温度　　　　E. 增高室内温度

(209~211题共用题干)

患者,男性,36岁,胃大部分切除术后第1天,护士查看切口发现有少量渗血,患者为艾滋病毒感染2年。

209. 护士对该患者的护理措施,正确的是( )
　　A. 禁止陪护及探视　　　　　　　B. 告诉其他患者不要同该患者交谈
　　C. 在患者床头贴隔离标识　　　　D. 告知患者应履行"防止感染他人的义务"
　　E. 向患者询问感染的原因并行道德宣教

210. 护士更换被血液污染的床单时应注意( )
　　A. 只要手不接触血液,可不戴手套　　B. 血液污染面积少时,可不戴手套
　　C. 戴手套操作,脱手套后认真洗手　　D. 铺干净床单时可不需要戴手套
　　E. 只要操作时戴手套,操作后不需洗手

211. 对于采血后注射器的处理,最合适的方法是( )
　　A. 毁形　　　　　　　　B. 分离针头　　　　　　C. 回套针帽
　　D. 直接丢弃入病区垃圾箱　　E. 置入锐器盒

(212~214题共用题干)

某护士在临床带教老师的指导下,正在进行无菌技术操作,其任务是铺无菌盘及戴消毒手套。

212. 无菌包打开后,未用完的无菌物品,按原折痕包好,注明开包日期及时间,其有效期为( )
　　A. 4小时　　　　　　　B. 8小时　　　　　　　C. 12小时
　　D. 24小时　　　　　　E. 48小时

213. 铺好的无菌盘有效期不得超过( )
　　A. 4小时　　　　　　　B. 8小时　　　　　　　C. 12小时
　　D. 24小时　　　　　　E. 48小时

214. 戴无菌手套时,错误的一项是( )
　　A. 洗手,剪指甲,戴口罩　　　　　　B 核对手套号码、灭菌日期及包装
　　C. 未戴手套的手持手套的反折部分取出手套　　D. 戴上手套的手持手套的内面取出手套
　　E. 戴好手套后,双手置于胸前

(215～217题共用题干)

患者男,42岁,因剧烈腹泻来诊。根据临床症状和查体结果,高度怀疑为霍乱,正在等待实验室检查结果以确认诊断。

215. 此时,对患者的正确的处置方法是( )
　　A. 在指定场所单独隔离　　　　B. 在留下联系电话后要求其回家等通知
　　C. 在医院门诊等待结果　　　　D. 收住入本院消化科病房
　　E. 要求患者尽快自行前往市疾控中心确诊

216. 该患者经检查确诊为霍乱,予以隔离治疗,护士应告知其家属,患者的隔离期限是( )
　　A. 以临床症状消失为准　　　　B. 根据医学检查结果确定
　　C. 由当地人民政府决定　　　　D. 由隔离场所的负责人确定
　　E. 由公安机关决定

217. 该患者治疗无效不幸死亡,应将其尸体立即进行卫生处理并( )
　　A. 由患者家属自行处理　　　　B. 送回患者家乡火化
　　C. 按规定深埋　　　　　　　　D. 石灰池掩埋
　　E. 就近火化

**四、B型题**(提供若干组考题,每组考题共用在考题前列出的A、B、C、D、E五个备选答案,请从中选择一个与问题关系最密切的答案。某个备选答案可以被选择一次、多次或不被选择。)

(218～222题共用备选答案)
　　A. 碘酊　　　　　　　　B. 过氧乙酸　　　　　　　C. 戊二醛
　　D. 漂白粉　　　　　　　E. 乙醇

218. 0.2%可用于手消毒的是( )

219. 可用于胃镜消毒的是( )

220. 皮肤消毒和一般皮肤感染可采用的是( )

221. 属于中效消毒剂,可用于皮肤消毒的是( )

222. 干粉可用于消毒排泄物的是( )

(223～225题共用备选答案)
　　A. 0.12 ml/m³　　　　　　B. 5～10 ml/m³　　　　　　C. 8 ml/m³
　　D. 12 ml/m³　　　　　　　E. 15 ml/m³

223. 消毒空气时,需2%过氧乙酸( )

224. 消毒空气时,需纯乳酸( )

225. 消毒空气时,需食醋( )

(226～230题共用备选答案)
　　A. 4小时　　　　　　　　B. 24小时　　　　　　　　C. 7天
　　D. 14天　　　　　　　　　E. 3天

226. 未打开的无菌包可保存( )

227. 无菌盘铺好后未使用可保存( )

228. 无菌溶液第一次打开使用后可保存( )

# 第五章 医院感染的预防和控制

229. 无菌包第一次打开后可保存（　　）
230. 一次性口罩可使用（　　）

（231～233题共用备选答案）
A. 70%乙醇　　　　　　B. 0.1%过氧乙酸　　　　C. 0.5%碘伏
D. 2%戊二醛　　　　　　E. 3%过氧化氢

231. 可用于消毒体温计的是（　　）
232. 可用于术前刷手的是（　　）
233. 用于浸泡金属器械时需加亚硝酸钠防锈的是（　　）

**五、X型题**（每一道题下面有A、B、C、D、E五个备选答案，请从中选择所有正确答案。）

234. 外源性感染是指（　　）
    A. 患者与患者之间的直接感染　　　　B. 由患者自身携带的病原体引起
    C. 通过水、空气间接感染　　　　　　D. 患者与医务人员之间的直接感染
    E. 通过医疗器械间接感染

235. 煮沸消毒时，水中加入2%碳酸氢钠的目的是（　　）
    A. 增强穿透能力　　　　B. 提高沸点　　　　　C. 增强杀菌作用
    D. 去污防锈　　　　　　E. 防止物品变形

236. 环氧乙烷气体密闭消毒法可用于（　　）
    A. 精密仪器的消毒灭菌　　B. 塑料制品的消毒灭菌　　C. 橡胶用物的消毒灭菌
    D. 陶瓷用物的消毒灭菌　　E. 书籍的消毒灭菌

237. 微波消毒灭菌法原理（　　）
    A. 微波是一种超高频电磁波
    B. 是物品中的极性分子发生极化，高速运动
    C. 微波无法穿透金属面，不能用金属容器盛放消毒物品
    D. 物体内外温度均匀
    E. 水是微波的弱吸收介质

238. 隔离技术应用于（　　）
    A. 易感人群　　　　　　B. 传染病的带菌者　　　C. 免疫力低下者
    D. 年老体弱的患者　　　E. 危重患者

239. 无菌包外标签应注明（　　）
    A. 物品名称　　　　　　B. 灭菌日期　　　　　　C. 打包者姓名
    D. 灭菌效果　　　　　　E. 失效时间

240. 预防医院感染的措施有（　　）
    A. 监测　　　　　　　　B. 隔离　　　　　　　　C. 无菌技术
    D. 消毒灭菌　　　　　　E. 合理使用抗生素

241. 常用的高效消毒剂有（　　）
    A. 碘伏　　　　　　　　B. 75%乙醇　　　　　　C. 2%戊二醛

D. 过氧乙酸　　　　　　E. 含氯消毒剂

242. 保护性隔离主要适用于(　　)
    A. 新生儿　　　　　　　　B. 住院患者
    C. 门诊患者　　　　　　　D. 骨髓移植患者
    E. 使用免疫抑制剂的患者

243. 关于医院感染的概念正确的是(　　)
    A. 医院感染就是医院交叉感染
    B. 医院感染研究的主要对象是住院患者
    C. 医院感染不包括患者入院前已获得的感染
    D. 医院感染分为外源性感染和内源性感染两大类
    E. 医院感染不包括患者入院时已处于潜伏期的感染

244. 医疗卫生机构应当对艾滋病病毒职业暴露情况进行登记,登记的内容包括(　　)
    A. 艾滋病病毒职业暴露发生的时间、地点及经过
    B. 暴露方式
    C. 暴露的具体部位及损伤程度
    D. 暴露源种类和含有艾滋病病毒的情况
    E. 处理方法及处理经过

245. 艾滋病病毒职业暴露是指医务人员从事诊疗、护理等工作过程中出现哪几种意外,有可能被艾滋病病毒感染的情况(　　)
    A. 艾滋病病毒感染者或者艾滋病患者的血液污染了皮肤或者黏膜
    B. 艾滋病病毒感染者或者艾滋病患者的体液污染了皮肤或者黏膜
    C. 被含有艾滋病病毒的血液污染了的针头及其他锐器刺破皮肤
    D. 被含有艾滋病病毒的体液污染了的针头及其他锐器刺破皮肤
    E. 接触了艾滋病感染患者

246. 为防针刺伤,正确的做法是(　　)
    A. 使用后的锐器直接放入耐刺、防渗漏的利器盒
    B. 利用针头处理设备进行安全处置
    C. 使用具有安全性能的注射器、输液器等医用锐器,以防刺伤
    D. 将针套套回针头,以防扎伤别人
    E. 同其他医疗废物一同放于双层黄色垃圾袋内

247. 医务人员发生艾滋病病毒职业暴露后,以下做法正确的是(　　)
    A. 立即用肥皂液和流动水清洗污染的皮肤
    B. 用生理盐水冲洗黏膜
    C. 进行伤口的局部挤压。
    D. 如有伤口,应当在伤口旁端轻轻挤压,尽可能挤出损伤处的血液,可再用肥皂液和流动水进行冲洗
    E. 以上都正确

# 第五章  医院感染的预防和控制

248. 医务人员发生艾滋病病毒职业暴露后,如有伤口,以下做法正确的是(　　)
   A. 应当在伤口旁端轻轻挤压,尽可能挤出损伤处的血液,可再用肥皂液和流动水进行冲洗
   B. 进行伤口的局部挤压。
   C. 受伤部位的伤口冲洗后,应当用消毒液,如:75%酒精或者0.5%碘伏进行消毒,并包扎伤口
   D. 被暴露的黏膜,应当反复用生理盐水冲洗干净
   E. 以上都对

249. 艾滋病病毒职业暴露级别分为三级,发生以下情形时,确定为一级暴露(　　)
   A. 暴露源为体液、血液或者含有体液、血液的医疗器械、物品
   B. 暴露类型为暴露源沾染了有损伤的皮肤或者黏膜,暴露量小且暴露时间较短
   C. 暴露类型为暴露源沾染了有损伤的皮肤或者黏膜,暴露量大且暴露时间较长
   D. 暴露类型为暴露源刺伤或者割伤皮肤,但损伤程度较轻,为表皮擦伤或者针刺伤
   E. 以上都对

250. 艾滋病暴露源的病毒载量水平分为那三种类型(　　)
   A. 轻度　　　　　　　　B. 中度　　　　　　　　C. 重度
   D. 暴露源不明　　　　　E. 以上都对

251. 以下哪种情况下不需要使用强化用药程序(　　)
   A. 发生一级暴露且暴露源的病毒载量水平为轻度时
   B. 发生一级暴露且暴露源的病毒载量水平为重度
   C. 发生二级暴露且暴露源的病毒载量水平为轻度时
   D. 发生二级暴露且暴露源的病毒载量水平为重度或者发生三级暴露且暴露源的病毒载量水平为轻度或者重度时
   E. 暴露源的病毒载量水平不明时

252. 医务人员发生艾滋病病毒职业暴露后,应对其进行随访,随访的时间为职业暴露后(　　)
   A. 第4周　　　　　　　B. 第6周　　　　　　　C. 第8周
   D. 第12周　　　　　　 E. 6个月

253. 医务人员发生乙肝病毒职业暴露后,应对其进行随访,随访的时间为职业暴露后(　　)
   A. 第4周　　　　　　　B. 第6周　　　　　　　C. 第8周
   D. 第12周　　　　　　 E. 6个月

254. 医务人员发生丙肝病毒职业暴露后,应对其进行随访,随访的时间为职业暴露后(　　)
   A. 第4周　　　　　　　B. 第6周　　　　　　　C. 第8周
   D. 第12周　　　　　　 E. 6个月

255. 医务人员发生梅毒职业暴露后,应对其进行随访,随访的时间为职业暴露后(　　)
   A. 第4周　　　　　　　B. 第6周　　　　　　　C. 第8周
   D. 第12周　　　　　　 E. 6个月时

256. 医务人员发生职业暴露后预防及处理流程包括（　　）
    A. 报告科室负责人　　　　　　B. 报告医院感染管理部门
    C. 主管部门尽快评估职业暴露情况　　D. 填写职业暴露个案登记表
    E. 最好 4 小时内采取预防措施

257. 暴露源患者 HBsAg(＋)时对暴露者的处理（　　）
    A. 暴露者抗-HBs 阳性,不必特殊处理
    B. 暴露者抗-HBs 阴性,立即注射乙肝免疫球蛋白 200～400 U,并同时不同部位注射乙肝疫苗(20μg),1 个月、6 个月分别复查第二针、第三针
    C. 暴露者抗-HBs 阴性,暴露后 3 个月、6 个月检查 HBsAg、抗-HBs、肝功
    D. 暴露者抗-HBs 不详,按照抗-HBs 阴性处理
    E. 暴露者抗-HBs 不详时,不必特殊处理

第五章 医院感染的预防和控制

## 参考答案

| | | |
|---|---|---|
| 1—5. AAB*DA | 6—10. BBB*DD | 11—15. D*CCC*D* |
| 16—20. DACBB* | 21—25. BCD*BE | 26—30. C*DB*E |
| 30—35. DECCCD | 36—40. BC*ABD | 41—45. ACADD |
| 46—50. BCCED | 51—55. DCEDA | 56—60. DCBED |
| 61—65. C*DAAC | 66—70. B*DCD*B | 71—75. BACAA* |
| 76—80. DCBB*C | 81—85. C*CDBD | 86—90. CDD*CC |
| 91—95. BC*DEE* | 96—100. C*DECC | 101—105. EDCC*E |
| 106—110. EEC*EE | 111—115. EA*AEC | 116—120. CADCB* |
| 121—125. DEDE*C* | 126—130. CBE*DD | 131—135. DBAEA |
| 136—140. E*D*CEC | 141—145. D*CBAC | 146—150. ADABC |
| 151—155. ECAEC | 156—160. BCEDB | 161—165. B*EA*BC |
| 166—170. A*B*E*D*A* | 171—175. E*AEDC | 176—180. E*DE*C*C |
| 181—185. AD*BD*E* | 186—190. C*B*DCB | 191—195. DEACE |
| 196—200. C*CBC*B* | 201—205. D*ADED* | 206—210. CABC*C* |
| 211—215. E*DADA | 216—220. BEBCA | 221—225. EDCAB |
| 226—230. CABBA | 231—233. ACD | 234. ACDE |
| 235. BCD | 236. ABCDE | 237. ABCD |
| 238. ABC | 239. ABC | 240. ABCDE |
| 241. CDE | 242. ADE | 243. BCDE |
| 244. ABCDE | 245. ABCD | 246. ABC |
| 247. ABD | 248. ACD | 249. AB |
| 250. ACD | 251. ABCE | 252. ACDE |
| 253. DE | 254. ADE | 255. DE |
| 256. ABCD | 257. ABCD | |

## 部分题解

3. 自身感染又称内源性感染,指感染源是寄居在患者自己体内的正常菌群或条件致病菌,通常情况下是不致病的,但当人的免疫力低下时或正常菌群发生移位时就可能发生感染。

8. 紫外线穿透力差,不能穿透固体和液体,只能穿透气体(空气),消毒物品时应将物品摊开或挂起,并定时翻动,以达到消毒效果。

11. 此题考查微波消毒灭菌法的注意事项,微波因无法穿透金属,而且碰到金属时炉内壁会发生打火现象,故不能使用。

14. 医院内感染的主要影响因素之一是抗生素的滥用,使患者体内菌群失调,耐药菌株增加,致使病程延长,感染机会增多,而不是新型抗生素的开发和应用。

15. 这是一个综合性的计算题,首先要知道2%过氧乙酸用于空气消毒时的常用剂量为8ml/m³,接着先算出整个房间的体积为5m×4m×3m＝60m³,再用8乘以60得480,即为所需使用的过氧乙酸的量。

20. 这一题主要考查燃烧法的适用范围,仅在急用时某些金属器械选用燃烧消毒灭菌,不宜作常规消毒灭菌,贵重器械或锐利刀剪禁用此法灭菌,以免器械被损坏或锋刃变钝。

23. 这道题主要考干热灭菌法的适用范围,干热灭菌法适于高温下不变质、不损坏、不蒸发而不耐湿的物品。橡胶类物品在高温下易损坏变质,不宜采用干热灭菌法。

26. 这道题主要考化学消毒剂的使用注意事项,有一部分化学消毒剂对金属有腐蚀性,如碘酊、碘伏、过氧乙酸、含氯消毒剂(常用的有液氯、漂白粉、二氧化氯等)苯扎溴铵、过氧化氢,这些均不能用于金属器械的浸泡消毒。

28. 高温下不损坏、不变质、不蒸发的物品,如粉剂、油剂、膏剂适用于干烤灭菌,而压力蒸汽灭菌法的蒸汽不易穿透以上物品,不能用于油剂、粉剂的消毒。

37. 乙醇易使硅胶管老化、变形,加之乙醇不能杀灭芽孢,属中效消毒剂,硅胶管消毒灭菌不能使用乙醇浸泡。

61. 取无菌溶液,应先核对瓶签上溶液的名称、剂量、浓度和有效期,以确定是正确的溶液,再检查瓶盖、瓶体及溶液的质量。

66. 传染患者出院时,个人用品包括衣服鞋袜、书报以及用过的钱币包等均须消毒后才能带走。

69. 这一题主要是要区分卫生洗手法和外科手消毒法的不同,卫生洗手法洗手时,肘关节高于腕关节,用流水从上至下,从腕向指尖冲洗,以防止浸湿衣袖。而外科手消毒时先洗手后消毒,洗手时先洗双手再前臂及上臂下 1/3,用流水冲洗时是从指尖到腕,腕关节高于肘关节。

75. 隔离区域按传染患者所接触的环境划分为清洁区、半污染区、污染区。凡有可能被病原微生物污染的区域称为半污染区,如医护办公室、化验室、病区内走廊等。

79. 利用稀释前后所含的溶质苯扎溴铵(新洁尔灭)不变的原理,现有 5% 苯扎溴铵 10 ml 可配制出 0.1% 的消毒液为:5%×10÷0.1%=500 ml。

81. 这一题主要考查是否掌握了常见传染病的隔离种类以及不同隔离种类患者的病室安置,除了肠道隔离(消化道隔离)外,同一隔离种类不同病原体患者不可同居一室,肠道隔离不同病原体患者最好分室居住,同居一室时须做好床边隔离。肠道隔离适用于由患者的排泄物直接或间接污染了食物、食具、水源并经口传播的疾病,如伤寒、甲型肝炎、戊型肝炎、细菌性痢疾等。

88. 水的沸点受气压影响,海拔高的地区气压低,水的沸点也低,应适当延长煮沸时间,海拔每增高 300 m,延长煮沸时间 2 分钟。

92. 酒精易使硅胶管老化、变形,故硅胶管不宜选用酒精浸泡。

95. 无菌技术操作原则中指出无菌包受潮应重新灭菌,无菌包受潮或浸湿后(即使是被无菌生理盐水浸湿),无菌包外的微生物易透过潮湿的包布浸入包内,污染包内的无菌物品,应停止使用,重新灭菌。

96. 由瓶内倒取无菌溶液时,标签应贴向掌心,以避免溶液沾湿瓶签,使瓶签受潮后模糊而不利于核对和再次使用。

104. 这一题主要考查无菌持物钳的存放方法,湿式保存时,无菌容器内的消毒液应浸没镊子长度的 1/2 或钳轴节上 2~3cm。

108. 无菌持物钳不能用于夹取凡士林之类的油纱布,防止因油粘于钳端而影响消毒效果。

## 第五章　医院感染的预防和控制

112. 无菌用物打开后,正在进行静脉输液的输液器、无菌容器、已启盖的无菌溶液、无菌包,在未被污染的情况下,有效期为24小时,铺好的无菌盘,则在4小时内有效。
120. 本题主要考查终末消毒的对象,终末消毒是针对医院内的患有传染性疾病的患者出院、转科、转院或死亡后对其所住病室、所用的物品及医疗器械进行的消毒,要决定是否需要执行终末消毒首先要看这个患者是否患有传染性疾病。
124. 这道题主要考查考生对化学消毒剂的分类及常用化学消毒剂的效力的掌握情况,化学消毒剂分为灭菌剂、高效消毒剂、中效消毒剂、低效消毒剂4类,其中只有灭菌剂和高效消毒剂能杀灭细菌芽孢。常用的灭菌剂为甲醛、戊二醛、环氧乙烷、过氧乙酸等,高效消毒剂为过氧化氢、高浓度的含氯消毒剂、高浓度的碘等。乙醇属中效消毒剂,对细菌芽孢无效。
125. 这种计算题主要利用溶液稀释前后所含的溶质不变的原理,先算出可配制70%乙醇多少毫升:$95\% \times 500 \div 70\% \approx 678(ml)$,然后减去原有的95%乙醇量即为所要加入的蒸馏水量:$678-500=178(ml)$,答案即选C。
128. 接触隔离适用于经体表或伤口直接或间接接触而感染的疾病,如破伤风、气性坏疽等。
136. 中度危险品是指物品和器材仅和破损的皮肤、黏膜相接触,而不进入无菌组织内。如压舌板、体温计、喉镜、气管镜、呼吸机管道、胃肠道内窥镜、麻醉剂管道、子宫帽、避孕环等。腹腔镜属高度危险物品。
137. 高度危险物品,是指穿过皮肤或黏膜从而进入无菌的组织或器官内部的器械,或与破损的皮肤、黏膜、组织密切接触的器材和用品。如手术器械和用品、注射器、穿刺针、输液器材、输血器材、注射的药物、血液和血液制品、透析器、膀胱镜、导尿管、腹腔镜、脏器移植物和活体组织检查钳等。
141. 低度危险物品,是指这类物品和器材不进入人体组织,不接触黏膜,只直接或间接地和健康无损皮肤接触。虽有微生物污染,但一般情况下无害,只有病原微生物达到足够数量,才造成危害。例如:毛巾、面盆、痰盂、地面、墙壁、餐具、茶具、桌面、床面、被褥、一般诊断物品(听诊器、听筒、血压计袖带、叩诊锤、心电图电极、超声探头等)。
161. 电离辐射灭菌法适用于大批量连续生产线的使用,适用于不耐热的物品,如高分子聚合物、精密医疗仪器生物制品等的灭菌;微波消毒法常用于食品、餐具的消毒处理以及化验单据、票证、医疗药品、耐热非金属材料的消毒。日光暴晒法主要用于床垫、毛毯、衣服、书籍等物品的消毒;臭氧灭菌灯消毒法主要用于空气、医院污水、诊疗用水、物品表面等的消毒;过滤除菌主要用于洁净空气。故餐具的消毒选微波消毒法,亦可用化学消毒液浸泡法消毒。
163. 隔离区域按传染患者所接触的环境划分为清洁区、半污染区、污染区。凡患者直接或间接接触的,被病原微生物污染的区域称为污染区,如病室、厕所、浴室、污物处理间等。
165. 凡未被病原微生物污染的区域称为清洁区,如更衣室、配膳室、值班室、库房等。
166. 浸泡法常用于耐湿不耐热的物品,如锐利器械、精密器材等的消毒;擦拭法常用于桌椅、墙壁、地面等的消毒;喷雾法常用于空气、墙壁、地面等物品表面的消毒;熏蒸法常用于室内空气和不耐湿且不耐高温物品的消毒;干粉搅拌法常用于患者排泄物、呕吐物等的消毒。内镜属于精密器材,应选择浸泡法进行消毒。
167. 液氯适用于餐具、水、环境、疫源地等的消毒;微波消毒适用于食品、餐具的处理以及化验单据、票证的消毒;过滤除菌主要用于洁净空气;过氧乙酸用于皮肤、黏膜、环境等的消毒;

压力蒸汽灭菌法适用于耐高温、耐潮湿、耐高压的物品,如各种器械、敷料、搪瓷类、玻璃类、橡胶类等物品的灭菌。

168. 隔离区域按传染患者所接触的环境划分为清洁区、半污染区、污染区。凡有可能被病原微生物污染的区域称为半污染区,如医护办公室、化验室、病区内走廊等。

169. 压力蒸汽灭菌法适用于耐高温、耐潮湿、耐高压的物品,如各种器械、敷料、搪瓷类、玻璃类、橡胶类等物品的灭菌;消毒液擦拭常用于桌椅、墙壁、地面等的消毒;紫外线常用于空气和物品表面的消毒;消毒液浸泡常用于耐湿不耐热的物品、器械的消毒灭菌,如锐利器械的消毒、内窥镜的消毒;日光暴晒法主要用于床垫、毛毯、衣服、书籍等物品的消毒。所以对于患者使用的餐具、便器以消毒液浸泡消毒方法为宜。

170. 隔离分为传染性隔离和保护性隔离,用于传染性隔离的隔离衣其内面和衣领视为清洁部位,在穿、脱过程中不应污染。

171. 一次性 PICC 穿刺包属于一次性使用的医疗器械,目前临床多选择环氧乙烷气体密闭消毒灭菌法,因为环氧乙烷气体穿透力强,具有高效广谱杀菌作用。

176. 凡有可能被病原微生物污染的区域称为半污染区,如医护办公室、化验室、病区内走廊等。

178. 陈旧血渍用过氧化氢浸泡后洗净。

179. 高锰酸钾污渍用维生素 C 或 0.2%～0.5%过氧化氢浸泡后洗净。

182. 燃烧法适用于无保留价值的污染物品,如污染的纸张,以及破伤风、气性坏疽等感染敷料等,以及金属器械及搪瓷类物品急用时,锐利刀剪及贵重器械除外;高压蒸汽灭菌法适用于耐高温、耐潮湿、耐高压的物品,如各种器械、敷料、搪瓷类、玻璃类、橡胶类等物品的灭菌;喷雾法常用于空气及墙壁、地面等物品表面的消毒;熏蒸法常用于室内空气和不耐湿、不耐高温物品的消毒;擦拭法常用于桌椅、墙壁、地面等的消毒。所以患者看过的报纸宜选用熏蒸法消毒。

184. 艾滋病患者需采取血液-体液隔离,被患者的血液体液污染的物品表面应立即用消毒液擦拭或喷洒消毒而不是立即清洁。

185. 食醋用作空气消毒时常用量为 $5\sim 10\ ml/m^3$,病房的体积为 $4\ m\times 4\ m\times 5\ m=80\ m^3$,需用食醋量即为 $5\times 80\sim 10\times 80\ ml$,本题最佳答案即为 E. 400 ml。

186. 对于结核患者,在家中处理痰液最方便有效的方法就是焚烧.

187. 新洁尔灭用于黏膜消毒的常用浓度为 0.01%～0.05%,现有 5%新洁尔灭 10 ml,配制 0.01%和配制 0.05%溶液加蒸馏水达到的量分别为 5000 ml 和 1000 ml(5%×10÷0.01%=5000 ml 或 5%×10÷0.05%=1000 ml),从答题中选择的正确答案为 B. 1000 ml。

196. 2%过氧乙酸喷洒常用于地面、墙壁等的消毒;食醋熏蒸主要用于流感、流脑病室的消毒;臭氧灭菌灯主要用于空气、医院污水、诊疗物品、物品表面的消毒;开窗通风只能降低空气中微生物的密度,减少呼吸道疾病的传播,一般不用于传染病房的空气消毒;甲醛有致癌作用,不宜用于室内空气消毒。所以对其病室空气消毒时,正确的方法是臭氧灭菌灯消毒。

199. 肺结核患者的呼吸道分泌物及飞沫具有传染性,应给予呼吸道隔离措施。

200. 肺结核是经空气中的飞沫传播的疾病,在病室护士即使不直接接触患者也应戴口罩。

201. 臭氧灭菌灯主要用于空气、医院污水等的消毒;消毒剂擦拭法常用于桌椅、墙壁、地面等的消毒;冷灭菌主要用于不耐热物品的灭菌;消毒液浸泡常用于耐湿不耐热的物品、器械的

## 第五章　医院感染的预防和控制

消毒灭菌,如锐利器械的消毒、内窥镜的消毒;日光暴晒法主要用于床垫、毛毯、衣服、书籍等物品的消毒。所以对于患者使用的餐具、便器以消毒液浸泡消毒方法为宜。

205. 这道题首先应根据病史和临床表现判断出患者患了破伤风,再根据隔离的分类判断应采取的隔离种类,接触隔离适用于经体表或伤口直接或间接接触而感染的疾病,如破伤风、气性坏疽等。
209. 艾滋病病毒为血液-体液和接触传播,根据传染病的隔离原则,应在床头贴相应的隔离标识。
210. 医护人员接触被艾滋病病毒污染的物品时,应按要求穿隔离衣,并戴手套操作,操作完毕,脱去手套并要认真洗手。
211. 被艾滋病患者的体液污染的物品应该严格灭菌,注射器应该置入锐器盒,伤口换药的敷料应焚烧。

# 第六章 患者清洁的护理

一、$A_1$ 型题(每一道题下面有 A、B、C、D、E 五个备选答案,请从中选择一个最佳答案。)

1. 口腔护理的目的不包括( )
   A. 保持口腔清洁
   B. 清除口腔内全部细菌
   C. 清除口臭、口垢
   D. 观察口腔黏膜和舌苔
   E. 预防口腔感染

2. 口腔 pH 值低时易发生( )
   A. 真菌感染
   B. 铜绿假单胞菌感染
   C. 溃疡
   D. 出血
   E. 病毒感染

3. 口臭患者应选用的漱口液是( )
   A. 1%～4%碳酸氢钠
   B. 0.1%醋酸
   C. 1%～3%过氧化氢溶液
   D. 复方硼酸溶液(朵贝尔)
   E. 0.02%呋喃西林溶液

4. 为昏迷患者进行口腔护理时,不需准备的用物是( )
   A. 血管钳
   B. 吸水管
   C. 张口器
   D. 棉球
   E. 手电筒

5. 具有广谱抗菌作用的漱口液是( )
   A. 生理盐水
   B. 0.02%呋喃西林溶液
   C. 朵贝尔溶液
   D. 2%～3%硼酸溶液
   E. 1%～4%碳酸氢钠溶液

6. 口腔感染有溃烂坏死组织者选用( )
   A. 0.08%甲硝唑溶液
   B. 0.1%醋酸溶液氢钠溶液
   C. 生理盐水
   D. 1%～4%碳酸氢钠溶液
   E. 1%～3%过氧化氢溶液

7. 为昏迷患者进行口腔护理正确的操作是( )
   A. 多蘸漱口水擦洗
   B. 用血管钳夹紧棉球擦拭
   C. 患者取仰卧位
   D. 擦洗后漱口
   E. 不必取下活动义齿

8. 患者的活动义齿取下后,应浸泡在( )
   A. 冷开水
   B. 生理盐水
   C. 碘伏
   D. 热开水
   E. 50%乙醇

9. 对长期应用抗生素的患者,观察口腔应特别注意( )
   A. 有无牙结石
   B. 有无真菌感染
   C. 口唇是否干裂
   D. 有无口臭
   E. 牙龈有无出血

10. 昏迷患者需用张口器时,应从( )
    A. 门齿放入
    B. 舌下放入
    C. 臼齿处放入

D. 尖牙处放入　　　　　　E. 以上都是

11. 为白血病患者进行口腔护理操作应特别注意(　　)
    A. 动作轻稳勿伤黏膜　　B. 棉球不可过湿　　　　C. 涂甲紫
    D. 擦拭时勿触及咽喉部　E. 取下义齿

12. 常用灭头虱的药液是(　　)
    A. 乙醇　　　　　　　　B. 食醋　　　　　　　　C. 过氧乙酸
    D. 乙酸　　　　　　　　E. 百部酊

13. 床上擦浴的目的不包括(　　)
    A. 增强皮肤排泄　　　　B. 预防过敏性皮炎　　　C. 清洁舒适
    D. 观察病情　　　　　　E. 促进血液循环

14. 患者自行沐浴时,下列不妥的是(　　)
    A. 不用湿手接触电源开关　B. 浴室应闩门　　　　　C. 用物准备齐全
    D. 门外挂牌以示室内有人　E. 物品应妥善存放

15. 右上肢骨折患者脱穿衣服的顺序就是(　　)
    A. 先脱右肢,先穿右肢　　B. 先脱左肢,先穿左肢　　C. 先脱左肢,先穿右肢
    D. 先脱右肢,先穿左肢　　E. 可随意穿脱

16. 用50%乙醇按摩皮肤的目的是(　　)
    A. 去除污垢　　　　　　B. 消毒皮肤　　　　　　C. 润滑皮肤
    D. 促进血液循环　　　　E. 降低体温

17. 压疮瘀血红润期的主要特点是(　　)
    A. 皮下产生硬结　　　　B. 浅表组织有脓液流出　C. 局部组织坏死
    D. 表皮有水疱形成　　　E. 局部皮肤出现红肿热痛

18. 处理灭头虱(蚊)的用物,下列方法不妥的是(　　)
    A. 隔离衣→高压蒸汽灭菌　B. 梳子→浸泡在消毒液中　C. 脱落的头发→焚烧
    D. 患者衣服→清洗干净　　E. 手套→按隔离原则处理

19. 压疮发生的原因不包括(　　)
    A. 局部组织长期受压　　　　　　B. 使用石膏绷带衬垫不当
    C. 全身营养缺乏　　　　　　　　D. 局部皮肤经常受排泄物刺激
    E. 肌肉软弱萎缩

20. 发生压疮的患者如病情许可,可给予(　　)
    A. 高蛋白,高膳食纤维　　B. 高蛋白,低维生素　　　C. 高蛋白,高维生素
    D. 低蛋白,高膳食纤维　　E. 高蛋白,低膳食纤维

21. 患者沐浴不宜在饭后立即进行,以免(　　)
    A. 影响消化　　　　　　B. 影响吸收　　　　　　C. 影响服药
    D. 影响休息　　　　　　E. 影响治疗

22. 不宜在床上洗发的患者是（　　）
   A. 骨折　　　　　　　　B. 消瘦　　　　　　　　C. 衰弱
   D. 肥胖　　　　　　　　E. 长期卧床

23. 为重症患者做晨间护理应特别注意（　　）
   A. 全身皮肤清洁情况　　B. 头发清洁情况　　　　C. 局部皮肤受压情况
   D. 体位是否舒适　　　　E. 床单位是否整齐

24. 床上擦浴适宜的水温是（　　）
   A. 32℃～34℃　　　　　B. 36℃～40℃　　　　　C. 41℃～45℃
   D. 50℃～52℃　　　　　E. 55℃～60℃

25. 患者长期仰卧时，最容易发生压疮的部位是（　　）
   A. 枕部　　　　　　　　B. 足跟　　　　　　　　C. 骶尾部
   D. 髂前上棘　　　　　　E. 肩胛部

26. 白色念珠菌口炎患者应选择的漱口液是（　　）
   A. 1%～4%碳酸氢钠溶液　B. 1%～3%过氧化氢溶液　C. 0.1%醋酸溶液
   D. 2%～3%硼酸溶液　　　E. 0.02%呋喃西林溶液

27. 给长期卧床患者进行按摩，错误的是（　　）
   A. 每次翻身时应按摩患者骨隆突处，以促进血液循环
   B. 先从臀部上方开始沿脊柱两旁向上按摩，至肩部时转向臀部
   C. 力量要足够刺激肌肉组织
   D. 如软组织已有损者应加大按摩的力度，以促进组织康复
   E. 再用拇指腹由骶尾部开始沿脊柱按摩至第7颈椎处

28. 患者淋浴时水温不可过高，以免产生（　　）
   A. 眩晕　　　　　　　　B. 虚脱　　　　　　　　C. 昏迷
   D. 疲劳　　　　　　　　E. 休克

29. 接触传染病患者后，关于手消毒错误的叙述是（　　）
   A. 双手浸泡于消毒液中，并相互揉搓2分钟
   B. 双手浸于消毒液中，并用刷子每只手刷1分钟
   C. 用肥皂水，流动水洗两遍
   D. 烘干或擦干双手
   E. 消毒液应每天更换

30. 引起褥疮的主要因素（　　）
   A. 长期卧床局部受压　　B. 皮肤受潮湿刺激　　　C. 营养缺乏
   D. 皮肤感觉异常　　　　E. 皮肤抵抗力低

31. 床上洗发适宜的水温是（　　）
   A. 30℃～35℃　　　　　B. 35℃～40℃　　　　　C. 40℃～45℃
   D. 45℃～50℃　　　　　E. 50℃～55℃

32. 禁用盆浴的患者是（　　）
    A. 心脏病患者　　　　　　B. 外伤患者　　　　　　C. 妊娠7个月以上的妇女
    D. 哮喘患者　　　　　　　E. 婴幼儿

33. 压疮瘀血红润期的主要特点是（　　）
    A. 局部皮肤红、肿、热、痛　B. 皮下产生硬结　　　　C. 表皮有水泡形成
    D. 局部组织见新鲜创面　　E. 浅表组织有脓液流出

34. 预防褥疮的"五勤"不包括（　　）
    A. 勤翻身　　　　　　　　B. 勤走动　　　　　　　C. 勤擦洗
    D. 勤按摩　　　　　　　　E. 勤整理

35. 不属于特殊口腔护理的适用对象的是（　　）
    A. 昏迷患者　　　　　　　B. 禁食患者　　　　　　C. 高热患者
    D. 鼻饲患者　　　　　　　E. 产妇

36. 口腔内有真菌感染，应选用的漱口液是（　　）
    A. 生理盐水　　　　　　　B. 复方硼酸溶液　　　　C. 1%～4%碳酸氢钠溶液
    D. 0.1%醋酸溶液　　　　　E. 1%～3%过氧化氢溶液

37. 为昏迷患者进行口腔护理时，应特别注意（　　）
    A. 动作轻柔　　　　　　　B. 禁忌漱口　　　　　　C. 取下义齿
    D. 头偏向一侧　　　　　　E. 棉球不可过湿

38. 为昏迷患者做口腔护理，错误的是（　　）
    A. 开口器从臼齿处放入　　B. 棉球不可过湿　　　　C. 棉球须夹紧
    D. 头偏向一侧　　　　　　E. 协助患者漱口

39. 关于灭头虱液的成分，正确的一组是（　　）
    A. 10 g百部，30%乙醇 60 ml　　　　B. 20 g百部，40%乙醇 80 ml
    C. 30 g百部，50%乙醇 100 ml　　　 D. 40 g百部，60%乙醇 120 ml
    E. 50 g百部，30%乙醇 140 ml

40. 为卧床患者进行床上擦浴时，错误的操作是（　　）
    A. 依次擦洗眼、额、面颊、鼻翼、人中、耳后、下颌直至颈部
    B. 遮挡患者，保护患者隐私　　　　C. 将热水倒入脸盆约2/3满
    D. 为外伤者脱衣时先脱患侧后脱健侧　　E. 擦浴后骨突处用50%乙醇作按摩

41. 皮肤按摩可选用（　　）
    A. 20%～30%乙醇　　　　B. 30%乙醇　　　　　　C. 50%乙醇
    D. 70%乙醇　　　　　　　E. 95%乙醇

42. 仰卧位时，压疮最常发生的部位是（　　）
    A. 髋部　　　　　　　　　B. 背部　　　　　　　　C. 腹部
    D. 头部　　　　　　　　　E. 骶尾部

43. 属于仰卧位时压疮好发部位是（　　）
    A. 坐骨结节处　　　　　B. 髂前上棘　　　　　C. 耳郭
    D. 肩胛　　　　　　　　E. 内外踝

44. 属于俯卧位时压疮好发部位是（　　）
    A. 坐骨结节处　　　　　B. 髂前上棘　　　　　C. 耳郭
    D. 肩胛　　　　　　　　E. 内外踝

45. 不属于压疮炎性浸润期临床表现的是（　　）
    A. 皮肤表面呈紫红色　　B. 皮下产生硬结　　　C. 表皮有水疱
    D. 患者感觉疼痛　　　　E. 浅层组织有脓液流出

46. 关于压疮炎性浸润期的护理措施，错误的是（　　）
    A. 增加翻身次数　　　　　　　　　B. 保护皮肤，避免感染
    C. 未破的小水疱可让其自行吸收　　D. 大水疱直接用注射器抽出水疱内液体
    E. 破溃的水疱应消毒创面及其周围皮肤，然后用无菌敷料包扎

47. 晚间护理的内容不包括（　　）
    A. 帮助患者入睡　　　　B. 观察病情　　　　　C. 进行生活护理
    D. 必要时给患者加盖被　E. 饮食指导

48. 护士进行晨间护理的内容不包括（　　）
    A. 协助患者排便，收集标本　B. 协助患者进行口腔护理　C. 发放口服药物
    D. 整理床单位　　　　　　　E. 问候患者

49. 晚间护理的目的是（　　）
    A. 提醒陪护人员离开病室　B. 保持病室美观、整洁　C. 保持患者清洁舒适
    D. 做好术前准备　　　　　E. 进行卫生宣教

50. 晚间护理的内容包括（　　）
    A. 经常巡视病房，了解患者睡眠情况　B. 协助患者排便，收集标本
    C. 整理病室，开窗通风　　　　　　　D. 协助患者
    E. 发放口服药物

51. 不能作为口腔护理漱口液的是（　　）
    A. 2%~3%的硼酸溶液　　B. 1%~4%的碳酸氢钠溶液　C. 2%的过氧乙酸溶液
    D. 生理盐水　　　　　　E. 0.1%的醋酸溶液

52. 血小板减少性紫癜患者做口腔护理应特别注意（　　）
    A. 涂龙胆紫　　　　　　B. 棉球不可过湿　　　C. 取下假牙
    D. 动作轻稳勿伤黏膜　　E. 擦拭时勿触及咽部

53. 需进行特殊口腔护理的患者是（　　）
    A. 阑尾切除术后3天　　B. 急性胃炎　　　　　C. 股骨骨折患者
    D. 脾手术前　　　　　　E. 脑出血昏睡状态

54. 沐浴最佳时间为（　　）
   A. 餐前 1 小时　　　　B. 晨起　　　　　　　　C. 餐后
   D. 餐后 1 小时　　　　E. 晚上

55. 预防压疮的关键是（　　）
   A. 保持床单干燥　　　B. 间歇性解除皮肤的压力　　C. 皮肤易出汗处用爽身粉
   D. 被动按摩皮肤　　　E. 增加营养

56. 最易发生压疮的患者是（　　）
   A. 高热多汗　　　　　B. 肥胖　　　　　　　　C. 昏迷
   D. 营养不良　　　　　E. 上肢牵引

57. 晨、晚间护理应分别安排在（　　）
   A. 诊疗开始前,晚饭后　B. 诊疗开始后,晚饭前　C. 诊疗开始后,晚饭后
   D. 诊疗开始前,下午 4 时后　E. 诊疗间隙中进行,临睡前

58. 减少对组织压力,预防压疮措施不正确的是（　　）
   A. 每 2 小时翻身一次　B. 必要时每 30 分钟翻身一次　C. 气圈不充气
   D. 气圈上垫布　　　　E. 床尾用支被架

59. 对受压皮肤按摩不正确的是（　　）
   A. 用手掌大小鱼际按摩　B. 力度由轻到重,由重到轻　C. 每次 3~5 分钟
   D. 以离心方向按摩　　　E. 使用 50％酒精按摩

60. 压疮发生的原因下列哪项除外（　　）
   A. 局部组织受压　　　B. 使用石膏绷带衬垫不当　C. 全身营养缺乏
   D. 肌肉软弱萎缩　　　E. 皮肤长期受潮湿及排泄物刺激

61. 不符合炎性浸润期特点的是（　　）
   A. 受压皮肤表面呈紫红色　B. 表皮有水疱　　C. 浅层组织有脓液流出
   D. 局部表皮松解剥脱　　　E. 皮下出现硬结

62. 下列不需进行特殊口腔护理的患者是（　　）
   A. 高热患者　　　　　B. 昏迷患者　　　　　　C. 下肢外伤患者
   D. 危重患者　　　　　E. 禁食患者

63. 压疮炎性浸润期的护理措施中不正确的是（　　）
   A. 采用鸡蛋内膜粘于疮面　　　　B. 红外线照射
   C. 紫外线照射　　　　　　　　　D. 大水疱可在无菌操作下用注射器抽出疱内液体
   E. 小水疱应避免摩擦

二、$A_2$ 型题(每道考题是以一个小案例的形式出现的,其下有 A、B、C、D、E 五个备选答案,请从中选择一个最佳答案。)

64. 刘女士,36 岁,患白血病住院治疗,护士为其进行口腔护理时,发现口腔黏膜有小块血痂。下列操作中不妥的是（　　）
   A. 将血痂皮去除,涂药　B. 观察舌苔情况　　　C. 轻轻地擦拭口腔各面

D. 用过氧化氢溶液漱口　　　　E. 观察口腔黏膜变化

65. 王先生,60岁,连续应用抗生素达1个月,其口腔黏膜出现创面可考虑为(　　)
    A. 病毒感染　　　　　　B. 口腔寄生虫感染　　　　C. 真菌感染
    D. 口腔白斑　　　　　　E. 口腔铜绿假单胞菌感染

66. 张先生,65岁,因股骨骨折行牵引已3周,护士在为其床上擦浴过程中患者突然感到寒战、心慌等,且面色苍白出冷汗,应立即(　　)
    A. 请家属协助擦浴　　　B. 停止操作为患者保暖　　C. 加快速度,完成擦浴
    D. 鼓励患者做好张口呼吸　E. 边擦洗边通知医生

67. 李先生,因髋骨骨折,卧床已有2个月,主诉骶骨触痛麻木,检查骶尾部皮肤局部红肿。下列护理哪项不妥(　　)
    A. 红外线照射　　　　　B. 适当增加营养　　　　　C. 避免潮湿摩擦
    D. 避免局部长期受压　　E. 局部可用棉垫包扎

68. 王先生,65岁,截瘫,骶尾部压疮,出现脓性分泌物增多,有臭味,坏死组织发黑。护理原则是(　　)
    A. 去除坏死组织,促进肉芽组织生长　　B. 清洁疮面,促进愈合
    C. 去除致病原因,防止压疮继续发展　　D. 保护皮肤,预防感染
    E. 用鸡蛋内膜贴于疮面治疗

69. 患者,男性,65岁,因慢性支气管炎入院。细菌培养显示铜绿假单胞菌感染。护士为患者做口腔护理时应选用的漱口液是(　　)
    A. 生理盐水　　　　　　B. 复方硼酸溶液　　　　　C. 0.02%呋喃西林溶液
    D. 1%~4%碳酸氢钠溶液　E. 0.1%醋酸溶液

70. 某患者使用抗生素数周,近日发现口腔黏膜有乳白色分泌物,为其做口腔护理时应选择的漱口液是(　　)
    A. 2%硼酸　　　　　　　B. 0.02%呋喃西林　　　　C. 4%碳酸氢钠
    D. 2%过氧化氢　　　　　E. 0.1%醋酸

71. 患者,女性,32岁,患白血病,长期用抗生素,护士在评估口腔的过程中,应特别注意观察(　　)
    A. 口腔黏膜有无溃疡　　B. 口腔有无特殊气味　　　C. 口腔黏膜有无真菌感染
    D. 口腔黏膜有无出血　　E. 口唇有无干裂

72. 患者,男,50岁,因脑出血后昏迷,护士在为其做口腔护理时应特别注意(　　)
    A. 动作轻柔　　　　　　B. 禁忌漱口　　　　　　　C. 先取下义齿
    D. 夹紧棉球　　　　　　E. 观察异味

73. 患者,男性,18岁,因高热多日入院,护士接诊时发现患者的头发已打结成团,可用于湿润梳通头发的溶液是(　　)
    A. 温水　　　　　　　　B. 生理盐水　　　　　　　C. 70%乙醇
    D. 百部酊　　　　　　　E. 30%乙醇

74. 患者,男,25岁,因下肢骨折卧床治疗2周,护士为其床上洗发过程中,患者突然感到心慌、气促、面色苍白、出冷汗,护士应立即( )
   A. 请患者深呼吸　　　　B. 给予镇静药　　　　C. 尽快完成洗发
   D. 通知医生　　　　　　E. 停止洗头让患者平卧

75. 患者,男性,28岁,左肱骨干骨折后行切开复位内固定术,术后护士帮助其更换上衣的步骤是( )
   A. 先脱左侧,后穿右侧　　B. 先脱左侧,不穿右侧　　C. 先脱左侧,后穿左侧
   D. 先脱右侧,后穿右侧　　E. 先脱右侧,后穿左侧

76. 患者,女性,60岁,2周前因高血压性脑出血导致肢体瘫痪。患者神志清楚,说话口齿不清,大小便失禁。护士协助患者翻身后,在身体空隙处垫软枕,其作用是( )
   A. 促进局部血液循环　　B. 降低局部组织所承受的压力　　C. 降低空隙处所受压强
   D. 减少皮肤的摩擦刺激　　E. 防止排泄物对局部的直接刺激

77. 患者,男性,65岁,因脑出血后长期卧床,护士为其翻身时发现骶尾部皮肤呈紫红色,触之有硬结。属于压疮的( )
   A. 炎性浸润期　　　　　B. 淤血红润期　　　　　C. 浅度溃疡期
   D. 深度溃疡期　　　　　E. 局部皮肤感染

78. 患者,女,50岁,急性胆囊炎术后第二天,其晨间护理的内容不包括( )
   A. 漱口　　　　　　　　B. 洗脸　　　　　　　　C. 梳头
   D. 检查局部伤口　　　　E. 观察睡眠情况

79. 患者男性,78岁,卧以头高足低位,此时导致压疮发生的力学因素主要是( )
   A. 水平压力　　　　　　B. 垂直压力　　　　　　C. 摩擦力
   D. 剪切力　　　　　　　E. 阻力

80. 患者女性,54岁,发热待查入院,护士在观察其口腔时,发现一感染溃烂处,此时应选用的口腔护理溶液为( )
   A. 生理盐水　　　　　　B. 0.1%醋酸溶液　　　　C. 0.02%氯己定溶液
   D. 1%~3%过氧化氢溶液　E. 1%~4%碳酸氢钠溶液

81. 患者男性,34岁,在局麻下行左上臂外伤缝合术,术后帮助其更换上衣的步骤是( )
   A. 先脱右侧,后穿右侧　　B. 先脱左侧,不穿右侧　　C. 先脱左侧,后穿左侧
   D. 先脱左侧,后穿右侧　　E. 先脱右侧,后穿左侧

82. 患者男性,75岁,因脑中风右侧肢体瘫痪,为预防压疮,最好的护理方法是( )
   A. 受压部位垫气圈　　　　B. 让其保持左侧卧位　　　C. 鼓励他做肢体功能锻炼
   D. 每2小时为他翻身按摩一次　　E. 请家属观察皮肤是否有破损

83. 患者男性,65岁,长期卧床自理困难,最近护理时发现骶尾部皮肤发红,除去压力无法恢复原来肤色,属于压疮的( )
   A. 炎性浸润期　　　　　B. 淤血红润期　　　　　C. 浅度溃疡期
   D. 深度溃疡期　　　　　E. 局部皮肤感染

84. 患者女性,32岁,因高热多日入院,护士接诊时发现患者的长发已经打结成团,为其梳理时可选用( )
 A. 70%酒精　　　　　　B. 30%酒精　　　　　　C. 生理盐水
 D. 清水　　　　　　　　E. 油剂

85. 患者男性,77岁,因慢性支气管炎合并铜绿假单胞菌感染入院,患者高热,精神差,疲乏无力,护士为患者做特殊口腔护理时应选用的漱口液是( )
 A. 0.9%氯化钠　　　　　B. 0.1%醋酸溶液　　　　C. 0.2%呋喃西林
 D. 1%~3%过氧化氢　　　E. 1%~4%碳酸氢钠

86. 患者男性,55岁,因外伤致截瘫,护士告知家属应注意预防压疮,尤其是骶尾部更易发生,家属在进行局部皮肤按摩的时候,有一些不正确的做法,请指出( )
 A. 用手鱼际部分按摩　　B. 用手蘸50%乙醇少许　　C. 鱼际部分需紧贴皮肤
 D. 由轻至重、由重至轻按摩　　E. 压力均匀,以皮肤紫红为度

87. 患者男性,65岁,3周前因脑血管意外导致左侧肢体瘫痪。患者神志清楚,说话口齿不清,大小便失禁。护士协助患者更换卧位后,在身体空隙处垫软枕的作用是( )
 A. 促进局部血液循环　　B. 减少皮肤受摩擦刺激　　C. 降低空隙处所受压强
 D. 降低局部组织所承受的压力　　E. 防止排泄物对局部的直接刺激

88. 患者男性,34岁,现经口气管插管,口腔pH值中性,护士选用0.02%呋喃西林溶液为患者进行口腔护理的作用是( )
 A. 遇有机物放出氧分子杀菌　　　B. 改变细菌生长的酸碱环境
 C. 清洁口腔,广谱抗菌　　　　　D. 防腐生新,促进愈合
 E. 使蛋白质凝固变性

89. 患者女性,16岁,患白血病长期用抗生素,护士在口腔评估的过程中,应特别注意观察口腔黏膜( )
 A. 有无溃疡　　　　　　B. 有无口臭　　　　　　C. 口唇是否干裂
 D. 有无真菌感染　　　　E. 牙龈是否肿胀出血

90. 陈老太,75岁,左侧股骨颈骨折,手术后,生活不能自理,为其行晨间护理的最佳顺序是( )
 A. 用便器→皮肤护理→扫床→口腔护理
 B. 口腔护理→用便器→皮肤护理→整理床单位
 C. 扫床→用便器→皮肤护理→口腔护理
 D. 皮肤护理→扫床→口腔护理→用便器
 E. 用便器→口腔护理→皮肤护理→整理床单位

三、$A_3$型题(提供一个案例,下设若干道考题。在每道考题下面的A、B、C、D、E五个备选答案中选择一个最佳答案。)

(91~93题共用题干)
　　周女士,68岁,因心功能衰竭卧床已4周,近日骶尾部有不适感,护士仔细观察后认为是

压疮炎性浸润。

91. 支持其判断的典型表现是（　　）
    A. 患者主诉骶尾部麻木感　　　　　B. 创面湿润,有少量脓性分泌物
    C. 伤口周围有坏死组织　　　　　　D. 局部皮肤发红,水肿
    E. 骶尾部皮肤呈紫色,皮下有硬结,并出现水疱

92. 针对患者的压疮表现,以下措施不妥的是（　　）
    A. 在无菌操作下抽出水疱内液体　　B. 将水疱表皮轻轻剪去
    C. 紫外线照射　　　　　　　　　　D. 定时协助翻身
    E. 创面涂消毒液,用无菌纱布包扎

93. 该患者因心衰引起两下肢水肿,且病程较长,体质虚弱、消瘦,患者的饮食应（　　）
    A. 低蛋白、高维生素、高热量　　B. 高蛋白、高维生素、低盐　　C. 低蛋白、低盐
    D. 低蛋白、高维生素、高脂肪　　E. 高蛋白、高维生素、高脂肪

(94～96题共用题干)
　　王女士,70岁,患大叶性肺炎,高热昏迷15天。患病以来给予了大量抗生素治疗。近日发现其口腔黏膜破溃,创面上附着白色膜状物,拭去附着白色膜状物可见创面轻微出血。

94. 该患者口腔病变原因可能是（　　）
    A. 病毒感染　　　　　　B. 维生素缺乏　　　　　　C. 凝血功能障碍
    D. 铜绿假单胞菌感染　　E. 真菌感染

95. 为该患者进行口腔护理时可选用的溶液是（　　）
    A. 朵贝尔溶液　　　　　B. 生理盐水　　　　　　　C. 1%～4%碳酸氢钠
    D. 0.02%呋喃西林　　　 E. 0.1%醋酸

96. 为该患者进行口腔护理时,错误的操作是（　　）
    A. 漱口　　　　　　　　B. 先取下义齿　　　　　　C. 棉球干湿适宜
    D. 用物准备齐全　　　　E. 张口器从白齿放入

(97～98题共用题干)
　　患者,女,65岁,因脑出血致肢体偏瘫入院。住院1个月以后,护士发现其骶尾部皮肤发红,并伴有红、肿、热、麻木,但皮肤未出现破损。

97. 该患者骶尾部的压疮属于（　　）
    A. 淤血红润期　　　　　B. 炎性浸润期　　　　　　C. 浅度溃疡期
    D. 深度溃疡期　　　　　E. 坏死溃疡期

98. 针对该患者的情况,护士应采取的主要护理措施是（　　）
    A. 增加翻身的次数　　　B. 保持床铺平整　　　　　C. 局部皮肤按摩
    D. 改善全身营养状况　　E. 无菌纱布包扎

(99～100题共用题干)
　　患者,男,27岁,因车祸致右股骨干骨折入院。入院后行股骨干切开复位内固定术。住院期间,护士查房时发现患者骶尾部皮肤呈暗红色。

99. 该患者的皮肤问题属于压疮( )
    A. 淤血红润期　　　　　B. 炎性浸润期　　　　　C. 浅度溃疡期
    D. 深度溃疡期　　　　　E. 坏死溃疡期

100. 为该患者做按摩时可使用( )
    A. 50%的乙醇　　　　　B. 70%的乙醇　　　　　C. 90%的乙醇
    D. 松节油　　　　　　　E. 温水

(101~102题共用题干)
　　患者女性,55岁,截瘫,生活不能自理,护士协助床上擦浴。

101. 擦洗顺序正确的是( )
    A. 脸、颈部,上肢,胸腹部,颈、背、臀部,会阴部,双下肢,踝部,双足
    B. 会阴部,脸、颈部,上肢,胸腹部,颈、背、臀部,双下肢,踝部,双足
    C. 脸、颈部,上肢,胸腹部,会阴部,颈、背、臀部,双下肢,踝部,双足
    D. 脸、颈部,上肢,胸腹部,颈、背、臀部,双下肢,踝部,双足,会阴部
    E. 脸、颈部,会阴部,上肢,胸腹部,颈、背、臀部,双下肢,踝部,双足

102. 以下注意事项正确的是( )
    A. 严禁擦洗腹股沟　　　　　　　　B. 严格消毒隔离原则
    C. 操作过程中,两腿并拢　　　　　D. 水盆远离身体,防止污水溅到身上
    E. 如患者出现寒战、面色苍白等变化,立即停止擦洗

(103~104题共用题干)
　　患者女性,82岁,截瘫,长期卧床,近期发现其骶尾部皮肤呈紫色,皮下有硬结,表皮出现水疱。

103. 该压疮处于( )
    A. 淤血红润期　　　　　B. 炎性浸润期　　　　　C. 浅度溃疡期
    D. 深度溃疡期　　　　　E. 坏死期

104. 此期的正确护理措施是( )
    A. 无菌纱布包裹,减少摩擦,促进其自行吸收　　　B. 生理盐水冲洗受损皮肤
    C. 剪破表皮,引流　　　　D. 清除坏死组织　　　　E. 外敷抗生素

**四、X型题**(每一道题下面有 A、B、C、D、E 五个备选答案,请从中选择所有正确答案。)

105. 不重视口腔护理易引起的并发症有( )
    A. 牙周炎　　　　　　　B. 鼻窦炎　　　　　　　C. 口臭
    D. 口腔炎　　　　　　　E. 扁桃腺炎

106. 口腔健康维护包括( )
    A. 掌握刷牙方法　　　　B. 选择口腔清洁用具　　C. 进餐后应漱口
    D. 使用牙线剔牙　　　　E. 义齿的保养

107. 对使用石膏、夹板的患者应重点观察( )
    A. 衬垫是否合适　　　　B. 体位是否合适　　　　C. 肢端皮肤有无改变

D. 神智是否清楚　　　　　　E. 局部皮肤有无变化

108. 为卧床患者洗发正确的是( )
    A. 出现呼吸异常应加快洗发　　B. 洗发时间不宜过长　　C. 冬季不宜洗
    D. 随时观察面色、脉搏变化　　E. 洗毕立即擦干

109. 头发健康与保养包括( )
    A. 养成头发卫生习惯　　B. 掌握梳理头发方法　　C. 选择保养头发用具
    D. 选择洗发护发的用品　　E. 注意饮食均衡

110. 做好皮肤护理的目的是( )
    A. 清除污垢　　B. 保护自尊　　C. 促进血液循环
    D. 预防感染　　E. 使患者舒适

111. 不宜淋浴的患者有( )
    A. 甲状腺肿瘤　　B. 严重心脏病　　C. 严重创伤
    D. 7个月以上孕妇　　E. 慢性支气管炎

112. 为患者床上擦浴时,正确的做法是( )
    A. 保护自尊和隐私　　B. 病情变化停止擦浴　　C. 禁擦胸腹部及后颈
    D. 减少翻动避免受凉　　E. 动作轻柔敏捷

113. 压疮瘀血红润期正确的护理措施是( )
    A. 保持床铺干燥　　B. 减少皮肤受摩擦　　C. 减少翻身次数,避免加重
    D. 避免局部受潮　　E. 防止局部组织继续受压

114. 坏死溃疡期压疮正确的处理方法是( )
    A. 局部按外科换药处理　　B. 伤口周围皮肤保持干燥
    C. 伤口湿敷　　D. 用高压氧治疗
    E. 去除坏死组织,生理盐水冲洗

115. 红外线照射压疮创面的作用是( )
    A. 促进局部血液循环　　B. 干燥　　C. 消炎
    D. 促进组织修复　　E. 促进肉芽组织生长

116. 压疮发生的原因是( )
    A. 局部组织长期受压　　B. 剪切力作用　　C. 营养不良
    D. 夹板固定时衬垫不合适　　E. 皮肤经常受潮湿、摩擦等刺激

117. 晨间护理内容包括( )
    A. 帮助入睡　　B. 进行口腔护理　　C. 了解病情
    D. 湿式扫床　　E. 检查局部皮肤有无变化

118. 晚间护理内容包括( )
    A. 协助漱洗　　B. 创造睡眠环境　　C. 帮助入睡
    D. 指导使用便器　　E. 调节灯光室温

119. 对长期卧床患者应注意局部皮肤受压情况,评估要点包括( )
    A. 皮肤颜色　　　　　　B. 皮肤的温度　　　　　　C. 皮肤的完整性与病灶情况
    D. 皮肤感觉　　　　　　E. 皮肤的清洁度

120. 口腔护理的目标有( )
    A. 保持口腔清洁　　　　B. 患者学会正确的刷牙　　C. 预防上呼吸道感染
    D. 去除口臭　　　　　　E. 口腔原有的病灶减轻或痊愈

121. 昏迷患者口腔护理时应注意( )
    A. 严禁漱口　　　　　　B. 擦洗棉球不宜过湿　　　C. 棉球要夹紧
    D. 操作前后要清点棉球数　E. 牙关紧闭者要用力助其张开

122. 皮肤的功能有( )
    A. 天然屏障作用　　　　B. 增强机体抵抗力　　　　C. 调节体温
    D. 排泄废物　　　　　　E. 清除微生物

123. 患者侧卧时,褥疮好发部位( )
    A. 肘部　　　　　　　　B. 耳部　　　　　　　　　C. 肩胛部
    D. 股骨粗隆　　　　　　E. 外踝

# 第六章　患者清洁的护理

## 参考答案

| | | | |
|---|---|---|---|
| 1—5. BA*D*BB* | 6—10. EBA*B*C | 11—15. AEBB*C* | 16—20. DE*D*EC* |
| 21—25. A*CCD*C | 26—30. A*D*A*BA | 31—35. CC*ABE* | 36—40. CB*EC*D |
| 41—45. C*ED*B*E* | 46—50. D*ECCA | 51—55. CDEDB | 56—60. CACDD |
| 61—65. CCCA*C | 66—70. B*EA*E*C* | 71—75. CBEE*D | 76—80. BAE*D*D |
| 81—85. ADBBB | 86—90. EDCDE | 91—95. EBBEC | 96—100. AAAAA |
| 101—104. DEB*A* | 105. ACD | 106. ABCDE | 107. ABCE |
| 108. BDE | 109. ABCDE | 110. ABCDE | 111. BC |
| 112. ABDE | 113. ABDE | 114. ABCDE | 115. ABCDE |
| 116. ABCDE | 117. CBDE | 118. ABCDE | 119. ABCDE |
| 120. ABDE | 121. ABCD | 122. ACD | 123. ABDE |

## 部分题解

2. 真菌在酸性环境中更易生长和繁殖。

3. 复方硼酸溶液即朵贝尔溶液,有轻微抑菌,消除口臭的作用,适用于口腔 pH 值为中性时;而 2%—3%硼酸溶液属酸性防腐剂,可改变细菌的酸碱平衡,起抑菌作用,适用于口腔 pH 值偏碱性时。

5. 0.9%氯化钠溶液的作用是清洁口腔,预防感染的作用,适用于口腔 pH 值为中性时;0.02%呋喃西林溶液的作用是清洁口腔,有广谱抗菌作用,适用于口腔 pH 值为中性时。

8. 暂时不用的义齿,可浸于冷水杯中备用,每日更换一次清水,不可将义齿泡在热水或乙醇内,以免义齿变色,变形和老化。

9. 对长期应用抗生素者,口腔内发生菌群失调,易引起真菌感染。

14. 浴室不宜闩门,可在门外挂牌示意,以便发生意外时能及时进入。

15. 脱衣顺序为:先脱近侧,后脱远侧,如有外伤则先脱健侧,后脱患侧;穿衣顺序为:先穿远侧,后穿近侧,如有外伤则先穿患侧,后穿健侧。

17. 压疮初期,受压的局部皮肤出现红、肿、热、麻木或触痛,解除压力30分钟后,皮肤颜色仍不能恢复正常,但皮肤表面无破损,为可逆性改变。

18. 灭虱后的用物应严格执行消毒隔离制度,以防感染发生,因此,患者的衣服应先消毒后清洗干净。

20. 在病情允许情况下,应给与高蛋白、高热量、高维生素的饮食,促使正氮平衡,增强机体抵抗力和组织修复能力。

21. 饭后须过1小时才能进行沐浴,以免影响消化。

24. 不同情况下温度总结如下:鼻饲液为38℃~40℃,床上洗头、沐浴水温、肛门坐浴为40℃~45℃,温水擦浴为50℃~52℃,热水袋为60℃~70℃。

26. 碳酸氢钠的作用总结如下:1%~2%的碳酸氢钠可提高沸点,去污防锈;1%~4%的碳酸氢钠可用于口腔真菌感染;2%~4%的碳酸氢钠可用于外阴道假丝酵母菌病的阴道灌洗;2%的碳酸氢钠可用于鹅口疮患儿口腔的清洗;敌百虫农药中毒者禁忌使用1%~4%的碳酸氢钠洗胃。

27. 如软组织已经受损,则禁忌按摩,以免加重组织损害。因此,如压疮已经发生则禁忌按摩。
28. 水温太高,血管扩张,血压下降,易引起眩晕。
32. 妊娠 7 个月以上的孕妇禁用盆浴,衰弱、创伤、患心脏病需卧床的患者,不宜淋浴和盆浴。
35. 特殊患者口腔护理适用于高热、昏迷、禁食、鼻饲、口腔有疾患、大手术后等患者。
37. 昏迷患者禁忌漱口。擦洗时棉球不宜过湿,以防溶液误吸入呼吸道,棉球要用止血钳加紧,每次 1 个,防止遗留在口腔。
39. 常用灭虱药液为:30%含酸百部酊。成分为:百部 30g,加 50%乙醇 100ml,再加入纯乙酸 1ml 盖严,48 小时即可。
41. 不同浓度乙醇作用总结如下:20%～30%乙醇:急性肺水肿时湿化给氧,从而降低肺泡内泡沫的表面张力;30%乙醇:湿润、松解头发缠结;50%乙醇:皮肤按摩;75%乙醇:皮内注射和新生儿头皮静脉、脐部消毒、供皮区的消毒;95%乙醇:用于燃烧法消毒和静脉炎湿敷等。
43. 仰卧位时压疮的好发部位如:枕骨粗隆处、肩胛、肘部、骶尾部、足跟等,最常发生于骶尾部。
44. 俯卧位时压疮的好发部位如:面颊、耳郭、肩峰、髂前上棘、肋缘突出部、膝前部、足尖等处,最常发生在髂前上棘。
45. 压疮炎性浸润期的表现为受压皮肤表面颜色转为紫红,皮下产生硬结,表皮出现水疱。水疱极易破溃,显露出潮湿红润的创面,患者感觉疼痛。
46. 对未破的小水疱可用无菌纱布包扎,促使其自行吸收;大水疱应先消毒局部皮肤,再用无菌注射器抽出水疱内的液体,表皮涂以消毒液,并用无菌敷料包扎。
64. 白血病患者易出现出血,因此,不能强行去除口腔内的血痂,应让其自行脱落。
66. 如患者出现寒战、面色苍白等变化,应立即停止擦洗,给予适当处理。
68. 该患者骶尾部压疮,出现脓性分泌物增多,有臭味,坏死组织发黑,已经是压疮的坏死溃疡期,因此护理要点是去除坏死组织,促进肉芽组织生长。
69. 0.1%醋酸溶液:用于铜绿假单胞菌感染时,口腔 PH 偏碱性时适用。
70. 患者使用抗生素数周,又发现口腔黏膜有乳白色分泌物,说明口腔有真菌感染,因此用 1%～4%碳酸氢钠溶液。
74. 洗发过程中,应随时注意观察病情变化,如发现面色、脉搏、呼吸异常时应立即停止操作。
78. 观察睡眠情况是属于晚间护理的内容。
79. 患者处于头高足低位时,可使身体下滑,产生剪切力,产生皮肤血液循环障碍,易致压疮的发生。
103. 压疮在炎性浸润期表现为受压部位皮肤表面颜色转为紫红,皮下产生硬结,表皮出现水疱。因此该患者的压疮处在炎性浸润期。
104. 该期的护理要点为保护皮肤、避免感染。因此,该项 A 是正确的。

# 第七章　生命体征的观察及护理

一、$A_1$ 型题（每一道题下面有 A、B、C、D、E 五个备选答案，请从中选择一个最佳答案。）

1. 用玻璃体温计测量体温，不妥的方法是（　　）
   A. 昏迷、小儿、呼吸困难者不测口腔温度
   B. 测量时间：口腔 3 分钟，腋下 10 分钟，直肠 3 分钟
   C. 发现口腔温度与病情不相符时，改测腋下温度
   D. 患者不慎咬破体温计时，尽快清除口腔内的玻璃碎屑
   E. 腹泻、肛门手术患者不宜直肠测温

2. 高热患者退热期提示可能发生虚脱的症状是（　　）
   A. 皮肤苍白、寒战　　　　B. 头晕、出汗、疲倦　　　　C. 脉搏、呼吸减慢、出汗
   D. 脉细速、四肢湿冷　　　E. 脉速、面部潮红、头晕

3. 退热期的特点是（　　）
   A. 散热大而产热少　　　　B. 产热多于散热　　　　C. 产热和散热趋于平衡
   D. 散热和产热在较高水平上平衡　　E. 散热增加而产热趋于正常

4. 观察热型的主要临床意义在于（　　）
   A. 有利于护理　　　　B. 有利于治疗　　　　C. 观察有无并发症
   D. 协助诊断　　　　　E. 判断病情转归

5. 败血症的常见热型是（　　）
   A. 波浪热　　　　B. 间歇热　　　　C. 弛张热
   D. 双峰热　　　　E. 不规则热

6. 不会引起体温过低的患者是（　　）
   A. 早产儿　　　　B. 新生儿硬肿症　　　　C. 晕厥
   D. 全身衰竭　　　E. 濒死状态

7. 全身衰竭体温不升的危重患者除及时向医生反映外，首先应（　　）
   A. 关闭门窗　　　　B. 给予热饮料　　　　C. 热水袋保暖
   D. 增加盖被　　　　E. 提高室温使之保持在 22℃～24℃

8. 对高热患者的观察，错误的一项是（　　）
   A. 每日体温 4 次　　　　B. 评估患者的心理状况　　　　C. 面色有无改变
   D. 脉搏、呼吸、血压的变化　　E. 物理降温后的效果

9. 消毒体温计的过氧乙酸溶液应（　　）
   A. 每日更换　　　　B. 每周更换　　　　C. 隔周更换

D. 每周更换2次　　　　　　　E. 每月更换1次

**10.** 检查体温计准确性的水温应是(　　)
A. 30℃　　　　　　B. 32℃　　　　　　C. 33℃
D. 37℃　　　　　　E. 40℃

**11.** 正常成人安静状态下脉搏为(　　)
A. 50~70次/分　　　B. 60~100次/分　　C. 70~110次/分
D. 80~110次/分　　 E. 80~120次/分

**12.** 属于节律异常的脉搏是(　　)
A. 浮脉　　　　　　B. 细脉　　　　　　C. 丝脉
D. 滑脉　　　　　　E. 洪脉

**13.** 测量脉搏后再测量呼吸,护士的手仍置于患者脉搏部位的目的是(　　)
A. 表示对患者的关心　　B. 将脉率与呼吸频率对照　　C. 测量脉搏估计呼吸频率
D. 便于看表计时　　　　E. 转移患者的注意力

**14.** 脉搏短绌可见于(　　)
A. 房室传导阻滞　　B. 心室颤动　　　　C. 心房颤动
D. 窦性心律不齐　　E. 阵发性心动过速

**15.** 测量脉搏时,错误的方法是(　　)
A. 诊脉前应使病员安静　　　　　B. 患者手臂应放在舒适的位置
C. 将示指、中指、无名指的指端按在桡动脉表面　　D. 计数15s,将测得脉率乘4
E. 有脉搏短绌时应2人同时测量心率与脉率

**16.** 呼吸过缓是指成人每分钟呼吸少于(　　)
A. 10次　　　　　　B. 12次　　　　　　C. 14次
D. 16次　　　　　　E. 18次

**17.** 呼吸和呼吸暂停交替出现称为(　　)
A. 陈-施呼吸　　　　B. 毕奥呼吸　　　　C. 库斯莫呼吸
D. 浅快呼吸　　　　E. 鼾声呼吸

**18.** 潮式呼吸的特点是(　　)
A. 呼吸暂停,呼吸减弱,呼吸增强反复出现
B. 呼吸减弱,呼吸增强,呼吸暂停反复出现
C. 呼吸浅慢,逐渐加快加深再变浅变慢,呼吸暂停,周而复始
D. 呼吸深快,呼吸暂停,呼吸浅慢,三者交替出现
E. 呼吸深快,逐步浅慢,以至暂停,反复出现

**19.** 代谢性酸中毒的呼吸表现为(　　)
A. 吸气性呼吸困难　　B. 呼气性呼吸困难　　C. 呼吸间断
D. 呼吸深大而规则　　E. 呼吸浅表而不规则

20. 血压的生理性变化,错误的叙述是( )
    A. 中年以前女性略低于男性    B. 通常清晨血压最低    C. 寒冷环境中血压可以上升
    D. 睡眠不佳时血压可稍升高    E. 高热环境中血压可以上升

21. 正常人精神紧张时可引起( )
    A. 收缩压无明显变化,舒张压升高    B. 收缩压升高,舒张压无明显变化
    C. 收缩压降低,舒张压升高    D. 收缩压舒张压均升高
    E. 收缩压舒张均无变化

22. 测量血压的注意事项中错误的一项是( )
    A. 血压计要定期检查    B. 打气不可过猛    C. 听不清应立即重测
    D. 偏瘫病员应在健侧肢体测量    E. 用后袖带内空气要放尽,平卷

23. 体温过高,与哪项因素无关( )
    A. 疾病    B. 外伤    C. 进食
    D. 感染    E. 脱水

24. 下列哪项不符合体温的生理变动( )
    A. 24小时内变动范围不超过平均值的0.5℃    B. 睡眠时体温过高
    C. 午后2～8时最高    D. 儿童比成年人稍高
    E. 女性比男性略高

25. 热度的划分下列哪项不对( )
    A. 低热    B. 中度热    C. 较高热
    D. 高热    E. 过高热

26. 可在口腔测量体温的患者是( )
    A. 精神异常    B. 大面积烧伤    C. 口鼻手术患者
    D. 呼吸困难    E. 昏迷

27. 发现体温与病情不相符时,首先应( )
    A. 检查体温计的准备性    B. 检查测量方法是否正确    C. 检查患者的全身情况
    D. 重测    E. 检查病室的温度

28. 常用来诊脉的动脉是( )
    A. 颈动脉    B. 桡动脉    C. 股动脉
    D. 肱动脉    E. 颞动脉

29. 测量脉搏方法错误的是( )
    A. 患者宜安静    B. 异常脉搏应测1分钟
    C. 脉搏短绌者由2人各测1分钟    D. 不可用拇指诊脉    E. 触脉力量要适宜

30. 计算脉搏的时间至少需要( )
    A. 15秒    B. 30秒    C. 50秒
    D. 2分钟    E. 5分钟以上

31. 蝉鸣样呼吸见于( )
    A. 颅内感染      B. 安眠药中毒      C. 呼吸中枢衰竭
    D. 喉头异物      E. 大叶性肺炎

32. 深慢而规则的大呼吸见于( )
    A. 代谢性酸中毒   B. 呼吸肌麻痹      C. 胸膜炎
    D. 胸壁外伤      E. 颅内压增高

33. 休克患者的脉搏是( )
    A. 缓脉         B. 丝脉           C. 绌脉
    D. 洪脉         E. 不规则脉

34. 坐位测量血压,应使肱动脉平( )
    A. 第二肋软骨     B. 第三肋软骨      C. 第四肋软骨
    D. 第五肋软骨     E. 第六肋软骨

35. 测血压听到搏动声突然变弱或消失,此时袖带内压力( )
    A. 大于心脏收缩压  B. 等于心脏收缩压   C. 小于心脏收缩压
    D. 等于心脏舒张压  E. 大于心脏舒张压

36. 测血压时袖带缠得过紧可使( )
    A. 血压偏高                    B. 血压偏低
    C. 收缩压偏低,舒张压变化不大     D. 收缩压偏高,舒张压变化不大
    E. 收缩压和舒张压不受影响

37. 关于体温单的绘制,下列哪项是错误的( )
    A. 用红蓝钢笔描绘  B. 口温用蓝点表示   C. 腋温用蓝叉
    D. 脉搏用红圈表示  E. 呼吸用蓝点表示

38. 物理降温半小时测得的体温记录在降温前温度的同一纵格内,其的符号是( )
    A. 红点红虚线    B. 红圈红虚线      C. 蓝点蓝虚线
    D. 蓝圈蓝虚线    E. 蓝圈红虚线

39. 体温单在40℃~42℃相应时间栏内填写项目不包括( )
    A. 入院时间     B. 转科时间        C. 死亡时间
    D. 手术时间     E. 测血压时间

40. 为体温过高患者进行护理的首要措施是( )
    A. 降温        B. 口腔护理        C. 卧床休息
    D. 营养和水分的补充  E. 密切观察病情

41. 测量体温的时间与下列哪项无关( )
    A. 口温,舌下放置,闭嘴3分钟      B. 腋温,腋窝处夹紧10分钟
    C. 肛温,插入肛门4~6 cm 3分钟    D. 面部冷敷30分钟后测口温
    E. 坐浴,灌肠后30分钟测腋温

42. 哪种患者应同时测心率和脉率（　　）
    A. 窦性心动过速　　　　B. 心动过速　　　　　　C. 心房颤动
    D. 期前收缩　　　　　　E. 以上均不需要

43. 一心肌梗死的患者，3分钟前饮过热开水，测体温时应（　　）
    A. 立即测口温　　　　　B. 测肛温　　　　　　　C. 测腋温
    D. 喝冷开水后再测　　　E. 以上都不是

44. 高热患者用温水擦浴为其降温，其散热的机制是（　　）
    A. 辐射　　　　　　　　B. 对流　　　　　　　　C. 蒸发
    D. 传导　　　　　　　　E. 传递

45. 高热患者头敷冰袋降温，其散热的机制是（　　）
    A. 辐射　　　　　　　　B. 对流　　　　　　　　C. 蒸发
    D. 传导　　　　　　　　E. 传递

46. 关于体温生理性变化的叙述，错误的是（　　）
    A. 清晨2～6时体温最低　　　　　　B. 下午2～8时体温最高
    C. 昼夜体温变动范围不超过1℃　　　D. 儿童基础代谢率高，体温可略高于成人
    E. 女性在月经前期和妊娠早期，体温可轻度降低

47. 下列关于高热患者的护理措施，错误的是（　　）
    A. 每天测量体温两次　　　　　　　B. 冰袋冷敷头部
    C. 给予高热量、高蛋白、高维生素流质饮食　　D. 鼓励患者多饮水
    E. 在晨起、餐后、睡前协助患者漱口

48. 高热患者可出现（　　）
    A. 缓脉　　　　　　　　B. 间歇脉　　　　　　　C. 细脉
    D. 洪脉　　　　　　　　E. 丝脉

49. 脉搏短绌常见于下列哪种患者（　　）
    A. 发热　　　　　　　　B. 房室传导阻滞　　　　C. 洋地黄中毒
    D. 心房纤维颤动　　　　E. 甲亢患者

50. 间歇脉多见于（　　）
    A. 发热　　　　　　　　B. 房室传导阻滞　　　　C. 洋地黄中毒
    D. 休克　　　　　　　　E. 大出血

51. 洪脉常见于下列哪种患者（　　）
    A. 休克　　　　　　　　B. 房室传导阻滞　　　　C. 心功能不全
    D. 心房纤维颤动　　　　E. 甲亢

52. 测量脉搏的方法，错误的是（　　）
    A. 用示指中指无名指诊脉　　　　　B. 患者剧烈活动后休息30分钟后再测
    C. 异常脉搏需测1分钟　　　　　　D. 脉搏短绌者先测心率，后测脉率
    E. 偏瘫患者选择健侧肢体测脉

53. 鼾声呼吸多见于( )
    A. 喉头水肿患者    B. 高热患者    C. 巴比妥类药物中毒
    D. 深昏迷患者    E. 颅内压增高患者

54. 呼气性呼吸困难多见于( )
    A. 喉头水肿患者    B. 呼吸中枢衰竭患者    C. 巴比妥类药物中毒病
    D. 深昏迷患者    E. 支气管哮喘患者

55. 测量呼吸时护士的手不离开诊脉部位的目的是( )
    A. 保持患者体位不变    B. 转移患者的注意力    C. 易于计时
    D. 对照呼吸与脉搏的频率    E. 观察患者面色

56. 巴比妥类药物中毒患者可出现( )
    A. 呼吸增快    B. 呼吸减慢    C. 潮式呼吸
    D. 间断呼吸    E. 毕奥呼吸

57. 呼吸中枢衰竭患者可出现( )
    A. 呼吸增快    B. 呼吸减慢    C. 潮式呼吸
    D. 间断呼吸    E. 毕奥呼吸

58. 关于血压的生理性描述,错误的是( )
    A. 儿童血压比成年人低    B. 寒冷刺激下血压可升高    C. 清晨高于傍晚
    D. 右上肢高于左上肢    E. 紧张、恐惧时血压升高

59. 脉压增大主要见于( )
    A. 心包积液    B. 主动脉瓣狭窄    C. 缩窄性心包炎
    D. 主动脉瓣关闭不全    E. 甲状腺功能减退

60. 当从听诊器中听到第一声搏动时,袖带内压力( )
    A. 等于心脏收缩压    B. 大于心脏收缩压    C. 小于心脏收缩压
    D. 等于心脏舒张压    E. 小于心脏舒张压

61. 可使血压测量值偏高的因素是( )
    A. 肢体位置过高    B. 袖带过紧    C. 袖带过宽
    D. 袖带过松    E. 水银不足时

62. 高热持续期的特点是( )
    A. 产热大于散热    B. 产热持续增加    C. 散热持续减少
    D. 散热增加而产热趋于正常    E. 产热和散热在较高水平上趋于平衡

63. 适宜测量口腔温度的是( )
    A. 幼儿    B. 躁狂者    C. 呼吸困难者
    D. 极度消瘦者    E. 口鼻手术者

64. 速脉常见于( )
    A. 休克患者    B. 动脉硬化患者    C. 颅内压增高患者

D. 房室传导阻滞患者　　　　　　E. 甲状腺功能减退患者

65. 测量呼吸时护士的手不离开诊脉的部位主要是为了(　　)
   A. 易于记录时间　　　　　　　B. 保持患者体位不变
   C. 易于观察呼吸的深浅度　　　D. 不被患者察觉,以免紧张
   E. 保持护士姿势不变,以免疲劳

66. 吸气性呼吸困难多见于(　　)
   A. 喉头水肿患者　　　　B. 代谢性酸中毒患者　　　C. 支气管哮喘患者
   D. 呼吸中枢衰竭患者　　E. 慢性阻塞性肺疾病患者

67. 代谢性酸中毒患者的呼吸为(　　)
   A. 浅快呼吸　　　　　　B. 蝉鸣样呼吸　　　　　　C. 鼾声呼吸
   D. 叹息样呼吸　　　　　E. 深而规则的大呼吸

68. 测血压时,松开气门使汞柱缓慢下降,听到第一声搏动音时,袖带内压力(　　)
   A. 大于心脏收缩压　　　B. 等于心脏收缩压　　　　C. 小于心脏收缩压
   D. 等于心脏舒张压　　　E. 小于心脏舒张压

69. 脉压增大常见于(　　)
   A. 主动脉瓣关闭不全　　B. 缩窄性心包炎　　　　　C. 心包积液
   D. 肺心病　　　　　　　E. 心肌炎

70. 测血压时,应该注意(　　)
   A. 测量时血压计"0"点与心脏、肱动脉在同一水平
   B. 固定袖带时应紧贴肘窝,松紧能放人一指为宜
   C. 听诊器胸件应塞在袖带内便于固定
   D. 测量前嘱患者先休息 10~20 分钟
   E. 放气速度应慢,约 2m

71. 摄氏温度(℃)与华氏温度(℉)的换算公式为(　　)
   A. ℉=℃×5/9+32　　　B. ℉=℃×9/5+32　　　C. ℃=℉×5/9+32
   D. ℉=(℃-32)×5/9　　E. ℉=℃+32×5/9

72. 体温调节中枢位于(　　)
   A. 延髓上部　　　　　　B. 下丘脑　　　　　　　　C. 小脑蝶部
   D. 大脑枕部　　　　　　E. 脊髓颈段

73. 可在口腔部位测量体温的患者是(　　)
   A. 腹泻患儿　　　　　　B. 支气管哮喘发作时　　　C. 昏迷者
   D. 痔疮术后　　　　　　E. 精神患者

74. 体温过低患者的护理措施,不妥的是(　　)
   A. 提高室温　　　　　　B. 足部放热水袋　　　　　C. 饮热饮料
   D. 加盖被　　　　　　　E. 增加患者的运动量

75. 体温骤升多见于(　　)
    A. 休克　　　　　　　　B. 极度衰竭　　　　　　C. 肝癌
    D. 急性感染　　　　　　E. 肺结核

76. 关于体温计检查方法错误的是(　　)
    A. 所有体温计的汞柱甩至 35℃ 以下　　B. 同时放入 40℃ 温水中
    C. 3 分钟后取出检查　　　　　　　　　D. 读数相差 0.5℃ 以上的体温计不能再使用
    E. 汞柱有裂隙的体温计不能再使用

77. 下列有关脉搏测量的描述错误的是(　　)
    A. 护士用示指、中指和无名指的指端按在动脉上,计数 1 分钟脉率
    B. 诊脉时,如有异常,再重复测一两次,以求准确
    C. 当脉搏细弱数不清时,可用听诊器听心尖搏动,数一分钟心率代替诊脉
    D. 如患者心率和脉率不一致时,护士应先测心率,再测脉率,各测一分钟
    E. 诊脉时,不可用拇指,因拇指小动脉搏动易与患者脉搏相混淆

78. 下列表现符合间歇热的是(　　)
    A. 体温持续升高至 39℃~40℃,持续数日
    B. 24 小时内变化不规则
    C. 高热与正常体温交替出现
    D. 体温在 39℃ 以上,24 小时波动超过 1℃,最低体温超过正常水平
    E. 体温持续升高至 39℃~40℃,24 小时波动不超过 1℃

79. 频发的间歇脉见于(　　)
    A. 房室传导阻滞　　　　B. 窦性心律不齐　　　　C. 洋地黄中毒
    D. 心动过缓　　　　　　E. 心动过速

80. 对脉搏生理性变化的叙述,错误的是(　　)
    A. 幼儿比成人快　　　　B. 同龄男性比女性快　　C. 老年人比较慢
    D. 情绪激动时增快　　　E. 休息睡眠时减慢

81. 下列测量脉搏的选项不妥的是(　　)
    A. 患者情绪激动时休息 20 分钟再测　　B. 不用拇指诊脉　　C. 异常脉搏须测 30 秒
    D. 脉搏细弱者可测心率　　　　　　　　E. 有脉搏短绌者,应两人同时测心率与脉率

82. 下列患者可能出现缓脉的是(　　)
    A. 甲状腺功能亢进　　　B. 大出血前期　　　　　C. 休克
    D. 颅内压增高　　　　　E. 发热

83. 下列关于呼吸生理变化的选项中错误的是(　　)
    A. 呼吸是受意识控制的　　B. 小儿、老人的呼吸频率较快　　C. 休息时呼吸频率减慢
    D. 活动时呼吸频率加快　　E. 睡眠时呼吸频率减慢

84. 脉压增大主要见于(　　)
    A. 心包积液　　　　　　B. 心肌梗死　　　　　　C. 心动过速

D. 动脉硬化　　　　　　　　E. 休克

85. 可使血压测量值偏低的因素是(　　)
    A. 患者情绪激动　　　　　B. 在寒冷环境中测量　　　　C. 缠袖带过松
    D. 肢体位置高于心脏水平　E. 用宽带 12cm 袖带测下肢血压

86. 下列有关血压的叙述错误的选项是(　　)
    A. 运动、恐惧时血压升高　　　　　B. 血压在傍晚时较清晨低
    C. 右上肢血压高于左上肢血压　　　D. 中年以前女性血压比男性血压低
    E. 下肢收缩压一般比上肢收缩压高

87. 正常成人口腔温度的平均值是(　　)
    A. 36℃　　　　　　　　　B. 36.5℃　　　　　　　　　C. 37℃
    D. 37.5℃　　　　　　　　E. 38℃

88. 不属于吸气性呼吸困难的表现是(　　)
    A. 三凹征　　　　　　　　B. 吸气时间缩短　　　　　　C. 指甲发绀
    D. 鼻翼翕动　　　　　　　E. 胸闷烦躁

89. 下列因素中,可能引起窦性心动过缓的是(　　)
    A. 缺氧　　　　　　　　　B. 发热　　　　　　　　　　C. 失血性贫血
    D. 甲亢　　　　　　　　　E. 高钾

90. 成人腋温的正常范围是(　　)
    A. 35.0℃～36.0℃　　　　B. 36.0℃～37.0℃　　　　　C. 36.3℃～37.2℃
    D. 36.5℃～37.5℃　　　　E. 36.5℃～37.7℃

91. 窦性心动过速是指心率大于
    A、80 次/分　　　　　　　B、100 次/分　　　　　　　 C、120 次/分
    D、160 次/分　　　　　　 E、180 次/分

二、$A_2$ 型题(每道考题是以一个小案例的形式出现的,其下有 A、B、C、D、E 五个备选答案,请从中选择一个最佳答案。)

92. 某患儿,不慎将花生米吸入气管。其不可能出现的临床表现是(　　)
    A. 吸气费力　　　　　　　B. 呼气费力　　　　　　　　C. 口唇发绀
    D. 烦躁不安　　　　　　　E. 鼻翼扇动

93. 某患者,36 岁,发热 1 周,体温持续在 39.2℃～40.0℃左右,脉搏 90 次/分,入院后诊断为伤寒。可能的热型是(　　)
    A. 弛张热　　　　　　　　B. 稽留热　　　　　　　　　C. 间歇热
    D. 不规则热　　　　　　　E. 回归热

94. 患者李某,因"风湿性心脏病、房颤"入院。护士为其测量脉率、心率的正确方法是(　　)
    A. 先测脉率,再测心率　　 B. 护士测脉搏率,医生测心率　　C. 一人同时测脉率和心率
    D. 一人没脉搏率一人计时　 E. 一人听心率,一人没脉率,同时测 1 分钟

95. 某患者,55岁,近日来头痛,恶心,有时呕吐,无发热,血压150/93 mmHg,脉搏46次/分。此脉搏称为(　　)
　　A. 细脉　　　　　　　　B. 洪脉　　　　　　　　C. 缓脉
　　D. 丝脉　　　　　　　　E. 不整脉

96. 某患者,就诊时突感胸闷心悸,护士为其测脉时发现每隔2个正常搏动后出现1次期前收缩,此现象称为(　　)
　　A. 不整脉　　　　　　　B. 二联律　　　　　　　C. 三联律
　　D. 间歇脉　　　　　　　E. 缓脉

97. 某患者,60岁,主诉头晕,测血压为155/93 mmHg。此患者处于(　　)
　　A. 高血压　　　　　　　B. 临界高血压　　　　　C. 低血压
　　D. 收缩压正常,舒张压高　E. 收缩压舒张均在正常范围内

98. 患者,男性,18岁,3小时前受凉后出现高热,体温上达40.5℃,面色潮红,皮肤灼热,无汗,呼吸脉搏增快。该患者的临床表现属于发热过程中的哪一期(　　)
　　A. 低热上升期　　　　　B. 高热上升期　　　　　C. 高热持续期
　　D. 中度热上升期　　　　E. 过高热持续期

99. 患者,女性,50岁,因肺炎入院,体温39.5℃,在退热过程中护士应注意监测患者出现下列哪种情况(　　)
　　A. 低温　　　　　　　　B. 虚脱　　　　　　　　C. 皮肤潮红
　　D. 呼吸加快　　　　　　E. 畏寒

100. 患者,男,28岁,因高烧1天入院。护士为其测量体温发现:患者早上8时体温在39.0℃左右,下午4时达39.8℃。此热型符合(　　)
　　A. 弛张热　　　　　　　B. 间歇热　　　　　　　C. 不规则热
　　D. 稽留热　　　　　　　E. 波浪热

101. 患者,男性,25岁,因中暑体温上升高达40℃,面色潮红,皮肤灼热,无汗,呼吸脉搏增快,护士为其进行物理降温,请问物理降温后应间隔多长时间测量体温(　　)
　　A. 5分钟　　　　　　　B. 10分钟　　　　　　　C. 20分钟
　　D. 30分钟　　　　　　　E. 60分钟

102. 患儿男,5岁。测口温时不慎将体温计咬碎,护士应立即(　　)
　　A. 让患者口服牛奶　　　B. 催吐　　　　　　　　C. 让患者服缓泻剂
　　D. 清除患者口腔内玻璃碎屑　E. 为患者洗胃

103. 患者,男性,20岁,患肺结核。护士为其测量体温后,应使用哪种方法消毒体温计(　　)
　　A. 煮沸消毒　　　　　　B. 2%碘酊擦拭　　　　　C. 70%乙醇浸泡
　　D. 0.1%氯己定浸泡　　　E. 戊二醛浸泡

104. 患者,女性,50岁。因"冠心病,心房纤颤"入院,查体:体温37.0℃,心率110次/分,脉率80次/分,呼吸18次/分。该患者的脉搏为(　　)
　　A. 细脉　　　　　　　　B. 速脉　　　　　　　　C. 洪脉

D. 丝脉　　　　　　　　　　E. 缓脉

105. 患者,男,23岁,安眠药中毒后意识模糊不清,呼吸微弱、浅而慢,不易观察,护士应采取的测量方法是(　　)
　　A. 以1/4的脉率计算　　　　　　B. 测脉率后观察胸腹起伏次数
　　C. 听呼吸音响计数　　　　　　　D. 用手感觉呼吸气流通过计数
　　E. 用少许棉花置于患者鼻孔前观察棉花纤维飘动次数计算呼吸频率

106. 患者,女性,25岁。连续3天测得的血压为80/50mmHg,该患者的血压属于(　　)
　　A. 低血压　　　　　　　　B. 正常血压　　　　　　　C. 临界低血压
　　D. 收缩压正常,舒张压降低　　E. 收缩压降低,舒张压正常

107. 患者男性,40岁,诊断为"疟疾",发热时体温可骤升到39℃以上,然后很快降至正常,2天后再次发作,属于(　　)
　　A. 弛张热　　　　　　　　B. 稽留热　　　　　　　　C. 间歇热
　　D. 不规则热　　　　　　　E. 中等度热

108. 患者女性,69岁,连续3天测血压85/50 mmHg,属于(　　)
　　A. 低血压　　　　　　　　B. 正常血压　　　　　　　C. 临界低血压
　　D. 收缩压正常,舒张压降低　　E. 收缩压降低,舒张压正常

109. 患者男性,70岁,测口温时不慎将体温计咬碎,护士应立即采取的措施为(　　)
　　A. 催吐　　　　　　　　　B. 洗胃　　　　　　　　　C. 服缓泻剂
　　D. 口服蛋清液　　　　　　E. 清除口腔内玻璃碎屑

110. 患者男性,34岁,测量血压,血压值为132/88 mmHg,属于(　　)
　　A. 理想血压　　　　　　　B. 正常血压　　　　　　　C. 正常高值
　　D. 收缩压偏低,舒张压偏高　E. 收缩压偏高,舒张压偏低

111. 患者女性,2岁,因误服安眠药中毒,意识模糊不清,呼吸微弱,浅而慢,不易观察,护士应采取的测量方法是(　　)
　　A. 观察腹部起伏,一起一伏为一次
　　B. 先测脉率,将数值除以4得出呼吸次数
　　C. 用手放在患者鼻孔前感觉呼吸气流计数
　　D. 测脉率后保持诊脉姿势,观察胸部起伏次数
　　E. 用少许棉花置患者鼻孔前观察棉花飘动次数计数

112. 患者女性,67岁,结肠癌入院2个月,现患者出现大量腹水,全身水肿,呼吸急促,端坐呼吸,近1周出现癌性发热,请推断该患者出现的发热热型属于(　　)
　　A. 稽留热　　　　　　　　B. 弛张热　　　　　　　　C. 回归热
　　D. 间歇热　　　　　　　　E. 不规则热

113. 患者女性,43岁,因头晕头痛原因待查入院,医嘱测血压每日3次,为其测血压时,应该(　　)
　　A. 定血压计、定部位、定时间、定护士　　B. 定血压计、定部位、定时间、定听诊器

C. 定听诊器、定部位、定时间、定体位　　D. 定血压计、定部位、定时间、定体位
E. 定护士、定部位、定时间、定体位

114. 患者男性,66岁,因心房纤维颤动入院,护士在测脉搏前推断患者的脉搏最可能为(　　)
　　A. 间歇脉　　　　　　B. 二联律　　　　　　C. 三联律
　　D. 细脉　　　　　　　E. 洪脉

115. 患者女性,27岁,诊断为甲状腺功能亢进,患者常测到的脉搏为(　　)
　　A. 间歇脉　　　　　　B. 二联律　　　　　　C. 三联律
　　D. 细脉　　　　　　　E. 洪脉

116. 患者男性,25岁,在高温环境下工作时突然体温上升至40.5℃左右约4小时,面色潮红,皮肤灼热,无汗,呼吸脉搏增快,判断此时的临床表现属于(　　)
　　A. 低热上升期　　　　B. 高热上升期　　　　C. 高热持续期
　　D. 中度热上升期　　　E. 过高热持续期

117. 患者男性,50岁,腹泻,体温39℃~40℃,持续数日,诊断"细菌性痢疾",此患者体温热型为(　　)
　　A. 不规则热　　　　　B. 间歇热　　　　　　C. 弛张热
　　D. 稽留热　　　　　　E. 波浪热

118. 患者女性,30岁,因"冠心病,心房纤颤"入院,护理体检时,体温37.2℃,心率120次/分,脉率90次/分,呼吸20次/分,血压100/70 mmHg,患者脉搏为(　　)
　　A. 洪脉　　　　　　　B. 速脉　　　　　　　C. 细脉
　　D. 丝脉　　　　　　　E. 缓脉

119. 患者男性,25岁,因中暑体温上升至40.5℃左右,面色潮红,皮肤灼热,无汗,呼吸脉搏增快,护士为其进行物理降温,再次测量体温的时间是(　　)
　　A. 15分钟后　　　　　B. 20分钟后　　　　　C. 30分钟后
　　D. 40分钟后　　　　　E. 60分钟后

120. 患者女性,60岁,因肺炎入院,体温39.5℃,在退热过程中护士应注意监测患者情况,提示可能发生虚脱的症状是(　　)
　　A. 皮肤苍白、寒战、出汗　　B. 头晕、恶心、无汗　　C. 脉搏、呼吸渐慢、无汗
　　D. 脉速、四肢湿冷、出汗　　E. 脉速、面部潮红、无汗

121. 患者男性,29岁,持续高热3周,护士在评估过程中,发现患者体温降至36.6℃,患者神志清醒,请分析退热期的特点(　　)
　　A. 产热多于散热　　　B. 散热大而产热少　　　C. 产热和散热趋于平衡
　　D. 散热增加,产热趋于正常　　E. 散热和产热在较高水平上平衡

122. 患者男性,32岁,持续高热2周,体温40℃左右,日差超过1℃,脉搏108次/分,呼吸26次/分,患者神志不清,精神萎靡,食欲差。此患者体温热型为(　　)
　　A. 不规则热　　　　　B. 间歇热　　　　　　C. 弛张热
　　D. 稽留热　　　　　　E. 波浪热

123. 患者男性,45岁,多次测得血压均为125/85mmHg,应考虑患者为(　　)
　　A. 低血压　　　　　　　B. 高血压　　　　　　　C. 脉压大
　　D. 正常血压　　　　　　E. 临界高血压

124. 患者男性,65岁,因脑血栓后遗症,长期卧床,生活不能自理,入院时护士发现其骶尾部皮肤发红,除去压力无法恢复原来的肤色,护士使用50%乙醇按摩局部皮肤的作用是(　　)
　　A. 消毒皮肤　　　　　　B. 润滑皮肤　　　　　　C. 去除污垢
　　D. 促进血液循环　　　　E. 降低局部温度

125. 患者男性,64岁,高血压、冠心病史5年,入院血压195/135mmHg,经治疗后稍有下降,但时有波动,患者精神紧张焦虑,护理中不妥的操作是(　　)
　　A. 测得血压值偏高时应保持镇静　　B. 向患者介绍高血压的保健知识
　　C. 安慰患者,保持稳定乐观的情绪　　D. 将血压计刻度面向患者以便患者观察
　　E. 测后与原基础血压对照后做好解释

126. 李先生,患肺炎球菌性肺炎,口温40℃,脉搏120次/分,口唇干燥,下列护理措施不妥的是(　　)
　　A. 卧床休息　　　　　　B. 每4小时测量1次体温　　C. 鼓励饮水
　　D. 冰袋放于头顶、足底处　　E. 每日口腔护理2～3次

127. 单先生,高血压病,左侧肢体偏瘫,医嘱测血压4次/天,下述不妥的是(　　)
　　A. 固定血压计　　　　　　B. 测血压时间8—12—4—8
　　C. 测右上肢血压　　　　　D. 卧位测量,使肱动脉平腋中线
　　E. 必须固定专人测量

128. 邓先生,48岁,内源性哮喘患者,主诉呼吸费力,呼气时间显著长于吸气,该患者最可能出现哪种呼吸异常(　　)
　　A. 深度呼吸　　　　　　B. 潮式呼吸　　　　　　C. 吸气性呼吸困难
　　D. 呼气性呼吸困难　　　E. 混合性呼吸困难

129. 朱女士,高血压病,为其测量血压时正确的做法是(　　)
　　A. 若采取立位测量,手臂应平第6肋间　　B. 放气时听到的最强音即为收缩压
　　C. 缓慢放气,速度4 mmHg/s　　　　　　D. 听到变音即为舒张压
　　E. 听到舒张压后保持放气速度,直到汞柱回到零位

130. 周先生,肺炎患者,测口温为39.5℃,脉率120次/分,该患者发热程度为(　　)
　　A. 低热　　　　　　　　B. 中度热　　　　　　　C. 高热
　　D. 超高热　　　　　　　E. 正常体温

131. 王先生,巴比妥类药物中毒,入院治疗,其呼吸特点正确的是(　　)
　　A. 呼吸浅慢—呼吸加深加快—呼吸暂停—反复
　　B. 规律呼吸—呼吸暂停—反复　　C. 深而规则
　　D. 浅而规则　　　　　　E. 呼气时发出鼾声

132. 患者男,58岁。诊断"风湿性心脏病"入院,突然出现胸闷、胸痛,心律极不规则,心率快慢不一,心音强弱不等,心率102次/分,脉率78次/分。此脉搏属于( )
   A. 洪脉　　　　　　　B. 奇脉　　　　　　　C. 间歇脉
   D. 交替脉　　　　　　E. 脉搏短绌

133. 患者,男,36岁,因肺炎收住院,持续发热2天,每日口腔温度波动范围在39.3℃～40.0℃,并伴有脉搏、呼吸明显增快。该患者的热型属于( )
   A. 间歇热　　　　　　B. 弛张热　　　　　　C. 波浪热
   D. 稽留热　　　　　　E. 不规则热

134. 患者男,65岁,以"原发性高血压"入院。患者右侧肢体偏瘫,测量血压操作正确的是( )
   A. 固定专人测量　　　B. 测量左上肢血压　　C. 袖带下缘平肘窝
   D. 听诊器胸件置于袖带内　　E. 充气至水银刻度达150mmHg

135. 患者男,60岁,因"风湿性心脏病"入院。住院期间患者曾出现心房纤颤。护士为其测量脉搏时,错误的方法是( )
   A. 应由两名护士同时测量心率和脉率　　B. 测量前使患者安静
   C. 患者手臂放于舒适位置　　D. 将手指指端按压在桡动脉搏动处
   E. 记数30秒,将所测得数值乘以2

136. 患者男,29岁。以脑膜炎收入院。入院后查体:口唇发绀,呼吸呈周期性,由浅慢变为深快,再深快变为浅慢,经过一段呼吸暂停后,重复上述过程。该患者的呼吸属于( )
   A. 潮式呼吸　　　　　B. 间断呼吸　　　　　C. 鼾声呼吸
   D. 蝉鸣样呼吸　　　　E. 呼吸困难

137. 某患者因脑出血入院治疗,现意识模糊,左侧肢体瘫痪。护士为其测量体温、血压的正确方法是( )
   A. 测量口腔温度,右上肢血压　　B. 测量腋下温度,右上肢血压
   C. 测量腋下温度,左上肢血压　　D. 测量直肠温度,左上肢血压
   E. 测量直肠温度,左上肢血压

138. 患者女,48岁。哮喘持续发作,呼吸36次/分,吸气时脉搏明显减弱,此时该患者的脉搏属于( )
   A. 奇脉　　　　　　　B. 短绌脉　　　　　　C. 洪脉
   D. 交替脉　　　　　　E. 水冲脉

**三、$A_3$型题**(提供一个案例,下设若干道考题。在每道考题下面的A、B、C、D、E五个备选答案中选择一个最佳答案。)

(139～141题共用题干)

患者何某以发热待查入院,体温39℃左右,有时高低不一,日差2℃左右,连续5天不退,脉搏93次/分,呼吸23次/分,查体口腔黏膜有一0.2cm×0.2cm溃疡面,基底潮红。

139. 患者的体温热型是( )
   A. 不规则热　　　　　B. 间歇热　　　　　　C. 弛张热

D. 稽留热　　　　　　　E. 回归热

140. 给予患者基本饮食如(　　)
    A. 变通饮食　　　　　B. 软质饮食　　　　　C. 流质饮食
    D. 半流质饮食　　　　E. 要素饮食

141. 患者清洁口腔的最佳方法是(　　)
    A. 早晚刷牙　　　　　B. 进食后漱口　　　　C. 用棉签擦拭口腔
    D. 特殊口腔护理　　　E. 用生理盐水漱口

(142～144 题共用题干)

患者张某,65 岁,脑栓塞,右侧偏瘫。

142. 护士为其测量血压时选择左上肢的原因是(　　)
    A. 护士操作便利　　　　　　B. 患者能配合活动
    C. 右侧肢体循环不良　　　　D. 右侧肢体不能配合测量
    E. 右侧肢体肌张力增高,不能真实反映血压情况

143. 因左上肢输液,护士选择左下肢测量血压,错误的方法是(　　)
    A. 取仰卧位或俯卧位　　　　B. 袖带长约 135cm,比上肢袖带宽 2cm
    C. 袖带上缘离腘窝 3～5cm　　D. 将听诊器胸件贴于腘动脉搏动处
    E. 测得的血压值收缩压偏高,而舒张压无多大差异

144. 在测量血压过程中,发现血压的搏动音听不清时,应重新测量,错误的方法是(　　)
    A. 将袖带内气体驱尽　　B. 使汞柱降至"0"点　　C. 稍等片刻,再测量第二次
    D. 一般连测 2～3 次　　E. 取其最高值

(145～146 题共用题干)

患者,女,35 岁,因"风湿性心脏病、心房颤动"入院,主诉心悸、头晕、胸闷、四肢乏力,护士为其把脉时发现脉搏细速、不规则,同一单位时间内心率大于脉率,听诊心率快慢不一,心率完全不规则,心音强弱不等。

145. 此脉象属于(　　)
    A. 缓脉　　　　　　B. 间歇脉　　　　　　C. 脉搏短绌
    D. 洪脉　　　　　　E. 丝脉

146. 该脉搏正确的测量方法是(　　)
    A. 先测脉率,再测心率　　B. 护士测脉率,医生测心率　　C. 一人同时测脉率和心率
    D. 一人听心率,一人测脉率,同时测一分钟　　E. 一人测脉率一人计时

(147～149 题共用题干)

刘先生,男,69 岁,因头痛、头晕入院就诊,在平静状态下测其血压为 165/95mmHg,其余检查完全正常。

147. 该患者最有可能的诊断为(　　)
    A. 脑出血　　　　　B. 冠心病　　　　　C. 原发性高血压
    D. 脑瘤　　　　　　E. 脑膜炎

148. 在患者住院期间,为该患者测量血压时哪项是不妥的(    )
    A. 每天固定时间测量            B. 选取一侧上肢固定测量
    C. 测量血压时体位固定          D. 每次测量使用固定的血压计
    E. 若一次测量没有听清楚,可以马上再次测量,直到听清读数

149. 为该患者做健康宣教,下列哪项内容是不妥的(    )
    A. 低钠饮食                    B. 适度的体育锻炼
    C. 多吃含纤维素的食物,预防便秘  D. 规律服用降压药物
    E. 在药物的作用下将血压控制得越低越好

**四、X型题**(每一道题下面有 A、B、C、D、E 五个备选答案,请从中选择所有正确答案。)

150. 影响体温生理性波动的因素有(    )
    A. 年龄性别        B. 昼夜时间        C. 情绪激动
    D. 环境温度        E. 进食活动

151. 健康女性体温轻度升高可发生在(    )
    A. 排卵后期        B. 清晨            C. 经期
    D. 经后期          E. 妊娠早期

152. 可直肠测温的患者是(    )
    A. 心肌梗死患者    B. 腹泻患者        C. 热坐浴后40分钟的患者
    D. 直肠手术患者    E. 婴幼儿患者

153. 由于操作不当使血压偏高的因素有(    )
    A. 被测肢体衣袖太紧  B. 袖带缠臂太松    C. 袖带太窄
    D. 袖带太宽          E. 被测肢体低于心脏水平

154. 高热持续期的临床表现是(    )
    A. 体温值在较高水平  B. 颜面潮红,口干舌燥  C. 皮肤灼热出汗多
    D. 尿少色深          E. 呼吸快,脉搏细弱

155. 关于脉搏生理性变化错误的叙述是(    )
    A. 幼儿比成人快      B. 男性比女性快    C. 老年人比幼儿快
    D. 站立较卧位快      E. 运动和情绪激动时增快

156. 高热患者的脉搏特点是(    )
    A. 脉搏增快          B. 搏动强大有力    C. 有三联律
    D. 脉率少于心率      E. 吸气时明显减弱

157. 吸气性呼吸困难见于(    )
    A. 喉头水肿          B. 尿毒症          C. 颅内病变
    D. 巴比妥中毒        E. 气管异物

158. 脉压减小常见于(    )
    A. 老年性动脉硬化    B. 主动脉瓣关闭不全  C. 心包积液
    D. 心肌炎            E. 缩窄性心包炎

## 第七章 生命体征的观察及护理

159. 护士在为患者测血压时,发现肱动脉搏动音微弱不易辨清,须重复测量,正确的做法是( )
   A. 将袖带内气体驱尽　　B. 使汞柱降至"0"点　　C. 立即再行第二次测量
   D. 一般连续2～3次　　E. 取其平均值

160. 人在高热环境中可出现( )
   A. 体温过高　　B. 脉搏稍快　　C. 血压可下降
   D. 呼吸增快　　E. 出汗增多

161. 体温单底栏填写项目包括( )
   A. 大便　　B. 出入液量　　C. 血压
   D. 体重　　E. 小便

162. 密切观察血压者,应做到( )
   A. 定专人检查　　B. 定体位　　C. 定时间
   D. 定血压计　　E. 定部位

163. 可用于体温计消毒的化学消毒液是( )
   A. 1％过氧乙酸　　B. 1％消毒灵　　C. 20％碘伏
   D. 70％乙醇　　E. 0.15％漂白粉液

164. 体温计准确性的检查方法是( )
   A. 将体温计的汞柱甩35℃以下　　B. 在同一时间内放入40℃以下的温水中
   C. 3分钟后取出检视　　D. 温差在0.2℃以上者方能使用
   E. 水银柱有裂隙者不能使用

165. 患者不慎咬破体温计吞下水银后应立即( )
   A. 清除口腔内碎玻璃　　B. 口服蛋清液　　C. 口服牛奶
   D. 用高锰酸钾液洗胃　　E. 剖腹探查

166. 生命体征指( )
   A. 体温　　B. 脉搏　　C. 呼吸
   D. 血压　　E. 瞳孔

## 参考答案

**A₁型题**

| | | | |
|---|---|---|---|
| 1—5. CDE*DC | 6—10. CEA*A*E | 11—15. BBE*C*D* | 16—20. AB*C*D*E* |
| 21—25. BC*CB*C | 26—30. B*DBC*B | 31—35. D*ABC*D | 36—40. B*DBEA |
| 41—45. E*CC*CD | 46. E*ADDC* | 51—55. E*DDE*B | 56—60. CDC*D*A |
| 61—65. D*EDAD | 66—70. AEBAA | 71—75. BBDED | 76—80. DDCCB |
| 81—85. CDBDD | 86—90. BCBEB | 91. B | |

**A₂型题**

| | | | |
|---|---|---|---|
| 92—96. BBEC*C* | 97—101. AC*BD*D | 102—106. D*CAEA | 107—111. C*AECE |
| 112—116. ED*DEC | 117—121. DCCDD | 122—126. C*DDDD | 127—131. EDCCA |
| 132—136. EDBEA | 137—138. BA | | |

**A₃型题**

| | | |
|---|---|---|
| 139—143. CCDC*C* | 144—148. E*CDCE | 149. E |

**X型题**

| | | | |
|---|---|---|---|
| 150. ABCDE | 151. AE | 152. CE | 153. BC |
| 154. ABD | 155. BC | 156. AB | 157. AE |
| 158. CE | 159. ABD | 160. ABCDE | 161. ABCDE |
| 162. BCDE | 163. ABCD | 164. ABCE | 165. ABC |
| 166. ABCD | | | |

## 部分题解

3. 体温上升期:产热大于散热;高热持续期:产热和散热在较高水平趋于平衡;退热期:散热大于产热。

8. 高热患者测量体温应每隔4小时一次,待体温恢复正常3天后,改为每日2次。

9. 消毒液和冷开水须每日更换,盛放的容器应每周消毒一次。

13. 护士在测量脉搏后,手仍按在患者手腕处保持诊脉姿势,以免患者紧张而影响测量结果。

14. 脉搏短绌:也称"绌脉",是指在同一单位时间内,脉率少于心率,常见于心房纤维颤动的患者。

15. 正常脉搏计数半分钟,并将所测得数值乘2,即为脉率。如脉搏异常或危重患者等应测1分钟。若脉搏细弱而触不清时,应用听诊器听心率1分钟代替触诊。

17. 呼吸和呼吸暂停现象交替出现叫做间断呼吸,又称毕奥呼吸,特点为有规律地呼吸几次后,突然暂停呼吸,间隔时间长短不同,随后又开始呼吸,如此反复交替出现。

18. 潮氏呼吸又称陈-施呼吸。特点表现为开始呼吸浅慢,以后逐渐加深加快,达高潮后,又逐渐变浅变慢,然后呼吸暂停5~30秒后,再重复出现以上的呼吸,如此周而复始,其呼吸形态呈潮水涨落样,故称潮氏呼吸。

19. 代谢性酸中毒时→二氧化碳分压升高→呼吸中枢兴奋→呼吸加深、加快,是一种深而规则的大呼吸。

## 第七章　生命体征的观察及护理

20. 在寒冷刺激下,血压可略升高;在高温环境中,血压可略下降。
22. 注意应先将袖带内的气体驱尽,使水银柱降至"0"点,稍待片刻,再进行测量。
24. 睡眠、安静、饥饿等可使体温略有下降。
26. 凡婴幼儿、精神异常、昏迷、口鼻腔手术以及呼吸困难的患者,不宜测口腔温度。
29. 脉搏短绌的测量:由两位护士同时测量,一人听心率,另一人测脉率,由听心率者发出"起"、"停"口令,两人同时开始,测1分钟,记录方法:心率/脉率。
31. 吸气时有一种高音调的音响,声音似蝉鸣,称为蝉鸣样呼吸,常见于喉头水肿、痉挛或喉头有异物等患者。
34. 坐位时肱动脉平第四肋软骨,仰卧位时肱动脉平腋中线水平。
36. 袖带过紧使血管在袖带未充气前已受压,测得的血压值偏低,过松则使袖带呈气球状,导致有效测量面积变窄,测得的血压值偏高。
41. 坐浴,灌肠后30分钟测肛温。
43. 心肌梗死的患者不宜使用直肠测温法,而进食、饮水,或进行蒸汽吸入、面颊冷热敷等,须隔30分钟后测口腔温度,因此,该患者只能腋温测量。
46. 女性在月经前期和妊娠早期,体温可轻度升高,而排卵期较低,这主要与孕激素分泌的周期性变化有关。
50. 间歇脉:在一系列正常均匀的脉搏中,出现一次提前而较弱的搏动,其后有一较正常延长的间歇,亦称过早搏动或期前收缩,多见于洋地黄中毒的患者。
51. 洪脉常见于高热、甲状腺功能亢进的患者。
54. 呼气性呼吸困难:患者呼气费力,呼气时间显著长于吸气时间,多见于支气管哮喘、肺气肿等患者。
58. 血压的生理性变化特点:儿童血压比成人低;清晨血压一般最低,傍晚血压最高;寒冷刺激下,血压可略升高,高温下血压可略下降;右上肢血压高于左上肢,下肢血压比上肢高;站立高于坐位,坐位高于平躺。
59. 脉压=收缩压-舒张压,在主动脉瓣关闭不全时,心脏在舒张时有部分血液通过瓣膜反流回左心室,导致舒张压降低,而收缩压基本不变,因此脉压增大。主动脉狭窄时,收缩压下降,导致脉压减少。
61. 水银不足,可使测得的血压偏低;袖带过宽,可使测得的血压偏低;袖带过紧,可使测得的血压偏低;手臂位置过高,可使测得的血压偏低。
95. 在安静状态下,成人脉率低于60次/分,称为缓脉。
96. 每隔一个正常搏动出现一次期前收缩,称二联律。每隔两个正常搏动出现一次期前收缩,称三联律。
98. 体温上升期:表现为畏寒、寒战;高热持续期:表现为颜面潮红,皮肤灼热,口唇干燥,呼吸深快;退热期:表现为大量出汗,皮肤温度下降。
100. 体温持续升高达39℃～40℃左右,24小时波动范围不超过1℃,称为稽留热,常见于伤寒、肺炎球菌性肺炎等。
102. 当患者不慎咬破体温计时,应立即清除玻璃碎屑,以免损伤唇、舌、口腔、食管及胃肠道的黏膜;口服牛奶或蛋清以延缓水银的吸收。
107. 高热与正常体温交替出现,发热时体温可骤升到39℃以上,然后很快降至正常,经过一定时间的间歇,又再次发作,称为间歇热,常见于疟疾。
113. 需要密切观察血压的患者,应做到"四定":定血压计、定部位、定时间、定体位,以确保所测血压的准确性及可比性。
122. 体温在39℃以上,24小时内体温差达1℃以上,最低体温仍超过正常水平,称为弛张热,常见于败血症等。
142. 为偏瘫患者测血压,应选择健侧。
143. 进行下肢测量血压时,袖带下缘离腘窝3～5cm。
144. 连续测量血压,取最低值。

# 第八章 饮食护理

一、$A_1$ 型题(每一道题下面有 A、B、C、D、E 五个备选答案,请从中选择一个最佳答案。)

1. 流质饮食不宜长期使用是因为(  )
   A. 影响消化吸收       B. 进食次数过多       C. 影响食欲
   D. 患者不习惯         E. 总热量及营养素不足

2. 烧伤患者应采用的饮食是(  )
   A. 高蛋白、高维生素   B. 高热量、低脂肪     C. 高蛋白、高热量
   D. 高脂肪、高热量     E. 高维生素、高脂肪

3. 不符合半流质饮食原则的一项是(  )
   A. 营养丰富可口       B. 呈软烂状           C. 纤维素含量少
   D. 易于咀嚼、吞咽     E. 应限制强烈调味品

4. 低盐饮食,成人每日摄入的食盐总量应(  )
   A. <0.2g              B. <0.5g              C. <0.8g
   D. <1g                E. <2g

5. 高蛋白饮食,成人每日摄入蛋白质的量是(  )
   A. <50~60g            B. 70~80g             C. 90~120g
   D. 130~140g           E. 140g 以上

6. 禁用高蛋白饮食的患者是(  )
   A. 肾病综合征         B. 贫血               C. 肺结核
   D. 肝昏迷             E. 大手术后

7. 高热量饮食,每日供给的总热量是(  )
   A. 8.0MJ              B. 9.5MJ              C. 10.5MJ
   D. 11.5MJ             E. 12.5MJ

8. 动脉粥样硬化患者应忌用的植物油是(  )
   A. 菜油               B. 豆油               C. 麻油
   D. 棉籽油             E. 椰子油

9. 每日蛋白质的摄入量不能超过 40g 的疾病是(  )
   A. 营养不良           B. 伤寒               C. 晚期妊娠毒血症
   D. 尿毒症             E. 肾病综合征

10. 急性胰腺炎患者禁食脂肪的主要目的是(  )
    A. 防止呕吐          B. 减轻腹痛           C. 减少腹胀

D. 减少胃液分泌　　　　　　E. 减少胰液分泌

11. 少渣饮食适用于(　　)
    A. 风湿热患者　　　　　B. 甲状腺功能亢进患者　　　C. 高热患者
    D. 伤寒患者　　　　　　E. 肾炎患者

12. 为减轻重症肝炎患者的肝脏负担,应采用的饮食是(　　)
    A. 高蛋白　　　　　　　B. 低盐　　　　　　　　　　C. 低脂肪
    D. 无盐　　　　　　　　E. 高脂肪

13. 低钠饮食须每日控制摄入食物中自然存在的含钠量在(　　)
    A. <0.5g　　　　　　　B. <0.8 g　　　　　　　　　C. <1g
    D. <1.2g　　　　　　　E. <1.5g

14. 大便隐血验试验饮食应选择的食物是(　　)
    A. 肉类　　　　　　　　B. 肝脏类　　　　　　　　　C. 动物类
    D. 牛奶　　　　　　　　E. 绿色蔬菜

15. 禁忌使用鼻饲的情况是(　　)
    A. 昏迷　　　　　　　　B. 口腔手术　　　　　　　　C. 破伤风
    D. 人工冬眠　　　　　　E. 食管下段静脉曲张

16. 成人插鼻饲管时,测量长度的正确方法是(　　)
    A. 从眉心至剑突　　　　B. 从鼻尖到剑突　　　　　　C. 从口到剑突
    D. 从耳垂到剑突　　　　E. 从前额发际到剑突

17. 插胃管时患者出现呛咳、发绀,应立即采取的措施是(　　)
    A. 嘱患者深呼吸　　　　B. 嘱患者做吞咽动作　　　　C. 托起患者头部插管
    D. 用注射器抽吸胃液　　E. 拔出胃管休息片刻后重新插管

18. 插胃管的护理操作中不妥的是(　　)
    A. 液状石蜡润滑胃管前端　　　　B. 一手用纱布托住胃管
    C. 另一手持镊子从一侧鼻孔缓缓插入　D. 插至咽喉部时嘱患者做吞咽动作
    E. 如患者出现恶心应立即拔出胃管

19. 禁止食用肉类、肝类、含铁丰富的药物、绿色蔬菜的试验饮食为(　　)
    A. 隐血试验饮食　　　　B. 尿浓缩试验饮食　　　　　C. 肌酐试验饮食
    D. 胆囊造影饮食　　　　E. 甲状腺$^{131}$I 试验饮食

20. 鼻饲法的注意事项不正确的一项是(　　)
    A. 长期鼻饲者应每日进行口腔护理　　B. 服用药片时,应将药片研碎溶解后再灌入
    C. 应隔周于晚间末次喂食后拔管　　　D. 拔管时夹紧胃管末端轻快拔出
    E. 每次鼻饲前量不超过200 ml,间隔不少于2小时

21. 为患者鼻饲灌食后,再注少量温开水的目的是(　　)
    A. 使患者温暖舒适　　　　　　　　B. 便于准确记录入量　　　　C. 防止患者呕吐

D. 便于冲净胃管,避免食物积存　　E. 防止胃液反流

22. 干扰患者进食的因素不包括( )
   A. 疼痛、抑郁　　　　　　　　　B. 工作服不洁
   C. 食物和色、香、味、形不佳　　　D. 疼痛患者餐前适当应用止痛剂
   E. 病室的噪声

23. 饮食护理时错误的一项是( )
   A. 督促和协助配餐员分发饭菜　　B. 观察患者进食
   C. 检查治疗、试验饮食实施情况　　D. 昏迷患者要谨慎喂食,以免呛入气管
   E. 随时征求患者对饮食的意见

24. 协助患者进餐时,不妥的一项是( )
   A. 进食温度、速度适当　　　　　B. 鼓励患者进食
   C. 对双目失明者先告知喂食内容　　D. 喂食时应先喂固体食物再喂液体食物
   E. 对进流质者可用吸管

25. 一般不需要做出入液量记录的疾病是( )
   A. 肝硬化腹水　　　　B. 休克　　　　　　　C. 肾功能不全
   D. 大面积烧伤　　　　E. 肺炎球菌肺炎

26. 记录排出量一般不包括( )
   A. 尿量　　　　　　　B. 胃肠减压抽出液　　C. 腹腔抽出液
   D. 汗液　　　　　　　E. 呕吐物

27. 宜采用低蛋白饮食的患者是( )
   A. 烧伤患者　　　　　B. 肝昏迷患者　　　　C. 贫血患者
   D. 肺结核患者　　　　E. 冠心病患者

28. 重度高血压轻度水肿的患者宜采取( )
   A. 高蛋白饮食　　　　B. 高蛋白饮食　　　　C. 低脂肪饮食
   D. 低盐饮食　　　　　E. 少渣饮食

29. 下列有关要素饮食描述错误的是( )
   A. 是一种化学制剂　　　　　　　B. 富含纤维素
   C. 含氨基酸、脂肪酸、单糖、无机盐、维生素、微量元素等人体必需的营养成分
   D. 无需消化过程,可直接吸收　　E. 营养价值高,营养全面

30. 低脂肪饮食适用于下列哪类患者( )
   A. 甲亢患者　　　　　B. 糖尿病患者　　　　C. 肾功能不全患者
   D. 大面积烧伤患者　　E. 慢性肝炎患者

31. 属于医院基本饮食的是( )
   A. 低盐饮食　　　　　B. 软质饮食　　　　　C. 高热量饮食
   D. 高蛋白饮食　　　　E. 糖尿病饮食

32. 属于治疗饮食的是（   ）
    A. 无盐低钠饮食　　　　B. 流质饮食　　　　　　C. 软质饮食
    D. 胆囊造影饮食　　　　E. 吸碘实验饮食

33. 急性肾炎患者宜采用的饮食是（   ）
    A. 低盐饮食　　　　　　B. 少渣饮食　　　　　　C. 高膳食纤维饮食
    D. 低胆固醇饮食　　　　E. 高热量饮食

34. 胆囊造影前一日晚餐应给予（   ）
    A. 高脂肪、高蛋白饮食　B. 高热量、高蛋白饮食　C. 高热量、低蛋白饮食
    D. 无脂肪、低蛋白饮食　E. 低蛋白、低糖饮食

35. 潜血实验前3天，患者应禁食（   ）
    A. 豆制品　　　　　　　B. 西红柿　　　　　　　C. 肉类
    D. 牛奶　　　　　　　　E. 土豆

36. 甲状腺吸$^{131}$I测定，检查前7～60天，可食用的食物是（   ）
    A. 海鱼　　　　　　　　B. 紫菜　　　　　　　　C. 海带
    D. 鱿鱼　　　　　　　　E. 淡水鱼

37. 长期鼻饲者，定期更换胃管的时间是（   ）
    A. 1天　　　　　　　　 B. 3天　　　　　　　　 C. 7天
    D. 10天　　　　　　　　E. 14天

38. 为降低血氨浓度，肝性脑病昏迷的患者可给予鼻饲的食物是（   ）
    A. 牛奶　　　　　　　　B. 蛋汤　　　　　　　　C. 豆浆
    D. 25%葡萄糖液　　　　 E. 鸡汤

39. 高热患者应给予（   ）
    A. 流质饮食　　　　　　B. 低热量饮食　　　　　C. 普通饮食
    D. 软质饮食　　　　　　E. 低盐饮食

40. 产热营养素不包括（   ）
    A. 动物脂肪　　　　　　B. 纤维素　　　　　　　C. 植物脂肪
    D. 蛋白质　　　　　　　E. 碳水化合物

41. 下列哪项属于试验饮食（   ）
    A. 无盐饮食　　　　　　B. 高蛋白饮食　　　　　C. 胆囊造影饮食
    D. 流质饮食　　　　　　E. 高热量饮食

42. 下列哪项不属于治疗饮食（   ）
    A. 半流质饮食　　　　　B. 高脂肪饮食　　　　　C. 低盐饮食
    D. 高蛋白饮食　　　　　E. 高热量饮食

43. 大便潜血试验期间必禁忌的食物是（   ）
    A. 大白菜　　　　　　　B. 土豆　　　　　　　　C. 萝卜

D. 菠菜 E. 豆腐

44. 在记录出入液量时不正确的方法是( )
   A. 记录排出量包括呕吐液　　　B. 估计尿量并记录
   C. 晨7时至晚7时用蓝笔记录　　D. 晚7时至次晨7时用红笔记录
   E. 24小时总量用蓝钢笔填写在体温单相应栏内

45. 帮助患者进食错误的做法是( )
   A. 作好环境的清洁工作　　　　B. 为患者洗手、漱口或做口腔护理
   C. 在病情允许的情况下,尽量按患者口味分发饭菜
   D. 检查家属送来的食物　　　　E. 天气凉时应加快喂食速度

46. 创造良好的进食环境,不正确的做法是( )
   A. 去除不良的气味　　　　　　B. 去除不良的视觉印象
   C. 暂停非紧急的治疗和检查　　D. 患者用餐时避免相互交谈以免呛咳
   E. 去除疼痛等干扰因素

47. 普通饮食中,成人每天需要的蛋白质总量是( )
   A. 50~60g B. 60~70g C. 70~90g
   D. 90~100g E. 100~120g

48. 病情较轻或恢复期宜选用( )
   A. 软质饮食 B. 流质饮食 C. 普通饮食
   D. 半流质饮食 E. 要素膳食

49. 流质饮食每天应进餐6~7次,每次量应控制在( )
   A. 100~150ml B. 150~200ml C. 200~300ml
   D. 300~400ml E. 400~500 ml

50. 高蛋白饮食适用于( )
   A. 肝炎患者 B. 结核患者 C. 高热患者
   D. 急性肾炎患者 E. 肠炎患者

51. 低蛋白饮食的成年患者,每天蛋白质的摄入量应低于( )
   A. 20g B. 30g C. 40g
   D. 50g E. 60g

52. 腹泻患者宜选择( )
   A. 低盐饮食 B. 少渣饮食 C. 高膳食纤维饮食
   D. 低胆固醇饮食 E. 高热量饮食

53. 腹泻患者禁用低脂肪饮食的目的是( )
   A. 防止呕吐 B. 减轻呃逆 C. 减少腹胀、反酸
   D. 减少胃液分泌 E. 减轻腹泻症状

54. 一般不选低盐饮食的疾病是( )
　　A. 心力衰竭　　　　　　B. 贫血　　　　　　　　C. 高血压
　　D. 急性肾炎　　　　　　E. 肝硬化腹水

55. 下列哪类患者应给予鼻饲饮食( )
　　A. 婴幼儿　　　　　　　B. 经常呕吐者　　　　　C. 拒绝进食者
　　D. 食欲低下者　　　　　E. 拔牙者

56. 肝硬化腹水者应选用( )
　　A. 高蛋白饮食　　　　　B. 高热量饮食　　　　　C. 低盐饮食
　　D. 低胆固醇饮食　　　　E. 低热量饮食

57. 下列疾病中需提供低脂肪饮食的患者是( )
　　A. 高血压患者　　　　　B. 肾炎患者　　　　　　C. 烧伤患者
　　D. 冠心病患者　　　　　E. 便秘患者

58. 下列疾病中需提供低蛋白饮食的患者是( )
　　A. 甲亢　　　　　　　　B. 肝昏迷　　　　　　　C. 糖尿病
　　D. 大手术后　　　　　　E. 高热

59. 肝、胆、胰疾患的患者,每天的脂肪摄入量应低于( )
　　A. 20g　　　　　　　　 B. 30g　　　　　　　　 C. 40g
　　D. 50g　　　　　　　　 E. 60g

60. 低盐饮食禁用的食品是( )
　　A. 油条　　　　　　　　B. 挂面　　　　　　　　C. 汽水
　　D. 皮蛋　　　　　　　　E. 馒头

61. 下列疾病中适合提供高纤维饮食的患者是( )
　　A. 伤寒　　　　　　　　B. 痢疾　　　　　　　　C. 糖尿病
　　D. 肾炎　　　　　　　　E. 肝性脑病

62. 短肠综合征的患者适合的饮食是( )
　　A. 高蛋白饮食　　　　　B. 高热量饮食　　　　　C. 要素饮食
　　D. 低胆固醇饮食　　　　E. 低热量饮食

63. 要素饮食由造瘘管滴入时,流质食物的温度应控制在( )
　　A. 25℃~30℃　　　　　 B. 29℃~35℃　　　　　 C. 35℃~38℃
　　D. 38℃~40℃　　　　　 E. 40℃~42℃

64. 冠心病患者适合选用的饮食是( )
　　A. 高蛋白、低脂肪饮食　　　　　B. 低热量、低蛋白饮食
　　C. 低膳食纤维、低胆固醇饮食　　D. 低蛋白、低脂肪饮食
　　E. 低胆固醇、低脂肪饮食

## 第八章 饮食护理

65. 饮食护理下列哪项是错误的（　　）
   A. 观察患者进餐　　　　　　　　B. 检查治疗、试验对饮食的实施情况
   C. 督促和协助配餐员分发饭菜　　D. 随时征求患者对饮食的意见
   E. 昏迷患者要谨慎喂食，以免食物呛入气管

66. 下列哪类患者不需要用胃管饮食（　　）
   A. 昏迷患者　　　　　　　　　　B. 拒绝进食者
   C. 手术后不能张口者　　　　　　D. 高热患者需补充高热量流质时
   E. 婴幼儿病情危重时

67. 评估患者饮食情况主要是评估患者的（　　）
   A. 皮肤光泽和弹性　　B. 用药对饮食的影响　　C. 精神状态
   D. 习惯对饮食的影响　　E. 摄入食物的种类和量

68. 下列关于饮食宜忌的叙述，不正确的是（　　）
   A. 肝病患者应控制糖分的摄入　　B. 脾胃病患者宜食易消化食物
   C. 水肿患者宜食低盐、高蛋白饮食　　D. 骨折患者应高蛋白、高维生素饮食
   E. 前列腺增生患者应忌辛辣刺激食物

69. 护士对访客带来的食物正确的处理方法是（　　）
   A. 没收食物后倒掉　　B. 直接给患者食用　　C. 让访客带回去
   D. 随患者的意愿　　E. 检查食物适合患者后再食用

70. 护士协助双眼遮盖的患者自己进食时恰当的做法是（　　）
   A. 先给患者固体食物，后给液体食物　　B. 尽量给予流质食物
   C. 将饭菜混合后让患者进食　　D. 不可给予汤类，防止碰翻
   E. 患者进食前应告知食物的名称和摆放顺序

71. 护士协助不能自行进食的患者进餐，不妥的方法是（　　）
   A. 喂食耐心　　B. 喂食速度要适中　　C. 保持食物温热
   D. 随患者的意愿　　E. 检查食物适合患者后再食用

72. 护士协助患者进餐时不妥的做法是（　　）
   A. 查对当餐饮食的要求　　B. 让患者随意进餐　　C. 协助患者漱口
   D. 洗净双手，衣帽整洁　　E. 协助患者采用适合进餐的体位

73. 患者进餐前护士错误的做法是（　　）
   A. 停止一切治疗和检查　　B. 在病情许可下保证食物的色、香、味
   C. 屏风遮挡危重患者　　D. 高热者降温　　E. 保持室内空气清新

74. 影响饮食和营养的病理因素是（　　）
   A. 营养知识　　B. 食欲　　C. 药物的应用
   D. 活动量　　E. 饮食习惯

75. 下列适合鼻饲法的是（　　）
   A. 食道梗阻的患者　　B. 肠道梗阻术前的患者　　C. 高热患者

D. 腹腔手术后的患者　　　　E. 破伤风不能张口的患者

76. 需要记录出入液量的疾病的是(　　)
    A. 胆结石　　　　　　B. 胫骨骨折　　　　　　C. 肺结核
    D. 肾脏病　　　　　　E. 扁桃体摘除术后

77. 记录每日量不包括(　　)
    A. 饮水量　　　　　　B. 输液量　　　　　　　C. 食物中的含水量
    D. 输血量　　　　　　E. 膀胱冲洗量

78. 为患者进食鼻饲,鼻饲的温度(　　)
    A. 25℃～30℃　　　　B. 29℃～35℃　　　　　C. 35℃～38℃
    D. 38℃～40℃　　　　E. 40℃～42℃

79. 胆囊造影检查前准备错误的是(　　)
    A. 检查前 1 日晚餐后口服造影剂
    B. 检查当日早餐禁食
    C. 检查时第一次摄 X 线片后如胆囊显影良好则进高脂肪餐
    D. 检查前 1 日午餐进无脂肪低蛋白的清淡饮食,晚餐则进高脂肪餐
    E. 检查前 1 日午餐进高脂肪,晚餐进无脂低蛋白的清淡饮食

80. 急性消化道疾病患者应给予(　　)
    A. 普通饮食　　　　　B. 高蛋白饮食　　　　　C. 无盐饮食
    D. 流质饮食　　　　　E. 低蛋白饮食

81. 尿毒症的患者应给予(　　)
    A. 普通饮食　　　　　B. 高蛋白饮食　　　　　C. 无盐饮食
    D. 流质饮食　　　　　E. 低蛋白饮食

82. 肾病综合征的患者宜采用(　　)
    A. 高蛋白饮食　　　　B. 低蛋白饮食　　　　　C. 低盐饮食
    D. 高脂肪饮食　　　　E. 低脂肪饮食

83. 不符合要素饮食的特点是(　　)
    A. 含有丰富的蛋白质　　B. 具有高热能的作用　　C. 残渣少、体积小
    D. 不需要消化易于吸收　E. 可口服和鼻饲

84. 不适合鼻饲患者的护理做法是(　　)
    A. 每次灌食前检查胃管是否在胃内　　B. 鼻饲间隔时间不少于 2 小时
    C. 每次灌毕后注入少量温开水　　　　D. 灌毕后助患者翻身
    E. 每日做好口腔护理

85. 对长期鼻饲的患者,护理过程中下列哪种做法是错误的(　　)
    A. 胃管应每日更换　　　　　　　　　B. 每日所有鼻饲用物应更换或消毒
    C. 患者需每日做口腔护理　　　　　　D. 每次灌食前检查胃管是否在胃内
    E. 鼻饲间隔时间不少于 2 小时

## 第八章　饮食护理

86. 对长期鼻饲的患者,护理过程中下列哪种做法是错误的(　　)
    A. 每日做好口腔护理　　　　　　B. 鼻饲完后应协助患者翻身
    C. 每次喂完注入少量开水　　　　D. 每次灌食前检查胃管是否在胃内
    E. 鼻饲间隔时间不少于2小时

87. 患者在做胆囊造影检查当日早晨应该(　　)
    A. 禁食早餐　　　　　B. 进清淡流质　　　　　C. 进流质餐
    D. 进低糖类　　　　　E. 进低蛋白类

88. 患者在做胆囊造影检查前一日中午应该(　　)
    A. 低脂肪饮食　　　　B. 高脂肪饮食　　　　　C. 高糖类饮食
    D. 低糖类饮食　　　　E. 低蛋白饮食

89. 不需要记录出入量的疾病是(　　)
    A. 休克　　　　　　　B. 急性胃炎　　　　　　C. 大面积烧伤
    D. 肾功能衰竭　　　　E. 肝硬化腹水

90. 关于胃管护理的注意事项哪项描写不对(　　)
    A. 插胃管动作轻柔　　　　　　　B. 每次灌食前需检查胃管是否在胃内
    C. 鼻饲者不一定需要用药　　　　D. 少活动,防止胃管脱出
    E. 鼻饲完食物后妥善固定

91. 无盐低钠饮食可选择的食品是(　　)
    A. 饼干　　　　　　　B. 油条　　　　　　　　C. 大米
    D. 挂面　　　　　　　E. 馒头

92. 高蛋白饮食不适用于(　　)
    A. 癌症　　　　　　　B. 肺结核　　　　　　　C. 肾病综合征
    D. 急性肾小球肾炎　　E. 烧伤

93. 为患者鼻饲后注入少量温开水的目的是(　　)
    A. 使患者温暖、舒适　　　　　　B. 防止患者呕吐
    C. 便于冲净胃管,避免食物存积在胃管内腐败变质
    D. 便于测量、记录准确　　　　　E. 便于液体反流

94. 证明胃管在胃内的最简捷而确切的方法是(　　)
    A. 用注射器直接抽取胃液　　　　B. 向胃内注入30ml空气听气过水声
    C. 看胃管终端有无气泡冒出　　　D. 看患者是否呛咳
    E. 将胃管末端放入水中,看有无气泡逸出

95. 成人胃管插入的深度是(　　)
    A. 30～35cm　　　　　B. 35～40cm　　　　　　C. 40～45cm
    D. 45～55cm　　　　　E. 55～65cm

96. 为病情危重的患者喂食,不正确的做法是(　　)
    A. 卧床患者采取侧卧位　　　　　B. 喂食动作应迅速敏捷

C. 昏迷患者间隔在 2 小时以上　　D. 进流质饮食可采用吸管
E. 一次喂食量不宜超过 200ml

97. 为患者插胃管时如出现下列哪些问题应暂停片刻,稍后插入(　　)
   A. 患者出现呛咳　　B. 呼吸困难　　C. 皮肤发绀
   D. 恶心症状　　E. 胃管盘曲在患者口中

98. 当胃管插至 14～16cm 时,嘱患者做哪种动作可使胃管顺利插入(　　)
   A. 屏气　　B. 张口呼吸　　C. 深呼吸
   D. 吞咽动作　　E. 咳嗽

99. 吸碘实验检查需禁食 14 天的食物是(　　)
   A. 海鱼　　B. 鲫鱼　　C. 菜花
   D. 牛奶　　E. 豆腐

100. 患者宜采用高蛋白、高维生素、低糖、低脂、低盐,富含钾、钙饮食的疾病是(　　)
   A. 甲状腺功能亢进症　　B. 甲状腺功能减退症
   C. 急性肾小球肾炎　　D. 皮质醇增多症
   E. 呆小症

二、A₂ 型题(每道考题是以一个小案例的形式出现的,其下有 A、B、C、D、E 五个备选答案,请从中选择一个最佳答案。)

101. 安某,男,36 岁因食物中毒导致腹泻,每日排便 7～10 次,宜采用(　　)
   A. 高热量饮食　　B. 高膳食纤维饮食　　C. 低盐饮食
   D. 少渣饮食　　E. 低蛋白饮食

102. 于某因甲状腺功能亢进,需作吸碘试验,在检查前 7～60 天需忌食(　　)
   A. 河鱼　　B. 紫菜　　C. 牛奶
   D. 鸡蛋　　E. 白菜

103. 谢某患重症肝炎,为减轻其肝脏负担,应采用(　　)
   A. 高蛋白饮食　　B. 少渣饮食　　C. 低脂肪饮食
   D. 无盐饮食　　E. 高膳食纤维饮食

104. 王某,女,28 岁,产后一周出现便秘,应鼓励患者多进食(　　)
   A. 芹菜　　B. 牛奶　　C. 鸡蛋
   D. 肉类　　E. 蛋糕

105. 李某,40 岁,需作吸碘试验,前 7 日不需禁食的食物是(　　)
   A. 黄鱼　　B. 带鱼　　C. 比目鱼
   D. 牛肉　　E. 鲳鱼

106. 某患者,Ⅱ度烧伤面积 50%,宜采用(　　)
   A. 少渣饮食　　B. 高纤维素饮食　　C. 高热量饮食
   D. 高脂肪饮食　　E. 低胆固醇饮食

## 第八章　饮食护理

107. 某患者,40岁,体温38℃,口腔糜烂,遵医嘱给予半流质,下列不妥的一项是(　　)
　　A. 粥　　　　　　　　B. 蒸鸡蛋　　　　　　　C. 炒青菜
　　D. 肉末　　　　　　　E. 烂面条

108. 某患者,患慢性胆囊炎,护士嘱患者应采用的饮食是(　　)
　　A. 低盐　　　　　　　B. 低脂肪　　　　　　　C. 低蛋白
　　D. 低糖　　　　　　　E. 低碳水化合物

109. 某患者,心力衰竭伴有严重水肿,护士嘱患者应采用的饮食是(　　)
　　A. 低蛋白　　　　　　B. 无盐低钠　　　　　　C. 低盐
　　D. 低维生素　　　　　E. 高脂肪

110. 某患者,需作胆囊造影,检查前准备错误和一项是(　　)
　　A. 检查前1日午餐高脂肪餐,晚餐进无脂肪、低蛋白的清淡饮食
　　B. 检查前1日午餐进无脂肪低、高蛋白的清淡饮食、晚餐进高脂肪
　　C. 检查前当日早餐禁食
　　D. 检查时第一次摄片后如胆囊显影良好则进高脂肪餐
　　E. 30分钟后第二次摄取片观察

111. 赵先生,50岁,体温39℃,口腔糜烂,疼痛难忍,根据病情应给予的饮食种类是(　　)
　　A. 软食　　　　　　　B. 半流质　　　　　　　C. 流质
　　D. 高蛋白饮食　　　　E. 高热量饮食

112. 女性,30岁,急性肾炎,水肿严重,医生建议食用无盐低钠饮食,即(　　)
　　A. 含钠量控制在0.5g/天　　B. 含钠量控制在1.0g/天　　C. 含钠量控制在1.5g/天
　　D. 含钠量控制在2.0g/天　　E. 含钠量控制在2.5g/天

113. 女性,50岁,患者因消化道疾患应用要素饮食,停用的当日感到心慌、出汗、脉速、乏力,患者可能发生的情况(　　)
　　A. 高血压　　　　　　B. 低血压　　　　　　　C. 高血糖
　　D. 低血糖　　　　　　E. 高血脂

114. 男性,60岁,昏迷患者。鼻饲一周后需要拔出导管,不正确的做法是(　　)
　　A. 捏紧鼻饲导管管腔　　　　　B. 边拔边用纱布擦胃管
　　C. 拔至咽喉处时动作应缓慢　　D. 拔出擦拭导管后用纱布擦拭面部及鼻孔处
　　E. 拔管后嘱患者休息

115. 患者,张某,男,26岁,慢性肾衰竭,饮食中每日蛋白含量不应超过(　　)
　　A. 20g　　　　　　　B. 30g　　　　　　　　C. 40g
　　D. 50g　　　　　　　E. 60g

116. 患者,孙某,男,52岁,有胃溃疡病史,近日来上腹部疼痛加剧,医嘱做粪便隐血试验,应给患者哪类菜谱(　　)
　　A. 卷心菜、五香牛肉　　B. 菠菜、红烧青鱼　　　C. 茭白、鸡蛋
　　D. 油豆腐、鸡血汤　　　E. 青菜、炒猪肝

195

117. 患者,李某,男,28岁,患肺结核半年,应给予( )
    A. 高蛋白、高热量饮食    B. 高热量、高脂肪饮食    C. 高热量、低脂肪饮食
    D. 高蛋白、低盐饮食    E. 高热量、低蛋白饮食

118. 王先生,50岁,口腔手术后1天,留置胃管,根据王先生的病情,应给予( )
    A. 软食    B. 半流质    C. 流质
    D. 高蛋白饮食    E. 普通饮食

119. 李先生因长期营养不良导致贫血,血红蛋白80g/L,应给予( )
    A. 高热量饮食    B. 高胆固醇饮食    C. 高纤维素饮食
    D. 高蛋白饮食    E. 高脂肪饮食

120. 方先生,50岁,因急性肠炎住院输液治疗,三餐饮食种类如下,其中不恰当的是( )
    A. 小米粥    B. 咸菜    C. 玉米面饼
    D. 鸡蛋羹    E. 面条

121. 张女士,30岁,腹部手术后2天,根据病情应给予( )
    A. 牛奶    B. 豆浆    C. 米汤
    D. 豆奶    E. 蔗糖水

122. 患者,女性,60岁,因胆囊炎胆石症住院治疗,查体:体温38℃,脉搏90次/分,呼吸21次/分,血压180/100mmHg,宜选用的饮食为( )
    A. 低蛋白、低脂饮食    B. 低盐、低脂肪饮食    C. 高蛋白、低脂肪饮食
    D. 低蛋白、低盐饮食    E. 低盐、高蛋白饮食

123. 患者女性,36岁,因急性肾炎,轻度水肿住院治疗,患者最适宜的饮食是( )
    A. 低蛋白饮食    B. 无盐低钠饮食    C. 低盐饮食
    D. 高蛋白饮食    E. 高热量饮食

124. 李先生因大面积烧伤入院3天,有低度热,宜用下列哪种饮食( )
    A. 低蛋白、高脂饮食    B. 高热量、高蛋白饮食    C. 高蛋白、高胆固醇饮食
    D. 高热量、高纤维素饮食    E. 高蛋白、高纤维素饮食

125. 张先生,40岁,伤寒,体温38℃,不宜食用的食物是( )
    A. 豆腐    B. 芹菜    C. 蒸鸡蛋
    D. 赤豆粥    E. 鱼汤

126. 患者女性,60岁,胃溃疡出血住院治疗,经治疗病情缓解,现需做潜血试验。适宜的饮食是( )
    A. 尖椒炒猪肝,青菜,榨红烧肉菜肉丝汤    B. 鱼,菠菜,豆腐汤
    C. 芹菜炒肉丝,青椒豆腐干,蛋汤    D. 红烧肉,西红柿鸡蛋,蛋汤
    E. 鲶鱼烧豆腐,土豆丝,豆腐汤

127. 患者男,53岁。因贲门癌收治入院。患者近期进食梗阻感加重,体重明显下降。护士对其饮食的指导要点中,错误的是( )
    A. 少食多餐    B. 半流质饮食    C. 低蛋白饮食

D. 高热量饮食      E. 高维生素饮食

128. 张先生,55岁,血压高已15年,用药物控制。一日到公园跳舞,突然头痛摔倒,意识丧失,住院治疗。现鼻饲插管1周,需更换胃管,正确的方法是(　　)
    A. 最后一次鼻饲饮食前拔管      B. 拔管前检查胃管是否通畅
    C. 拔出胃管前夹紧其末端      D. 拔到咽喉处动作宜缓慢
    E. 拔管后立即在另一侧鼻孔插管

129. 患者男性,40岁,口腔手术后,护士小王在为其插胃管的过程中,患者恶心、不能忍受,此时她应采取的措施是(　　)
    A. 托起头部,缓慢插入      B. 让患者忍耐,继续迅速插管
    C. 立即拔管      D. 快速插入
    E. 暂停片刻,嘱患者深呼吸,恢复后继续插入

130. 患者李某,42岁,脑外伤昏迷3天,需鼻饲进食,在插鼻饲管时患者有呼吸困难、面部发绀,护士应采取的措施是(　　)
    A. 暂停操作进行观察    B. 让患者忍耐,继续插管    C. 立即拔管
    D. 检查胃管是否盘在口中    E. 暂停片刻,嘱患者深呼吸,恢复后继续插入

131. 护士小陈为病情危重、处于昏迷状态的患者张某从鼻饲管中喂药,正确的操作是(　　)
    A. 将药研碎、先喂水、后喂药      B. 将药研碎、溶解后直接喂药
    C. 将药研碎、溶解后先喂药、后喂水      D. 将药研碎、溶解后与食物一起喂入
    E. 将药研碎、溶解后先喂水、再喂药、再给少量温开水

132. 李女士,67岁,动脉粥样硬化,该患者应采用的饮食是(　　)
    A. 要素饮食      B. 低胆固醇饮食      C. 低蛋白饮食
    D. 无盐低钠饮食      E. 少渣饮食

133. 肖先生,56岁,肝硬化,有食管静脉曲张,该患者应采用的饮食是(　　)
    A. 普通饮食      B. 清淡饮食      C. 低蛋白饮食
    D. 无盐低钠饮食      E. 少渣饮食

134. 患者女性,77岁,重度高血压水肿,该患者应采用的饮食是(　　)
    A. 高蛋白饮食      B. 低脂肪饮食      C. 低蛋白饮食
    D. 无盐低钠饮食      E. 高脂肪饮食

135. 患者女性,昏迷3个月,长期鼻饲流质饮食,该饮食最多能提供的热能是(　　)
    A. 4.0~6.0MJ/d      B. 3.5~5.0MJ/d      C. 4.5~6.0MJ/d
    D. 4.0~7.5MJ/d      E. 4.5~7.5MJ/d

136. 患者,男性,60岁,脑梗死,昏迷。需要插管供给营养。为了提高插管的成功率,护士操作时不宜采取的动作是(　　)
    A. 插管时不可喂水      B. 插管至15cm时将患者的头部托起
    C. 使患者头部和颈部在同一水平      D. 插管动作要轻柔
    E. 插管长度45~55cm

137. 患者,男性,66岁,肝癌中晚期。患者极度消瘦,不思饮食,护士为其插管补充营养。判断胃管在胃内的最好的方法是( )
　　A. 用注射器向胃内注入10ml空气,听气过水声
　　B. 用注射器向胃内注入10ml生理盐水,听气过水声
　　C. 用注射器抽取胃内容物
　　D. 让患者晃动身体,感觉胃内是否有异物存在
　　E. 将胃管末端放入盛水的碗中,观察有无气泡逸出

138. 患者,男性,69岁,右心衰竭伴少尿。查体:右侧腹部胀痛,下肢水肿。为患者制定低盐饮食计划,要求每日摄盐量不超过( )
　　A. 6g　　　　　　　　　B. 2g　　　　　　　　　C. 4g
　　D. 1g　　　　　　　　　E. 0.5g

139. 患者,男性,56岁,肝硬化。自述乏力、食欲缺乏。体检:神志清楚,消瘦,轻度黄疸,腹部移动性浊音(+),X线钡餐检查提示胃底食管静脉曲张。护士为患者制定的饮食计划不包括( )
　　A. 高蛋白饮食　　　　　B. 适量脂肪饮食　　　　C. 高热量饮食
　　D. 低盐饮食,适当限水　　E. 纤维素、粗粮饮食,以保持大便通畅

140. 患者男,67岁。因食管癌入院准备手术。患者自述目前能进食米粥之类的食物,护士应指导患者的饮食为( )
　　A. 高热量、高蛋白、高脂肪半流食　　B. 低热量、低蛋白、低脂肪流食
　　C. 高热量、高蛋白、高维生素半流食　D. 高热量、低蛋白、高维生素半流食
　　E. 高热量、高蛋白、高维生素普食

### 三、A₃/A₄型题(提供一个案例,下设若干道考题。在每道考题下面的A、B、C、D、E五个备选答案中选择一个最佳答案。)

(141~43题共用题干)
　　某患者,男,56岁,因车祸入院,患者面色苍白、血压下降、呼吸急促、脉搏细速,遵医嘱需记录出入液量。

141. 不需要记入排出量的内容( )
　　A. 汗液　　　　　　　　B. 尿量　　　　　　　　C. 痰液
　　D. 引流液　　　　　　　E. 呕吐物

142. 关于24小时出入液量的记录法,不正确的是( )
　　A. 用蓝笔填写眉栏　　　　　　　B. 晨7时至晚7时用蓝笔
　　C. 晚7时至晨7时用红笔　　　　　D. 夜班护士总结24小时出入液量
　　E. 用红笔填写总量于体温单专栏内

143. 以下出入液量总结的记录法正确的是( )
　　A. 每日早7时做12小时出入液量的总结　　B. 每日晚7时做24小时出入液量的总结
　　C. 每日总结不必填写在体温单上　　　　　D. 每日晚7时做12小时出入液量总结

E. 12时小结和24小时总结均用红笔填写于体温单上

(144～149题共用题干)

某患者,46岁,因外伤致昏迷,需长期鼻饲。

144. 护士进行鼻饲操作,当胃管插到15cm时,应该（　　）
   A. 使患者的头后仰　　　　　　　　B. 嘱患者做吞咽动作
   C. 将患者头部托起,使下颌靠近胸骨柄　　D. 置患者平卧位,头偏向护士一侧
   E. 加快插的动作,使管顺利插入

145. 上述做法的目的是（　　）
   A. 避免损伤食管黏膜　　B. 减轻患者痛苦　　C. 避免恶心、呕吐
   D. 加大咽喉部通道的弧度　　E. 使喉部肌肉收缩,便于插入

146. 护士为该病插入胃管后,应仔细检查胃管是否确在胃内,检查时,错误的方法是（　　）
   A. 注入少量空气,同时听胃部的气过水声　　B. 抽吸出胃液
   C. 注入少量温开水,同时听胃部的气过水声　　D. 胃管末端放入水杯无气体逸出
   E. 抽吸出液体用石蕊试纸测试,呈红色

147. 每次经胃管灌入的流质饮食的量应不超过（　　）
   A. 200ml　　　　　　　B. 250ml　　　　　　　C. 300ml
   D. 350ml　　　　　　　E. 400ml

148. 每次间隔时间是（　　）
   A. 30分钟　　　　　　B. 60分钟　　　　　　C. 90分钟
   D. 120分钟　　　　　E. 150分钟

149. 胃管更换时间是（　　）
   A. 每日一次　　　　　B. 每日二次　　　　　C. 每月一次
   D. 每周一次　　　　　E. 每周二次

(150～152题共用题干)

某患者,男,56岁,于3天前因心前区疼痛入院,医生诊断为冠心病。

150. 根据病情,应给予何种饮食为宜（　　）
   A. 低胆固醇饮食　　　B. 少渣饮食　　　　C. 低纤维饮食
   D. 高热量饮食　　　　E. 高脂肪饮食

151. 护理人员给予饮食指导时下列哪项不妥（　　）
   A. 胆固醇每日摄入少于300mg　　B. 少食动物内脏　　C. 少食动物脂肪
   D. 少食鱼子　　　　　E. 少食高纤维食物

152. 嘱患者不饱餐是为了（　　）
   A. 减少消化道瘀血　　B. 增加胃液分泌　　C. 减少消化和吸收
   D. 防止心绞痛发作　　E. 增强交感神经兴奋性

(153～155题共用题干)

患者男性,45岁,因脑外伤入院,神志不清,意识昏迷。查体:体温39℃,脉搏110次/分,

呼吸 24 次/分,血压 160/100mmHg,现需通过鼻饲维持营养。

153. 为患者插胃管时,护士应给患者采取的体位是( )
    A. 去枕仰卧位　　　　　B. 侧卧位　　　　　　C. 俯卧位
    D. 半坐卧位　　　　　　E. 端坐卧位

154. 胃管插入后,应验证其在胃内,正确的方法是( )
    A. 注入少量温开水,听气过水声　　　B. 注入少量气体,听肠鸣音
    C. 注入少量气体,听气过水声　　　　D. 注入少量温开水,听肠鸣音
    E. 将胃管末端放入水中,见有气泡逸出

155. 给予的鼻饲液温度( )
    A. 25℃～30℃　　　　　B. 29℃～35℃　　　　C. 35℃～38℃
    D. 38℃～40℃　　　　　E. 40℃～42℃

(156～160 题共用题干)
    杨先生,66 岁,口腔术后第 2 天,神志清楚。需暂时通过鼻饲维持营养。

156. 护士进行鼻饲时最需要做下列哪项工作( )
    A. 安慰家属　　　　　　B. 停止输液　　　　　C. 口腔护理
    D. 检查鼻腔状况　　　　E. 给患者注射镇静剂

157. 胃管插入的长度是( )
    A. 从眉心到剑突　　　　B. 从鼻尖到剑突　　　C. 从口到剑突
    D. 从耳垂到剑突　　　　E. 从前额发际到剑突

158. 当胃管插至 15cm 左右时,嘱患者做哪种动作可使胃管顺利插入( )
    A. 快速插管　　　　　　B. 给患者变换体位　　C. 嘱患者做深呼吸
    D. 嘱患者做吞咽动作　　E. 托起患者头部,使下颌骨靠近胸骨柄

159. 给患者喂鼻饲液正确的方法是( )
    A. 直接注入少量温开水后进行鼻饲
    B. 当鼻饲完后注入少量温开水,冲洗胃管
    C. 先注入少量温开水后鼻饲,最后再注入少量温开水
    D. 先检查胃管是否在胃内,然后才能鼻饲
    E. 确定胃管是在胃内后,注入温开水,然后喂食物,再温开水。

160. 护士拔管错误的是( )
    A. 核对解释　　　　　　B. 嘱患者深呼吸　　　C. 患者吸气时拔管
    D. 患者呼气时拔管　　　E. 拔管后清洁面部

(161～165 题共用题干)
    患者女性,50 岁,行口腔手术后,意识清楚,遵医嘱给予流质饮食。

161. 为患者插鼻饲管时,最佳体位是( )
    A. 俯卧位　　　　　　　B. 仰卧位　　　　　　C. 左侧仰卧位
    D. 右侧卧位　　　　　　E. 半坐卧位

## 第八章 饮食护理

162. 胃管插入多深时让患者做吞咽动作是( )
    A. 8～10cm        B. 10～13cm       C. 14～16cm
    D. 17～20cm       E. 21～22cm

163. 当插胃管时,患者出现呛咳、呼吸困难,护士应( )
    A. 暂停插管       B. 观察患者反应    C. 立即拔管
    D. 嘱患者做深呼吸  E. 检查患者口腔

164. 鼻饲患者的护理,下述不妥的是( )
    A. 每次灌注前检查胃管是否在胃内   B. 鼻饲流质后注入少量温开水
    C. 每次鼻饲量500ml              D. 每日进行口腔护理
    E. 每周更换鼻饲管

165. 护士给患者鼻饲的不可以是( )
    A. 温开水        B. 牛奶           C. 菜汤
    D. 稀饭          E. 固体药研碎用温开水溶解

(166～167题共用题干)
患者男,55岁。慢性肾小球肾炎10年,1周前受凉后出现食欲减退、恶心、呕吐,晨起明显,夜尿增多。内生肌酐清除率为30ml/分。

166. 患者饮食中蛋白质的选择正确的是( )
    A. 大量动物蛋白   B. 大量植物蛋白    C. 少量动物蛋白
    D. 少量植物蛋白   E. 禁食蛋白质

167. 为了维持水电解质、酸碱平衡,下列护理措施不正确的是( )
    A. 食用含钾高的食物  B. 限制磷的摄入   C. 补充活性维生素$D_3$
    D. 限制钠、水摄入    E. 补充钙、磷

(168～170题共用题干)
患者,男,45岁。脑外伤昏迷2周,为其插鼻饲管协助进食,以满足营养需要。

168. 在为患者行鼻饲插管时,为提高插管成功率,应重点采取的措施是( )
    A. 患者取平卧位,利于胃管插入
    B. 先稍向上而后平行再向后下缓慢轻轻地插入
    C. 插管时动作要准确,让胃管快速通过咽部
    D. 插入15cm时,托起患者头部使下颌靠近胸骨柄
    E. 边插边用注射器抽吸有无胃液,检验胃管是否在胃内

169. 每次为患者注入鼻饲液的量和间隔时间要求分别是( )
    A. ≤200mL;≥2小时   B. ≤200mL;≥4小时   C. 200mL;<4小时
    D. 200mL;≥4小时    E. 200mL;≥2小时

170. 通过鼻饲注入流质饮食后,再注少量温开水的目的是( )
    A. 使患者温暖舒适   B. 准确记录出入量   C. 防止患者呕吐
    D. 冲净胃管,避免鼻饲液积存   E. 保证足够的水分摄入

## 参考答案

| | | | |
|---|---|---|---|
| 1—5. E*CBEC | 6—10. DEED*E | 11—15. D*C*AD*E* | 16—20. EE*EAC* |
| 21—25. DDDDE | 26—30. DBDBE | 31—35. BAADC | 36—40. ECDA*B |
| 41—45. CADBE | 46—50. DCCCB* | 51—55. C*BEBC* | 56—60. CDBCD |
| 61—65. CC*EEE | 66—70. DEAEE | 71—75. DBACE | 76—80. DEDDD |
| 81—85. EA*CD*A | 86—90. BABBD | 91—95. CDCAD | 96—100. BDDAD |
| 101—105. DB*CAD | 106—110. CCBBB* | 111—115. CA*D*C*C | 116—120. CACDB |
| 121—125. CBCBB | 126—130. ECCEC | 131—135. EBEDB | 136—140. CCBEC |
| 141—145. AEDC*D | 146—150. CADD*A | 151—155. EDACD | 156—160. DEDEC |
| 161—165. ECCCD | 166—170. CADAD | | |

## 部分题解

1. 流质饮食热量低,不能满足机体营养需求,故只能短期使用。

9. 低蛋白饮食主要用于限制蛋白质摄入者,如急性肾炎、尿毒症、肝昏迷等患者。

11. 少渣饮食主要适用于伤寒、痢疾、腹泻、肠炎及食管静脉曲张的患者。

12. 低脂饮食主要适用于肝胆胰疾患、高脂血脂症及腹泻患者。

14. 食用肉类、肝类、动物血及绿色蔬菜易出现假阳性结果。

15. 食管静脉曲张的患者,插鼻饲管时管口可划破曲张的血管,大出血至窒息。

17. 插胃管时患者出现呛咳、发绀这种情况时,表明误插入气管引起呼吸困难,所以应立即拔出胃管休息片刻后重新插管。

20. 常用的普通胃管一般要求每周更换一次,硅胶管每月更换一次,聚氨酯胃管防止的时间可长达两月。

39. 流质饮食适用于口腔疾患、各种大手术后、急性消化道疾患、高热、病情危重和全身衰竭者。

50. 高蛋白饮食主要适用于烧伤、结核、恶性肿瘤、贫血、甲亢等高代谢疾病,以及肾病综合征、低蛋白血症等患者。

51. 低蛋白饮食要求成人饮食中蛋白质的含量<40g/d,视病情可减至20～30g/d。

55. 鼻饲饮食主要适用于昏迷、口腔疾患、食管气管瘘、拒绝进食的患者,以及早产儿、病情危重的婴幼儿和某些手术后或肿瘤患者及严重烧伤或慢性营养不良患者。

62. 要素饮食主要是由单糖、游离氨基酸、脂肪酸、维生素、无机盐类和微量元素等化学成分组成,不需要消化可直接吸收,适用于短肠综合征。

82. 肾病综合征患者有低蛋白血症的临床表现,故应采用高蛋白饮食,以补充机体蛋白质。

84. 鼻饲后应维持原卧位,避免翻身,以免引起呕吐及管道脱落。

102. 检查前应禁食含碘高的食物。

110. 检查前一日中午进食高脂肪餐,以刺激胆囊收缩和排空。

112. 无盐低钠饮食需控制摄入食品中自然存在的含钠量,一般应在<0.5g/d。

113. 停用要素饮食时需逐渐减量,骤停会引起心慌、出汗、脉速、乏力等低血糖的表现。

114. 拔至咽喉处应快速拔出,以免管内的液体滴入气管,造成呛咳。

## 第八章 饮食护理

144. 给昏迷患者插鼻饲管至会厌部时,托起患者的头部,使其下颌尽量靠近胸骨柄,可增大咽喉部通道的弧度,便于胃管沿后壁滑行,顺利通过食管口。
149. 普通胃管应每周更换一次,晚上拔除,次晨插入。

# 第九章 排泄护理

一、$A_1$型题（每一道题下面有 A、B、C、D、E 五个备选答案，请从中选择一个最佳答案。）

1. 对正常尿液的描述，错误的是（　　）
   A. 24小时尿量约1000～2000ml　　　B. 每次尿量约200～400ml
   C. 澄清透明　　　D. 比重波动于1.015～1.025之间
   E. 新鲜尿液有氨臭味

2. 尿液比重正常波动范围（　　）
   A. 1.010～1.025　　　B. 1.015～1.025　　　C. 1.005～1.060
   D. 1.005～1.006　　　E. 1.015～1.035

3. 无尿是指24小时尿量少于（　　）
   A. 100ml　　　B. 50ml　　　C. 150ml
   D. 60ml　　　E. 200ml

4. 膀胱刺激征的表现是（　　）
   A. 尿频、尿急、尿多　　　B. 尿多、尿痛、尿急　　　C. 尿少、尿频、尿急
   D. 尿急、腰痛、尿频　　　E. 尿频、尿急、尿痛

5. 急性肾炎患者尿液呈（　　）
   A. 红色　　　B. 深黄色　　　C. 黄褐色
   D. 乳白色　　　E. 酱油色

6. 护理尿失禁患者哪项是不必要的（　　）
   A. 心理护理　　　B. 保持皮肤的清洁、干燥
   C. 保持床铺的清洁　　　D. 每次排尿后，用苯扎溴铵棉球消毒外阴
   E. 进行盆底肌的锻炼

7. 关于尿潴留患者的临床表现不正确的是（　　）
   A. 下腹部胀痛　　　B. 排尿困难
   C. 有膀胱刺激征　　　D. 体检可见耻骨上膨隆并可扪及囊样包块
   E. 叩诊呈浊音

8. 解除尿潴留的护理措施中，错误的是（　　）
   A. 让患者听流水声　　　B. 尽量以习惯的姿势排尿　　　C. 热敷下腹部
   D. 针刺中极、三阴交和曲骨穴　　　E. 口服利尿剂

9. 不需采用导尿术的是（　　）
   A. 采集尿常规标本　　　B. 减轻尿潴留患者痛苦　　　C. 测量膀胱容量

## 第九章 排泄护理

  D. 进行膀胱或尿道造影  E. 留取不受污染的尿标本作细菌培养

10. 尿常规检查时,留取尿标本的时间是( )
  A. 饭前半小时    B. 全天尿液    C. 早晨第一次尿
  D. 随时收集尿液   E. 饭后半小时

11. 下列哪项说法不正确( )
  A. 血红蛋白尿呈黄色  B. 胆红素尿呈黄褐色  C. 脓尿呈白色混浊状
  D. 肉眼血尿呈洗肉水色 E. 乳糜尿呈乳白色

12. 润滑导尿管时用( )
  A. 无菌凡士林    B. 无菌生理盐水  C. 无菌石蜡油
  D. 软皂液     E. 滑石粉

13. 盆腔器官手术前导尿目的是( )
  A. 保持会阴部清洁干燥 B. 避免术中误伤膀胱 C. 测定膀胱容量和压力
  D. 收集尿培养标本   E. 放出尿液减轻患者痛苦

14. 导尿前彻底清洗外阴的目的是( )
  A. 防止污染导尿管   B. 易暴露尿道口  C. 使患者清洁舒适
  D. 减少会阴部的微生物 E. 容易固定导尿管

15. 插导尿管前为女患者再次消毒外阴的顺序是( )
  A. 自上而下,由内向外 B. 自下而上,由内向外 C. 自下而上,由外向内
  D. 自上而上,由外向内 E. 自下而上,再由上而下

16. 为男患者导尿时,提起阴茎与腹壁成60°的目的是使( )
  A. 耻骨下弯消失    B. 耻骨前弯变小  C. 耻骨前弯消失
  D. 耻骨下弯变小    E. 膀胱颈部肌肉松弛

17. 为男患者导尿时,导尿管在尿道受阻而不能插入膀胱的原因可能是( )
  A. 患者体位不正确   B. 导尿管太软   C. 导尿管太粗
  D. 膀胱颈肌肉收缩   E. 患者精神紧张

18. 为男患者插导尿管的长度约是( )
  A. 14~15cm     B. 15~16cm    C. 17~18cm
  D. 20~22cm     E. 23~24cm

19. 若膀胱高度膨胀,患者又极度虚弱时,第一次放尿不应超过( )
  A. 1000ml      B. 1100ml     C. 900ml
  D. 800ml       E. 1500ml

20. 男患者因膀胱肌肉收缩而产生阻力,导尿管不易插入时的正确处理方法是( )
  A. 旋转导尿管后用力插入    B. 嘱患者缓慢深呼吸,同时轻轻插入
  C. 轻轻按摩下腹部后再插入   D. 改变患者体位后插入
  E. 拔出导尿管,再次润滑后插入

21. 留置导尿术常用于( )
　　A. 危重患者正确记录尿量　　B. 收集无菌尿标本　　C. 膀胱造影
　　D. 尿潴留患者　　E. 膀胱内化疗

22. 留置导尿管患者的护理中,错误的是( )
　　A. 每日用消毒液棉球消毒尿道口和外阴1~2次
　　B. 分泌物过多,可用0.02%高锰酸钾溶液清洗
　　C. 每周更换导尿管2次
　　D. 倾倒尿液时引流管末端应低于耻骨联合
　　E. 拔管前训练膀胱反射功能

23. 溶血反应时患者的尿液为酱油色,原因是尿中含有( )
　　A. 白细胞　　B. 红细胞　　C. 胆红素
　　D. 淋巴液　　E. 血红蛋白

24. 对正常粪便的描述,错误的是( )
　　A. 成人每日排便量约100~300g　　B. 黄褐色　　C. 柔软成形
　　D. 每日有1~2次排便　　E. 含大量的黏液

25. 关于异常粪便的颜色,错误的描述是( )
　　A. 上消化道出血粪便呈柏油样　　B. 霍乱呈暗红色
　　C. 胆道完全阻塞时,粪便呈陶土色　　D. 肠套叠可有果酱样便
　　E. 肛裂时粪便表面有鲜血

26. 关于预防便秘的方法哪项不正确( )
　　A. 良好的排便习惯　　B. 合理的活动　　C. 定时使用通便剂
　　D. 多食蔬菜和水果　　E. 饮用蜂蜜水

27. 解除患者便秘的错误方法是( )
　　A. 插肛管帮助者排便　　B. 用开塞露或甘油栓　　C. 多食蔬菜和水果
　　D. 腹部按摩　　E. 口服缓泻剂

28. 关于腹泻患者的护理,哪项不正确( )
　　A. 避免高纤维饮食　　B. 腹泻严重时禁食禁水
　　C. 卧床休息　　D. 排便后用软纸擦净
　　E. 肛门周围涂油膏

29. 关于腹泻患者的饮食护理,不正确的是( )
　　A. 少渣食物　　B. 严重患者禁食　　C. 流质或半流质饮食
　　D. 富含纤维素　　E. 鼓励饮水

30. 伤寒患者灌肠时溶液量及液面距肛门的距离是( )
　　A. 800ml,不超过30cm　　B. 800ml,不超过60ml
　　C. 不超过500ml,不超过30cm　　D. 不超过500ml,超过30cm
　　E. 800ml,超过30cm

31. 肝昏迷患者灌肠禁用( )
    A. 温开水        B. 1、2、3 溶液        C. 等渗盐水
    D. 0.1％肥皂水    E. 甘油

32. 中暑患者灌肠时,错误的方法是( )
    A. 患者取左侧卧位    B. 肛管插入直肠 7～10cm    C. 选用 4℃生理盐水
    D. 灌肠液量约 500～1000ml    E. 灌肠后保留 20 分钟

33. 小量不保留灌肠使用的"1、2、3"溶液是指( )
    A. 50％硫酸镁 30ml,甘油 60ml,温开水 90ml
    B. 50％硫酸镁 90ml,甘油 60ml,温开水 30ml
    C. 甘油 30ml,50％硫酸镁 60ml,温开水 90ml
    D. 温开水 20ml,甘油 40ml,50％硫酸镁 60ml
    E. 50％硫酸镁 30ml,温开水 60ml,甘油 90ml

34. 大量不保留灌肠禁用于( )
    A. 肠胀气        B. 肠道手术        C. 高热患者
    D. 严重心脏病    E. 便秘患者

35. 不宜清洁灌肠的是( )
    A. 直肠手术前        B. 保胎孕妇        C. 结肠手术前
    D. 腹部 X 光线检查前    E. 结肠检查前

36. 肠麻痹的护理,下述不正确的是( )
    A. 生理盐水灌肠    B. 胃肠减压    C. 口服缓泻剂
    D. 肛管排气        E. 禁食

37. 保留灌肠时,灌肠液的温度和量应是( )
    A. 不超过 200ml,39℃～41℃    B. 不超过 300ml,38℃    C. 不超过 400ml,38℃
    D. 不超过 500ml,38℃           E. 不超过 800ml,38℃

38. 肛管排气法,肛管保留时间和插入直肠深度应是( )
    A. 不超过 30 分钟,7～10cm    B. 不超过 20 分钟,15～18cm    C. 不超过 40 分钟,7～10cm
    D. 不超过 20 分钟,7～10cm    E. 不超过 30 分钟,15～18cm

39. 阿米巴痢疾患者保留灌肠时,采取右侧卧位的目的( )
    A. 便于操作    B. 患者舒适    C. 不良反应轻
    D. 药物排泄快    E. 疗效好

40. 大量不保留灌肠溶液流入受阻时,处理的正确方法是( )
    A. 降低灌肠筒的高度    B. 让患者深呼吸    C. 抬高灌肠筒的高度
    D. 让患者快速呼吸      E. 移动肛管

41. 正常成人一昼夜尿量约为( )
    A. 800ml        B. 1500ml        C. 2500ml
    D. 2800ml       E. 3500ml

42. 中段尿培养主要用来检查尿中有以下哪种成分（　　）
   A. 蛋白　　　　　　　　B. 细菌　　　　　　　　C. 糖
   D. 红细胞　　　　　　　E. 酮体

43. 少尿指每小时排尿量少于（　　）
   A. 17ml　　　　　　　　B. 18ml　　　　　　　　C. 19ml
   D. 20ml　　　　　　　　E. 21ml

44. 多尿是指每昼夜尿量经常超过（　　）
   A. 2000ml　　　　　　　B. 1800ml　　　　　　　C. 1600ml
   D. 1500ml　　　　　　　E. 2500ml

45. 少尿指24小时尿量少于（　　）
   A. 80ml　　　　　　　　B. 400ml　　　　　　　　C. 70ml
   D. 50ml　　　　　　　　E. 17ml

46. 胆红素尿是（　　）
   A. 酱油色　　　　　　　B. 红棕色　　　　　　　C. 深黄色
   D. 浓茶色　　　　　　　E. 乳白色

47. 尿液正常pH值为（　　）
   A. 5.5　　　　　　　　B. 3.7　　　　　　　　C. 8
   D. 8.2　　　　　　　　E. 4.0

48. 成年女性导尿时，导尿管应插入（　　）
   A. 2～3cm　　　　　　　B. 4～6cm　　　　　　　C. 7～8cm
   D. 7～9cm　　　　　　　E. 9～10cm

49. 为了解除非尿路阻塞性患者的尿潴留，用温水冲洗会阴部的目的是（　　）
   A. 减轻紧张心理，分散注意力　　B. 利用条件反射，促进排尿　　C. 使患者感觉舒适
   D. 缓解尿道痉挛　　　　E. 防止尿路感染

50. 当患者胆道完全阻塞时，粪便的颜色是（　　）
   A. 鲜红色　　　　　　　B. 暗红色　　　　　　　C. 柏油样便
   D. 陶土色　　　　　　　E. 果酱样

51. 长期留置导尿管的患者定期需更换导尿管的主要目的是（　　）
   A. 锻炼膀胱的反射功能　B. 防止导尿管老化、折断　C. 使患者得到休息
   D. 防止逆行感染　　　　E. 防止导尿管阻塞

52. 尿失禁患者常见的并发症是（　　）
   A. 肾小球肾炎　　　　　B. 糖尿病　　　　　　　C. 盆腔炎
   D. 尿路感染　　　　　　E. 肾结核

53. 通过测量尿比重，可了解（　　）
   A. 肾小管的滤过功能　　B. 肾小管的分泌功能　　C. 肾小管的酸碱平衡功能

D. 肾小管的重吸收功能　　　　E. 肾脏的浓缩功能

54. 留置导尿管更换的时间为(　　)
    A. 每日1次　　　　B. 每周1次　　　　C. 每月1次
    D. 每周2次　　　　E. 每月2次

55. 休克患者留置导尿管的目的是(　　)
    A. 保持床单位的清洁干燥　　　　B. 引流尿液,促进有毒物质的排出
    C. 收集尿标本,做细菌培养　　　　D. 测量尿量及尿比重,了解肾血流灌注情况
    E. 避免尿潴留

56. 子宫肌瘤患者术前留置导尿管的主要目的是(　　)
    A. 测定残余尿　　　　B. 保持会阴清洁、干燥　　　　C. 排空膀胱以避免术中误伤
    D. 放出尿液以解除痛苦　　　　E. 收集尿液做培养

57. 直肠癌晚期患者排出(　　)
    A. 黏液脓血便　　　　B. 柏油样便　　　　C. 粪便表面鲜血
    D. 果酱样便　　　　E. 白陶土样便

58. 对排便异常的描述正确的是(　　)
    A. 胆道完全梗阻的患者,粪便呈暗黑色　　　　B. 肠套叠患者可有果酱样便
    C. 痢疾患者为墨绿色便　　　　D. 痔疮患者排暗红色便
    E. 上消化道出血患者粪便表面鲜红

59. 根据病变部位特点,慢性痢疾患者行保留灌肠时最好采用(　　)
    A. 左侧卧位　　　　B. 右侧卧位　　　　C. 俯卧位
    D. 头高脚底位　　　　E. 头低脚高位

60. 灌肠过程中患者感觉腹胀,有便意,正确的处理方法是(　　)
    A. 拔出肛管,停止灌肠　　　　B. 降低液面的高度,让患者深呼吸
    C. 转动肛管,观察流速　　　　D. 升高液面高度,快速灌入
    E. 捏紧肛管嘱患者忍耐片刻

61. 为体温40℃患者用灌肠法降温,错误的方法是(　　)
    A. 生理盐水灌肠　　　　B. 灌肠液温度为18℃
    C. 灌肠液量800ml　　　　D. 灌肠后保留30分钟
    E. 排便后30分钟测量体温并做好记录

62. 肝性脑病(肝昏迷)患者用肥皂水灌肠可导致(　　)
    A. 电解质紊乱　　　　B. 脂性腹泻　　　　C. 腹胀
    D. 氨的产生和吸收增加　　　　E. 对肠道刺激性增加

63. 润滑肛管时一般选用(　　)
    A. 凡士林　　　　B. 无菌石蜡油　　　　C. 生理盐水
    D. 碘伏　　　　E. 乙醇棉球

64. 宜用保留灌肠的病情是（　　）
    A. 小儿高热惊厥　　　　　B. 子宫切除后的腹胀　　　　C. 孕妇保胎
    D. 慢性肠炎　　　　　　　E. 中暑降温

65. 为保证保留灌肠的效果，首先应做好（　　）
    A. 嘱患者排便　　　　　　B. 抬高患者臀部 10cm
    C. 液量不超过 200ml　　　D. 液面距肛门不超过 30cm
    E. 保留时间 1 小时以上

66. 肛管排气时如排气不畅，可采用的方法是（　　）
    A. 嘱患者增加腹压协助排气　　B. 按结肠解剖位置做向心按摩
    C. 帮助患者转换体位　　　　　D. 嘱患者做深呼吸
    E. 拔出肛管重插

67. 解除尿潴留的措施中下列哪项是错误的（　　）
    A. 嘱患者坐起排尿　　　　B. 让其听流水声　　　　　C. 口服利尿药
    D. 轻轻按摩下腹部　　　　E. 用温水冲洗会阴

68. 对尿失禁患者的护理不包括（　　）
    A. 加强皮肤护理，保持床单位清洁和干燥　　B. 尊重患者，给予安慰和鼓励
    C. 保持室内空气清新，使患者舒适　　　　　D. 指导患者训练膀胱功能
    E. 必要时每间隔 2～3 小时插导尿管一次

69. 女患者导尿，下列步骤中错误的是（　　）
    A. 严格无菌操作　　　　　B. 患者取仰卧屈膝位
    C. 插管动作宜轻慢　　　　D. 导尿管插入 4～6cm
    E. 导管误入阴道，应拔出用原管重插

70. 为男患者导尿出现导尿管插入受阻，应该（　　）
    A. 拔出导尿管重新插入　　　　　　　　　　B. 嘱患者忍耐，用力插入
    C. 稍停片刻，嘱患者深呼吸再缓慢插入　　　D. 更换金属导尿管
    E. 行局部麻醉后，再插入导尿管

71. 不需留置导尿的情况是（　　）
    A. 尿失禁患者　　　　　　B. 子宫切除术　　　　　　C. 尿道修补术
    D. 大面积烧伤　　　　　　E. 测量膀胱内压

72. 关于留置导尿管的护理措施下列正确的是（　　）
    A. 随时倾倒尿液，并提高引流管　　　B. 每日更换留置导尿管
    C. 每周用消毒棉球擦拭尿道口　　　　D. 每月作尿常规检查一次
    E. 发现尿液混浊时进行膀胱冲洗

73. 帮助留置导尿管患者锻炼膀胱反射功能，护理措施是（　　）
    A. 温水冲洗外阴 2 次/日　　B. 每周更换导尿管　　　　C. 间歇引流夹管
    D. 定时给患者翻身　　　　　E. 鼓励患者多饮水

74. 小量不保留灌肠的目的不包括（　　）
    A. 解除便秘　　　　　　B. 软化粪便　　　　　　C. 排出肠积气
    D. 减轻腹胀　　　　　　E. 治疗肠道感染

75. 为慢性痢疾患者做保留灌肠，正确的是（　　）
    A. 应在晚间睡眠前灌入　　B. 灌肠时取右侧卧位　　C. 肛管插入 7～10cm
    D. 液面距肛门 40cm　　　E. 灌肠宜保留 20～30 分钟

76. 大量不保留灌肠的禁忌症不包括（　　）
    A. 妊娠　　　　　　　　B. 急性腹膜炎　　　　　C. 消化道出血
    D. 肠穿孔　　　　　　　E. 外痔

77. 下列插管长度不妥的是（　　）
    A. 大量不保留灌肠：7～10cm　B. 小量不保留灌肠：7～10cm　C. 保留灌肠：10～15cm
    D. 肛管排气：7～10cm　　　E. 男患者导尿插管：22～24cm

78. 做肛管排气下列哪项不妥（　　）
    A. 协助患者仰卧或侧卧位　　　　　B. 肛管插入直肠 17cm
    C. 肛管所连接的橡胶管末端插入水瓶中　　D. 按结肠解剖位置做离心按摩
    E. 保留肛管 1 小时

79. 上消化道出血量达到多少时可产生黑便（　　）
    A. 5ml　　　　　　　　B. 30ml　　　　　　　C. 60ml
    D. 70ml　　　　　　　E. 80ml

80. 导尿前彻底清洗外阴的目的（　　）
    A. 易暴露尿道口　　　　　　　　B. 防止污染导尿管
    C. 清除会阴部皮肤、黏膜表面的微生　　D. 使患者清洁舒适
    E. 容易固定导尿管

81. 护理便秘患者时，下列不妥的是（　　）
    A. 指导患者建立正常的排便习惯　　B. 选择纤维素丰富的蔬菜水果
    C. 给予足够的水分　　　　　　　D. 排便时注意采取适当体位
    E. 每天晚上灌肠 1 次

82. 肝性脑病患者灌肠不能选用肥皂水是因为（　　）（　　）
    A. 肥皂水能促进肠道内氨的吸收　　B. 肥皂水可引起电解质紊乱
    C. 对肠黏膜刺激性大　　D. 可以引起腹泻　　E. 可引起腹水

83. 急性黄疸性肝炎患者尿中有胆红素是因为（　　）
    A. 血胆固醇过多　　　　B. 血直接胆红素过多　　C. 血尿素氮过多
    D. 血肌酐过多　　　　　E. 血尿胆原过多

84. 为膀胱高度膨胀者导尿，第一次放尿量超过 1000ml 时可出现（　　）
    A. 晕厥　　　　　　　　B. 血尿　　　　　　　　C. 反射性尿失禁
    D. 蛋白尿　　　　　　　E. 尿频、尿痛

85. 肠胀气患者的饮食应注意( )
   A. 饮用汽水　　　　　　　B. 进食速度宜稍快　　　　　C. 多食用豆类食物
   D. 多食高糖类食物　　　　E. 选用清谈、易消化的食物

86. 指导盆底肌锻炼的护理措施适用于( )
   A. 便秘患者　　　　　　　B. 大便失禁患者　　　　　　C. 尿潴留患者
   D. 腹痛患者　　　　　　　E. 腹泻患者

87. 尿色与疾病不符的是( )
   A. 丝虫病呈乳白色　　　　B. 溶血时尿呈暗红色
   C. 黄疸性肝炎尿呈黄褐色　D. 膀胱肿瘤尿呈红色
   E. 尿道化脓性炎症尿呈白色浑浊

88. 关于排便性质异常,错误的描述是( )( )
   A. 上消化道出血为柏油样便　　B. 阿米巴痢疾时粪便呈果酱样便
   C. 消化不良大便呈腥臭味　　　D. 痔出血在排便后有鲜红血滴出
   E. 痢疾患者粪便呈黏液血便

89. 长期留置导尿管的患者,出现尿道混浊、沉淀或结晶时应( )
   A. 经常更换体位　　　　　B. 膀胱内用药
   C. 热敷下腹部　　　　　　D. 经常清洁尿道口
   E. 多饮水,并进行膀胱冲洗

90. 为女患者导尿时,符合无菌操作要求的是( )
   A. 两次外阴部消毒均是由内向外,自下而上
   B. 打开导尿包后应先铺洞巾后戴手套
   C. 手套污染后应立即用乙醇消毒
   D. 导尿管误插阴道后应立即拔出重新消毒插入
   E. 应留取中断尿液 5ml 做培养检查

91. 为截瘫患者留置导尿管的目的是( )
   A. 测定残余尿量　　　　　B. 收集尿液做培养　　　　　C. 保持会阴部清洁干燥
   D. 放出尿液,减轻痛苦　　E. 排空膀胱,避免术中误伤

92. 通过测量尿比重,可了解( )
   A. 肾小球滤过功能　　　　B. 肾脏的浓缩功能　　　　　C. 肾小管的分泌功能
   D. 肾小管酸碱平衡功能　　E. 肾小管的重吸收功能

93. 新鲜尿有氨臭味,见于( )
   A. 健康者　　　　　　　　B. 膀胱炎　　　　　　　　　C. 糖尿病
   D. 有机磷药中毒　　　　　E. 肾病综合征

94. 排尿观察属异常的是( )
   A. 24 小时尿量 2000ml　　B. 尿呈淡黄色　　　　　　　C. 相对密度 1.015
   D. 夜间排尿 0～1 次　　　E. 新鲜尿有氨臭味

## 第九章 排泄护理

95. 诱导排尿的护理措施不包括（　　）
    A. 轻轻按摩下腹部　　B. 指导患者进行盆底肌锻炼　　C. 听流水声
    D. 针刺关元、中极穴　　E. 下腹部热敷

96. 导尿术的目的不包括（　　）
    A. 治疗膀胱尿道疾病　　B. 测量膀胱容量和压力　　C. 协助临床诊断
    D. 解除尿潴留的痛苦　　E. 留取尿标本，做常规检查

97. 润滑胃管时用（　　）
    A. 凡士林　　B. 无菌石蜡油　　C. 生理盐水
    D. 碘伏　　E. 乙醇棉球

98. 成年男性尿道有两个弯曲，分别是耻骨前弯和（　　）
    A. 活动的耻骨后弯　　B. 固定的耻骨后弯　　C. 活动的耻骨下弯
    D. 固定的耻骨下弯　　E. 固定的耻骨上弯

99. 成年男性尿道有3个狭窄（　　）
    A. 尿道前部、颈部和后部　　B. 尿道内口、膜部和尿道外口　　C. 尿道颈部、内口和外口
    D. 尿道内口、颈部和外口　　E. 尿道内口、颈部和后部

100. 不需要留置导尿的情况是（　　）
    A. 休克　　B. 子宫切除术　　C. 尿道修补术
    D. 大面积烧伤　　E. 测量尿比重

101. 若为男性患者导尿插管时遇阻力，护士应（　　）
    A. 做好患者心理护理　　B. 稍停片刻，嘱患者深呼吸　　C. 快速用力插入
    D. 放平阴茎，使耻骨下弯消失　　E. 提起阴茎，使耻骨下弯消失

102. 留置导尿术常用于（　　）
    A. 危重、休克患者　　B. 收集无菌尿标本　　C. 测量膀胱容量
    D. 尿潴留　　E. 膀胱造影

103. 不需留置导尿的情况是（　　）
    A. 大面积烧伤　　B. 子宫切除术　　C. 膀胱镜检查
    D. 尿道修补术　　E. 昏迷或截瘫患者

104. 为男患者导尿，以下不妥的方法是（　　）
    A. 患者仰卧，两腿伸平　　B. 术者站在患者的右侧
    C. 提起阴茎与腹壁呈60度角　　D. 导尿管轻轻插入20～22cm
    E. 暴露尿道口，从冠状沟向尿道口进行消毒

105. 下列护理与预防尿道感染无关的是（　　）
    A. 保持尿道口清洁　　B. 每周更换导尿管一次
    C. 拔管前进行间歇性引流夹管　　D. 鼓励患者多饮水，增加排尿量
    E. 更换集尿袋防止尿液逆流

106. 对正常粪便描述正确的是（　　）
    A. 一般成人排便每日 1～2 次　　B. 粪便呈黄褐色　　C. 粪便柔软成形
    D. 含有大量黏液　　E. 成人每次便量 150～200 克

107. 不属于排便异常的是（　　）
    A. 每日排便 2 次　　B. 每日排便 4 次　　C. 每周排便 2 次
    D. 每周排便 1 次　　E. 每日排便 5 次

108. 下列关于排便影响因素的描述错误的是（　　）
    A. 大剂量用镇静药可致便秘　　B. 卧床患者排便姿势改变可致便秘
    C. 肠道感染时肠蠕动增加可致腹泻　　D. 进食富含纤维素的食物能促进肠蠕动
    E. 长期使用缓泻剂可有效解除慢性便秘

109. 关于腹泻患者的护理以下错误的是（　　）
    A. 腹泻严重时暂时禁食　　B. 严重者可给予高纤维素食物　　C. 鼓励患者多饮水
    D. 排便后软纸擦净　　E. 肛周涂油保护

110. 护理大便失禁的患者应特别注意（　　）
    A. 观察大便的性质　　B. 记录大便的量　　C. 预防压疮
    D. 脱水情况　　E. 消化道隔离

111. 关于便秘患者的护理下列不妥的是（　　）
    A. 排便时采取适当的体位　　B. 给予足够的水分　　C. 每晚灌肠一次
    D. 指导患者建立正常的排便习惯　　E. 进食丰富的蔬菜和水果

112. 为避免泌尿系统感染和尿盐沉积阻塞尿管,在病情许可条件下,患者每日应摄入足够的液体,使尿量维持在（　　）
    A. 1000ml 以上　　B. 1500ml 以上　　C. 2000ml 以上
    D. 2500ml 以上　　E. 3000ml 以上

113. 便秘患者排便时,可进行腹部按摩,顺序为（　　）
    A. 升结肠、横结肠、降结肠　　B. 横结肠、升结肠、降结肠　　C. 升结肠、降结肠、横结肠
    D. 降结肠、升结肠、横结肠　　E. 降结肠、横结肠、升结肠

114. 大量不保留灌肠忌用于（　　）
    A. 习惯性便秘　　B. 急腹症　　C. 某些腹部手术前
    D. 高热患者　　E. 分娩前

115. 不需要大量不保留灌肠的是（　　）
    A. 解除便秘　　B. 取便化验　　C. 清除毒物
    D. 分娩前准备　　E. 高热患者降温

116. 大量不保留灌肠的目的不包括（　　）
    A. 清洁肠道为手术做准备　　B. 稀释肠道内有害物质,减轻中毒
    C. 降温　　D. 治疗肠道感染
    E. 软化和清除粪便,解除便秘及胀气

117. 大量不保留灌肠错误的是( )
    A. 协助病取左侧卧位
    B. 插入肛管深度为 7~10cm
    C. 液面距肛门 40~60cm
    D. 有便意时可降低灌肠筒高度
    E. 嘱患者保留 1 小时以上

118. 灌肠的压力是指( )
    A. 筒上缘距床沿的距离
    B. 筒底距床沿的距离
    C. 筒底距肛门的距离
    D. 液面距床沿的距离
    E. 液面距肛门的距离

119. 肝昏迷患者用肥皂水灌肠可导致( )
    A. 氨的产生和吸收增加
    B. 电解质平衡失调
    C. 腹泻
    D. 对肠道刺激性增加
    E. 腹痛

120. 禁用生理盐水灌肠的患者( )
    A. 肝昏迷
    B. 充血性心力衰竭
    C. 顽固性便秘
    D. 伤寒
    E. 高热惊厥

121. 小量不保留灌肠的目的不包括( )
    A. 解除便秘
    B. 软化粪便
    C. 排出肠腔积气
    D. 减轻腹胀
    E. 治疗肠道感染

122. 子宫全切术后 3 日,患者出现腹胀、便秘,最佳的灌肠方法是( )
    A. 清洁灌肠
    B. 甘油加温开水灌肠
    C. 保留灌肠
    D. 大量不保留灌肠
    E. 服导泻药

123. 清洁灌肠的目的是( )
    A. 用于治疗肠道内感染
    B. 为直肠手术前作准备
    C. 镇静、催眠
    D. 为高热患者降温
    E. 解除肠胀气

124. 宜做保留灌肠的是( )
    A. 盆腔手术后患者
    B. 直肠手术后患者
    C. 膀胱手术后患者
    D. 阿米巴痢疾
    E. 孕妇

125. 保留灌肠时,肛管插入的深度是( )
    A. 4~6cm
    B. 7~10cm
    C. 10~15cm
    D. 15~18cm
    E. 20~22cm

126. 为阿米巴痢疾患者保留灌肠以下正确的是( )
    A. 晚间睡眠前灌入
    B. 液面距肛门 40cm
    C. 肛管 7~10cm
    D. 灌肠时取右侧卧位
    E. 灌肠液保留 20~30 分钟

127. 肠胀气患者不宜食用的食物有( )
    A. 面条
    B. 稀饭
    C. 碳酸饮料
    D. 馄饨
    E. 韭菜

128. 肛管排气时,保留肛管一般不超过 20 分钟的原因是(　　)
　　A. 防止肠道感染　　　　B. 防止肛管与黏膜粘连　　C. 减轻患者的不适
　　D. 影响患者的活动　　　E. 防止降低肛门括约肌的反应

129. 下列插管长度不妥的是(　　)
　　A. 大量不保留灌肠:7～10cm　　B. 小量不保留灌肠:10～15cm
　　C. 保留灌肠:15～20cm　　　　　D. 肛门排气:15～18cm
　　E. 女患者导尿:4～6cm

130. 为小儿、老人、体弱患者解除便秘时,可选用(　　)
　　A. 0.1% 肥皂水行清洁灌肠　　　　B. 等渗盐水行大量不保留灌肠
　　C. 甘油和温开水各 50ml,行小量不保留灌肠
　　D. 0.1% 肥皂水 100ml 行保留灌肠　　E. 生理盐水行保留灌肠

131. 尿频不会见于下列哪项疾病(　　)
　　A. 糖尿病　　　　　　　B. 高热　　　　　　　　C. 尿崩症
　　D. 膀胱炎　　　　　　　E. 尿道感染

132. 尿潴留患者的护理措施不包括(　　)
　　A. 让患者听流水声　　　B. 按摩下腹部　　　　　C. 温水冲洗会阴
　　D. 暂时不喝水　　　　　E. 必要时遵医嘱注射卡巴胆碱

133. 下列哪项不属于膀胱炎患者的临床表现(　　)
　　A. 尿频、尿痛、尿急　　B. 每次排尿量多　　　　C. 新鲜尿液无氨臭味
　　D. 每次排尿量少　　　　E. 尿液混浊

134. 机械性尿路梗阻引起的尿潴留最好采取的措施是(　　)
　　A. 行导尿术　　　　　　B. 温水冲洗会阴部　　　C. 听流水声
　　D. 轻轻按摩下腹部　　　E. 下腹部热敷

135. 为女患者导尿时,不符合操作原则的是(　　)
　　A. 两次消毒外阴的顺序相同　　　B. 戴无菌手套进行操作
　　C. 导尿管误入阴道时立即拔出,更换后重插
　　D. 导尿管插 4～6cm　　　　　　E. 患者取屈膝仰卧位

136. 为男患者导尿时,符合操作原则的是(　　)
　　A. 患者取仰卧位　　　　B. 不需注意无菌原则　　C. 提起阴茎与腹壁成 70°
　　D. 导尿管轻轻插入 16～18cm　　E. 接取中段尿液 5ml 作尿培养

137. 护士对便秘患者进行预防便秘知识教育中,不正确的内容是(　　)
　　A. 养成定时排便的习惯　B. 适当下床活动　　　　C. 多喝水
　　D. 每日使用开塞露一次　E. 腹部环形按摩

138. 影响排尿的因素不包括(　　)
　　A. 心理因素　　　　　　B. 湿度　　　　　　　　C. 排尿姿势
　　D. 睡眠　　　　　　　　E. 饮食

## 第九章 排泄护理

139. 对尿液的评估不包括（　　）
    A. 尿量　　　　　　　B. 气味　　　　　　　C. 酸碱度
    D. 比重　　　　　　　E. 排尿姿势

140. 下列哪项患者适宜做保留灌肠（　　）
    A. 腹泻　　　　　　　B. 排便失禁　　　　　C. 结肠术后
    D. 结肠炎　　　　　　E. 肛门手术后

二、$A_2$型题（每道考题是以一个小案例的形式出现的，其下有 A、B、C、D、E 五个备选答案，请从中选择一个最佳答案。）

141. 患者，女，38岁。剖宫手术后第2天，导尿管拔除后5小时，患者诉下腹部腹痛，有尿意但排不出。护士检查发现耻骨上膨隆，应首先进行的处理措施是（　　）
    A. 肌内注射卡巴胆碱　　　　B. 用力按压膀胱，帮助患者排尿
    C. 重新插导尿管，将尿液排出　D. 让患者听流水声诱导其排尿
    E. 让患者尝试去厕所蹲着排尿

142. 患者男性，41岁，浅昏迷2日，为患者行留置导尿最主要的目的是（　　）
    A. 保持床单位清洁干燥　　　　B. 测量尿量及比重，了解肾血流灌注情况
    C. 收集尿标本，作细菌培养　　D. 防止尿潴留
    E. 持续引流尿液

143. 患者男性，54岁。3天未排大便，遵医嘱给予大量不保留灌肠，应嘱患者保留灌肠液的时间是（　　）
    A. 立即排出　　　　　B. 保留5～10分钟　　　C. 保留15分钟
    D. 保留20分钟　　　　E. 保留60分钟

144. 赵先生，50岁。尿失禁，遵医嘱给予留置导尿术，定期进行膀胱冲洗。在冲洗时需要停止冲洗并报告医生的情况是（　　）
    A. 剧烈疼痛　　　　　B. 感觉不适　　　　　C. 冲洗液混浊
    D. 冲洗不畅　　　　　E. 冲洗速度过快

145. 患者女性，50岁。出现肠胀气，予肛管排气后缓解不明显，再次进行排气时应间隔（　　）
    A. 2～3小时　　　　　B. 60分钟　　　　　　C. 40分钟
    D. 30分钟　　　　　　E. 15分钟

146. 李先生，58岁。尿失禁，泌尿道手术后定期进行膀胱冲洗。在冲洗时需要停止冲洗并报告医生的情况是（　　）
    A. 血性冲洗液　　　　B. 感觉不适　　　　　C. 冲洗液透明
    D. 冲洗不畅　　　　　E. 冲洗顺利

147. 王女士，30岁，被诊断为急性肾功能衰竭，留置导尿管24小时后仅引流出尿液80ml，该患者的排尿状况是（　　）
    A. 正常　　　　　　　B. 多尿　　　　　　　C. 尿潴留
    D. 尿量偏少　　　　　E. 无尿

148. 李女士,24 岁,宫外孕破裂大出血入院,输血时发生溶血反应,其尿液可呈(   )
    A. 酱油色  B. 洗肉水色  C. 黄褐色
    D. 乳白色  E. 深黄色

149. 杨先生,60 岁,因前列腺增生而发生尿潴留,应采取的护理措施是(   )
    A. 让患者听流水声  B. 热敷下腹部  C. 行导尿术
    D. 轻轻按摩下腹部  E. 温水冲洗会阴部

150. 患者,男,27 岁,诊断为伤寒,需做大量不保留灌肠,为此患者灌肠的液量及液面与肛门的距离分别是(   )
    A. 1000ml,不超过 50cm  B. 50ml 以内,不超过 30cm  C. 1000ml,不超过 20cm
    D. 500ml 以内,不超过 50cm  E. 500ml 以内,不超过 10cm

151. 王先生,24 岁,主诉下腹部胀痛,排尿困难。B 超显示尿道结石,正确的处理方法是(   )
    A. 立即注射利尿剂  B. 立即行导尿术  C. 轻轻按摩下腹部
    D. 热敷下腹部  E. 立即与医生联系,对症处理

152. 李女士,昏迷,出现尿失禁,进行留置导尿术正确的是(   )
    A. 每日消毒尿道口 1~2 次  B. 每周更换引流管和集尿袋
    C. 每周更换导尿管 2 次  D. 倾倒尿液时需抬高引流管末端
    E. 尽量少给患者翻身,以免导尿管滑脱

153. 曹女士,35 岁,子宫肌瘤,术前留置导尿管的目的(   )
    A. 收集尿液作细菌培养  B. 避免术中误伤膀胱
    C. 测定残余尿量  D. 保持会阴部清洁
    E. 放出尿液,减轻痛苦

154. 李奶奶,失眠。遵医嘱给予 10% 水合氯醛保留灌肠,最正确的操作是(   )
    A. 患者先排便  B. 抬高臀部约 10cm  C. 左侧卧位
    D. 保留药液在 1 小时以内  E. 轻轻插入肛管 10~15cm

155. 患者女,40 岁。上午拟行子宫切除术,术前需留置导尿管。护士在导尿操作中应为患者安置的体位是(   )
    A. 去枕仰卧位  B. 头高足低位  C. 倒卧位
    D. 屈膝仰卧位  E. 截石位

156. 宁先生,65 岁,突然病情加重,出现肝昏迷,为其采取酸性溶液灌肠,禁用碱性溶液灌肠的原因(   )
    A. 减少氨的产生和吸收  B. 易发生腹胀  C. 刺激肠黏膜
    D. 引起电解质平衡失调  E. 出现腹泻

157. 宋先生,25 岁,体温持续在 39℃~40℃,住院后,诊断为伤寒。遵医嘱为其灌肠降温,灌肠量和液面距肛门的高度分别是(   )
    A. 小于 600ml,不超过 30cm  B. 小于 600ml,不超过 40cm  C. 小于 500ml,不超过 30cm
    D. 小于 500ml,不超过 50cm  E. 小于 500ml,超过 30cm

158. 李先生,尿毒症患者,24 小时尿量少于 400ml 属于(　　)
    A. 尿量正常　　　　　　B. 多尿　　　　　　　　C. 少尿
    D. 无尿　　　　　　　　E. 尿闭

159. 王女士,38 岁,尿液呈烂苹果味,其所患病可能是(　　)
    A. 糖尿病　　　　　　　B. 尿毒症　　　　　　　C. 肾盂肾炎
    D. 膀胱炎　　　　　　　E. 尿路结石

160. 周女士,56 岁,近日来因咳嗽、打喷嚏时不由自主出现排尿现象,此属于(　　)
    A. 反射性尿失禁　　　　B. 压力性尿失禁　　　　C. 功能性尿失禁
    D. 部分尿失禁　　　　　E. 急迫性尿失禁

161. 某 3 岁患儿,哭闹不止,排果酱样便,触诊发现腹部包块,最可能的诊断是(　　)
    A. 消化道出血　　　　　B. 肠套叠　　　　　　　C. 消化不良
    D. 痢疾　　　　　　　　E. 胆道阻塞

162. 患者女,45 岁。行宫颈癌根治术后第 12 天。护士在拔尿管前开始夹闭尿管,定期开放,以训练膀胱功能,开放尿管的时间为(　　)
    A、每 1 小时 1 次　　　 B、每 2 小时 1 次　　　 C、每 3 小时 1 次
    D、每 4 小时 1 次　　　 E、每 5 小时 1 次

163. 李女士因行剖宫产需进行术前准备。护士准备插入导尿管,但患者不同意,此时护士应(　　)
    A. 患者自行排尿,解除膀胱压力　　B. 请护士长改用其他办法
    C. 请家属协助劝说　　　　　　　　D. 耐心解释,讲清导尿的重要性,并用屏风遮挡
    E. 报告医生择期手术

164. 石先生,男,56 岁,患尿毒症,精神萎靡。下腹无胀满,24 小时尿量为 60ml,请问患者的排尿状况属于(　　)
    A. 正常　　　　　　　　B. 尿闭　　　　　　　　C. 少尿
    D. 尿潴留　　　　　　　E. 尿量偏少

165. 男,62 岁,先是夜间尿频,后逐步排尿时间延长,尿不净。今下午排不出尿,小腹胀痛来院就诊,诊断为前列腺增生。此时最好的措施是(　　)
    A. 膀胱穿刺抽尿　　　　B. 膀胱造瘘　　　　　　C. 导尿并留置导尿管
    D. 压腹部排尿　　　　　E. 急诊做前列腺摘除术

166. 患者,30 岁,于 23:00 分娩一女婴,至次晨 7:00 未排尿,主诉下腹胀痛难忍,查体发现膀胱高度膨胀,对该产妇护理措施不妥的是(　　)
    A. 协助其坐起排尿　　　B. 让其听流水声　　　　C. 用力按压下腹部
    D. 提供宽敞的排尿环境　E. 施行导尿术

167. 患者,明日在硬膜外麻醉下行左肾切除术,给予大量不保留灌肠,灌肠液的温度应是(　　)
    A. 32℃～35℃　　　　　B. 35℃～37℃　　　　　C. 39℃～41℃
    D. 42℃～45℃　　　　　E. 47℃～49℃

168. 患者,男,47岁,诊断为尿毒症,给予留置导尿12小时后,引流出尿液155ml,估计该患者排尿的状况是(    )
    A. 正常　　　　　　　　B. 少尿　　　　　　　　C. 闭尿
    D. 尿量偏少　　　　　　E. 尿潴留

169. 刘先生,58岁,诊断为心衰,给予留置导尿12小时后,引流出尿液500ml,正确的护理评估是(    )
    A. 正常　　　　　　　　B. 多尿　　　　　　　　C. 少尿
    D. 尿崩症　　　　　　　E. 尿潴留

170. 患者,女,37岁,体温39.5℃,遵医嘱行灌肠降温,下列操作不当的是(    )
    A. 选用28～32℃生理盐水　　　　B. 灌入液量为500～1000ml
    C. 液面距肛门40～60cm　　　　　D. 嘱患者保留溶液5分钟后排便
    E. 排便30分钟测体温

171. 患者,男,47岁,诊断为糖尿病,给予留置导尿24小时后,引流出尿液2800ml,估计该患者尿的状况是(    )
    A. 正常　　　　　　　　B. 少尿　　　　　　　　C. 闭尿
    D. 多尿　　　　　　　　E. 尿潴留

172. 患者,男,27岁,诊断为伤寒,需做大量不保留灌肠,为此患者灌肠的液面与肛门的距离是(    )
    A. 不超过50cm　　　　　B. 不超过40cm　　　　　C. 不超过20cm
    D. 不超过10cm　　　　　E. 不超过30cm

173. 吕老奶奶,因为胆道梗阻出现黄疸,其尿液颜色为(    )
    A. 红色　　　　　　　　B. 淡黄色　　　　　　　C. 酱油色
    D. 黄褐色　　　　　　　E. 乳白色

174. 女性,60岁,因尿失禁留置导尿管,引流通畅,但尿色黄、混浊,医嘱抗感染治疗。护理方面应注意(    )
    A. 热敷下腹部　　　　　　　　　B. 定时更换卧位
    C. 经常清洗尿道口　　　　　　　D. 鼓励患者多饮水并进行膀胱冲洗
    E. 立即拔出导尿管

175. 患者王某,女,因尿路感染入院,留取中段尿做检查。不妥的一项是(    )
    A. 在膀胱充盈时进行　　　　　　B. 清洁外阴的方法是自下而上,由外至内
    C. 清洁外阴　　　　　　　　　　D. 标本及时送检
    E. 接尿量5ml

176. 男性,40岁,"以血尿待查"入院,B型超声波提示尿道结石,患者主诉排尿困难,下腹部胀痛难忍,护士应(    )
    A. 鼓励患者,自行排尿　　　B. 注射利尿剂　　　　　C. 立即导尿
    D. 按摩下腹部　　　　　　　E. 立即通知医生,给予对症处理

## 第九章 排泄护理

177. 患儿,10个月,阵发性哭闹,被诊断为"肠套叠",大便的颜色为( )
 A. 果酱样　　　　　　　B. 柏油样　　　　　　　C. 陶土样
 D. 淡黄色　　　　　　　E. 黄褐色

178. 女性,28岁,中暑,体温41.5℃,按医嘱灌肠给患者降温,正确的是( )
 A. 灌肠溶液为0.1%~0.2%肥皂水　　B. 灌肠液温度4℃
 C. 灌肠液量每次少于500ml　　　　　D. 灌肠时患者取右侧卧位
 E. 灌肠后嘱患者保留1小时

179. 患者,男性,45岁,因直肠癌入院,遵医嘱做肠道手术准备。护士正确的做法是( )
 A. 采用开塞露通便法,排出粪便和气体
 B. 行小量不保留灌肠一次,排出粪便和气体
 C. 行大量不保留灌肠一次,排出粪便和气体
 D. 行保留灌肠一次,刺激肠蠕动,加强排便
 E. 反复多次行大量不保留灌肠,直至排出液澄清为止

180. 周先生,49岁,患慢性痢疾,遵医嘱0.5%新霉素保留灌肠,护士不正确的做法是( )
 A. 嘱患者先排尿、排便　　B. 安置左侧卧位　　C. 插入肛管10~15cm
 D. 液面距肛门小于30cm　　E. 保留时间为30分钟

181. 女性,45岁,子宫全切术后4天,腹部胀痛难忍,腹部叩诊呈鼓音。护士遵医嘱为其肛管排气时见排气不畅,护士可( )
 A. 更换肛管重插　　　　　　B. 嘱患者屏气,增加腹压
 C. 增加肛管插入深度至22cm　D. 帮助患者转换体位
 E. 嘱患者保留肛管1小时

182. 女性,25岁,于9:00顺利分娩一女婴,至次日17:00未排便,主诉下腹部胀痛难忍,查体膀胱高度膨胀。以下护理错误的是( )
 A. 立即行导尿术　　　　B. 协助其坐起排尿　　　C. 用温水冲洗外阴
 D. 轻轻按摩下腹部　　　E. 让其听流水声

183. 患者,女性,36岁,骨盆骨折,尿液有烂苹果气味,其所患疾病可能是( )
 A. 膀胱炎　　　　　　　B. 急性肾炎　　　　　　C. 慢性肾炎
 D. 代谢性酸中毒　　　　E. 糖尿病酮症酸中毒

184. 患者李某,女性,30岁,生产后6小时,下腹部膨隆、排尿困难。用温开水冲洗会阴的目的是( )
 A. 使患者感觉舒适　　　B. 缓解尿道痉挛　　　　C. 缓解紧张心理
 D. 利用条件反射促进排尿　E. 清洁会阴部,防止尿路感染

185. 陈先生,59岁,近日来出现喝水后不久就有不由自主排出一些尿液的现象,这种现象称为( )
 A. 急迫性尿失禁　　　　B. 压力性尿失禁　　　　C. 充溢性尿失禁
 D. 真性尿失禁　　　　　E. 先天性尿失禁

186.张先生,因车祸截瘫,致尿失禁,对其进行的护理措施不包括(　　)
　　A.加强皮肤护理　　　　　B.轻轻按摩或热敷下腹部　　C.心理护理
　　D.长期尿失禁可留置导尿管　E.嘱患者多饮水,促进排尿反射

187.汪某,男性,51岁,因车祸导致高位神经损伤,截瘫,尿失禁。对其护理措施下列不妥的是(　　)
　　A.给予安慰鼓励　　　　B.保持床铺清洁干燥　　　C.保持室内空气清新
　　D.留置导尿管引流尿液　E.进行盆底肌肉锻炼

188.患者,女性,32岁。膀胱高度膨胀且又极度虚弱,一次放尿过多导致血尿产生的原因是(　　)
　　A.腹压急剧下降,大量血液滞留在腹腔血管内
　　B.尿道黏膜损伤
　　C.膀胱内压突然下降,致膀胱黏膜急剧充血
　　D.血压下降,虚脱
　　E.放尿时操作不当,损伤尿道口

189.孙女士,59岁,卵巢囊肿,术前留置导尿管的目的是(　　)
　　A.放出尿液,减轻痛苦　　B.保持会阴部清洁　　　C.测定残余尿量
　　D.收集尿液做细菌培养　　E.避免术中误伤膀胱

190.李女士,52岁,脑出血、昏迷、尿失禁,进行留置导尿管,其护理正确的一项是(　　)
　　A.每周消毒尿道口1~2次　B.每周更换集尿袋和引流管　C.及时放出尿袋内的尿液
　　D.倾倒尿液时抬高引流管　E.避免导尿管滑脱,少给患者翻身

191.高女士,51岁,直肠癌手术后留置导尿管,其护理不正确的一项是(　　)
　　A.每天消毒尿道口1~2次　B.每周更换导尿管一次　　C.防止尿液逆流
　　D.鼓励患者多喝水　　　　E.如导尿管脱落,应立即插入尿道

192.段女士,32岁,从高处坠下,截瘫,尿失禁,给予留置导尿管。该患者最应预防的并发症是(　　)
　　A.下肢血栓形成　　　　B.褥疮　　　　　　　C.泌尿系统感染
　　D.肺部感染　　　　　　E.肌肉萎缩

193.患儿,男,12岁,哭闹不止,排黏液脓血便,触诊发现腹部包块。最可能诊断是(　　)
　　A.消化不良　　　　　B.痢疾　　　　　　　C.消化道出血
　　D.肠套叠　　　　　　E.肠梗阻

194.王女士,42岁,腹泻住院治疗,对其进行护理,下列护理不正确的是(　　)
　　A.避免高纤维饮食　　B.腹泻严重时禁食禁水　C.卧床休息
　　D.排便后软质擦拭　　E.肛门周围涂油保护

195.高某,男性,56岁,腹泻,对其护理不正确的是(　　)
　　A.嘱患者卧床休息　　　　　　B.多食富含纤维的食物
　　C.酌情给予流质或半流质饮食　D.观察记录排便次数或性状

E. 严重腹泻时给予禁食

196. 李女士,72岁,骨盆骨折、6天未排便,腹痛,排便困难,伴头痛,消化不良,食欲不振,乏力,该患者出现的情况可能是(    )
 A. 便秘      B. 尿潴留      C. 腹部包块
 D. 腹腔积液      E. 盆腔感染

197. 张女士,62岁,肺炎入院后因活动减少,便秘。对其护理不正确的一项是(    )
 A. 根据病情适当增加活动量      B. 多食富含纤维的食物
 C. 嘱患者禁食、禁水减轻痛苦      D. 于腹部做环状按摩刺激肠蠕动
 E. 必要时使用简易通便剂,如开塞露、甘油栓

198. 李某,男,41岁,因在高温环境中长时间工作导致中暑。为该患者灌肠时以下错误的方法是(    )
 A. 肛管插入直肠7~10cm      B. 用4℃生理盐水
 C. 液面距肛门40~60cm      D. 灌肠液量500~1000ml
 E. 患者取右侧卧位

199. 赵先生,50岁,诊断为"肝昏迷",遵医嘱给该患者进行灌肠时禁用(    )
 A. 温开水      B. 0.1%~0.2%肥皂液      C. 等渗盐水
 D. 油剂      E. "1、2、3"溶液

200. 患者林某,男性,80岁,习惯性便秘,遵医嘱行小量不保留灌肠。下列操作不正确的是(    )
 A. 可选用"1、2、3"溶液      B. 灌肠液温度调至39~41℃
 C. 肛管插入直肠7~10cm      D. 液面距肛门低于30cm
 E. 灌肠后保留30分钟以上再排便

201. 患者男性,40岁,按医嘱进行保留灌肠。下列护理正确的是(    )
 A. 为保证疗效,晨起时灌入    B. 选择较粗的肛管    C. 插入要浅
 D. 药量为200ml    E. 提高压力,确保灌肠液进入肠道

202. 患者女性,50岁,按医嘱进行保留灌肠,在灌肠过程中,下列哪项是错误的(    )
 A. 灌肠前排便排尿      B. 患者随意取侧卧位
 C. 插管深度为15cm      D. 液面距肛门30cm
 E. 拔管后嘱患者保留1小时以上

203. 王某,女,67岁,失眠。遵医嘱给予10%水合氯醛保留灌肠,以下错误的是(    )
 A. 患者先排便      B. 左侧卧位      C. 抬高臀部约10cm
 D. 轻轻插入直肠10~15cm      E. 保留药液5~10分钟

204. 张女士,女,60岁,患阿米巴痢疾,护士为其安置右侧卧位,进行保留灌肠治疗。安置卧位的依据是(    )
 A. 医嘱内容      B. 患者要求      C. 病变部位
 D. 操作程序      E. 合作程度

205. 李某,女,37岁,失眠。因患阿米巴痢疾,用2%的黄连素灌肠,以下护理措施错误的是
（　　）
    A. 灌肠前嘱患者先排便　　B. 灌入后保留1小时以上　　C. 在晚间睡前灌入
    D. 肛管轻轻插入10～15cm　　E. 灌肠时患者左侧卧位

206. 患者男性,27岁,肠道内积聚过量气体不能排出,伴腹胀和腹痛。以下护理措施错误的是
（　　）
    A. 进行腹部热敷　　　　　　B. 必要时行肛管排气
    C. 向患者解释出现肠胀气的原因　　D. 鼓励患者进行适当的活动
    E. 指导患者进食易消化的食物,多食用豆类

207. 患者男,50岁,术前医嘱:清洁灌肠。在灌肠过程中出现面色苍白,出冷汗,心慌气促,此时护士应采取的措施是（　　）
    A. 边灌肠边通知医生　　B. 转移患者的注意力　　C. 立即停止灌肠并通知医生
    D. 边灌肠边指导患者深呼吸　　E. 减低灌肠筒高度减轻压力

三、A₃型题（提供一个案例,下设若干道考题。在每道考题下面的A、B、C、D、E五个备选答案中选择一个最佳答案。）

(208～210题共用题干)
    王女士,35岁,准备进行子宫全切术,术前需作导尿管留置术。

208. 患者认为没有必要而拒绝,护士应该（　　）
    A. 请家属劝说　　　　　B. 让患者自行排尿　　　C. 向患者说明插管的方法
    D. 解释插管的目的及意义　　E. 解释插管的注意事项

209. 术前为王女士作导尿管留置术的目的（　　）
    A. 收集尿液作细菌培养　　B. 避免术中误伤膀胱　　C. 测定残余尿量
    D. 保持会阴部清洁　　　　E. 放出尿液,减轻痛苦

210. 操作前让其采取的正确卧位是（　　）
    A. 左侧卧位　　　　　B. 右侧卧位　　　　　C. 屈膝仰卧位
    D. 截石卧位　　　　　E. 头高脚低卧位

(211～213题共用题干)
    张先生,67岁,因病长期卧床,近日出现肠胀气。患者自觉腹胀,有痉挛性疼痛。

211. 为减轻肠胀气,正确的做法是（　　）
    A. 多食黄豆　　　　　B. 可饮用碳酸饮料　　　C. 多食糖类食物
    D. 吃饭时速度稍快　　E. 可进行腹部按摩热敷

212. 护士为其进行肛管排气时,插入肛管的深度为（　　）
    A. 7～10cm　　　　　B. 10～12cm　　　　　C. 10～15cm
    D. 15～18cm　　　　E. 20～22cm

213. 肛管保留时间不超过（　　）
    A. 20分钟　　　　　B. 25分钟　　　　　C. 30分钟

D. 35 分钟　　　　　　　　E. 40 分钟

(214~216 题共用题干)

陈女士,30 岁,足月待产,分娩前护士为其进行灌肠。

**214.** 护士应准备的灌肠液是(　　)
A. 酸性溶液　　　　B. "1、2、3"溶液　　　　C. 0.1%肥皂液
D. 10%水合氯醛　　E. 葡萄糖生理盐水

**215.** 患者应采用的卧位是(　　)
A. 右侧卧位　　　　B. 左侧卧位　　　　　　C. 仰卧位
D. 头低脚高卧位　　E. 截石位

**216.** 肛管插入直肠的深度是(　　)
A. 3~6cm　　　　　B. 7~10cm　　　　　　C. 10~12cm
D. 10~15cm　　　　E. 15~18cm

(217~219 题共用题干)

患者女性,26 岁,因截瘫导致尿失禁

**217.** 以下护理措施错误的是(　　)
A. 床上铺橡胶单和中单　　　　B. 定时按摩受压部位
C. 嘱患者少饮水,以减少尿量　　D. 会阴部经常用温水冲洗
E. 定时开窗通风,保持空气清新

**218.** 如该患者需导尿,在导尿过程中护士应注意(　　)
A. 动作迅速,紧急情况下可不执行无菌操作
B. 帮助患者取右侧卧位,铺一次性尿布于臀下
C. 消毒尿道口时,一个棉球可用 2 次
D. 见尿液流出后,防止尿管脱落,再插入 3~4cm
E. 如需留尿培养标本,用无菌试管接取中段尿 5ml

**219.** 如该患者需实施留置导尿术,目的是(　　)
A. 准确记录尿量　　B. 测量尿比重　　　　C. 保持膀胱空虚
D. 防止压疮　　　　E. 促进伤口愈合

(220~221 题共用题干)

朱先生,67 岁,前列腺增生摘除术后,医嘱:膀胱冲洗。

**220.** 应选择的冲洗液为(　　)
A. 0.02%呋喃西林　　B. 3%硼酸溶液　　　　C. 1%新霉素
D. 0.03%氯已定　　　E. 生理盐水

**221.** 采用密闭式膀胱冲洗,其用物准备和开放式不同的是(　　)
A. 无菌治疗碗一只　　　　B. 无菌镊 1 把
C. 70%的乙醇棉球数个　　D. "Y"型管
E. 便盆与便盆巾

(222～224题共用题干)

患者吴某,肝硬化合并上消化道出血,经对症治疗后出血停止,病情好转。

222. 出血期间,患者大便呈( )
    A. 黄褐色     B. 果酱色     C. 柏油色
    D. 暗红色     E. 鲜红色

223. 此患者需做大便隐血试验,前三天应禁食( )
    A. 白菜       B. 牛奶       C. 土豆
    D. 冬瓜       E. 羊血

224. 留置导尿期间,为防止逆行感染,下列措施正确的是( )
    A. 鼓励患者多饮水          B. 集尿袋高于耻骨联合
    C. 每周擦洗尿道口一次      D. 每天更换一次导尿管
    E. 每周更换一次集尿袋

(225～227题共用题干)

患者女性,36岁,术中不慎损伤膀胱括约肌,导致尿失禁。

225. 此患者尿失禁属于( )
    A. 真性尿失禁    B. 假性尿失禁    C. 压力性尿失禁
    D. 充溢性尿失禁  E. 不完全性尿失禁

226. 针对该患者的尿失禁,适宜的护理措施是( )
    A. 长期使用接尿装置         B. 鼓励患者适当增加饮水量
    C. 限制饮水量,以减少尿量   D. 留置导尿管引流
    E. 定时使用便器,开始时白天每隔30分钟送一次便器

227. 如该患者需暂时实施留置导尿术,护士应( )
    A. 将引流管弯曲,用别针固定在患者衣服上,使其高于耻骨联合
    B. 经常观察尿液,每日检查尿常规
    C. 用消毒棉球擦拭外阴及尿道口,每日1～2次
    D. 嘱患者卧床休息,减少翻身,防止引流管脱落
    E. 24小时开放引流管,保证及时排空产生尿液,防止逆行感染

(228～230题共用题干)

患者女,45岁。行子宫全切术后仍未排尿,患者烦躁不安,主诉:下腹胀痛,有尿意,但排尿困难。检查:耻骨上膨隆,可扪及一囊样包块,叩诊实音,有压痛。

228. 对于该患者,以下护理措施错误的是( )
    A. 热敷下腹部    B. 给患者听流水声    C. 温水冲洗会阴
    D. 调节适当体位  E. 口服利尿药

229. 如该患者需导尿,在导尿过程中护士应注意第一次导尿量不应超过( )
    A. 1200ml    B. 1000ml    C. 800ml
    D. 600ml     E. 400ml

## 第九章 排泄护理

230. 导尿时,第二遍消毒时,需消毒两次的是（　　）
 A. 大阴唇　　　　　　B. 小阴唇　　　　　　C. 尿道口
 D. 阴道口　　　　　　E. 阴阜

(231~233题共用题干)
 患者女性,36岁,拟行子宫肌瘤切除术,术前给予留置导尿。

231. 为该患者导尿时,初次消毒,首先应消毒的部位是（　　）
 A. 大阴唇　　　　　　B. 小阴唇　　　　　　C. 尿道口
 D. 肛门　　　　　　　E. 阴阜

232. 为该患者导尿时,下列哪项是错误的（　　）
 A. 严格无菌操作　　　B. 患者取屈膝仰卧位　　　C. 插管动作宜轻慢
 D. 插入尿道9~12cm　　E. 如误插入阴道,应立即拔出换管重插

233. 术后,拔导尿管前,帮助患者锻炼膀胱反射功能,护理措施是（　　）
 A. 鼓励患者多饮水　　B. 每周更换导尿管　　　C. 间歇引流夹管
 D. 温水冲洗外阴每日1次　E. 定时给患者翻身

(234~236题共用题干)
 患者男性,51岁,在工作中突然晕倒,意识丧失,CT扫描,确诊为脑桥出血,遵医嘱给止血药和甘露醇治疗。

234. 此时应立即实施的一项是（　　）
 A. 做好口腔护理　　　B. 做好皮肤护理　　　C. 行留置导尿术
 D. 做好饮食护理　　　E. 做好头发护理

235. 该患者在留置导尿期间护理,下列哪项与防止逆行感染无关（　　）
 A. 保持尿道口清洁　　B. 训练膀胱反射功能　　C. 每周更换导尿管一次
 D. 及时放出集尿袋内尿液　E. 集尿袋和引流管的位置应低于耻骨

236. 如该患者需实施留置导尿术,目的是（　　）
 A. 准确记录尿量　　　B. 测量尿比重　　　　C. 保持膀胱空虚
 D. 防止压疮　　　　　E. 促进伤口愈合

(237~238题共用题干)
 曾女士,33岁,急性化脓性扁桃体炎,体温39.5℃持续不退,遵医嘱行降温灌肠。

237. 应选择的灌肠液是（　　）
 A. 39℃~41℃生理盐水500~1000ml　　　B. 28℃~32℃生理盐水500~1000ml
 C. 3℃~4℃生理盐水500~1000ml　　　　D. 42℃~44℃生理盐水500~1000ml
 E. 5℃~10℃生理盐水500~1000ml

238. 灌肠时应观察患者的反应,下列正确的处理方法是（　　）
 A. 如患者有便意,可降低灌肠筒的高度,嘱患者深呼吸
 B. 如患者有便意,可提高灌肠筒的高度,嘱患者深呼吸
 C. 如患者有便意,可拔出肛管重新插入
 D. 如患者有便意,可拔出肛管,让患者休息片刻后再插入

E. 如患者出现脉速、面色苍白、出冷汗,可降低灌肠筒的高度

(239~240题共用题干)

患者男性,46岁,诊断为阿米巴痢疾,给予保留灌肠。

239. 患者灌肠时,应采取(　　)
　　A. 左侧卧位,保留灌肠　　B. 右侧卧位,保留灌肠　　C. 左侧卧位,清洁灌肠
　　D. 右侧卧位,清洁灌肠　　E. 右侧卧位,不保留灌肠

240. 应选择的灌肠溶液是(　　)
　　A. "1、2、3"溶液　　B. 50%甘油　　C. 1%新霉素
　　D. 50%硫酸镁　　E. 生理盐水

241. 为患者实施导尿时,第2次消毒的顺序是(　　)
　　A. 自上而下,由外向内　　B. 自下而上,由外向内　　C. 自下而上,由内向外
　　D. 自上而下,由内向外　　E. 自上而下,由内向外再向内

242. 首次导出尿液不应超过(　　)
　　A. 1000ml　　B. 1200ml　　C. 1500ml
　　D. 1700ml　　E. 2000ml

243. 如果首次导尿过多,将会发生(　　)
　　A. 膀胱挛缩　　B. 加重不舒适感　　C. 血尿和虚脱
　　D. 诱发膀胱感染　　E. 膀胱反射功能恢复减慢

(244~245题共用题干)

患者男,56岁。患胃癌入院,术前遵医嘱行清洁灌肠。

244. 灌肠时,患者应采取的体位是(　　)
　　A. 仰卧位　　B. 俯卧位　　C. 头高脚低位
　　D. 左侧卧位　　E. 右侧卧位

245. 灌肠结束后,护士应嘱患者尽量保留灌肠溶液多久后再排便(　　)
　　A. 20~30分钟　　B. 15~20分钟　　C. 10~15分钟
　　D. 5~10分钟　　E 灌肠后立即排便

(246~247题共用题干)

患者女,62岁,肺癌晚期,骨转移。化疗后食欲极差,腹胀痛,夜间不能入睡。近3天常有少量粪水从肛门排出,有排便冲动,但不能排出大便。

246. 患者最可能出现的护理问题是(　　)
　　A. 腹泻　　B. 粪便嵌塞　　C. 肠胀气
　　D. 便秘　　E. 排便失禁

247. 最恰当的护理措施是(　　)
　　A. 指导患者进行排便控制训练　　B. 增加静脉输液量,防止水电解质紊乱
　　C. 可适当减少饮食量,避免腹胀　　D. 可给予口服导泻剂通便
　　E. 可给予小量不保留灌肠,必要时人工取便

# 第九章 排泄护理

## 参考答案

| | | | |
|---|---|---|---|
| 1—5. EBAEA | 6—10. DCEC | 11—15. ACB* DA | 16—20. CDDAB |
| 21—25. ACEEB | 26—30. CABDC | 31—35. DEADB | 36—40. CAB* E* E |
| 41—45. BBA* E* B* | 46—50. CABBD* | 51—55. DDEBD | 56—60. CCBAB |
| 61—65. B* DBDA* | 66—70. CCEEC | 71—75. EEC* EA | 76—80. EDECC |
| 81. EABBE | 86—90. BBCEE | 91—95. CBBEB | 96—100. ADBBE |
| 101—105. BA* CE* C | 106—110. DAE* BC | 111—115. CCA* BB | 116—120. DEEAB* |
| 121—125. EB* B* DD | 126—130. DCEBC | 131—135. BDBAA | 136—140. EDDED |
| 141—145. DBB* AA | 146—150. AEACB | 151—155. EABD* D | 156—160. ACCAB* |
| 161—165. BCD* BC | 166—170. CCBAD | 171—175. DEDD* B | 176—180. EAB* EE |
| 181—185. DAEDC* | 186—190. BECEC | 191—195. ECBBB | 196—200. ACEBE |
| 201—205. DBECE | 206—210. ECDBC | 211—215. EDACB | 216—220. BCEDE |
| 221—225. DCEAA | 226—230. B* CEB* C | 231—235. EDCCB | 236—240. AB* ABC |
| 241—245. EACDD | 246—247. EA | | |

## 部分题解

13. 盆腔器官手术为避免术中损伤膀胱,需留置导尿管,使膀胱呈空虚状态不易被损伤。
38. 保留肛管的时间不宜超过20分钟,时间过长容易降低肛门括约肌的反应,甚至导致肛门括约肌永久性失调。
39. 阿米巴痢疾病变部位多在回盲部,采取右侧卧位可提高疗效。
43. 24小时尿量少于400ml或每小时尿量少于17ml者为少尿。
44. 24小时尿量超过2500ml者为多尿。
45. 24小时尿量少于100ml或12小时内无尿者称为无尿或尿闭。
50. 因胆道阻塞胆汁排出受阻,肝细胞形成的结合胆红素不能排入肠道,使粪便中胆素原消失,粪便颜色呈陶土色。
61. 给高热患者灌肠时选用28℃～32℃生理盐水500～1000ml,灌肠后需保留30分钟后再排便。
65. 为保证灌肠效果,应让患者排便,肠道排空有利于药液的吸收。
73. 训练膀胱反射功能,可采用间歇性夹管方式,夹闭导尿管,每3～4小时开放一次。
102. 尿潴留患者通常采用一次性导尿术放出尿液减轻痛苦,不需要用留置导尿术。
104. 用从尿道口向冠状沟方向消毒,即自尿道口向外向后消毒。
108. 便秘时不能长期使用缓泻剂,容易形成依赖性,如用药剂量不准还可导致相反的效果。
113. 预防便秘的按摩方法是用手自右沿结肠的解剖位置向左环形按摩。
120. 生理盐水灌肠会导致血容量增加,加重心脏负担,导致心衰更严重。
122. 小量不保留灌肠适用于腹部或盆腔手术后的患者及危重患者,年老体弱、小儿、孕妇等。
123. 清洁灌肠的目的是彻底清除肠道内粪便,为直肠、结肠检查和手术做肠道准备。
143. 嘱患者保留5～10分钟后再排便,使灌肠液在肠道中有足够的作用时间,以利粪便充分软化易于排出。
154. 保留灌肠后保留药液1小时以上可使药液充分吸收,达到治疗的目的。
160. 压力性尿失禁是指当咳嗽,打喷嚏或运动时腹肌收缩,腹内压升高,以致不由自主出现排尿现象。
163. 因膀胱与子宫邻近,在做子宫手术时,需留置导尿管,使膀胱呈空虚状态不易被损伤,护士应向患者讲明留置导尿管的重要性和必要性。
174. 患者尿色黄、混浊,说明有泌尿系统感染,首先应鼓励患者多饮水可增加排尿次数,同时应进行膀胱冲洗。
178. 给中暑患者灌肠时选用4℃生理盐水500～1000ml,患者取左侧卧位,灌肠后需保留30分钟后再排便。
185. 充溢性尿失禁又叫假性尿失禁,即膀胱内尿液充盈到一定的压力时,即可不由自主溢出少量尿液。当膀胱内压力降低时,排尿即停止,但膀胱仍呈胀满状态尿液不能排空。
226. 嘱患者多饮水,促进排尿,达到自然冲洗尿路的目的。
229. 尿潴留患者第一次放尿量不宜超过1000ml,以防腹内压突然下降引起虚脱及膀胱内压突然下降引起膀胱黏膜急剧充血导致血尿。
237. 为患者高热降温时,溶液的温度是28～32℃生理盐水。

# 第十章 冷热疗技术

一、$A_1$ 型题（每一道题下面有 A、B、C、D、E 五个备选答案，请从中选择一个最佳答案。）

1. 下列哪一项不是冷疗的作用（　　）
   A. 缓解疼痛　　　　　　　B. 减轻深部组织充血　　　　C. 减轻局部组织充血
   D. 降低体温　　　　　　　E. 控制炎症扩散或化脓

2. 高热中暑的患者使用冷疗的目的是.（　　）
   A. 缓解疼痛　　　　　　　B. 使患者舒适　　　　　　　C. 减轻局部组织充血
   D. 降低体温　　　　　　　E. 制止炎症扩散或化脓

3. 冷疗控制炎症扩散的机理是（　　）
   A. 增强白细胞的吞噬功能　　B. 降低细菌的活力　　　　　C. 增进局部组织的免疫功能
   D. 降低神经末梢的兴奋性　　E. 溶解坏死组织

4. 冷疗减轻疼痛的作用机制是（　　）
   A. 降低神经末梢的敏感性　　B. 降低痛觉神经的兴奋性　　C. 降低细胞的新陈代谢
   D. 降低了细菌活力　　　　　E. 减慢血液循环速度

5. 一般冷疗时间为（　　）
   A. 1 分钟～5 分钟　　　　B. 5 分钟～10 分钟　　　　C. 20 分钟～30 分钟
   D. 30 分钟～60 分钟　　　E. 1 小时～2 小时

6. 局部持续长时间用冷可使（　　）
   A. 患者体温下降过低　　　　　　　B. 使皮肤软弱，抵抗力减低
   C. 局部细胞代谢发生障碍　　　　　D. 肌肉、肌腱和韧带等组织松弛
   E. 因神经末梢的反射作用而产生继发效应

7. 局部用冷为防止产生继发效应，如需反复使用，中间必须休息（　　）
   A. 10 分钟　　　　　　　B. 20 分钟　　　　　　　　C. 30 分钟
   D. 50 分钟　　　　　　　E. 60 分钟

8. 关于冷疗影响因素的描述，错误的是（　　）
   A. 湿冷比干冷效果好　　　　　　　B. 冷疗的效果与用冷面积成正比
   C. 冷疗的效果与用冷时间成正比　　D. 冷环境用冷，效果会增强
   E. 婴幼儿对冷刺激适应能力有限

9. 影响冷热疗法的因素不包括.（　　）
   A. 方式　　　　　　　　　B. 部位　　　　　　　　　　C. 面积
   D. 时间　　　　　　　　　E. 操作者

10. 腹部禁用冷是为了防止( )
   A. 体温骤降　　　　　　B. 引起腹泻　　　　　　C. 心律失常
   D. 冻伤　　　　　　　　E. 心率减慢

11. 禁忌用冷的部位不包括( )
   A. 耳郭　　　　　　　　B. 心前区　　　　　　　C. 腹部
   D. 足底　　　　　　　　E. 腹股沟

12. 冷疗可引起冠状动脉收缩的部位是( )
   A. 阴囊　　　　　　　　B. 心前区　　　　　　　C. 腹部
   D. 足底　　　　　　　　E. 前额

13. 扁桃体术后预防出血最好的方法是( )
   A. 颈部放置冰袋　　　　B. 头部置冰槽内　　　　C. 局部用止血药
   D. 肌内注射止血药物　　E. 患者取半坐卧位

14. 温水拭浴时,不属于禁擦部位的是( )
   A. 腹部　　　　　　　　B. 足底　　　　　　　　C. 心前区
   D. 腋窝　　　　　　　　E. 阴囊

15. 可以使用冰槽的病情是( )
   A. 牙周炎时的止痛　　　B. 鼻出血时冷敷　　　　C. 脑水肿时保护脑细胞
   D. 高热患者降温　　　　E. 昏迷患者的降温

16. 高热患者用乙醇拭浴时冰袋应置于( )
   A. 颈部　　　　　　　　B. 足底　　　　　　　　C. 枕部
   D. 头部　　　　　　　　E. 腹部

17. 使用冰袋降温的主要散热方式是( )
   A. 蒸发　　　　　　　　B. 对流　　　　　　　　C. 传导
   D. 辐射　　　　　　　　E. 散发

18. 乙醇拭浴降温的主要机制是( )
   A. 蒸发　　　　　　　　B. 对流　　　　　　　　C. 传导
   D. 辐射　　　　　　　　E. 散发

19. 温水拭浴降温的主要机制是( )
   A. 蒸发　　　　　　　　B. 对流　　　　　　　　C. 传导
   D. 辐射　　　　　　　　E. 散发

20. 使用冰袋降温时,以下护理措施不妥的是( )
   A. 随时观察冰袋有无漏水　　　　B. 冰块融化后及时更换
   C. 冰袋使用后1小时～2小时应测体温　　D. 体温降至39℃以下即可取下冰袋
   E. 皮肤出现苍白、青紫应立即取下冰袋

21. 用冰槽防治脑水肿的机理是(　　)
    A. 减轻头痛和头晕  B. 降低颅内压  C. 降低脑细胞代谢
    D. 降低呼吸中枢兴奋性  E. 提高脑细胞的活力

22. 为防止脑水肿,用冰槽降温时患者肛温应保持在(　　)
    A. 30℃  B. 33℃  C. 34℃
    D. 35℃  E. 36℃

23. 冷疗方法中,下列做法不妥的是(　　)
    A. 扁桃体摘除术后冰囊置于颈前颌下
    B. 高热患者降温,体温降至 39℃ 以下可取下冰袋
    C. 温水拭浴患者出现面色苍白立即停止
    D. 高热患者降温,用冷后 30 分钟须测体温
    E. 脑水肿患者头部降温,肛温维持在 30℃ 以下

24. 温水拭浴时,热水袋放置足底的目的是(　　)
    A. 保暖  B. 防止患者虚脱  C. 减轻头部充血
    D. 防止体温骤降  E. 防止发射性心律不齐

25. 温水拭浴时,头部放置冰袋是为了(　　)
    A. 防止全身皮肤血管收缩  B. 防止脑血流量增多而致头痛  C. 减轻头晕
    D. 防止心率减慢  E. 促进头部血液循环

26. 拭浴的乙醇浓度是(　　)
    A. 10%～20%  B. 25%～35%  C. 45%～50%
    D. 70%～75%  E. 95%

27. 温水拭浴的温度是(　　)
    A. 28℃～30℃  B. 30℃～32℃  C. 32℃～34℃
    D. 34℃～36℃  E. 36℃～38℃

28. 为血液病伴有高热的患者降温时,不宜采用的方法是(　　)
    A. 温水拭浴  B. 多饮水  C. 保暖
    D. 头部放置冰袋  E. 乙醇拭浴

29. 为高热的患者乙醇拭浴降温时,禁忌拭浴的部位是(　　)
    A. 头部和颈部  B. 手掌和四肢  C. 腋窝和腹股沟
    D. 前胸和腹部  E. 两侧肾区

30. 物理降温最有效的方法是(　　)
    A. 使用冰槽进行头部降温  B. 冰袋头部冷敷  C. 30%的乙醇拭浴
    D. 30℃温水拭浴  E. 冰囊冷敷大动脉处

31. 组织损伤破裂禁用冷疗的理由是(　　)
    A. 防止冻伤  B. 防止引起发射性心率减慢
    C. 防止引起腹泻  D. 冷疗可减少血液循环,影响愈合

E. 防止引起一过性冠状动脉收缩

32. 下列不宜冷疗的患者是（　　）
    A. 踝关节扭伤早期　　　　B. 扁桃体术后　　　　C. 鼻出血
    D. 肺炎高热　　　　　　　E. 左小腿慢性炎症

33. 热疗的目的不包括（　　）
    A. 促进炎症的消散和局限　　B. 减轻深部组织充血　　C. 缓解疼痛
    D. 控制炎症扩散　　　　　　E. 保暖

34. 关于热疗影响因素的描述，错误的是（　　）
    A. 湿热比干热效果好　　　　　　B. 热疗的效果与用热面积成正比
    C. 热疗的效果与用热时间成正比　D. 冷环境用热，效果会降低
    E. 老年人对热反应比较迟钝

35. 湿热的穿透力比干热强的原因是（　　）
    A. 水导热能力比空气强　　　　B. 空气导热能力比水强
    C. 水散热能力比空气强　　　　D. 水导热、渗透力比空气强
    E. 空气散热能力比水强

36. 炎症早期用热的目的不包括（　　）
    A. 改善血液循环　　　　B. 扩张局部血管　　　　C. 缓解局部疼痛
    D. 使炎症局限　　　　　E. 促进炎症吸收和消散

37. 炎症后期用热的主要目的（　　）
    A. 解除肌肉痉挛　　　　B. 促进炎性渗出物吸收　　C. 溶解坏死组织物
    D. 降低神经末梢兴奋性　E. 缓解局部疼痛

38. 下列关于热疗可解除疼痛的陈述中，错误的是（　　）
    A. 降低痛觉神经的兴奋性　　　　B. 加速致痛物质的排出
    C. 使肌肉松弛，解除肌肉痉挛　　D. 渗出物逐渐吸收，解除对局部神经末梢的压力
    E. 抑制细胞的活动，使神经末梢敏感性降低

39. 关于热疗能促进炎症消散或局限的说法中错误的是（　　）
    A. 降低细胞活力及细胞的代谢　　B. 促进炎性渗出物吸收消散
    C. 改善局部血循环，有助坏死组织清除　D. 溶解坏死组织，使炎症局限
    E. 增强新陈代谢的白细胞的吞噬能力

40. 面部"危险三角区"禁忌热敷的原因是（　　）
    A. 易使体温升高　　　　B. 易使疼痛加剧　　　　C. 易使局部肿胀
    D. 易致颅内感染　　　　E. 易致皮肤受损

41. 诊断不明的急腹症禁忌热疗的主要原因是（　　）
    A. 腹部忌热　　　　　　B. 用热可能会掩盖病情　　C. 用热会使体温升高
    D. 防止炎症扩散　　　　E. 热疗肠蠕动增快，而致腹泻

## 第十章 冷热疗技术

42. 可用热敷的患者是（　　）
    A. 胃出血　　　　　　　B. 脑水肿　　　　　　　C. 静脉炎
    D. 踝关节扭伤早期　　　E. 牙痛

43. 为患者保暖解痉宜选用（　　）
    A. 湿热敷　　　　　　　B. 热水坐浴　　　　　　C. 热水袋
    D. 温水拭浴　　　　　　E. 鹅颈灯照射

44. 适宜采用热疗的是（　　）
    A. 急性乳腺炎　　　　　B. 鼻旁疖肿　　　　　　C. 急性阑尾炎
    D. 压痛　　　　　　　　E. 踝部扭伤12小时

45. 使用热水袋内的水温应调节在50℃以内的患者不包括（　　）
    A. 昏迷患者　　　　　　B. 小儿　　　　　　　　C. 老年人
    D. 麻醉未清醒者　　　　E. 胃痉挛性疼痛者

46. 热水袋使用完毕，保管方法不妥的是（　　）
    A. 将水倒净　　　　　　B. 开口朝下，倒挂晾干　C. 吹气，旋紧塞子
    D. 保存于阴凉处备用　　E. 袋口涂油

47. 神志不清患者用热水袋水温不应超过（　　）
    A. 70℃　　　　　　　　B. 60℃　　　　　　　　C. 50℃
    D. 40℃　　　　　　　　E. 30℃

48. 老年患者用热水袋水温不可超过（　　）
    A. 30℃　　　　　　　　B. 40℃　　　　　　　　C. 50℃
    D. 60℃　　　　　　　　E. 70℃

49. 不宜热水坐浴的是（　　）
    A. 痔疮手术后　　　　　B. 肛门部充血　　　　　C. 外阴部炎症
    D. 肛裂感染　　　　　　E. 急性盆腔炎

50. 在伤口部位进行热敷时应特别注意（　　）
    A. 在床上铺橡胶单　　　B. 伤口皮肤周边涂凡士林　C. 保持合适水温
    D. 掌握无菌技术　　　　E. 及时更换敷料

51. 昏迷患者使用热水袋水温限制在50℃以内的原因是（　　）
    A. 使昏迷减轻　　　　　B. 患者皮肤感觉敏感　　C. 血管反应敏感
    D. 患者对热特别敏感　　E. 局部感觉麻痹

52. 下列哪项陈述不是红外线灯照射创面的作用（　　）
    A. 消炎、镇痛　　　　　B. 抑制细菌生长　　　　C. 促进创面干燥结痂
    D. 有利于上皮再生　　　E. 促进肉芽组织生长

53. 用红外线灯照创面每次的时间应为（　　）
    A. 3分钟～5分钟　　　　B. 5分钟～10分钟　　　C. 10分钟～20分钟

D. 20分钟～30分钟  E. 30分钟～40分钟

54. 使用红外线灯热疗,不正确的操作方法是(　　)
   A. 协助患者取舒适体位  B. 30cm～50cm
   C. 每次照射时间为20分钟～30分钟  D. 皮肤出现紫红色的均匀红斑为合适剂量
   E. 保护患者眼睛

55. 热湿敷部位有开放性伤口,尤应注意(　　)
   A. 严格执行无菌操作  B. 面部热敷后30分钟方能外出
   C. 水温一般为50℃～60℃  D. 皮肤涂凡士林
   E. 床单上垫橡胶单

56. 局部湿热敷操作,不妥的做法是(　　)
   A. 敷布每3分钟～5分钟更换一次
   B. 有创面的部位热敷后按换药法处理伤口
   C. 热敷部位涂凡士林,其范围等于热敷面积
   D. 敷布拧干以不滴水为度
   E. 操作者手腕掌测试温

57. 为患者进行湿热敷时,下列哪项操作不妥(　　)
   A. 热敷部位下垫橡胶单、治疗巾  B. 热敷部位涂石蜡油防烫伤
   C. 拧干敷步,以不滴水为宜  D. 用手腕掌侧试温,不烫为宜
   E. 每3分钟～5分钟更换敷布一次

58. 以下哪种患者可用热水坐浴(　　)
   A. 阴道出血  B. 会阴部充血  C. 急性盆腔炎
   D. 妊娠8个月  E. 月经量过多

59. 会阴侧切伤口红肿,给予红外线灯照射,灯距应为(　　)
   A. 5cm～10cm  B. 10cm～20cm  C. 20cm～30cm
   D. 30cm～50cm  E. 50cm～70cm

60. 下列热水坐浴操作不妥的是(　　)
   A. 常用1:5000的高锰酸钾溶液  B. 术后患者,应严格执行无菌技术操作
   C. 水温应调至40℃～45℃  D. 坐浴时间一般为30分钟
   E. 坐浴时应注意观察患者面色和脉搏

61. 温水拭浴时需稍用力并延长擦拭时间的部位是(　　)
   A. 胸部  B. 枕后  C. 腹部
   D. 足底  E. 腹股沟

62. 如患者需持续使用热水袋,下列哪项是错误的(　　)
   A. 严格交接班  B. 及时更换热
   C. 局部皮肤潮红应涂凡士林软膏  D. 经常巡视,观察病情
   E. 通知家属前来照顾

## 第十章 冷热疗技术

63. 用热时需加倍小心以防烫伤的患者,下列哪项是错误的（　　）
   A. 成年人  B. 小儿  C. 瘫痪患者
   D. 昏迷患者  E. 老年人

64. 用热水袋施热时,70℃水温适用的情况是（　　）
   A. 深昏迷患者  B. 高位截瘫患者  C. 婴幼儿患者
   D. 腹泻患者  E. 老年患者

65. 关于热水袋的使用操作,不正确的是（　　）
   A. 置于足底,利于扩张血管　　B. 灌水 2/3～3/4 满
   C. 热水袋用布套套好,测水温后再使用　　D. 一般施热时间为 20 分钟～30 分钟
   E. 昏迷患者使用热水袋的水温应为 50℃ 以内

66. 关于热水坐浴时,合理的说法是（　　）
   A. 发现脉搏异常时应降低坐浴的温度　　B. 盆腔急性炎症不宜坐浴
   C. 会阴部有伤口不宜坐浴　　D. 女性月经期坐浴注意浴液当无刺激性
   E. 产后两周内及早坐浴

67. 为患者进行湿热敷时,下列哪项操作正确的是（　　）
   A. 拧干敷步,以不滴水为宜　　B. 每 15 分钟～20 分钟更换敷布一次
   C. 一般施热时间为 20 分钟～30 分钟　　D. 水温应调至 60℃～70℃
   E. 感到烫热立即更换敷布

二、$A_2$ 型题（每道考题是以一个小案例的形式出现的,其下有 A、B、C、D、E 五个备选答案,请从中选择一个最佳答案。）

68. 患者王女士因走路不慎扭伤踝关节 3 小时,正确的处理是（　　）
   A. 冷敷  B. 热敷  C. 绷带包扎
   D. 按摩  E. 用热水泡脚

69. 患者李先生,高热中暑,下列不妥的措施为（　　）
   A. 温水拭浴  B. 足底置冰袋  C. 乙醇拭浴
   D. 头部用冰槽  E. 前额部置冰袋

70. 患者张先生,左手不慎被开水烫伤来就诊,发现烫伤部位红润,无水疱,减轻疼痛宜选用（　　）
   A. 局部放置热水袋  B. 局部放置冰袋  C. 局部紫外线照射
   D. 局部红外线照射  E. 局部温水泡

71. 患者刘女士术后回病房时神志不清,四肢冰凉,给予热水袋,水温应调至（　　）
   A. 90℃  B. 70℃  C. 60℃
   D. 50℃  E. 80℃

72. 患者陆某,女,20 岁,肠胀气,腹痛难忍,可缓解疼痛的措施为（　　）
   A. 热水坐浴  B. 腹部冷敷  C. 腹部放置冰袋
   D. 腹部红外线照射  E. 腹部热敷

73. 患者赵某,男,28岁,劳动时突感腹痛难忍,此时不妥的处理方法是( )
   A. 立即就诊      B. 立即通知医生      C. 密切观察生命体征
   D. 安慰患者      E. 放置热水袋于腹部止痛

74. 患者马某,男,65岁,平素身体健壮行动自如,痔疮手术后三天,晚8时行热水坐浴,30分钟后跌倒,查生命体征正常,神志清楚,无外伤,其跌倒的可能原因是( )
   A. 心功能不全    B. 年老体弱行动不便    C. 脑血管意外
   D. 精神障碍      E. 坐浴时间长至乏力、头晕

75. 患者陈女士,感冒发热入院,体温40℃,神志清楚,护士为她温水拭浴,不正确的做法是( )
   A. 患者头部放置冰袋,足底放置热水袋    B. 血管丰富处适当延长时间
   C. 禁擦胸前区、腹部、足底                D. 患者出现面色苍白、发冷,应加速拭浴速度
   E. 拭浴结束后,体温降到39℃以下可取下冰袋

76. 患者,男,49岁,痔疮手术后,遵医嘱行热水坐浴,以下哪种方法不妥( )
   A. 坐浴盆需无菌        B. 坐浴前需排空膀胱        C. 水温为60℃~70℃
   D. 坐浴时间15分钟~20分钟    E. 坐浴后应更换敷料

77. 患者,女性,全身微循环障碍,临床上禁忌使用冷疗的理由是( )
   A. 引起过敏        B. 引起腹泻
   C. 发生冻伤        D. 降低血液循环会影响创面愈合
   E. 导致组织缺血缺氧而变性坏死

78. 患者,男性,腋温39.5℃,使用冰袋为其降温时应将冰袋放在( )
   A. 腹部        B. 足底、腹股沟        C. 背部、腋下
   D. 前额、头顶  E. 枕后、耳郭

79. 患者,男性,18岁,高热3小时,温水拭浴时,禁忌拭浴的部位是( )
   A. 面部、腘窝、足部    B. 胸前区、腹部、足底    C. 面部、背部、腋窝
   D. 腘窝、腋窝、腹股沟   E. 肘窝、手心、腹股沟

80. 患者,女性,13岁,行扁桃体摘除术,术后应将冰袋置于( )
   A. 前额        B. 颈前颌下        C. 头顶部
   D. 胸部        E. 腋窝处

81. 患者,女,50岁,因胆囊切除术后回病房,患者未完全清醒,护士给予热水袋时水温应不超过( )
   A. 40℃        B. 50℃        C. 60℃
   D. 70℃        E. 80℃

82. 患者,男,18岁,鼻唇沟处有一疖,表现为红肿热痛,前来就诊时护士告诉其禁用热,其原因是( )
   A. 加重局部疼痛    B. 加重局部功能障碍    C. 掩盖病情
   D. 防止出血        E. 防止颅内感染

83. 患儿,日龄7天,发热,鼻塞,体温39℃,咽部充血,诊断为"上感"。护士为其降温首选的降温的方法是(　　)
   A. 口服退热药　　　　　B. 应用退热栓　　　　　C. 解开包被散热
   D. 用0.5%麻黄碱滴鼻　　E. 用30%乙醇拭浴

84. 患者,女性,21岁,眼部整形术后,患者上眼睑肿胀,局部有少量出血,为配合止血,护士可采取的措施是(　　)
   A. 手掌根部压迫上下眼睑　　　　B. 眼部放置冰袋
   C. 局部涂凡士林保护皮肤,放置热水袋,注意避免烫伤
   D. 局部红外线照射　　　　　　　E. 用50%硫酸镁湿敷

85. 患者,女性,21岁,大叶性肺炎。体温40℃,脉搏120次/分钟,口唇干燥。护士采取的护理措施错误的是(　　)
   A. 注意保暖　　　　B. 每4小时测量体温1次　　　C. 鼓励饮水
   D. 头部足底放置冰袋　　E. 每日口腔护理2~3次

86. 患者,女性,38岁,突发剧烈腹痛来诊,视诊患者面色苍白,出冷汗,确诊明确之前,值班护士不宜采取的措施是(　　)
   A. 测量生命体征　　　　　　　B. 与医生沟通,留血标本
   C. 了解病史,进行护理评估　　D. 给予热水袋止痛
   E. 开放静脉通道,准备急救物品

87. 患者,女性,38岁,阴道分娩后行热水坐浴,护士交代其坐浴的时间是(　　)
   A. 5分钟~10分钟　　B. 10分钟~15分钟　　C. 15分钟~20分钟
   D. 20分钟~35分钟　　E. 30分钟~45分钟

88. 患者,男性,手腕皮肤感染脓肿形成,应选择(　　)
   A. 红外线照射　　　B. 局部冷敷　　　C. 温水拭浴
   D. 局部湿热敷　　　E. 冰袋冰敷

89. 患者,男性,18岁,面部感染。下列不正确的是(　　)
   A. 局部换药　　　　B. 局部湿热敷　　　C. 局部冷敷
   D. 口服抗感染药物　E. 禁忌挤压

90. 男性患儿,12岁,上感,体温40℃,应选择(　　)
   A. 头部足底用冰袋　　B. 乙醇拭浴　　　C. 头部冷湿敷
   D. 温水浴　　　　　　E. 以上均可

91. 患者,女性,左小腿浅Ⅱ度烫伤3天,创面湿润疼痛,应选择(　　)
   A. 红外线照射　　　B. 局部冷敷　　　C. 热水袋
   D. 冰袋　　　　　　E. 以上均不可

92. 患者男,35岁。右外踝软组织损伤半天,局部青紫、肿胀。目前应采取的措施是(　　)
   A. 热湿敷　　　　　B. 冰袋冷敷　　　C. 红外线灯照射
   D. 局部按摩　　　　E. 早期功能锻炼

93. 患者女,30岁,高热39℃,医嘱给予冰袋物理降温,冰袋正确放置的位置是(   )
   A. 枕部         B. 足底         C. 颈前颌下
   D. 前额         E. 胸部

94. 患者男,50岁。因高热急诊入院,体温39.9℃。正确的物理降温措施是(   )
   A. 患者多饮冰水      B. 前额、头顶部置冰袋      C. 全身温水拭浴
   D. 心前区酒精擦浴    E. 冰敷60分钟后测体温

95. 患者女,70岁。今日下楼时不慎致踝关节扭伤1小时来院就诊,目前应进行的处理措施是(   )
   A. 热敷         B. 冷敷         C. 冷、热敷交替
   D. 热水足浴     E. 按摩推拿

96. 患者男,65岁。脑梗死入院,意识模糊2天,身体虚弱,生命体征尚平稳,四肢发凉。护士用热水袋为其进行保暖,正确的方法是(   )
   A. 袋内水温为60℃              B. 热水袋外裹毛巾
   C. 热水袋置于腹部              D. 热水袋水温与室温相同后撤走热水袋
   E. 叮嘱家属随时更换袋内热水

97. 患者男,28岁。因皮肤黏膜出血来诊。判断为"再生障碍性贫血"入院。现患者有高热并且时有抽搐。此时最适宜的降温措施是(   )
   A. 温水擦浴     B. 酒精擦浴     C. 冷水灌肠
   D. 口服退热药   E. 头部及大血管处放置冰袋

98. 患者男,55岁,因关节疼痛需每日红外线照射一次,在照射过程中观察皮肤出现紫红色,此时护士应该(   )
   A. 停止照射,改用热敷          B. 立即停止照射,涂抹凡士林保护皮肤
   C. 适当降低温度,继续照射      D. 改用小功率灯,继续照射
   E. 改用大功率灯,继续照射

三、$A_3/A_4$ 型题(提供一个案例,下设若干道考题。在每道考题下面的A、B、C、D、E 五个备选答案中选择一个最佳答案。)

(99～103题共用题干)
薛先生,30岁,流感,高热,体温40℃,呼吸急促,脉速,医嘱进行乙醇拭浴降温。

99. 拭浴的乙醇浓度应为(   )
   A. 25%～35%     B. 40%～50%     C. 50%～60%
   D. 70%～75%     E. 95%

100. 乙醇拭浴前应主要了解患者(   )
   A. 工作情况     B. 学习习惯     C. 生活习惯
   D. 药物史       E. 过敏史

101. 擦拭上肢的顺序错误的是(   )
   A. 颈外→上肢外侧     B. 侧胸→腋窝     C. 上肢内侧→手掌

D. 手掌→腋窝　　　　　　　　E. 上肢外侧→手背

102. 拭浴时冰袋不宜放置在患者的（　　）
　　A. 前额　　　　　　　B. 腋下　　　　　　　C. 腹股沟
　　D. 足底　　　　　　　E. 头顶部

103. 足底部位用冷后可引起（　　）
　　A. 冻伤　　　　　　　B. 皮下出血　　　　　C. 末梢血管收缩
　　D. 血管扩张　　　　　E. 一过性冠状动脉收缩

(104～106题共用题干)
　　婴儿室有一早产儿，体温不升，需用热水袋保暖

104. 灌热水袋时，下列哪项操作方法不正确（　　）
　　A. 调节水温为60℃～70℃　　　　B. 将热水灌入袋中1/2～2/3满
　　C. 放平热水袋排尽空气　　　　　D. 拧紧塞子，擦干
　　E. 倒提热水袋轻挤，检查是否漏水

105. 使用热水袋过程中，下列哪项护理措施不正确（　　）
　　A. 直接将热水袋置于所需处　　B. 及时更换热水　　C. 观察皮肤变化
　　D. 严格执行交接班制度　　　　E. 记录热疗部位、时间、效果、反应

106. 使用热水袋过程中发现皮肤潮红应（　　）
　　A. 将水温调低　　　　　B. 改用热湿敷　　　　C. 立即停用，局部涂凡士林
　　D. 立即停用，局部涂龙胆素　　E. 立即停用，局部涂酒精

(107～111题共用题干)
　　患者，男，30岁，高热待查，体温39.8℃，遵医嘱行温水降温。

107. 温水拭浴降温的主要机理是（　　）
　　A. 辐射散热　　　　　B. 传导散热　　　　　C. 蒸发散热
　　D. 对流散热　　　　　E. 渗透散热

108. 常用的温水温度为（　　）
　　A. 28℃～30℃　　　　B. 30℃～32℃　　　　C. 32℃～34℃
　　D. 34℃～36℃　　　　E. 36℃～38℃

109. 错误的操作方法是（　　）
　　A. 头部先放冰袋，足部放热水袋　　B. 以拍拭方式进行，不用摩擦方式
　　C. 腋窝、腹股沟适当延长擦拭时间　　D. 禁忌擦拭胸前区、腹部和足底等部位
　　E. 患者发生寒战、面色苍白时应减慢速度

110. 乙醇拭浴后观察降温效果，为患者测体温应在拭浴后（　　）
　　A. 10分钟　　　　　　B. 15分钟　　　　　　C. 20分钟
　　D. 30分钟　　　　　　E. 60分钟

111. 温降至何种程度应取下头部冰袋（　　）
　　A. 37.5℃以下　　　　B. 38℃以下　　　　　C. 38.5℃以下

D. 39℃以下  E. 39.5℃以下

(112~117题共用题干)

患者,女性,28岁,分娩时会阴部侧切,现切口部出现红肿热痛给予红外线灯局部照射。

112. 照射的时间控制在(  )
A. 5分钟~10分钟  B. 10分钟~15分钟  C. 15分钟~20分钟
D. 20分钟~30分钟  E. 30分钟~40分钟

113. 照射过程中发现局部皮肤出现紫红色。应采取的措施是(  )
A. 局部纱布覆盖  B. 改用热湿敷  C. 立即停用,局部涂凡士林
D. 抬高照射距离  E. 换用低功率灯头

114. 照射完,嘱患者休息15分钟再离开治疗室,目的是(  )
A. 观察疗效  B. 预防感冒  C. 防止晕倒
D. 减轻疼痛  E. 促进炎症的消散和局限

115. 查体:体温39℃,108次/分,R22次/分,可采用的最佳的物理降温方式是(  )
A. 温水拭浴  B. 冰袋冷敷  C. 局部冷湿敷
D. 乙醇拭浴  E. 冰帽头部冷敷

116. 冰袋放置部位不妥的是(  )
A. 前额  B. 头顶部  C. 腋下
D. 腹股沟  E. 足底

117. 因为上述部位用冷后可反射性引起(  )
A. 血管扩张  B. 皮下出血  C. 末梢血管收缩
D. 一过性冠状动脉收缩  E. 冻伤

(118~120题共用题干)

患者,女性,38岁,脑外伤,为防止脑水肿而用冷疗。

118. 此患者用冷疗的方式是(  )
A. 温水拭浴  B. 乙醇拭浴  C. 局部冷湿敷
D. 足底冰袋  E. 冰帽头部冷敷

119. 在用冷过程中患者出现寒战,面色苍白,呼吸急促,脉搏细速,皮肤青紫,此时应(  )
A. 及时换热水袋  B. 测量体温  C. 用乙醇拭浴身体
D. 头顶用热水袋  E. 停止冷疗,通知医生

120. 降温过程中,每30分钟测生命体征一次,维持肛温在(  )
A. 35℃  B. 33℃  C. 30℃
D. 28℃  E. 25℃

(121~124题共用题干)

黄先生,25岁,肛瘘手术后热水坐浴。

121. 热水坐浴的目的不包括(  )
A. 减轻或消除局部组织充血  B. 减轻或消除局部组织炎症  C. 减轻或消除局部组织水肿

D. 减轻或消除局部组织疼痛　E. 减轻或消除局部组织出血

**122.** 用热水坐浴的时间是(　　)
　　A. 5分钟～10分钟　　　　B. 10分钟～15分钟　　　　C. 15分钟～20分钟
　　D. 20分钟～30分钟　　　　E. 30分钟～40分钟

**123.** 对黄先生每天正确的护理顺序是(　　)
　　A. 热水坐浴、排便、换药　　B. 热水坐浴、换药、排便　　C. 排便、换药、热水坐浴
　　D. 排便、热水坐浴、换药　　E. 换药、热水坐浴、排便

**124.** 下列不妥的操作是(　　)
　　A. 坐浴溶液倒入盆内至3/4满　　B. 水温调至40℃～45℃
　　C. 添加热水时嘱患者偏离盆　　　D. 患者诉乏力、头晕,立即停止坐浴
　　E. 冬天注意室温和保暖

(125～127题共用题干)
患者,女,产后高热,面部潮红,呼吸急促,脉快速,医嘱用冰袋降温。

**125.** 冰袋放置部位不妥的是(　　)
　　A. 前额　　　　　　　　　B. 头顶部　　　　　　　　　C. 腋下
　　D. 腹股沟　　　　　　　　E. 心前区

**126.** 因为此部位用冷后可引起(　　)
　　A. 血管扩张　　　　　　　B. 皮下出血　　　　　　　　C. 末梢血管收缩
　　D. 反射性心率减慢、房颤、室颤　　E. 冻伤

**127.** 当体温降至多少以下,即可取下冰袋(　　)
　　A. 35℃　　　　　　　　　B. 36℃　　　　　　　　　　C. 37℃
　　D. 38℃　　　　　　　　　E. 39℃

**四、B型题**(提供若干组考题,每组考题共用在考题前列出的A、B、C、D、E五个备选答案,请从中选择一个与问题关系最密切的答案。某个备选答案可以被选择一次、多次或不被选择。)
　　A. 传导　　　　　　　　　B. 对流　　　　　　　　　　C. 辐射
　　D. 蒸发　　　　　　　　　E. 吸收

**128.** 乙醇拭浴降温的原理是(　　)
**129.** 冰袋降温的原理是(　　)
**130.** 温水拭浴降温的原理是(　　)
　　A. 20℃～30℃　　　　　　B. 32℃～34℃　　　　　　　C. 40℃～45℃
　　D. 60℃～70℃　　　　　　E. 70℃～80℃

**131.** 热水袋的温度(　　)
**132.** 乙醇拭浴的温度(　　)
**133.** 热水坐浴的温度(　　)
　　A. 5分钟～10分钟　　　　B. 10分钟～15分钟　　　　C. 15分钟～20分钟
　　D. 20分钟～30分钟　　　　E. 30分钟～40分钟

134. 热水袋用热时间（　　）
135. 乙醇拭浴时间（　　）
136. 红外线照射时间（　　）
137. 热水坐浴时间（　　）

**五、X型题**（每一道题下面有 A、B、C、D、E 五个备选答案，请从中选择所有正确答案。）

138. 温水拭浴时需稍用力并延长擦拭时间的部位是（　　）
 A. 腋窝　　　　　　B. 肘窝　　　　　　C. 手心
 D. 足底　　　　　　E. 腹股沟

139. 如患者需持续使用热水袋，护士需做好（　　）
 A. 严格交接班　　　B. 及时更换热水　　C. 局部涂凡士林软膏
 D. 经常巡视，观察病情　　E. 通知家属前来照顾

140. 用热时需加倍小心以防烫伤的患者是（　　）
 A. 成年人　　　　　B. 小儿　　　　　　C. 瘫痪患者
 D. 昏迷患者　　　　E. 老年人

141. 热疗的目的是（　　）
 A. 保暖　　　　　　B. 缓解疼痛　　　　C. 减轻深部组织充血
 D. 抑制细菌的生长　E. 促进炎症消散或局限

142. 下列哪些情况禁用热疗（　　）
 A. 胃出血　　　　　B. 腰肌劳损　　　　C. 未确诊的急性腹痛
 D. 急性踝关节扭伤　E. 面部危险三角区感染

143. 面部危险三角区感染时，如果使用热敷，可导致（　　）
 A. 细菌毒素入血液循环　B. 疼痛加剧　　　C. 炎症扩散
 D. 颅内感染　　　　E. 败血症

144. 关于热疗能促进炎症消散或局限的说法中正确的是（　　）
 A. 降低细胞活力的细胞的代谢　　B. 促进炎性渗出物吸收消散
 C. 改善局部血循环，有助坏死组织清除　　D. 溶解坏死组织，使炎症局限
 E. 增强新陈代谢和白细胞的吞噬能力

145. 用热疗时需要加倍小心防止烫伤的患者是（　　）
 A. 婴幼儿　　　　　B. 老年人　　　　　C. 昏迷患者
 D. 瘫痪患者　　　　E. 循环不良患者

146. 下列关于热疗效果的影响因素中，阐述正确的是（　　）
 A. 湿热疗效比干热弱　　B. 个体对热的敏感性不同　　C. 热效应与用热面积成正比
 D. 热效应与热敷时间成正比　　E. 环境温度影响用热效果

147. 下列哪种患者不宜热水坐浴（　　）
 A. 妊娠8个月　　　　B. 会阴部充血　　　C. 痔疮手术后
 D. 急性盆腔炎　　　　E. 血栓性外痔

## 第十章 冷热疗技术

148. 在进行湿热敷时,正确的操作方法是(　　)
    A. 热敷部位下面垫橡皮单和治疗巾　　B. 患者皮肤涂70%酒精防烫伤
    C. 用敷钳拧干敷布,以不滴水为度　　D. 用手腕掌侧试敷布温度后放患处
    E. 每3分钟~5分钟更换敷布一次

149. 冷疗的目的是(　　)
    A. 降低体温　　B. 减轻疼痛　　C. 促进炎症消散
    D. 控制炎症扩散　　E. 减轻深部组织充血

150. 下列有关冷疗的描述正确的是(　　)
    A. 浅层皮肤对冷较为敏感　　B. 用冷面积大,机体的反应越强
    C. 冷疗效果与冷时间成正比　　D. 不同的人对冷的耐受性不同
    E. 患者对冷疗的心理反应决定冷疗效果

151. 下列可用冷疗的患者是(　　)
    A. 踝关节扭伤早期　　B. 扁桃体术后　　C. 鼻出血
    D. 麻疹高热　　E. 左小腿慢性炎症

152. 乙醇拭浴时,置冰袋于头部,其目的是(　　)
    A. 防止脑水肿　　B. 头部充血减轻　　C. 防止反射性心律失常
    D. 增加局部血流　　E. 降低头部温度

153. 乙醇拭浴时,置热水袋于足部是为了(　　)
    A. 防止反射性心律失常　　B. 增加局部血流　　C. 减轻头部充血
    D. 避免患者寒战、不适　　E. 防止脑水肿

154. 禁用乙醇拭浴的部位有(　　)
    A. 胸前区　　B. 腹部　　C. 腋窝、腘窝
    D. 腹股沟　　E. 足底

155. 乙醇拭浴正确的操作方法是(　　)
    A. 头部放冰袋,足部放热水袋　　B. 擦时要用力揉擦,按摩局部
    C. 胸腹、足心延长擦拭时间　　D. 患者发生寒战时应减慢速度
    E. 拭浴后30分钟测体温

156. 乙醇拭浴中,发现哪些情况应停止操作(　　)
    A. 出现寒战　　B. 面色苍白　　C. 脉搏异常
    D. 呼吸异常　　E. 皮肤潮红

157. 用冰槽头部降温防止脑水肿的机理是(　　)
    A. 降低脑细胞的代谢　　B. 减少脑组织耗氧量
    C. 提高脑细胞对缺氧的耐受性　　D. 减慢对脑细胞的损害
    E. 制止炎症扩散

158. 高热患者降温时如在足底用冷会引起(　　)
    A. 反射性末梢血管收缩影响散热　　B. 反射性末梢扩张心率加快

C. 发生局部肿胀疼痛　　　　　　　D. 导致微循环障碍组织坏死
E. 一过性冠状动脉收缩

159. 应用冰槽的目的有(　　)
    A. 减轻头痛和头晕　　　　　　　B. 防止脑水肿
    C. 提高脑细胞对缺氧的耐受性　　D. 有利于脑细胞功能的恢复
    E. 降低脑细胞的代谢

160. 全身用冷时要注意(　　)
    A. 出现寒战脉搏异常时停止操作　B. 血管丰富处用冷时间要长些
    C. 胸前腹部禁用　　　　　　　　D. 腋下腹股沟等处用力擦拭
    E. 后颈部不宜用冷

161. 为患者实施红外线拷灯照射时,护士操作正确的是(　　)
    A. 评估患者的创面情况　　　　　B. 以患者感觉温热为宜
    C. 灯距为20cm～30cm　　　　　　D. 时间为20分钟～30分钟
    E. 观察有无过热心慌头晕感觉及皮肤反应

162. 为血液病伴高热的患者降温时,可采用的方法有(　　)
    A. 温水拭浴　　　　　　　　　　B. 多饮水
    C. 保暖　　　　　　　　　　　　D. 头部置冰袋
    E. 乙醇拭浴

163. 使用热水袋方法正确的是(　　)
    A. 测量水温调节至60℃～70℃　　B. 灌热水1/2满
    C. 提起热水袋排出空气　　　　　D. 倒提热水袋并轻轻抖动检查是否漏水
    E. 昏迷患者控制水温在50℃以下

164. 使用冰袋正确的做法是(　　)
    A. 应注意观察局部皮肤的情况　　B. 冰袋布套湿后应立即更换
    C. 冰袋装2/3～3/4满　　　　　　D. 如为降温,冰袋使用后,30分钟后需测体温
    E. 及时做好记录

165. 患者,男性,血小板计数$50×10^9/L$。每次肌肉注射后,均发生皮下出血不止现象,在护理方面应采取什么方法,避免注射部位出血(　　)
    A. 冰袋冷敷　　　　B. 硫酸镁湿敷　　　　C. 冷湿敷
    D. 中药热敷　　　　E. 乙醇湿敷

166. 适宜热疗的疾病是(　　)
    A. 踝部扭伤48小时　B. 腰肌受损　　　　　C. 胃溃疡出血
    D. 腹痛待查　　　　E. 痔疮术后

167. 温水拭浴中出现何种情况应停止拭浴(　　)
    A. 寒战发冷　　　　B. 面色苍白　　　　　C. 脉搏异常
    D. 皮肤潮红　　　　E. 呼吸异常

168. 局部用冷时间过长可导致( )
    A. 皮肤苍白　　　　　B. 冻伤　　　　　　　C. 机体对冷敏感性增强
    D. 机体对冷耐受性增强　E. 容易产生继发效应

169. 下列哪些患者对冷的敏感性降低( )
    A. 昏迷患者　　　　　B. 血液循环受损患者　C. 血管硬化患者
    D. 感觉迟钝患者　　　E. 老年患者

## 参考答案

| | | | |
|---|---|---|---|
| 1—5. B*DB*A*C* | 6—10. EECEB | 11—15. ED*A*DC | 16—20. DCACC |
| 21. CB*ECB* | 26—30. BCE*DC* | 31—35. D*E*D*CD | 36—40. DCE*A*D* |
| 41—45. C*CCAE* | 46—50. ECCE*D | 51—55. EBD*DA | 56—60. C*BBDD |
| 61—65. EEADB | 66—70. BAA*BB | 71—75. DE*EED | 76—80. C*E*DB*B |
| 81—85. BEC*BD | 86—90. DCDBB | 91—95. ABCCB | 96—100. EEBAE |
| 101—105. DDEAA | 106—110. CBCED | 111—115. DDCBB | 116—120. EDEEB |
| 121—125. ECDAE | 126—130. DEDAA | 131—135. DBCDC | 136—137. DC |
| 138. ABCE | 139. ABD | 140. BCDE | 141. ABCE |
| 142. ACDE | 143. ACDE | 144. BCDE | 145. ABCDE |
| 146. BCE | 147. AD | 148. ACDE | 149. ABD |
| 150. ABD | 151. ABC | 152. BE | 153. BC |
| 154. ABE | 155. AE | 156. ABCD | 157. ABCD |
| 158. AE | 159. BCDE | 160. ABCE | 161. ABDE |
| 162. ABCD | 163. ABDE | 164. ABDE | 165. AC |
| 166. ABE | 167. ABCE | 168. ABDE | 169. ABDE |

## 部分题解

1. 冷疗的作用：控制炎症扩散；减轻局部组织充血和出血；减轻疼痛；减轻肿胀；降低体温。

3. 冷可使毛细血管收缩，减少局部出血，使细胞代谢降低，同时也降低了细菌的活力，控制了炎症和化脓的扩散。

4. 冷可抑制细胞活动，使神经末梢敏感性降低而减轻疼痛。由于充血压迫神经末梢而致疼痛者，也可用冷使血管收缩，渗出减少，减轻压迫而止痛。

5. 一般冷疗时间为20分钟～30分钟，持续冷疗时间过长或反复用冷，会产生继发效应，甚至可导致不良反应，如寒战、面色苍白、冻伤甚至影响脉搏或呼吸。

12. 足底用冷疗可反射性引起末梢血管收缩，影响散热，还可引起一过性的冠状动脉收缩。

13. 扁桃体摘除术后，为减少局部出血应将冰袋放在颈前颌下。

22. 头部降温，要注意观察患者体温、心率变化。每30分钟为患者测肛温，随时观察体温的情况，使之保持在33℃左右，一般不低于30℃，否则会导致心房心室纤颤或房室转导阻滞。

25. 应用温水拭浴降温时，应头部置冰袋，足底置热水袋。冰袋帮助头部降温，同时可以防止拭浴时表皮血管收缩、头部充血；足底应置热水袋，可引起反射性的表皮血管扩张，帮助散热并减轻头部充血。

28. 血液病患者禁止乙醇拭浴，因为乙醇能使血管扩张，可能引起出血。

30. 乙醇拭浴是一种全身冷疗法，乙醇可使血管扩张，并通过乙醇蒸发，促进机体散热，是最有效的物理降温方式。

31. 冷疗法可降低血液循环，增加组织损伤且影响伤口愈合，尤其是大范围组织损伤，应绝对禁止。

## 第十章 冷热疗技术

32. 冷疗禁忌证：①局部血液循环障碍者，如休克、大面积受损、微循环明显障碍等；②慢性炎症或深部组织化脓病灶；③对冷过敏者。

33. 热疗的目的：促进浅表炎症的消散和局限；增强组织代谢，提高白细胞的吞噬功能；减轻深部组织充血和炎性水肿；降低痛觉神经的兴奋性；使肌肉、韧带组织松弛，缓解疼痛；保暖等。

38. 热疗能降低痛觉神经的兴奋性，改善血液循环，减轻炎性水肿及组织缺氧，加速致痛物质的排出；又由于渗出物的吸收，从而解除对局部神经末梢的压力，因而可减轻疼痛。同时热能使肌肉、肌腱、韧带等组织松弛，可解除因肌肉痉挛、关节强直而引起的疼痛。

39. 热疗可使局部血管扩张，血流速度加快，有利于组织毒素的排出；同时促进血液循环，增加血流量，加快新陈代谢，增加白细胞的吞噬功能。因而在炎症早期用热可促进炎症渗出物的吸收和消散，在炎症后期用热，可促进白细胞释放蛋白溶解酶，溶解坏死组织，从而有助于坏死组织的清除及组织修复，使炎症局限。

40. 面部"危险三角区"禁忌热敷的原因是该处血管丰富又无瓣膜，且与颅内海绵窦相通；热疗能使血管扩张，导致细菌和毒素进入血液循环，使炎症扩散，造成严重的颅内感染和败血症。

41. 在疼痛原因未明确之前，不可采用热敷、药物镇痛等措施，以免掩盖或加重患者的病情，导致错误的诊断。

45. 昏迷、瘫痪、末梢循环不良、婴幼儿和老年患者、局部感觉障碍者对热的敏感性差，故水温宜低于50℃，以免烫伤。

49. 女性患者月经期、妊娠后期、产后2周内、阴道出血和盆腔急性炎症均不宜坐浴。

53. 灯距应为30cm～50cm，治疗时间为20分钟～30分钟

56. 湿热敷用于消炎、消肿、解痉和镇痛。水温为50℃～60℃；局部及周边涂凡士林，盖单层纱布；敷布每3分钟～5分钟更换一次，热敷时间15分钟～20分钟；观察皮肤颜色，防止烫伤；开放性伤口应按无菌原则操作。

68. 软组织损伤、扭伤早期应用冷疗法以减轻局部充血、出血和疼痛。

72. 热敷可缓解肠管的平滑肌痉挛，减轻腹痛。

76. 热水坐浴要点：坐浴液至浴盆的1/2满为宜；水温调至40℃～45℃；浴时间为15分钟～20分钟。

77. 全身微循环障碍的患者，若使用冷疗，进一步使血管收缩加重血液循环障碍，致局部组织缺氧而变性坏死。

79. 温水（或乙醇）拭浴时，胸前区、腹部、后颈、足底为拭浴的禁忌部位，这些部位对冷刺激敏感容易引起腹泻、冻伤及反射性心率减慢等。

83. 新生儿体表面积相对较大，易散热；体温调节中枢功能不完善，体温易受环境温度影响。因此，对高热新生儿首选的降温措施应松解包被，让其自然降温，但每次时间不宜太长，一般为每次3分钟～5分钟，效果不佳后再改其他措施。

# 第十一章 药疗技术

一、$A_1$ 型题(每一道题下面有 A、B、C、D、E 五个备选答案,请从中选择一个最佳答案。)

1. 注射多种药物时应特别注意( )
   A. 严格掌握无菌操作原则　　B. 注意药物的配伍禁忌　　C. 选择合适的注射器和针头
   D. 坚持"三查""七对"　　　E. 选择合适的注射部位注意药物的配伍禁忌

2. 卡介苗的正确接种部位是( )
   A. 三角肌下缘,皮内注射　　B. 三角肌下缘,皮下注射　　C. 股外侧肌,肌内注射
   D. 臀大肌,肌内注射　　　　E. 前臂掌侧下段,皮内注射

3. 需要专人负责、加锁保存并列入交班内容的药物是( )
   A. 可待因　　　　　　　　B. 柴胡　　　　　　　　　C. 地西泮
   D. 硝酸甘油　　　　　　　E. 胎盘球蛋白

4. 指导患者服药时,应避免接触牙齿的药物是( )
   A. 扑热息痛　　　　　　　B. 抗菌优　　　　　　　　C. 洋地黄
   D. 硝酸甘油　　　　　　　E. 硫酸亚铁糖浆

5. 应放在冰箱内保存的药物是( )
   A. 青霉素　　　　　　　　B. 氨茶碱　　　　　　　　C. 强的松
   D. 苯巴比妥钠　　　　　　E. 胎盘球蛋白

6. 每晚一次的外文缩写是( )
   A. qd　　　　　　　　　　B. qn　　　　　　　　　　C. Hs
   D. q6h　　　　　　　　　E. qid

7. 外文速写"N.P.O"的含义是( )
   A. 禁食　　　　　　　　　B. 流质　　　　　　　　　C. 半流质
   D. 饭前　　　　　　　　　E. 饭后

8. 每日两次的外文缩写是( )
   A. tid　　　　　　　　　 B. qid　　　　　　　　　 C. bid
   D. biw　　　　　　　　　 E. qod

9. 停止的外文缩写是( )
   A. dc　　　　　　　　　　B. pc　　　　　　　　　　C. qd
   D. po　　　　　　　　　　E. st

10. "三查七对"不包括( )
    A. 药物的名称　　　　　　B. 药物的剂量　　　　　　C. 药物的使用方法

D. 药物的浓度  E. 药物的化学成分

11. 指导患者饭前服用的药物是(　　)
    A. 胃蛋白酶片  B. 维生素 C  C. 溴化铵
    D. 氨茶碱  E. 颠茄合剂

12. 服用奎尼丁时,护士应重点观察(　　)
    A. 体温  B. 心率  C. 有无皮疹
    D. 胃肠道反应  E. 有无成瘾

13. 皮内注射是将药液注入(　　)
    A. 表皮  B. 真皮  C. 皮下组织
    D. 表皮与真皮之间  E. 结缔组织

14. 发药时,不正确的操作是(　　)
    A. 严格执行查对制度  B. 发药前收集患者的有关资料
    C. 按药物的性能正确指导患者服药  D. 特殊检查者提前发药
    E. 随时观察服药效果及不良反应

15. 不宜与洋地黄同时使用的药物是(　　)
    A. 钙剂  B. 钾盐  C. 钠盐
    D. 氯化物  E. 磷酸盐

16. 超声雾化吸入器的特点不包括(　　)
    A. 雾量大小可以调节  B. 雾滴直径在 5cm 以下  C. 药物用量少
    D. 药液可达终末支气管药物用量少  E. 吸入气雾温暖舒适

17. 乙型脑炎疫苗正确的接种部位是(　　)
    A. 三角肌下缘,皮内注射  B. 三角肌下缘,皮下注射  C. 三角肌,肌内注射
    D. 臀大肌,肌内注射  E. 前臂掌侧下段,皮内注射

18. 外文缩写"OU"的意义是(　　)
    A. 左眼  B. 右眼  C. 双眼
    D. 左耳  E. 右耳

19. 皮下注射时,针头刺入深度应是针梗的(　　)
    A. 1/3  B. 3/4  C. 1/2
    D. 全部刺入  E. 针头斜面

20. 股静脉穿刺的部位在(　　)
    A. 股神经内侧 0.5cm  B. 股动脉内侧 0.5cm  C. 腹股沟韧带外侧 0.5cm
    D. 股动脉外侧 0.5cm  E. 股神经外侧 0.5cm

21. 股动脉穿刺后,局部按压至少为(　　)
    A. 1 分钟  B. 3 分钟  C. 5 分钟
    D. 7 分钟  E. 10 分钟

22. 选择皮下注射为最佳途径的药物是（    ）
    A. 庆大霉素          B. 阿尼利定          C. 百白破疫苗
    D. 青霉素            E. 维生素 $B_{12}$

23. 股静脉穿刺后,局部按压至少为（    ）
    A. 1 分钟            B. 3 分钟            C. 5 分钟
    D. 7 分钟            E. 10 分钟

24. 注射药物现用现配的主要目的是（    ）
    A. 防止差错的发生     B. 防止出现配伍禁忌   C. 防止降低药物的效价
    D. 减少毒性反应      E. 防止浪费药物

25. 肌内注射引起硬结的主要原因是（    ）
    A. 未做到"两快一慢"   B. 同时注射多种药物   C. 患者肌肉结实
    D. 针头细小,进针深度不够  E. 针头粗长,进针太深

26. 错误的静脉注射操作是（    ）
    A. 严格无菌操作      B. 抽吸药液,排尽空气  C. 针头与皮肤呈 20°进针
    D. 见回血松止血带,即可推药  E. 药液不可溢出血管外

27. 对青霉素药物的认识和使用,错误的一项是（    ）
    A. 青霉素是半抗原              B. 青霉素皮试阴性者不会出现过敏反应
    C. 青霉素过敏反应主要是Ⅰ型变态反应  D. 在使用青霉素的各种剂型前都应做过敏试验
    E. 初次注射青霉素也要做过敏试验

28. 使用破伤风抗毒素时,需重新做过敏试验的规定时间是（    ）
    A. 1 天              B. 3 天              C. 5 天
    D. 7 天              E. 14 天

29. 毒、麻药品保管必须是（    ）
    A. 放在柜子里        B. 专柜加锁交班保管    C. 与普通药一起放置
    D. 存放在药房内,用时领取  E. 放在治疗室醒目的地方

30. 医嘱:洋地黄 0.1mg po qod,正常执行时间是（    ）
    A. 每日 8:00 服      B. 每日 20:00 服     C. 隔日 8:00 服
    D. 隔日 20:00 服     E. 每日 6:00 服

31. 关于 TAT 脱敏注射法,正确的是（    ）
    A. 分 2 次,量由小到大,每隔 20 分钟注射一次
    B. 分 3 次,量由小到大,每隔 20 分钟注射一次
    C. 分 2 次,量平均,每隔 20 分钟注射一次
    D. 分 4 次,量由小到大,每隔 20 分钟注射一次
    E. 分 4 次,量平均,每隔 20 分钟注射一次

32. 取药液方法,不妥的是（    ）
    A. 取水剂前将药液摇匀          B. 药液不足 1ml 用滴管吸取

C. 倒药液时药瓶标签向上  D. 两种药液可同置一药杯内
E. 油剂药液应倒入盛少量冷开水杯中

33. 正确指导患者服止咳糖浆的方法是（　　）
   A. 饭前服,服后少饮水   B. 饭后服,服后多饮水   C. 睡前服,服后少饮水
   D. 在其他药后服,服后暂不饮水   E. 咳嗽即服,服后多饮水

34. 指导患者服药,不正确的方法是（　　）
   A. 含铁剂的药液用饮水管吸取   B. 服磺胺类药后多饮水   C. 助消化药在饭前服
   D. 服酸类药液后漱口   E. 索米痛片宜饭后服

35. 氧气雾化吸入,雾化罐内盛（　　）
   A. 温开水   B. 冷水   C. 50%乙醇
   D. 生理盐水   E. 药物

36. 超声波雾化吸入治疗毕,先关雾化开关,再关电源开关,目的是避免损坏（　　）
   A. 晶体换能器   B. 透声膜   C. 电子元件
   D. 水槽   E. 雾化罐

37. 口服给药时应注意（　　）
   A. 铁剂、阿司匹林宜饭前服   B. 服磺胺类药物后多饮水   C. 服止咳糖浆后少饮水
   D. 镇静安神药清晨空腹服   E. 服强心苷类药物前先测血压

38. 灭菌注射器及针头,可用手接触的是（　　）
   A. 乳头、针栓   B. 活塞、针梗   C. 空筒、针尖
   D. 活塞轴、针梗   E. 活塞柄、针栓

39. 接种卡介苗,下述正确的是（　　）
   A. 用 5ml 注射器、5 号半针头抽吸药液   B. 注射部位：三角肌下缘
   C. 碘酊皮肤消毒   D. 进针时针头与皮肤呈 30°
   E. 针头刺入 2/3 长

40. 皮下注射,下述错误的是（　　）
   A. 药液少于 1ml,须用 1ml 注射器抽吸   B. 注射部位要常规消毒
   C. 持针时,右手示指固定针栓   D. 针头和皮肤呈 5°刺入
   E. 进针长度为针梗的 2/3 长

41. 外文"12mn"的含义是（　　）
   A. 午夜 12 时   B. 中午 12 时   C. 每 12 小时一次
   D. 12 小时后   E. 12 小时前

42. 在静脉注射中,错误的做法是（　　）
   A. 认真执行三查七对   B. 选择粗、直、有弹性的血管穿刺
   C. 止血带扎在距穿刺点上 6cm 处   D. 消毒皮肤可选用 2%碘酊、70%乙醇
   E. 穿刺时针梗与皮肤呈 30°~40°

43. 静脉注射推药过程中,不正确的做法是( )
   A. 使患者肢体保持合适位置　　　　B. 再次核对所用药物
   C. 见回血后针头平行进少许再推药　　D. 注射时速度宜快
   E. 随时观察患者有无不适

44. 注射普通胰岛素,不妥的是( )
   A. 饭前 30 分钟注射　　　B. 用 2ml 注射器抽吸药液　　C. 注射部位可选用腹部
   D. 用碘酊、酒精消毒皮肤　　E. 针头与皮肤成 30°进针

45. 下列可用于肌内注射的部位是( )
   A. 肩峰下 1 横指处　　　　　　　B. 髂前上棘与尾骨连线的外上 1/3 处
   C. 髂前上棘内三横指处　　　　　D. 大腿中段内侧
   E. 大腿上段外侧

46. 发生青霉素过敏性休克时,临床最早出现的症状是( )
   A. 烦躁不安、血压下降　　B. 四肢麻木、头晕眼花　　C. 腹痛、腹泻
   D. 意识丧失、尿便失禁　　E. 胸闷、皮肤瘙痒

47. 下列药物中,不需做过敏试验的是( )
   A. 普鲁卡因　　　　　B. 链霉素　　　　　C. 破伤风抗毒素
   D. 利多卡因　　　　　E. 先锋霉素Ⅴ

48. 关于青霉素过敏反应,错误的一项是( )
   A. 青霉素是半抗原　　　　　　　　　　B. 机体产生的抗体是 IgE
   C. 过敏性休克可发生于用药数秒或数分钟内　　D. 过敏性休克大多发生于用药 30 分钟内
   E. 呼吸道阻塞症状是由于肺淤血造成的

49. 下列皮试液,1ml 内含药物剂量,错误的是( )
   A. 青霉素:500u　　　B. 链霉素:2500u　　　C. 破伤风抗毒素:15IU
   D. 氨苄西林:0.5mg　　E. 普鲁卡因:2.5mg

50. 易氧化和遇光变质的药物是( )
   A. 酒精、过氧乙酸　　B. 维生素 C、氨茶碱　　C. 糖衣片、酵母片
   D. 胎盘球蛋白、疫苗　　E. 破伤风抗毒素、青霉素

51. 下列须放在冰箱内保存的药物是( )
   A. 盐酸肾上腺素　　B. 乙醚　　C. 糖衣片
   D. 疫苗　　　　　　E. 维生素

52. 青霉素过敏引起的血清病型反应一般发生于用药后( )
   A. 几秒至几分钟内　　B. 30 分钟内　　C. 7~14 天
   D. 5~7 天　　　　　E. 3~5 天

53. 药瓶上的标签规定,错误的是( )
   A. 内服药—蓝色边　　B. 外用药—红色边　　C. 剧毒药—黑色边
   D. 药名应用中文,不可用外文　　E. 瓶签上要标明药名、浓度和剂量

54. 下列给药途径发挥药效最快的是（　　）
    A. 舌下含化　　　　　B. 雾化吸入　　　　　C. 静脉注射
    D. 直肠灌注　　　　　E. 口服

55. 外文缩写 qod 表示（　　）
    A. 每日一次　　　　　B. 每周一次　　　　　C. 每月一次
    D. 隔日一次　　　　　E. 隔周一次

56. 指导患者服用助消化药,正确的方法是（　　）
    A. 服药后要漱口　　　B. 饭后服　　　　　　C. 应多饮水
    D. 服后不宜饮水　　　E. 饭前服

57. 刺激食欲的健胃药适宜的服药时间是（　　）
    A. am　　　　　　　　B. pm　　　　　　　　C. ac
    D. pc　　　　　　　　E. hs

58. 关于药物过敏反应的特点不正确的是（　　）
    A. 与体质有关　　　　B. 有致敏过程　　　　C. 通常发生于首次用药
    D. 过敏反应的发生不因药物的剂量、剂型、用药途径的不同而改变
    E. 在药物的正常用量、用法治疗下可发生

59. 在服用前要测心率的药物是（　　）
    A. 氨茶碱　　　　　　B. 泼尼松　　　　　　C. 利血平
    D. 地高辛　　　　　　E. 地西泮

60. 雾化吸入治疗的目的不包括（　　）
    A. 治疗呼吸道炎症　　B. 解除支气管痉挛　　C. 帮助祛痰
    D. 预防心力衰竭　　　E. 治疗肺癌

61. 氧气雾化吸入时,其氧流量调至（　　）
    A. 0.5 L/分　　　　　B. 1~2 L/分　　　　　C. 2~4 L/分
    D. 4~5 L/分　　　　　E. 6~8 L/分

62. 注射部位皮肤消毒的方法是（　　）
    A. 从远侧至近侧涂擦直径 5cm 以上　　B. 从外向中心旋转涂擦直径 5cm 以上
    C. 从中心向外旋转涂擦直径 5cm 以上　　D. 从上至下涂擦直径 5cm 以上
    E. 从近侧向远侧涂擦直径 5cm 以上

63. 关于青霉素过敏反应的预防,错误的是（　　）
    A. 用药前详细询问用药史、过敏史和家族史　　B. 已知有过敏史者也应做过敏试验
    C. 过敏试验结果阴性方可用药　　D. 准确配制试验药液,准确判断试验结果
    E. 注射后仍需留观 30 分钟以防意外

64. 注射时防止差错事故发生的关键是（　　）
    A. 严格掌握无菌操作原则　　B. 选择合适的注射部位　　C. 选择合适的注射器和针头
    D. 坚持"三查"、"七对"　　E. 注意药物的配伍禁忌

65. 皮内注射常用皮肤消毒剂为( )
   A. 70%乙醇　　　　B. 2%碘酊　　　　C. 0.1%苯扎溴铵
   D. 2%戊二醛　　　　E. 1%过氧乙酸

66. 关于皮内注射的叙述不妥的是( )
   A. 取前臂掌侧下1/3部位　　B. 消毒用70%乙醇　　C. 进针角度为5°
   D. 拔针时勿按压　　E. 只用于药物过敏试验

67. 2岁以下的婴幼儿肌内注射时最好选用( )
   A. 臀大肌　　　　B. 臀中肌、臀小肌　　　　C. 前臂外侧肌
   D. 股外侧肌　　　　E. 上臂三角肌

68. 同一批号青霉素制剂,需重新做过敏试验的规定时间是( )
   A. 7天　　　　B. 10天　　　　C. 3天
   D. 1天　　　　E. 14天

69. 青霉素过敏性休克临床最早的症状是( )
   A. 面色苍白,冷汗　　B. 头昏,眼花　　C. 大小便失禁
   D. 胸闷气急,皮肤瘙痒　　E. 血压下降

70. 链霉素皮试液,每毫升含( )
   A. 2500u　　　　B. 2000u　　　　C. 1500u
   D. 1000u　　　　E. 250u

71. 肌内注射时,为达到"无痛注射",错误的是( )
   A. 做好心理护理　　　　B. 下腿伸直、上腿弯曲
   C. 同时注射多种药物时,应先注射刺激性弱的　　D. 要做到"二快一慢且匀速"
   E. 注射刺激性强的药物,要选择长针头

72. 在给予患者药物时,要求做到的几个准确不包括( )
   A. 给药时间　　　　B. 给药地点　　　　C. 给药途径
   D. 给药剂量　　　　E. 给药浓度

73. 药物的保管原则,不正确的是( )
   A. 药柜应放在光线明亮处　　B. 药柜要透光并保持清洁
   C. 各种药物分类放置　　D. 毒麻药加锁保管
   E. 药瓶上应有明显标签

74. 下列有关超声雾化吸入的目的,不正确的是( )
   A. 预防感染　　　　B. 解除痉挛　　　　C. 消除炎症
   D. 稀释痰液　　　　E. 增加通气功能

75. 影响药物疗效的因素不包括( )
   A. 药物用量　　　　B. 药物剂型　　　　C. 身高情况
   D. 心理因素　　　　E. 疾病状态

## 第十一章 药疗技术

76. 药瓶标签应用蓝色边的药物是（　　）
   A. 乳酸菌素片　　B. 乙醇　　C. 过氧乙酸
   D. 碘酊　　E. 乙醚

77. 下列药物保管不妥的是（　　）
   A. 氨茶碱应装在深色密盖瓶内　　B. 胰岛素放于30℃以下的室温中
   C. 干酵母片应密封盖紧　　D. 乙醇应瓶装密封盖紧,远离明火
   E. TAT应放于冰箱中冷藏

78. 不正确的注射原则是（　　）
   A. 根据药液黏稠度选择注射器　　B. 药液要注射前配制、抽取
   C. 皮肤消毒直径大于5cm　　D. 注射部位应无瘢痕、硬结
   E. 各种注射在注射药物前均应抽回血

79. 不属于皮下注射的目的是（　　）
   A. 药物过敏试验　　B. 预防接种　　C. 局部用药
   D. 局部麻醉　　E. 在一定时间内达到疗效,不宜或不能口服者

80. 注射链霉素发生毒素反应时急救药物可选择（　　）
   A. 利血平　　B. 硫酸镁　　C. 氯化钾
   D. 葡萄糖酸钙　　E. 去甲肾上腺素

81. 青霉素过敏性休克,首选肾上腺素的目的是（　　）
   A. 利尿　　B. 镇静　　C. 增加心排出量
   D. 兴奋呼吸中枢　　E. 扩张小血管

82. 下列各种药物皮试液每0.1毫升含量中,正确的是（　　）
   A. 氨苄西林 500μg　　B. 普鲁卡因 0.25mg　　C. 细胞色素C 0.75mg
   D. TAT 150IU　　E. 青霉素 500u

83. 注射部位的定位,不正确的是（　　）
   A. 皮内注射:前臂掌侧下段
   B. 皮下注射:上臂三角肌下缘
   C. 臀中肌、臀小肌注射:髂前上棘外侧三横指处
   D. 臀大肌注射:髂嵴和尾骨连线外1/3处
   E. 股静脉注射的定位为髂前上棘和耻骨结节连线中点与股动脉相交,股动脉内侧0.5cm处

84. 正确的备药方法是（　　）
   A. 先备液体药再备固体药　　B. 取固体药时倒入量杯中
   C. 取液体药时可不摇动液体　　D. 用量杯时视线与刻度线平
   E. 不足1ml的液体用1ml注射器抽取

85. 超声雾化吸入的正确操作是（　　）
   A. 水槽内加温水250ml　　B. 药液用温水稀释放入雾化罐

C. 嘱患者紧闭口唇深呼吸　　　　D. 水槽内水温超过50℃或水量不足时须关机换冷蒸馏水
E. 中途添加药液须关机

86. 股静脉穿刺的正确体位是（　　）
    A. 仰卧,下肢伸直　　　　　　　B. 仰卧,下肢伸直略外展外旋
    C. 仰卧,下肢伸直略内收　　　　D. 仰卧,屈膝
    E. 仰卧,屈膝略外展

87. "立即"的外文缩写是（　　）
    A. st　　　　　　　　B. qh　　　　　　　　C. qn
    D. qd　　　　　　　　E. hs

88. 不适合于超声雾化吸入的药物是（　　）
    A. α-糜蛋白酶　　　　B. 庆大霉素　　　　　C. 卡那霉素
    D. 青霉素　　　　　　E. 舒喘灵

89. 下列关于药物服用的方法,错误的是（　　）
    A. 对牙齿有腐蚀或染色的药物可用吸水管吸入,服后漱口
    B. 止咳糖浆服后不宜立即饮水　　　C. 磺胺类药物服后指导患者多饮水
    D. 对胃黏膜有刺激的药物宜在饭前服　　E. 发汗类药物服后嘱患者多饮水

90. 氧气雾化吸入时,下列操作方法错误的是（　　）
    A. 核对患者,做好解释　　　B. 抽吸并稀释药液　　　C. 湿化瓶内加入蒸馏水
    D. 吸入时间为15～20分钟　　E. 治疗完毕,先关雾化开关,再关电源开关

91. 下列外文缩写的中文译意,错误的是（　　）
    A. qod,隔日1次　　　　B. qd,每日1次　　　　C. hs,每晚1次
    D. qid,每日4次　　　　E. biw,每周2次

92. 关于取药、配药的方法,错误的是（　　）
    A. 取固体药时先将手洗净然后用手取　　B. 先配固体,再配水剂
    C. 药液不足1ml用滴管吸取　　　　　　D. 两种药液不可置同一药杯内
    E. 油剂药液应先倒少量冷开水于杯中

93. 服用下列药物需使用吸管的是（　　）
    A. 止咳糖浆　　　　　B. 磺胺类　　　　　　C. 氨茶碱
    D. 硫酸亚铁　　　　　E. 胃蛋白酶

94. 注射时防止感染的主要措施是（　　）
    A. 选择无钩、无弯曲的锐利针头　　B. 注意药物配伍禁忌
    C. 注射前洗手、戴口罩,注射时皮肤消毒直径在5cm以上
    D. 不可在硬结、疤痕处进针　　　　E. 不可使用变色、混浊的药

95. 同时注射几种药液时,下列说法错误的是（　　）
    A. 注射速度应慢　　　B. 解除思想顾虑　　　C. 减轻疼痛
    D. 先注射刺激性强的药物　　E. 分散注意力

## 第十一章 药疗技术

96. 自安瓿内吸取药液的方法,错误的是( )
    A. 仔细查对
    B. 将安瓿尖端药液弹至体部
    C. 用砂轮在颈部划一锯痕,折断安瓿
    D. 将针头斜面向下放入安瓿内的液面下吸药
    E. 吸药时手不能握住活塞

97. 皮内注射的方法,正确的是( )
    A. 药物过敏试验取前臂掌侧下端
    B. 用碘酊消毒皮肤
    C. 与皮肤呈 10°角刺入
    D. 推药液至真皮下
    E. 拔针后用干棉签按压

98. 在青霉素治疗过程中,需重做皮试的情况是( )
    A. 肌内注射改静脉滴注
    B. 肌内注射每天 1 次改每天 2 次
    C. 患者因故当天未注射药物
    D. 青霉素批号更改
    E. 患者病情加重

99. 青霉素皮试结果:局部皮肤红肿,直径 1.2cm,无自觉症状,下列处理正确的是( )
    A. 可以大量注射青霉素
    B. 可以注射青霉素,但需减少剂量
    C. 暂停该药,下次使用重新试验
    D. 禁用青霉素,及时报告医生
    E. 在对侧肢体做对照试验

100. 碘化物造影须做过敏试验,进行的时间是( )
    A. 造影前 1～2 小时
    B. 造影前 6～12 小时
    C. 造影前 12～24 小时
    D. 造影前 24～48 小时
    E. 造影前 48～72 小时

101. 患者需注射 TAT,皮肤试验结果阳性,需用脱敏注射法,第一次注射剂量为( )
    A. 15IU
    B. 50IU
    C. 100IU
    D. 150 IU
    E. 200IU

102. 超声雾化吸入后,不需浸泡消毒的是( )
    A. 面罩
    B. 口含嘴
    C. 螺纹管
    D. 雾化罐
    E. 水槽

103. 肌肉注射时,为使臀部肌肉松弛,应采取的姿势是( )
    A. 俯卧位,足尖分开,足跟相对
    B. 侧卧位,上腿伸直,下腿稍弯曲
    C. 仰卧位,双腿稍弯曲
    D. 坐位时,躯干与大腿成 90°角
    E. 立位时,身体需笔直

104. 动脉注射操作不妥的是( )
    A. 操作者立于穿刺侧,常规消毒一手的食指和中指
    B. 另一手持注射器在已经消毒的两指间垂直或与动脉呈 40°刺入动脉
    C. 桡动脉穿刺点为前臂掌侧腕关节上 5cm
    D. 股动脉穿刺点为腹股沟股动脉搏动最明显处
    E. 推药速度可略快

105. 手压式雾化器雾化吸入操作正确的是(　　)
　　A. 协助患者取舒适体位　　　　　　　B. 将雾化器倒置,接口器放入口中
　　C. 在吸气开始时按压雾化器顶部　　　D. 紧闭嘴唇,尽可能延长屏气时间
　　E. 疗效不满意时,可增加用量和缩短用药时间

106. 颈外静脉穿刺点是(　　)
　　A. 下颌角与锁骨上缘中点连线的上 1/3 外侧缘
　　B. 下颌角与锁骨上缘中点连线的中 1/3 外侧缘
　　C. 下颌角与锁骨上缘中点连线的下 1/3 外侧缘
　　D. 下颌角与锁骨下缘中点连线的上 1/3 外侧缘
　　E. 下颌角与锁骨下缘中点连线的下 1/3 外侧缘

107. 股静脉穿刺后按压不当,最容易发生(　　)
　　A. 血栓　　　　　B. 局部血肿　　　　　C. 空气栓塞
　　D. 静脉炎　　　　E. 蜂窝组织炎

108. 头皮静脉注射的操作错误的是(　　)
　　A. 患儿取仰卧或侧卧位　　　　　　　B. 操作者立于患儿的头侧,注射部位备皮
　　C. 常规消毒皮肤　　　　　　　　　　D. 穿刺针头与皮肤呈 15°~20°
　　E. 沿静脉向心方向,由静脉上方刺入静脉

109. 氧气雾化吸入操作正确的是(　　)
　　A. 患者吸气时松开雾化器的出气口　　B. 患者呼气时堵住雾化器的出气口
　　C. 药液稀释在 10ml 以上　　　　　　D. 湿化瓶内加冷开水 1/2 满
　　E. 氧流量 6~8L/分

110. 不属于 TAT 皮试结果阳性表现的是(　　)
　　A. 局部皮丘隆起、红肿硬结、红晕　　B. 红肿硬结直径大于 1.0cm
　　C. 红晕直径超过 4.0cm　　　　　　　D. 局部有伪足、痒感
　　E. 有全身反应

111. 皮内注射法用于药物过敏试验,正确的做法是(　　)
　　A. 选择上臂三角肌下缘作为注射部位　B. 2%碘酊消毒一遍,70%乙醇脱碘二遍
　　C. 进针角度为 15°　　　　　　　　　D. 拔针时勿按压
　　E. 针尖斜面进入真皮下层

112. 选用上臂三角肌做肌内注射时,其注射区是(　　)
　　A. 三角肌上缘 2~3 横指处　　　　　 B. 三角肌下缘 2~3 横指处
　　C. 上臂外侧肩峰下 2~3 横指处　　　 D. 上臂内侧肩峰下 2~3 横指处
　　E. 肱二头肌下缘 2~3 横指处

113. 无需抽回血的注射术是(　　)
　　A. 肌内注射　　　　B. 皮下注射　　　　　C. 皮内注射
　　D. 静脉注射　　　　E. 动脉注射

## 第十一章 药疗技术

114. 对糖尿病患者,遵医嘱皮下注射胰岛素治疗后,不属于重点观察的一项是( )
 A. 有无心慌  B. 出冷汗  C. 神志不清
 D. 眩晕  E. 体温变化

115. 按照药物保管要求,应放置在 2～10℃冰箱内的药品是( )
 A. 白蛋白  B. 氨茶碱  C. 维生素 C
 D. 酵母片  E. 苯巴比妥钠

116. 为婴儿进行静脉注射时,最常采用的静脉是( )
 A. 肘正中静脉  B. 颞浅静脉  C. 大隐静脉
 D. 贵要静脉  E. 手背浅静脉

二、$A_2$ 型题(每道考题是以一个小案例的形式出现的,其下有 A、B、C、D、E 五个备选答案,请从中选择一个最佳答案。)

117. 患者男性,泌尿系感染,医嘱抗生素治疗,护士执行肌内注射,选用连线法进行体表定位,注射区域正确的是( )
 A. 髂嵴和尾骨连线的外 1/3 处  B. 髂嵴和尾骨连线的中 1/3 处
 C. 髂前上棘和尾骨连线的外 1/3 处  D. 髂前上棘和尾骨连线的中 1/3 处
 E. 髂前上棘和尾骨连线的下 1/3 处

118. 患者男性,19 岁,不慎将脚划伤,TAT 试验阳性,接受 TAT 脱敏注射时出现轻微反应,护士采取的正确措施是( )
 A. 立即报告医生  B. 停止注射,迅速抢救
 C. 重新开始脱敏注射  D. 注射盐酸异丙嗪抗过敏
 E. 停止注射,待反应消退后,减少剂量增加次数注射

119. 患者男性,67 岁,患慢性支气管炎,近几天咳嗽加剧,痰液黏稠,不易咳出,给予超声雾化吸入治疗,首选的药物是( )
 A. 青霉素  B. 氨茶碱  C. 地塞米松
 D. 沙丁胺醇  E. α-糜蛋白酶

120. 患者女性,29 岁,肺结核,应用链霉素抗结核治疗,用药期间发生链霉素毒性反应,为减轻链霉素毒性,可应用( )
 A. 氯化钙  B. 氯化镁  C. 氯化钾
 D. 维生素 C  E. 维生素 D

121. 患者女性,50 岁,1 型糖尿病,需要注射胰岛素,护士对其进行的注射指导中,正确的是( )
 A. 饭后 30 分钟注射  B. 注射时只需乙醇消毒  C. 应选用 5ml 注射器
 D. 注射部位可选在腹壁  E. 进针时针头与皮肤呈 5°角

122. 患者女性,35 岁,疱疹感染,医嘱抗病毒溶液静脉推注,正确的操作是( )
 A. 选择有弹性的细血管穿刺  B. 络合碘消毒注射部位一次
 C. 见回血后进针少许并固定  D. 注射时推注速度宜快

E. 快速拔针无需按压

123. 患者女性,46岁,因COPD需要雾化吸入,医嘱使用氨茶碱,其目的是(　　)
   A. 消除炎症　　　　　　B. 减轻黏膜水肿　　　　　C. 解除支气管痉挛
   D. 保持呼吸道湿润　　　E. 稀释痰液使其易于咳出

124. 小张为李女士静脉穿刺时,不妥的操作是(　　)
   A. 选择手臂静脉　　　　B. 在穿刺点上方6cm处扎止血带　　C. 针头与皮肤呈20°
   D. 从静脉侧面进针　　　E. 见回血注药

125. 小刘为张女士进行健康教育不适当的内容是(　　)
   A. 糖尿病发生的原因　　　　　　B. 应用胰岛素及进食的时间
   C. 低血糖的处理方法　　　　　　D. 青霉素过敏性休克发生的原因
   E. 大叶性肺炎的病理变化

126. 李华,女,62岁,慢性支气管炎,肺气肿,痰液黏稠,不易咳出,用超声雾化吸入,下述错误的是(　　)
   A. 药物用α-糜蛋白酶　　　　　B. 稀释药物至40ml,放入雾化罐内
   C. 水槽内放热水250ml　　　　 D. 先开电源开关,再开雾化开关
   E. 治疗时间20分钟

127. 患儿,王军,18个月,首次肌内注射青霉素,下述操作过程正确的是(　　)
   A. 注射前不做青霉素皮试
   B. 选项用5ml注射器及7号针头
   C. 注射部位取髂前上棘与尾骨连线的外1/3处
   D. 注射部位皮肤用2%碘酊及70%乙醇消毒
   E. 进针时将针梗全部刺入

128. 王女士,66岁,患慢性心功能不全,医嘱地高辛0.25mg po qd,护士发药前应首先(　　)
   A. 了解心理反应　　　B. 测脉率(心率)及脉律(心律)　　C. 观察意识状态
   D. 测量血压　　　　　E. 检查瞳孔

129. 封先生,患糖尿病,医嘱皮下注射普通胰岛素8U,执行时间是(　　)
   A. 早上8:00　　　　B. 晚上8:00　　　　C. 临睡前
   D. 饭前30分钟　　　E. 必要时

130. 张青,女,铁锈钉刺破脚,需注射破伤风抗毒素,皮试阳性,脱敏注射的第一次剂量为(　　)
   A. 15IU　　　　　　B. 50IU　　　　　　C. 100IU
   D. 150IU　　　　　 E. 200IU

131. 王先生,因外伤需注射破伤风抗毒素,皮试结果局部皮丘红肿、硬结1.8cm,有痒感,其正确处理方法是(　　)
   A. 禁用破伤风抗毒素　　　　　B. 将全量分为三次肌内注射
   C. 将全量平均分成四次注射　　D. 将全量分四次注射,剂量递增
   E. 将全量分四次注射,剂量递减

## 第十一章 药疗技术

132. 夏女士,青霉素皮试过程中突觉胸闷、气促、面色苍白、脉细速,下列处理错误的是(　　)
   A. 患者平卧　　　　　　B. 通知医生　　　　　　C. 皮下注射异丙肾上腺素
   D. 氧气吸入　　　　　　E. 保暖

133. 李女士,68岁,因急性咽炎,服磺胺药,护士嘱其服药时多饮水,其目的是(　　)
   A. 促进吸收　　　　　　B. 防止在肾脏内析出结晶　　　C. 减少副作用
   D. 冲淡药味　　　　　　E. 保护肝脏

134. 肖先生,62岁,患糖尿病,口服降糖药效果欠佳,遵医嘱皮下注射胰岛素治疗,不属于重点观察的是(　　)
   A. 有无心慌　　　　　　B. 是否出冷汗　　　　　　C. 神志是否清醒
   D. 有无眩晕　　　　　　E. 体温有无变化

135. 患者女性,50岁,因患呼吸系统疾病需要同时服用几种药物,最后服用的药物是(　　)
   A. 维生素C　　　　　　B. 罗红霉素　　　　　　C. 氨茶碱
   D. 复方甘草口服液　　　E. 乙酰半胱氨酸胶囊

136. 患者女性,64岁,因COPD需要做雾化吸入,医嘱使用氨茶碱,其目的是(　　)
   A. 消除炎症　　　　　　B. 减轻黏膜水肿　　　　　C. 解除支气管痉挛
   D. 保持呼吸道湿润　　　E. 稀释痰液

137. 患者男性,45岁,护士为其静脉注射25%葡萄糖溶液时,推注时有阻力,推注部位局部隆起,抽无回血,患者自述疼痛,此情况应考虑为(　　)
   A. 静脉痉挛　　　　　　B. 针头部分阻塞　　　　　C. 针头滑出血管外
   D. 针头斜面紧贴血管壁　E. 针头斜面部分穿透血管壁

138. 患者女性,34岁,肺炎,医嘱给予先锋霉素治疗。患者在做完皮试后3分钟突然出现休克,护士首先应(　　)
   A. 观察生命体征　　　　B. 应用升压药　　　　　　C. 让患者平卧
   D. 通知医生　　　　　　E. 给患者吸氧

139. 患者男性,45岁,结核病,医嘱链霉素治疗,皮试后发生过敏性休克而出现中枢神经系统症状,其原因是(　　)
   A. 肺水肿　　　　　　　B. 肾衰竭　　　　　　　　C. 脑组织缺氧
   D. 有效循环血容量锐减　E. 毛细血管扩张,通透性增加

140. 患者女性,30岁,注射青霉素过程中,自觉头晕、胸闷。面色苍白、血压下降、脉细速,处理的不妥的是(　　)
   A. 立即抬患者至通风处　B. 给予升压药物　　　　　C. 立即注射盐酸肾上腺素
   D. 取仰卧中凹位　　　　E. 吸氧

141. 患者男性,肥胖,患糖尿病15年,普通胰岛素6U餐前30分钟注射,最合适的注射部位是(　　)
   A. 臀大肌　　　　　　　B. 股外侧肌　　　　　　　C. 臀中肌、臀小肌
   D. 上臂三角肌　　　　　E. 腹部脐周

142. 患者伍某,扁桃体炎,注射氨苄西林后第10天自觉皮肤发痒、腹痛。T38.7℃,膝关节肿痛,全身淋巴结肿大,考虑该患者可能发生青霉素(　　)
   A. 皮肤过敏反应　　　　　B. 消化系统过敏反应　　　　C. 关节炎
   D. 血清病型反应　　　　　E. 淋巴结炎

143. 患者,16岁,患急性肾炎,医嘱给予抗生素治疗,护士小李为其静脉注射抗生素过程中,注射部位局部隆起,抽吸有回血,患者自觉疼痛,正确的处理措施是(　　)
   A. 继续注射,速度减慢　　　　　B. 暂停注射,观察局部是否继续肿大
   C. 加快速度推注完毕　　　　　　D. 按压拔针,另选血管注射
   E. 局部立即热敷消肿

144. 患者,女性,35岁,患子宫肌瘤,术前1日晚患者睡眠不佳,医嘱地西泮5mg,im,sos,此医嘱属于(　　)
   A. 长期医嘱　　　　　　　B. 临时备用医嘱　　　　　C. 长期备用医嘱
   D. 口头医嘱　　　　　　　E. 临时医嘱

145. 患者,女性,65岁,因慢性充血性心力衰竭入院。护士在执行医嘱地高辛0.25mg,qd时应特别注意(　　)
   A. 嘱患者多饮水　　　　　B. 将药物研碎
   C. 给药前测量脉率、心率　D. 待患者服下后离开
   E. 叮嘱患者按时服药

146. 患者男性,60岁,因心绞痛发作入院。护士给予静脉注射药物,操作方法错误的是(　　)
   A. 在穿刺部位的肢体下垫小枕　　B. 穿刺部位上方约6cm处扎止血带
   C. 皮肤消毒范围直径在5cm以上　D. 针头斜面向下
   E. 针头和皮肤呈20°进针

147. 患者男性,42岁,因需要做胆囊造影,造影前进行碘过敏试验,错误的是(　　)
   A. 造影前询问有无碘过敏史　　　B. 已知过敏者禁用造影
   C. 可采用口服法进行试验　　　　D. 皮内注射试验阴性即可造影
   E. 试验结果阴性,但在造影时仍需备好急救物品和药品

148. 患者男性,76岁,慢性心衰,水肿严重,护士为其静脉穿刺最好的方法是(　　)
   A. 用手指推压局部,血管显露后尽快消毒穿刺
   B. 局部热敷,使血管充盈后再行穿刺
   C. 固定穿刺段静脉上下两端后缓慢穿刺
   D. 用另一装有生理盐水溶液的注射器试穿成功后,再更换药液推注
   E. 触摸探清静脉位置、走向和深度后,确定穿刺点

149. 患者女,28岁。有习惯性流产史。现妊娠8周,遵医嘱给予黄体酮肌内注射。正确的操作是(　　)
   A. 乙醇消毒皮肤　　　　B. 消毒范围3cm　　　　C. 选择粗长针头注射
   D. 进针角度为45°　　　　E. 见回血后方可推药

150. 患者男,29岁,因高热、畏寒、咳嗽、流涕而住院治疗。医生开出以下口服药,护士在指导用药时嘱咐患者宜最后服用的是( )
    A. 止咳糖浆      B. 利巴韦林      C. 维C银翘片
    D. 对乙酰氨基酚   E. 阿莫西林胶囊

151. 患者男,70岁,高血压15年。昨受凉后出现剧烈头痛,头晕,呕吐。查:血压200/130mmHg。遵医嘱给予硝普钠降压。用药护理正确的是( )
    A. 提前配制      B. 肌内注射      C. 静脉推注
    D. 快速滴注      E. 避光滴注

152. 护士为患者分发口服药后将一次性药杯收回,正确的处理方法是( )
    A. 直接丢弃      B. 消毒后销毁    C. 清洗后销毁
    D. 消毒后备用    E. 清洗后备用

153. 护士为某患者发口服药时恰逢其外出,此时正确的做法是( )
    A. 等候患者      B. 将药交给陪护   C. 将药置于床头柜上
    D. 暂缓发药      E. 交给患者同室病友

154. 患者女,17岁。行破伤风抗毒素过敏试验。20分钟后结果显示局部皮丘红肿,硬结大于1.5cm,红晕大于4cm,自述有痒感。应采取的处理措施是( )
    A. 将抗毒素分成4等份,分次注射       B. 在对侧前臂作对照试验后再注射
    C. 将抗毒素稀释,分2次注射          D. 待患者痒感消失后再全量注射
    E. 将抗毒素分4次逐渐增加剂量注射

155. 患者,男,29岁。体温39.3℃,咽痛,诊断为化脓性扁桃体炎。医嘱头孢曲松钠皮试。护士进行皮试时,正确的操作是( )
    A. 选择前臂掌侧下段为注射部位       B. 用安尔碘消毒皮肤
    C. 注射时,针尖斜面向下             D. 针尖与皮肤呈15°刺入皮内
    E. 注射完毕,迅速拔出针头,用棉签按压针眼

**三、A₃型题**(提供一个案例,下设若干道考题。在每道考题下面的A、B、C、D、E五个备选答案中选择一个最佳答案。)

(156~158题共用题干)

马先生,67岁,患慢性支气管炎,近几天咳嗽加剧,痰液黏稠,不易咳出,给予超声雾化治疗。

156. 为该患者做超声波雾化吸入治疗,首选药物是( )
    A. 沙丁胺醇      B. 氨茶碱        C. 地塞米松
    D. α-糜蛋白酶    E. 青霉素

157. 进行雾化吸入时不正确的操作步骤是( )
    A. 水槽内盛冷蒸馏水              B. 雾化罐内药物需稀释
    C. 先开电源开关,再开雾化开关     D. 使用中水槽内换水时不必关机
    E. 治疗毕,先关雾化开关,再关电源开关

**158.** 雾化吸入治疗结束后,不需要消毒的物品是(　　)
　　A. 雾化罐　　　　　B. 水槽　　　　　　C. 螺纹管
　　D. 口含嘴　　　　　E. 面罩

**(159~161题共用题干)**
　　赵女士,52岁,因患宫颈癌行子宫切除术。

**159.** 术前准备做青霉素皮试时,错误的是(　　)
　　A. 已知青霉素过敏应做皮试　　　B. 停用青霉素超过3天重做皮试
　　C. 青霉素试验液应现配现用　　　D. 青霉素更换批号重做皮试
　　E. 皮试前应准备急救药物

**160.** 做皮试2分钟后,赵女士面色苍白、冷汗、发绀、脉搏120次/分,血压70/45mmHg,四肢麻木,烦躁不安,护士应立即给患者注射(　　)
　　A. 盐酸异丙嗪　　　B. 苯丙肾上腺素　　C. 异丙肾上腺素
　　D. 盐酸肾上腺素　　E. 去甲肾上腺素

**161.** 患者出现上述表现的原因考虑是(　　)
　　A. 过敏体质　　　　B. 抵抗力差　　　　C. 药液污染
　　D. 毒性反应　　　　E. 剂量过大

**(162~163题共用题干)**
　　患者,男,70岁,有慢性支气管炎病史,最近咳嗽加剧,痰液黏稠,伴呼吸困难,入院后给予超声雾化吸入。

**162.** 超声雾化吸入治疗的目的不包括(　　)
　　A. 消除炎症　　　　B. 解除支气管痉挛　　C. 稀释痰液
　　D. 帮助祛痰　　　　E. 保持口腔清洁

**163.** 为该患者做雾化治疗时的首选药物是(　　)
　　A. 庆大霉素　　　　B. 沙丁胺醇　　　　C. 地塞米松
　　D. α-糜蛋白酶　　　E. 氨茶碱

**(164~165题共用题干)**
　　患者,男,20岁,因患大叶性肺炎需青霉素治疗。皮试5分钟后患者出现胸闷、气急、皮肤瘙痒、面色苍白、脉搏细弱、血压下降、烦躁不安。

**164.** 请问患者发生了(　　)
　　A. 青霉素毒性反应　　　　B. 血清病型反应
　　C. 呼吸道过敏反应　　　　D. 过敏性休克
　　E. 皮肤组织过敏反应

**165.** 针对上述情况,护士首先采取的急救措施是(　　)
　　A. 立即平卧,皮下注射盐酸肾上腺素　　B. 立即皮下注射异丙肾上腺素
　　C. 立即静脉注射地塞米松　　　　　　　D. 立即注射呼吸兴奋药
　　E. 立即注射升压药

## 第十一章 药疗技术

(166~167题共用题干)

患者李某,女,65岁,患慢支、肺心病。近日因受凉继发感染,咳喘症状加重,痰多黏稠不易咳出,并伴有发热,医嘱:复方阿司匹林和氨溴索口服液口服,超声波雾化吸入。

166.护士指导口服用药时不正确的是(　　)
　　A.复方阿司匹林饭后服　　　　　　B.氨溴索口服液最后服,服后暂不饮水
　　C.氨溴索口服液服前摇匀　　　　　D.用温开水送服复方阿司匹林
　　E.患者不在病房时,将药物放其床旁桌上,告知同室病友转达其及时服药

167.该患者询问住院期间的护理要点,护士的回答中不妥的是(　　)
　　A."您现在需要多休息"　　　　　　B."您应该适当多喝水"
　　C."如果咳喘症状减轻,可适量增加活动"　　D."请按时服药"
　　E."您跟我学缩唇呼吸,以增加排痰"

(168~169题共用题干)

患者男性,50岁,因感冒到镇医院就医,医嘱使用青霉素肌内注射。护士做了皮内试验,结果阴性,然后肌内注射了青霉素80万U,注射后患者急忙回家做农活。患者走出医院大约400m,突然倒下,面色苍白、呼吸急促、四肢冰冷,由乡亲送回医院抢救。医务人员经过了30多分钟抢救,结果无效,患者死亡。

168.患者死亡的原因最可能是(　　)
　　A.疾病严重　　　　　　B.病情变化太快　　　　　　C.青霉素过敏性休克
　　D.诊断不明　　　　　　E.用药剂量不当

169.护士在给药过程中应特别注意的是(　　)
　　A.皮试方法要准确　　　B.注射途径要正确　　　　　C.认真观察试验结果
　　D.注射前备好急救药品　　E.告知患者注射完毕后留观30分钟

(170~171题共用题干)

患者王某,42岁,因饮食不当致恶心、呕吐、上腹痛,诊断为急性胃炎。医嘱:甲氧氯普胺、山莨菪碱肌内注射。

170.患者惧怕肌内注射带来疼痛,护士的处理中错误的是(　　)
　　A.采取舒适体位,放松肌肉　B.边注射药物边轻柔局部　C.做好心理护理
　　D.匀速推注药物　　　　　　E.注药速度稍慢

171.护士给予护理指导错误的是(　　)
　　A.注意饮食的清洁　　　B.可给予牛奶、米汤中和胃酸　C.饮食清淡,少吃多餐
　　D.少吃辛辣、油腻食物　　E.必须禁食,病情好转后进食

(172~175题共用题干)

患者男性,38岁,因呼吸道感染伴咳嗽、发热到医院就诊,医院给予青霉素80万U im bid。

172.护士首先给患者做青霉素皮试,执行操作时错误的是(　　)
　　A.皮试时询问用药史和过敏史　　　　B.用注射用水稀释皮试液
　　C.皮试液现配现用　　　　　　　　　D.备好盐酸肾上腺素

E. 在前臂掌侧下段做皮试

**173.** 如果皮试结果阴性,根据医嘱给药,正确的给药时间是(  )
A. 6:00  16:00
B. 8:00  16:00
C. 7:00  19:00
D. 7:00  20:00
E. 8:00  20:00

**174.** 皮试后5分钟患者出现胸闷、气急伴濒危感,面色苍白、出冷汗,患者可能发生了(  )
A. 呼吸道过敏反应
B. 血清病型反应
C. 青霉素毒性反应
D. 皮肤过敏反应
E. 青霉素过敏性休克

**175.** 根据患者症状表现,首先选用的药物是(  )
A. 多巴胺
B. 地塞米松
C. 去甲肾上腺素
D. 盐酸肾上腺素
E. 异丙肾上腺素

(176～177题共用题干)

患者女性,58岁,左肺叶切除术后第四天。

**176.** 因感冒医嘱给予SMZ口服,护士指导该患者服药正确的是(  )
A. 空腹服
B. 服药后多喝水
C. 服药后暂不喝水
D. 饭前30分钟服
E. 饭后30分钟服

**177.** 患者感冒发热、咳嗽,医嘱给予复方阿司匹林和止咳糖浆口服,正确的服药方法是(  )
A. 上述两种药物均空腹服
B. 服两种药后多喝水
C. 服两种药物后暂不喝水
D. 复方阿司匹林饭前服,止咳糖浆饭后服
E. 复方阿司匹林饭后服,服止咳糖浆后暂不喝水

(178～180题共用题干)

患者男,68岁。2型糖尿病8年。胰岛素6U治疗,餐前30分钟,H tid。

**178.** "H"译成中文的正确含义是(  )
A. 皮内注射
B. 皮下注射
C. 肌内注射
D. 静脉注射
E. 静脉点滴

**179.** 每日给药次数(  )
A. 每日一次
B. 每日二次
C. 每日三次
D. 每日四次
E. 每晚一次

**180.** 合适的注射部位是(  )
A. 腹部
B. 臀小肌
C. 臀中肌
D. 臀大肌
E. 前臂外肌

(181～182题共用题干)

某新生儿出生6小时,进行预防接种。

**181.** 接种卡介苗的正确方法是(  )
A. 前臂掌侧下段 ID
B. 三角肌下缘 ID
C. 三角肌下缘 H
D. 上臂三角肌 H
E. 臀大肌 IM

## 第十一章 药疗技术

182. 接种乙肝疫苗的正确方法是（　　）
　　A. 前臂掌侧下段 ID　　B. 三角肌下缘 ID　　C. 三角肌下缘 H
　　D. 上臂三角肌 H　　E. 臀大肌 IM

(183～184 题共用题干)

　　患者男,65 岁,因"直肠癌"拟行手术治疗。医嘱"青霉素皮内试验",护士配制好青霉素皮试液后给患者注射。

183. 注射的剂量应是（　　）
　　A. 1500U　　B. 200U　　C. 150U
　　D. 20U　　E. 15U

184. 注射前应询问患者的情况不包括（　　）
　　A. 既往是否使用过青霉素　　B. 最后一次使用青霉素的时间
　　C. 有无其他药物或食物过敏　　D. 是否对海鲜、花粉过敏
　　E. 家属有无青霉素过敏

四、B 型题(提供若干组考题,每组考题共用在考题前列出的 A、B、C、D、E 五个备选答案,请从中选择一个与问题关系最密切的答案。某个备选答案可以被选择一次、多次或不被选择。)

(185～189 题共用备选答案)
A. 30°～40°　　B. 90°　　C. 15°～30°
D. 5°　　E. 40°

185. 桡动脉注射时,针头和皮肤的角度为（　　）
186. 皮内注射时,针头和皮肤的角度为（　　）
187. 皮下注射时,针头和皮肤的角度为（　　）
188. 肌内注射时,针头和皮肤的角度为（　　）
189. 静脉注射时,针头和皮肤的角度为（　　）

(190～194 题共用备选答案)
A. 200～500U　　B. 2500U　　C. 0.75mg
D. 150IU　　E. 0.5mg

190. 青霉素皮试液每毫升含（　　）
191. 破伤风皮试液每毫升含（　　）
192. 细胞色素 C 皮试液每毫升含（　　）
193. 链霉素皮试液每毫升含（　　）
194. 氨苄西林皮试液每毫升含（　　）

(195～199 题共用备选答案)
A. ac　　B. am　　C. aj
D. AS　　E. AU

195. "左耳"的外文译意（　　）
196. "上午"的外文译意（　　）

197. "饭前"的外文译意（　　）
198. "空腹"的外文译意（　　）
199. "双耳"的外文译意（　　）

**五、X 型题**（每一道题下面有 A、B、C、D、E 五个备选答案，请从中选择所有正确答案。）

200. 肌内注射时，为达到"无痛注射"应采取的措施为（　　）
　　A. 做好心理护理　　　　　　　B. 下腿伸直、上腿弯曲
　　C. 同时注射多种药物时，应先注射刺激性强的
　　D. 要做到"二快一慢"　　　　　E. 注射刺激性强的药物，要选择长针头

201. 在药物治疗原则中，要求做到的是准确的（　　）
　　A. 给药时间　　　　B. 给药地点　　　　C. 给药途径
　　D. 给药剂量　　　　E. 给药浓度

202. 药物的保管原则，下列正确的是（　　）
　　A. 药柜应放在光线明亮处　　B. 药柜要透光并保持清洁　　C. 各种药物分类放置
　　D. 毒麻药加锁保管　　　　　E. 药瓶上应有明显标签

203. 下列有关超声雾化吸入的目的，正确的是（　　）
　　A. 预防感染　　　　B. 解除痉挛　　　　C. 消除炎症
　　D. 稀释痰液　　　　E. 增加通气功能

204. 影响药物疗效的因素包括（　　）
　　A. 药物用量　　　　B. 药物剂型　　　　C. 用药时间
　　D. 心理因素　　　　E. 疾病状态

205. 药瓶标签应用蓝色边的药物是（　　）
　　A. 乳酸菌素片　　　B. 乙醇　　　　　　C. 维生素 $B_2$
　　D. 碘酊　　　　　　E. 乙醚

206. 易被氧化的药物是（　　）
　　A. 苯巴比妥钠　　　B. 氨茶碱　　　　　C. 干酵母片
　　D. 维生素 C　　　　E. 硫酸亚铁

207. 正确的注射原则是（　　）
　　A. 根据药液黏稠度选择注射器　　B. 药液要在注射前配制、抽取
　　C. 皮肤消毒直径大于 5cm　　　　D. 注射部位应无瘢痕、硬结
　　E. 各种注射均应抽回血

208. 皮内注射的目的是（　　）
　　A. 药物过敏试验　　B. 预防接种　　　　C. 局部麻醉用药
　　D. 局部麻醉先驱步骤　　　　E. 迅速达到疗效

209. 皮下注射的部位有（　　）
　　A. 上臂外侧　　　　B. 手背　　　　　　C. 后背
　　D. 大腿外侧方　　　E. 腹部

## 第十一章 药疗技术

210. 注射链霉素发生毒素反应时急救药物可选择（　　）
 A. 乳酸钙　　　　　　　B. 氯化钙　　　　　　　C. 溴化钙
 D. 葡萄糖酸钙　　　　　E. 肾上腺素

211. 青霉素过敏性休克，首选肾上腺素的目的是（　　）
 A. 松弛支气管平滑肌　　B. 兴奋心肌　　　　　　C. 增加心排出量
 D. 兴奋呼吸中枢　　　　E. 扩张小血管

212. 做药物过敏试验前应详细询问患者的（　　）
 A. 生活史　　　　　　　B. 过敏史　　　　　　　C. 用药史
 D. 现病史　　　　　　　E. 家族史

213. 静脉注射时选择静脉要求（　　）
 A. 粗直　　　　　　　　B. 易滑动　　　　　　　C. 避开关节
 D. 靠近静脉瓣　　　　　E. 弹性好

214. 关于药物过敏反应的特点，正确的有（　　）
 A. 患者机体内产生有 IgE　　　　B. 一般发生于首次用药
 C. 过敏反应的发生与药物剂量无关　　D. 有别于药物的副作用
 E. 易与药物的毒性反应混淆

215. 方先生需注射青霉素，皮试结果：红肿直径 1.2cm，有伪足，全身无不适，需采取的措施有（　　）
 A. 禁用青霉素　　　　　　　　B. 门诊卡上注明青霉素素皮试阳性
 C. 将皮试结果告知患者及家属　　D. 皮下注射肾上腺素
 E. 静脉注射地塞米松

216. 王女士，注射青霉素后第 10 天，出现血清病型反应，临床表现可见（　　）
 A. 发热　　　　　　　　B. 关节肿痛　　　　　　C. 意识丧失
 D. 便血　　　　　　　　E. 全身淋巴结肿大

217. 皮下注射的目的是（　　）
 A. 药物过敏试验　　　　B. 预防接种　　　　　　C. 局部麻醉用药
 D. 局部麻醉的先驱步骤　　E. 迅速达到药物疗效

218. 关于滴耳药技术，叙述正确的是（　　）
 A. 患者取仰卧位　　　　B. 患侧耳向上　　　　　C. 清洁耳道
 D. 小儿耳郭向下方牵拉　　E. 成人耳廓向后方牵拉

219. 给药途径有（　　）
 A. 吸入　　　　　　　　B. 口服　　　　　　　　C. 注射
 D. 外敷　　　　　　　　E. 直肠给药

220. 服后不宜饮水的药物是（　　）
 A. 助消化药　　　　　　B. 止咳糖浆　　　　　　C. 健胃药
 D. 舌下含化药　　　　　E. 磺胺类药

221. 肌内注射适用于（　　　）
　　A. 因药物因素不宜采用口服给药　　B. 要求药物短时生效而不宜静脉注射
　　C. 药物刺激性强不适于皮下注射　　D. 药量大而不适于皮下注射
　　E. 因病情因素不宜采用口服给药

222. 选择肌内注射部位的原则是（　　　）
　　A. 肌肉组织较厚　　　B. 远离大血管　　　C. 皮肤无炎症、感染
　　D. 避开硬结　　　　　E. 远离大神经

223. 注射部位的定位，下列正确的是（　　　）
　　A. 皮内注射：前臂掌侧下段　　　　B. 皮下注射：上臂三角肌下缘
　　C. 臀中肌、臀小肌注射：髂前上棘外侧三横指处
　　D. 臀大肌注射：髂嵴和尾骨连线外 1/3 处
　　E. 股静脉注射：髂前上棘和耻骨结节连线中点内侧 0.5cm

224. 在抢救过敏性休克患者的同时，应密切观察（　　　）
　　A. 血压　　　　　B. 脉搏　　　　　C. 呼吸
　　D. 体温　　　　　E. 尿量

# 第十一章 药疗技术

## 参考答案

| 1—5. BA*AEE | 6—10. BACAE | 11—15. A*B*DD*A* | 16—20. BBC*CB |
|---|---|---|---|
| 21—25. CCBCD | 26—30. D*BDBC | 31—35. D*D*DCE | 36—40. CB*EBD |
| 41—45. AEDB*B | 46—50. EDE*CB | 51—55. DCD*CD | 56—60. BCC*DD |
| 61—65. ECBDA* | 66—70. EB*CDA | 71—75. B*BBEC | 76—80. AB*E*AD* |
| 81—85. CBD*DC* | 86—90. BADDC* | 91—95. CADCD | 96—100. C*ADDD |
| 101—105. D*E*BC*E* | 106—110. ABCEB* | 111—115. DCCEA | 116—120. BCEEA |
| 121—125. DCCE*E | 126—130. C*D*BDD | 131—135. DC*BED | 136—140. CCCCA |
| 141—145. E*DD*B*C | 146—150. DD*ACA | 151—155. EBDEA | 156—160. DDBAD |
| 161—165. A*EDDA | 166—170. E*E*CEB | 171—175. E*BBED | 176—180. BEBCA |
| 181—185. BCDBE | 186—190. DABCA | 191—195. DCBED | 196—199. BACE |
| 200. ADE | 201. ACDE | 202. ACDE | 203. ABCD |
| 204. ABCDE | 205. AC | 206. BD | 207. ABCD |
| 208. ABD | 209. ACDE | 210. BD | 211. ABC |
| 212. BCE | 213. ACE | 214. ACD | 215. ABC |
| 216. ABE | 217. BC | 218. BCDE | 219. ABCDE |
| 220. BD | 221. ABCDE | 222. ABCDE | 223. ABCE |
| 224. ABCDE | | | |

## 部分题解

2. 接种卡介苗采用的是皮内注射法,其他很多疫苗接种一般采取皮下注射法。乙肝疫苗接种一般选上臂三角肌肌内注射法。

11. 胃蛋白酶片用于胃蛋白酶缺乏或消化功能减退引起的消化不良症,能在胃酸参与下使凝固的蛋白质分解。胃蛋白酶片应于饭前服用,加强对蛋白质的消化。

12. 奎尼丁系抗心律失常药,服后的不良反应表现在心血管方面的有传导阻滞、加重心衰甚至心脏停搏、心动过速、心动过缓和血压下降等。

14. 对特殊检查者不能提前发药。

15. 因钙剂与地高辛对心肌有协同作用,若将此二药合用,可使患者体内的血钙水平升高。而患者体内过高的血钙水平可增加洋地黄类药物的毒性反应,从而会使患者出现心律失常。故心力衰竭的患者在使用地高辛时不宜同时服用钙剂。

18. "OU"的意义是"双眼","OS"、"OD"、"AS"、"AD"、"AU"的意义分别是"左眼"、"右眼"、"左耳"、"右耳"、"双耳"。

26. 静脉注射见回血后还应再推进针头少许,然后松止血带,才可推药。

31. TAT试验结果阳性的情况下,需要采取脱敏注射法,具体方法是:分4次,量由小到大,每间隔20分钟肌内注射一次,直至注射完毕,每次注射后均需密切观察。在脱敏过程中,如果患者出现轻微的过敏反应,待反应消退后,酌情增加注射次数,减少每次注射剂量,达到顺利注入余量的目的。如果患者反应严重甚至出现过敏性休克,应立即停止注射并迅速处理。

32. 取液体药物时，如果两种药液有配伍禁忌，将两种药液置同一药杯内，会发生化学反应。配药时，两种固体药物可置于同一药杯内。

37. 阿司匹林宜饭后服；服磺胺类药物后多饮水，避免在肾脏析出结晶而堵塞肾小管；止咳糖浆有安抚呼吸道黏膜的作用，服后暂不饮水，以免冲淡药液降低疗效；镇静安神药睡前服；服强心苷类药物前先测脉率（心率）和心律，低于 60 次/分或节律异常，应暂停发药，并及时与医生联系。

44. 注射普通胰岛素，一般情况下不会超过 1ml，只能用 1ml 注射器注射药物。

48. 青霉素过敏反应出现的呼吸道阻塞症状是由于肺水肿和喉头水肿引起的。

53. 药瓶上的标签规定应注明中、英文药物名称、剂量、浓度，字迹清晰，标签完好。

58. 药物过敏反应通常不发生于首次用药，因为机体出现过敏反应有致敏过程，首次用药后药物只刺激机体产生相应的抗体。

65. 皮内注射常用皮肤消毒剂为 75％乙醇，不能用碘酊或者碘伏消毒。碘酊或者碘伏消毒会影响对局部反应的观察。

67. 2 岁以下的婴幼儿肌内注射时最好选用臀中肌、臀小肌，因其臀大肌发育不完善，采取臀大肌注射有伤及坐骨神经的危险，而臀中肌、臀小肌所在区域无主要血管和神经分布，为臀部注射的安全区域。2 岁以下的婴幼儿肌内注射可选用股外侧肌，然而股外侧肌注射对于 2 岁以下的婴幼儿不常用。

71. 肌内注射时，让患者采取下腿弯曲、上腿伸直的侧卧位，可以放松肌肉，从而达到"无痛注射"。

77. 胰岛素应放于 20℃以下的室温中保存，最好放于 2℃～10℃的冰箱内冷藏。

78. 除了皮内注射在注射药物前不抽回血外，其他注射推注药物前均应抽回血。皮下、肌内注射在见回血情况下不能推药，而静脉注射只能在见有回血情况下才能推药。

80. 使用链霉素发生毒素反应时，选择葡萄糖酸钙静脉注射急救，因为链霉素能与葡萄糖酸钙结合，使中毒症状减轻或消失。

83. 依据人民卫生出版社的《2011 全国护士执业资格考试指导》股静脉注射定位：髂前上棘和耻骨结节连线中点与股动脉相交，股动脉内侧 0.5cm 处。

85. 超声雾化吸入时，水槽内水温不能超过 60℃；当水槽内水量不足时须关机换冷蒸馏水；药罐内药液不足时，可从加药小孔注入药液，不必关机。水槽内无足够的冷水、雾化罐内无药液的情况下不能开机。

90. 氧气雾化吸入时，湿化瓶内不能装水或其他任何液体，以免稀释药液浓度，降低药物的疗效。

96. 自安瓿内吸取药液时，经仔细查对无误后，将安瓿尖端药液弹至体部，用 75％的乙醇消毒安瓿颈部，将砂轮在颈部划一锯痕，再用 75％的乙醇消毒锯痕，取无菌纱布包住锯痕折断安瓿再吸取药液。

101. 患者需注射破伤风抗毒素，皮肤试验结果阳性，需用脱敏注射法，第一次注射剂量为 0.1mlTAT，加 0.9ml 生理盐水肌内注射。生产厂家生产的破伤风抗毒素原液是 1ml 含 1500IU，那么 0.1mlTAT 含 150IU。

102. 超声雾化吸入完毕后，将水槽内的水倒出后晾干就可以了，不需浸泡消毒。但面罩、口含嘴、螺纹管和雾化罐均需消毒后才能再用。
104. 桡动脉穿刺点为前臂掌侧腕关节上 2cm。
105. 手压式雾化器雾化吸入疗效不满意时,不可随意增加用量和缩短用药间隔时间,每次 1~2 喷,两次使用间隔时间不少于 3~4 小时。
110. TAT 皮试结果阳性表现包括:局部皮丘隆起、红肿硬结、红晕,红肿硬结直径大于 1.5cm,红晕直径超过 4.0cm,局部有伪足、痒感,甚至有全身反应。
124. 静脉穿刺见回血后再将针头平行推进少许,然后松止血带就可以推注药物了。
126. 超声雾化吸入时,水槽内加冷蒸馏水至浸没雾化罐底部的透声膜,雾化罐内加入用生理盐水稀释的药物。
127. 该患儿只有 18 个月,臀大肌发育不够完善,采取臀大肌注射有伤及坐骨神经的危险,因此肌内注射时选择臀中肌、臀小肌或者股外侧肌较好。
132. 抢救青霉素过敏性休克的首选药物是盐酸肾上腺素。
141. 给糖尿病患者注射普通胰岛素,采用的是皮下注射法,以腹部脐周部位吸收最好。
143. 静脉注射时,注射部位既有局部隆起,抽吸又有回血,患者自觉疼痛,说明针头未完全刺入静脉,针尖斜面部分在血管内,另一部分在血管外。
144. 医嘱"sos"的含义是:临时备用、必要时用,有效期只有 12 小时。
147. 用碘化物造影,造影前 1~2 天进行碘过敏试验,结果阴性方可造影。试验的方法有口服法、皮内注射法、静脉注射法、眼结合膜法和舌下含服法。临床上,许多医院在静脉注射碘造影剂前,先进行皮内注射,结果阴性再做静脉注射试验,结果也为阴性,方可进行碘剂造影。
161. 患者出现药物过敏反应与药物的剂量、浓度、剂型、给药途径、机体的抵抗力和药液是否有污染无关,只与患者的过敏体质有关。
166. 发口服药时,如遇患者因故不在病室,不能当时服药,应将药物带回保管,适时再发或进行交班。不能将药物放其床旁桌上,告知同室病友转达其服药。
167. 该患者咳喘症状严重,痰多不易咳出,应采取排痰的措施减轻症状。利用缩唇呼吸,有助于改善肺功能,有利于肺泡内气体排出,对增加排痰的影响不大。
171. 当患者病情不严重时,可给予无渣、半流质的温热饮食;当患者有剧烈呕吐、上腹疼痛严重时才禁食。

# 第十二章 静脉输液与输血法

一、$A_1$ 型题（每一道题下面有 A、B、C、D、E 五个备选答案，请从中选择一个最佳答案。）

1. 静脉输液、输血时液体输入是利用（  ）
   A. 负压原理　　　　　　　　B. 正压原理　　　　　　　　C. 虹吸原理
   D. 空吸原理　　　　　　　　E. 液体静压原理

2. 可供给患者水分和热量的溶液是（  ）
   A. 10%葡萄糖溶液　　　　　B. 5%碳酸氢钠　　　　　　C. 20%甘露醇
   D. 0.9%氯化钠溶液　　　　　E. 山梨醇

3. 属于胶体溶液液的一项是（  ）
   A. 5%葡萄糖溶液　　　　　　B. 山梨醇　　　　　　　　　C. 706 代血浆
   D. 5%碳酸氢钠　　　　　　　E. 甘露醇

4. 中分子右旋糖酐的主要作用是（  ）
   A. 维持酸碱平衡　　　　　　　　　　B. 补充营养和水分
   C. 提高血浆胶体渗透压，扩充血容量　D. 补充蛋白质
   E. 降低血液黏稠度，改善微循环

5. 胶体溶液的性质不包括（  ）
   A. 分子量大　　　　　　　　　　　　B. 在血管内停留时间较长
   C. 常用于补充水和电解质　　　　　　D. 有维持循环血量和升压作用
   E. 具有较高的渗透压

6. 静脉输液时输入 5%碳酸氢钠的目的是（  ）
   A. 扩充血容量　　　　　　　B. 供给电解质　　　　　　C. 调节酸碱平衡
   D. 维持胶体渗透压　　　　　E. 改善微循环

7. 静脉输液时，与认真检查液体质量无关的项目是（  ）
   A. 药液是否澄清　　　　　　B. 溶液瓶有无裂纹或破损　C. 输液器包装完好
   D. 容器瓶口无松动　　　　　E. 药液有无沉淀、混浊、变色

8. 静脉输液时，莫菲滴管内液面自行下降的原因是（  ）
   A. 室温低　　　　　　　　　B. 患者肢体位置不当　　　C. 输液速度过快
   D. 压力过大　　　　　　　　E. 滴管漏气或有裂缝

9. 静脉输液时，液体滴入不畅，局部肿胀，检查无回血，此时护士应（  ）
   A. 改变针头位置　　　　　　B. 更换针头重新穿刺　　　C. 提高输液瓶
   D. 局部热敷　　　　　　　　E. 加压输液

## 第十二章 静脉输液与输血法

10. 输液速度可适当加快的情况是（　　）
    A. 严重脱水、血容量不足、心肺功能良好者　　B. 输入升压药物
    C. 静脉补钾　　D. 风湿性心脏病　　E. 1岁幼儿

11. 输液发生发热反应的原因不包括（　　）
    A. 输液瓶清洁、灭菌不彻底　　B. 药物刺激性强　　C. 无菌操作不严格
    D. 输液器被污染　　E. 输入药物制品不纯

12. 输液时发生静脉炎，错误的护理措施是（　　）
    A. 患肢制动　　B. 患肢可用50%硫酸镁湿敷　　C. 超短波理疗
    D. 如意金黄散加醋外敷　　E. 患肢下垂并用硫酸镁热敷

13. 小儿头皮静脉输液时，不正确的操作是（　　）
    A. 需两人参与　　B. 用2%碘酊消毒皮肤　　C. 操作者站患儿头侧
    D. 患儿可仰卧或侧卧　　E. 右手持针沿静脉向心方向平行刺入

14. 静脉输液时导致静脉炎的原因不包括（　　）
    A. 长期输入高浓度溶液　　B. 静脉内留置导管时间过长　　C. 无菌操作不严格
    D. 长期输入刺激性强药物　　E. 输液速度过快

15. 以下关于小儿头皮静脉的特点，叙述错误的是（　　）
    A. 管壁薄，易被压瘪　　B. 外观浅蓝色　　C. 无搏动
    D. 易滑动　　E. 血流方向为向心运动

16. 预防空气栓塞的措施不包括（　　）
    A. 排尽输液导管内空气　　B. 溶液滴尽前应及时拔针
    C. 输液中要及时更换输液瓶　　D. 加压输液时应有护士在旁守候
    E. 应控制输液总量

17. 静脉输液引起急性肺水肿的最典型的症状是（　　）
    A. 发绀，烦躁不安　　B. 呼吸困难，两肺可闻及干啰音
    C. 心前区可闻及响亮的、持续的水泡音　　D. 咳嗽，咳粉红色泡沫痰
    E. 哮喘发作

18. 关于开放式输液不正确的一项是（　　）
    A. 添加溶液时溶液瓶不可触及输液瓶　　B. 中途加药时注射器针头不需取下
    C. 应倒入少量无菌溶液冲洗输液瓶和橡胶管　　D. 应排尽管内空气
    E. 适用于危重、病情变化快患者

19. 静脉输液的目的不包括（　　）
    A. 补充营养，供给热能　　B. 纠正水和电解质失调，维持酸碱平衡
    C. 输入药物，治疗疾病　　D. 利尿、脱水
    E. 增加血浆蛋白，纠正贫血

20. 颈外静脉输液适应证不包括（　　）
    A. 长期输液周围静脉不易穿刺　　B. 周围循环衰竭需测中心静脉压

C. 长期静脉内滴注高浓度刺激性强的药物　　D. 不能进食,需行静脉内高营养治疗者
E. 临时放入心内起搏器

21. 微粒进入静脉不可能引起的病理改变是(　　)
    A. 阻塞血管,导致组织缺血缺氧　　B. 形成肉芽肿
    C. 形成血栓　　D. 出现血小板减少症和过敏反应
    E. 溶血反应

22. 防止输液微粒污染的措施不包括(　　)
    A. 净化治疗室空气　　B. 使用密封式一次性医用输液器
    C. 认真查对药液质量　　D. 防止交叉感染　E. 严格无菌技术操作

23. 输液微粒的来源不包括(　　)
    A. 药物原料的污染　　B. 空气污染　　C. 溶液瓶和橡胶塞的污染
    D. 输液器与加药注射器的污染　　E. 传染患者

24. 输血前准备工作中错误的一项是(　　)
    A. 需做血型鉴定和交叉配血试验　　B. 需由两人进行三查八对
    C. 血液取出后应加温后输入,以防止患者不适
    D. 血液从血库取出后勿剧烈震荡　　E. 输血前先静脉滴入生理盐水

25. 静脉输血目的不包括(　　)
    A. 纠正贫血　　B. 增加清蛋白
    C. 供给血小板和各种凝血因子　　D. 补充水和电解质,维持酸碱平衡
    E. 补充补体与抗体

26. 免疫性溶血性贫血患者最适合静脉输注(　　)
    A. 浓集红细胞　　B. 白细胞浓缩悬液　　C. 新鲜血
    D. 新鲜冰冻血浆　　E. 洗涤红细胞.

27. 有关库血的描述,错误的一项是(　　)
    A. 库血成分以红细胞和血浆蛋白为主　　B. 在4℃冰箱内冷藏
    C. 大量输入库血时要防止高血钙　　D. 大量输入库血时要防止酸中毒和高血钾
    E. 库血保存时间2~3周,保存时间越长其成分变化越大

28. 以下关于静脉输血的叙述,错误的是(　　)
    A. 输血前需两人核对无误方可输入　　B. 在血中可加药物防止过敏反应的发生
    C. 如血浆变红,界限不清不能使用　　D. 每次只能为一位患者采血标本配血
    E. 两袋血之间需输入少量生理盐水

29. 直接输血200ml,需加4%枸橼酸钠(　　)
    A. 5ml　　B. 10ml　　C. 15ml
    D. 20ml　　E. 25ml

30. 导致输血发热反应的因素不包括(　　)
    A. 血液保养液被致热原污染　　B. 多次输血,受血者产生白细胞和血小板抗体

C. 输血用具被污染　　　　　　D. 输血前红细胞已破坏

E. 违反无菌操作原则,造成污染

31. 防止输血引起溶血反应,不正确的措施是(　　)
    A. 做好交叉配血试验　　B. 输血前认真查对　　C. 做好血型鉴定
    D. 严格执行血液保存原则　　E. 输血前给抗过敏药物

32. 输入异型血多少毫升即可发生溶血反应(　　)
    A. 10ml　　B. 20ml　　C. 30ml
    D. 40ml　　E. 50ml

33. 输血引起溶血反应的主要表现是(　　)
    A. 寒战、高热　　B. 四肢麻木、腰背部剧烈疼痛、血红蛋白尿　　C. 手足抽搐
    D. 咳粉红色泡沫痰　　E. 荨麻疹、哮喘

34. 输血过程中发生溶血反应时,护士应首选(　　)
    A. 通知医生,安慰患者　　B. 停止输血,保留余血　　C. 碱化尿液
    D. 密切观察生命体征　　E. 双侧腰部封闭

35. 输液时出现发热反应,不正确的护理措施是(　　)
    A. 密切观察病情　　B. 高热时行物理降温　　C. 畏寒时注意保暖
    D. 必要时按医嘱给予抗过敏药物　　E. 加快输液速度

36. 预防患者大量输血后,出现手足抽搐、血压下降、出血倾向,应加用的药物是(　　)
    A. 10%氯化钾　　B. 5%碳酸氢钠　　C. 11.2%乳酸钠
    D. 10%葡萄糖酸钙　　E. 异丙肾上腺素

37. 输血引起过敏反应的表现是(　　)
    A. 寒战、发热　　B. 手足抽搐
    C. 皮肤瘙痒、荨麻疹、眼睑、口唇水肿　　D. 四肢麻木、腰背痛
    E. 咳粉红色泡沫痰

38. 预防输血过敏反应,不正确的措施是(　　)
    A. 勿选用有过敏史者的献血员　　B. 献血前8小时不宜进高蛋白质和高脂肪食物
    C. 献血员宜用清淡饮食　　D. 献血员宜用糖水
    E. 有过敏史的患者输血前给予抗过敏药物

39. 以下不属于输血传播的疾病是(　　)
    A. 乙型肝炎　　B. 梅毒　　C. 疟疾
    D. 艾滋病　　E. 肺结核

40. Rh因子所致的溶血反应是因为(　　)
    A. Rh阳性者输入Rh阴性血液　　B. Rh阴性者初次输入Rh阳性血液
    C. Rh阴性者再次输入Rh阳性血液　　D. Rh阴性初次输入Rh阳性血液
    E. Rh阳性输入Rh阴性血液

41. 输血前红细胞已被破坏,引起溶血的因素不包括（　　）
    A. 血液被剧烈震荡　　　　B. 血液受到细菌污染　　　　C. 输入异型血
    D. 血液保存温度过高　　　E. 血液内加入了高渗或低渗溶液

42. 有关血液制品的叙述,错误的一项是（　　）
    A. 新鲜血基本保留了血液的各种成分　　　B. 浓缩红细胞中不含有白细胞
    C. 库血以红细胞和血浆蛋白为主　　　　　D. 保存血浆仅保留了血浆蛋白
    E. 新鲜血浆保留了全部凝血因子

43. 使用冰冻血浆正确的方法是（　　）
    A. 置热源上加温融化后使用　　　　B. 加入 100ml 蒸馏水溶解后用
    C. 加入生理盐水稀释后用　　　　　D. 放在 37℃ 温水中融化后用
    E. 加入等量 3.84% 枸橼酸钠后用

44. 下列哪种溶液不属于晶体溶液（　　）
    A. 10% 葡萄糖溶液　　　B. 复方氯化钠溶液　　　C. 20% 甘露醇溶液
    D. 浓缩白蛋白　　　　　E. 11.2% 乳酸钠

45. 可调节酸碱平衡的溶液是（　　）
    A. 复方氯化钠　　　B. 生理盐水　　　C. 11.2% 乳酸钠
    D. 5% 葡萄的糖　　　E. 各种代血浆

46. 需要连续输液者更换输液器的时间为（　　）
    A. 两天更换一次　　　B. 三天更换一次　　　C. 每天更换一次
    D. 每周更换一次　　　E. 四天更换一次

47. 静脉输液过程中发生空气栓塞的部位是（　　）
    A. 主动脉入口　　　B. 肺动脉入口　　　C. 上腔静脉入口
    D. 下腔静脉入口　　E. 肺静脉入口

48. 输液时引起发热反应的常见原因是（　　）
    A. 输入液体量过多　　　B. 输入液体速度过快　　　C. 输入液体温度过高
    D. 输入液体时间过长　　E. 输入致热物质

49. 从早上 9 时开始输液,若使 1000ml 液体在 5 小时内输完,每分钟应滴入（　　）
    A. 40 滴　　　B. 45 滴　　　C. 50 滴
    D. 55 滴　　　E. 60 滴

50. 对大出血合并休克的患者进行静脉输液,其主要目的是（　　）
    A. 补充营养,供给热能　　　　　　　　B. 输入药物,治疗疾病
    C. 纠正水和电解质失调,维持酸碱平衡　D. 增加血红蛋白,纠正贫血
    E. 增加血容量,维持血压

51. 下列哪项不是静脉输液的目的（　　）
    A. 补充营养,供给热能　　　　　　　　B. 输入药物,治疗疾病
    C. 纠正水和电解质失调,维持酸碱平衡　D. 输入抗体,提高抵抗力

E. 增加血容量,维持血压

52. 下列哪种液体为胶体溶液(　　)
    A. 中分子右旋糖酐　　　　B. 10%葡萄糖　　　　C. 5%碳酸氢钠
    D. 复方氯化钠　　　　　　E. 20%甘露醇

53. 静脉输入20%的甘露醇可达到的作用是(　　)
    A. 供给热能　　　　　　　B. 利尿脱水　　　　　C. 补充电解质
    D. 增加血容　　　　　　　E. 维持酸碱平衡

54. 下列哪种药物可降低血液黏稠度,改善微循环(　　)
    A. 低分子右旋糖酐　　　　B. 5%葡萄糖溶液　　　C. 升压药
    D. 抗生素　　　　　　　　E. 生理盐水

55. 对纠正水和电解质失衡有显著效果的溶液是(　　)
    A. 白蛋白液　　　　　　　B. 右旋糖酐　　　　　C. 晶体溶液
    D. 血浆　　　　　　　　　E. 全血

56. 输液瓶中同时加入数种药物时,应特别注意药物的(　　)
    A. 配伍禁忌　　　　　　　B. 刺激性　　　　　　C. 有效期
    D. 剂量浓度　　　　　　　E. 加药顺序

57. 颈外静脉输液,最佳的穿刺点在(　　)
    A. 下颌角与锁骨上缘中点连线下1/3处　　B. 下颌角与锁骨上缘中点连线上1/3处
    C. 下颌角与锁骨下缘中点连线下2/3处　　D. 下颌角与锁骨上缘中点连线上2/3处
    E. 下颌角与锁骨上缘中点连线中1/3处

58. 输液过程中导致静脉痉挛的原因是(　　)
    A. 输液速度过快　　　　　B. 液体注入皮下组织　　C. 针头阻塞患者
    D. 患者肢体抬举过高　　　E. 输入的药液温度过低

59. 输液过程中导致静脉痉挛引起滴注不畅的处理措施是(　　)
    A. 减慢输液速度　　　　　B. 加压输液　　　　　　C. 局部热敷
    D. 适当更换肢体位置　　　E. 降低输液瓶的位置

60. 下列不是输液不滴的原因是(　　)
    A. 针头滑出血管外　　　　B. 针头阻塞　　　　　　C. 针头斜面紧贴血管壁
    D. 压力过低　　　　　　　E. 压力过高

61. 关于静脉输液注意事项的描述,错误的是(　　)
    A. 根据病情安排输液顺　　　　B. 输液过程中应加强巡视
    C. 注意药物配伍禁忌　　　　　D. 输液前必须排尽输液管及针头内空气
    E. 需24小时连续输液者,应2天更换1次输液器

62. 输液中发现针头已阻塞,正确的处理方法是(　　)
    A. 调整针头位置　　　　　　　B. 更换针头重新穿刺

281

C. 用手用力挤压针头端的输液　　　　D. 用注射器推注生理盐水

E. 局部血管热敷

63. 血液病患者最宜输入（　　）
   A. 库存血　　　　　　　　B. 新鲜血　　　　　　　　C. 血浆
   D. 清蛋白　　　　　　　　E. 水解蛋白

64. 下列患者不能接受输血的是（　　）
   A. 白血病患者　　　　　　B. 急性肺水肿患者　　　　C. 过敏体质患者
   D. 乙型肝炎患者　　　　　E. 严重感染患者

65. 需保存在4℃环境下，48小时内有效的血液制品是（　　）
   A. 白细胞浓缩悬液　　　　B. 血小板浓缩悬液　　　　C. 新鲜血浆
   D. 冰冻血浆　　　　　　　E. 白蛋白液

66. 应保存在22℃环境下，24小时内有效的血液制品是（　　）
   A. 白细胞浓缩悬液　　　　B. 血小板浓缩悬液　　　　C. 新鲜血浆
   D. 冰冻血浆　　　　　　　E. 白蛋白液

67. 下列哪种血液制品在使用前应放在37℃温水中融化（　　）
   A. 新鲜血浆　　　　　　　B. 保存血浆　　　　　　　C. 干燥血浆
   D. 冰冻血浆　　　　　　　E. 白蛋白液

68. 库血放在4℃冰箱内，能保的时间为（　　）
   A. 1周　　　　　　　　　B. 6周　　　　　　　　　C. 3周
   D. 3个月　　　　　　　　E. 6个月

69. 红细胞输入前，应用哪种溶液稀释（　　）
   A. 枸橼酸钠　　　　　　　B. 氯化钙　　　　　　　　C. 肝素
   D. 碳酸氢钠　　　　　　　E. 生理盐水

70. 患者大量输入库血后容易出现（　　）
   A. 低血钾　　　　　　　　B. 低血钙　　　　　　　　C. 低血磷
   D. 高血铁　　　　　　　　E. 高血钠

71. 关于直接输血的描述，错误的是（　　）
   A. 常用于婴幼儿少量输血　　　　　　B. 此过程由三位护士协作完成
   C. 直接输血150ml需加4%枸橼酸钠5ml　　D. 需同时消毒供血者和受血者皮肤
   E. 更换注射器时不需拔出针头

72. 直接输血时，应加入的抗凝剂是（　　）
   A. 枸橼酸钠　　　　　　　B. 氯化钙　　　　　　　　C. 肝素
   D. 碳酸氢钠　　　　　　　E. 葡萄糖酸钙

73. 下列哪项是预防溶血反应的措施（　　）
   A. 严格执行无菌技术操作　　　　　　B. 输血前肌注异丙嗪

C. 做好血液质量检查　　　　　　D. 输血前静注 10％葡萄糖酸钙溶液
E. 输血前静注地塞米松

74. 输液中常见的反应是（　　）
　　A. 发热反应　　　　　B. 循环负荷过重　　　　　C. 静脉炎
　　D. 空气栓塞　　　　　E. 过敏反应

75. 输液中，如出现空气栓塞，应使患者采取（　　）
　　A. 半坐卧位　　　　　B. 仰卧位　　　　　C. 俯卧位
　　D. 端卧位　　　　　　E. 左侧卧位且头低足高

76. 肺水肿患者应取（　　）
　　A. 左侧卧位，头低足高　　　B. 平卧　　　　　C. 端坐位，两腿下垂
　　D. 半坐卧位　　　　　　　　E. 俯卧位

77. 取血时不要震荡的理由是（　　）
　　A. 以免污染，引起发热反应　　　　B. 以免血浆蛋白凝固引起反应
　　C. 以免红细胞破坏，引起溶血反应　　D. 以免空气进入，引起空气栓塞
　　E. 以免红细胞与血浆混合

78. 输入两瓶以上血液时，两瓶血之间须输入少量的（　　）
　　A. 枸橼酸钠　　　　　B. 等渗盐水　　　　　C. 葡萄糖酸钙
　　D. 低渗盐水　　　　　E. 葡萄糖

79. 抢救溶血反应，错误的是（　　）
　　A. 减慢输血速度，严密观察　　B.0.1％肾上腺素皮下注射　　C. 碱化尿液
　　D. 保护肾脏　　　　　　　　　E. 抗休克

80. 小儿头皮静脉输液错误的一项是（　　）
　　A. 操作者站在患者头侧　　　　B.70％乙醇消毒局部
　　C. 拇食指分别固定静脉两端　　D. 右手持针沿离心方向平行刺入
　　E. 见回血后，用三条胶布固定针头

81. 以下关于输液的叙述不正确的是（　　）
　　A. 需长期输液者，一般从远静脉开始　　B. 需大量输液者，一般选用大静脉
　　C. 输入多巴胺时应调节输慢的速度　　　D.24 小时连续输液时，应每 12 小时更换输注器
　　E. 颈外静脉穿刺拔管时，在穿刺点加压数分钟，避免空气栓塞

82. 输血时发生溶血反应时，下面处理错误的是（　　）
　　A. 停止输血　　　　　B. 双侧腰部热敷　　　　　C. 碱化尿液
　　D. 尿闭者增加入水量　　E. 休克时需要用升压药

83. 肺水肿患者加压吸氧的目的是（　　）
　　A. 使肺泡内压力增高　　B. 使肺泡内压力降低　　C. 使肺泡内表面张力降低
　　D. 使肺泡内泡沫表面张力降　E. 使肺泡内泡沫表面张了升高

84. 输血前的准备工作,错误的是( )
    A. 检查库血质量,血浆呈红色,不能使用
    B. 血液从血库取出后,在室内放置15分钟后再输入
    C. 先给患者静脉注射0.9%氯化钠溶液
    D. 两人核对受血者、供血者的血型和交叉配血试验结果
    E. 在血中加入氯丙嗪25mg,以防过敏反应

85. 预防溶血反应的措施不包括( )
    A. 严格执行查对制度          B. 做好血液质量的检查          C. 输血前肌注氯丙嗪
    D. 血液中勿随便加入药物      E. 血液不能加温,震荡

86. 大量输血后中毒反应的表现不正确的是( )
    A. 血压下降                  B. 伤口渗血                    C. 皮肤瘀斑
    D. 脉搏短绌                  E. 手足抽搐

87. 一般成人的输液速度是( )
    A. 20滴~30滴/分              B. 40滴~60滴/分               C. 60滴~80滴/分
    D. 80滴~100滴/分             E. 100滴~120滴/分

88. 保存库血适应的温度和时间是( )
    A. 0℃,1天~7天                B. 2℃,7天~14天              C. 4℃,14天~21天
    D. 0℃,14天~21天              E. 4℃,7天~14天

89. 下列属于等渗性溶液的是( )
    A. 5%葡萄糖                  B. 10%葡萄糖溶液              C. 3%氯化钠溶液
    D. 5%碳酸氢钠溶液            E. 0.9%氯化钠溶液

90. 溶血反应最后阶段,最典型的症状是( )
    A. 腰背部剧烈疼痛            B. 少尿或无尿                  C. 四肢麻木
    D. 黄疸、血红蛋白尿          E. 胸闷、呼吸急促

91. 给急性肺水肿患者进行加压吸氧时,湿化瓶内乙醇的浓度是( )
    A. 5%~7%                    B. 4%~5%                      C. 30%~40%
    D. 20%~30%                  E. 10%~20%

92. 输液中发生空气栓塞,导致患者死亡的主要原因是( )
    A. 气泡栓塞大脑中动脉        B. 气泡阻塞上腔静脉            C. 气泡阻塞主动脉口
    D. 气泡阻塞肺动脉入口        E. 气泡阻塞肺静脉口

93. 不宜选择自体输血的情况是( )
    A. 外伤性脾破裂失血          B. 妊娠破裂导致的腹内出血      C. 肠破裂导致的腹内出血
    D. 大血管手术时失血          E. 门静脉高压症手术时失血

94. 与血浆成分相比,血清不含有的物质是( )
    A. 血液的有形成分            B. 纤维蛋白原                  C. 血浆白蛋白和球蛋白
    D. 电解质                    E. 水

## 第十二章　静脉输液与输血法

95. 库存的血液在使用前需要自然复温,一般室温下放置的时间为(　　)
    A. 50 分钟～60 分钟　　　B. 40 分钟～30 分钟　　　C. 20 分钟～30 分钟
    D. 15 分钟～20 分钟　　　E. 10 分钟～15 分钟

96. 冰冻血浆融化的方法是(　　)
    A. 置于环境中自然融化　　B. 置于热水袋上加热融化　　C. 置于 37℃ 温水中融化
    D. 置于微波炉加热融化　　E. 置于低温箱逐渐融化

97. 发生溶血反应后,为促进血红蛋白在尿中的溶解度,宜选用的药物是(　　)
    A. 枸橼酸钠　　　　　　B. 氯化钠　　　　　　　　C. 碳酸氢钠
    D. 乳酸钠　　　　　　　E. 葡萄糖酸钙

98. 最严重的一种输血反应是(　　)
    A. 过敏反应　　　　　　B. 发热反应　　　　　　　C. 溶血反应
    D. 空气栓塞　　　　　　E. 细菌污染反应

99. 输血反应中,不属于枸橼酸钠毒性反应的是(　　)
    A. 手足抽搐　　　　　　B. 皮肤瘙痒　　　　　　　C. 出血倾向
    D. 心率减慢　　　　　　E. 血压下降,头晕

100. 采用静脉留置针输液时,应严格掌握留置的时间,一般为(　　)
    A. 1 天～2 天　　　　　B. 2 天～3 天　　　　　　C. 3 天～5 天
    D. 5 天～7 天　　　　　E. 7 天～8 天

101. 对于需要静脉输液的成年人,使用头皮针进行静脉穿刺时,优先选择的血管是(　　)
    A. 贵要静脉　　　　　　B. 头静脉　　　　　　　　C. 桡静脉
    D. 手背静脉网　　　　　E. 肘正中静脉

102. 为婴儿进行静脉注射时,最常采用的静脉是(　　)
    A. 肘正中静脉　　　　　B. 颞浅静脉　　　　　　　C. 大隐静脉
    D. 贵要静脉　　　　　　E. 手背浅静脉

103. 某使用静脉留置针的患者,输液完毕已使用肝素液封管,但第 2 日仍然发生血液反流堵塞导管。不是导致堵塞的可能原因是(　　)
    A. 封管的肝素液量不够　　B. 推注封管液速度过快　　C. 患者穿刺侧肢体活动过度
    D. 患者静脉压过高　　　　E. 封管的肝素液浓度过大

104. 关于输血的叙述,错误的是(　　)
    A. 输血前须两人进行查对　　　　　　B. 输血前先输入少量生理盐水
    C. 输血后输入少量生理盐水　　　　　D. 在输血卡上记录输血时间、滴速、患者状况等
    E. 输血完毕后及时将输血器、血袋等物品进行消毒、分类弃置

105. 在静脉补钾时,200ml 液体,最多可加入 10% 氯化钾的量是(　　)
    A. 12ml　　　　　　　　B. 10ml　　　　　　　　　C. 8ml
    D. 6ml　　　　　　　　　E. 3ml

二、$A_2$ 型题(每道考题是以一个小案例的形式出现的,其下有 A、B、C、D、E 五个备选答案,请从中选择一个最佳答案。)

106. 方超,男,10 岁,患急性白血病,为纠正病儿贫血最适合输入的是(　　)
　　A. 水解蛋白　　　　　　B. 库血　　　　　　　　C. 新鲜血
　　D. 新鲜冰冻血浆　　　　E. 血细胞

107. 董女士,24 岁,急性阑尾炎术后,需输液 2000ml,其输液速度为 50 滴/分,滴注系数为每毫升 15 滴,其滴注所需要的时间为(　　)
　　A. 6 小时　　　　　　　B. 7 小时　　　　　　　C. 8 小时
　　D. 9 小时　　　　　　　E. 10 小时

108. 张先生,44 岁。因患急性肠炎入院,根据医嘱进行输液治疗。在输液过程中患者突然主诉胸部异常不适,伴有呼吸困难,心有区可闻及一个响亮持续的"水泡声"。护士应考虑发生的情况是(　　)
　　A. 右心衰竭　　　　　　B. 发热反应　　　　　　C. 过敏反应
　　D. 肺水肿　　　　　　　E. 空气栓塞

109. 赵先生,58 岁,因脑挫裂伤入院。入院后为防止颅内压增高,根据医嘱给予甘露醇 250ml 静脉滴注,要求 30 分钟滴完。护士应调节滴速为(　　)
　　A. 125 滴/分　　　　　　B. 130 滴/分　　　　　　C. 135 滴/分
　　D. 140 滴/分　　　　　　E. 145 滴/分

110. 李先生,26 岁。因车祸导致肝破裂急诊入院。患者面色苍白、四肢厥冷、血压 65/40mmHg、脉搏 150 次/分,急需大量输血。输血过程中错误的护理措施是(　　)
　　A. 严格查对制度　　　　　　　　B. 输血开始 15 分钟内,速度宜慢
　　C. 输入两袋以上血液时,两袋血之间需输入少量生理盐水
　　D. 输入血液内不得随意加入药液　　E. 输血完毕不需再输入生理盐水

111. 郭女士,34 岁,因车祸致右股骨干骨折急诊入院,因患者失血较多,遵医嘱输血。在输血过程中,患者出现手足抽搐、血压下降、出血倾向。此患者可能出现的情况是(　　)
　　A. 过敏反应　　　　　　B. 溶血反应　　　　　　C. 发热反应
　　D. 休克　　　　　　　　E. 枸橼酸钠中毒反应

112. 王荣,女,39 岁,宫外孕大出血,急诊入院,入院时血压 80/50mmHg,为其输血时,应选择哪种溶液(　　)
　　A. 0.9%氯化钠溶液　　　B. 代血浆　　　　　　　C. 10%葡萄糖溶液
　　D. 4%碳酸氢钠溶液　　　E. 复方氯化钠溶液

113. 汪荣,男,36 岁,在输液时因液体输入过快发生了肺水肿,下列护理措施中不正确的是(　　)
　　A. 立即通知医生　　　　　　　　B. 立即停止输液
　　C. 采用端坐位、两腿下垂、减少回心血量　　D. 低流量吸氧
　　E. 选用血管扩张剂和强心剂

## 第十二章 静脉输液与输血法

114. 田妮,10个月,女,诊断急性肺炎住院,医嘱给抗生素静脉点滴,适宜的输液部位为( )
    A. 手背静脉　　　　　　B. 贵要静脉　　　　　　C. 颈外静脉
    D. 头皮静脉　　　　　　E. 足背静脉

115. 刘先生,男,24岁,因一氧化碳中毒住院,医嘱给予输血治疗,选择最佳血液种类为( )
    A. 全血　　　　　　　　B. 血浆　　　　　　　　C. 浓缩红细胞
    D. 血小板混悬液　　　　E. 白细胞混悬液

116. 李女士,35岁,突然出现头晕、头疼,伴恶心、呕吐,以高血压、脑出血收住院,血压190/110mmHg,立即给脱水剂治疗,首选液体为( )
    A. 20%甘露醇　　　　　B. 生理盐水　　　　　　C. 10%葡萄糖
    D. 复方氯化钠　　　　　E. 5%碳酸氢钠

117. 患者,女性,36岁,脑血栓形成。血压75/55mmHg,心率120次/分,尿量10ml/小时。为降低血液的黏稠度,改善微循环和抗血栓形成。护士应选择哪种溶液( )
    A. 生理盐水　　　　　　B. 5%碳酸氢钠　　　　　C. 水解蛋白
    D. 低分子右旋糖酐　　　E. 中分子右旋糖酐

118. 患者,女,58岁。慢性肾小球肾炎10余年,近1周在出现双下肢水肿加重。为其输液治疗应选用的胶体溶液为( )
    A. 浓缩白蛋白　　　　　B. 水解蛋白　　　　　　C. 低分子右旋糖酐
    D. 中分子右旋糖酐　　　E. 代血浆

119. 护士在为患者输液过程中,因操作不当导致气体进入血液循环,引起空气栓塞,属于( )
    A. 无心之过　　　　　　B. 难免发生的
    C. 违反规章制度　　　　D. 不可避免的
    E. 违反操作规程

120. 刘某,输液过程中,出现畏寒、发热体温达40℃,处理方法是( )
    A. 继续输液,给予物理降温　　　　B. 继续输液,给予药物降温
    C. 减慢速度,给予物理降温　　　　D. 减慢速度,给予药物降温
    E. 停止输液,给予物理降温

121. 刘某,休克患者,补充血容量后血压、中心静脉压仍较低,30分钟内静脉注射等渗液500ml后,中心静脉压不变,血压有升高,提示( )
    A. 血容量不足　　　　　B. 心功能不全
    C. 血容量过多　　　　　D. 容量血管过度收缩
    E. 心功能正常

122. 患者男,65岁,因肺心病住院治疗。入院后查体心功能四级。在输液过程中,患者擅自将滴速调至76滴/分,输液进行25分钟以后,患者出现呼吸困难、咳嗽、咯粉红色泡沫痰。护士考虑患者出现了哪种输液反应( )
    A. 急性肺水肿　　　　　B. 静脉炎　　　　　　　C. 空气栓塞
    D. 发热反应　　　　　　E. 过敏反应

123. 患者,女性,19岁,再生障碍性贫血。因全血细胞减少。医嘱:输新鲜全血200ml st。护士注意到患者输血100ml左右时,发生寒战,继而诉头痛。恶心,测体温39.5℃。最初宜采取的处理是( )
    A. 暂停输血,静脉滴注生理盐水　　B. 20℃生理盐水
    C. 乙醇擦浴降温　　D. 口服碳酸氢钠
    E. 静脉注射氢化可的松

124. 患者,男性,18岁,连续输液10天后沿静脉走向出现一条索状红线,感觉局部灼热、疼痛,应考虑为( )
    A. 动脉炎　　B. 静脉炎　　C. 发热反应
    D. 空气栓塞　　E. 静脉栓塞

125. 王某,36岁,输液时液体滴入不畅,注射部位无肿胀,疼痛。挤压输液管有回血,其原因是( )
    A. 针尖滑出血管外　　B. 针尖斜面一半在血管外,一半在血管内
    C. 针梗阻塞　　D. 针梗穿破血管　　E. 针尖斜面紧贴血管壁

126. 患者,女性,36岁,患风湿性心脏病。在输液过程中,患者出现突发性呼吸困难,听诊心前区有响亮的"水泡音",患者可能发生空气栓塞,空气栓塞的部位是在( )
    A. 主动脉入口　　B. 肺动脉入口　　C. 肺静脉入口
    D. 上腔动脉入口　　E. 下腔动脉入口

127. 赵先生,58岁,因剧烈呕吐医嘱给予补液,包括氯化钾溶液。输液过程中患者诉穿刺部位疼痛,当班护士检查穿刺部位无肿胀,且输液管内回血良好。该护士的处理方法最合适的是( )
    A. 拔针后另选静脉穿刺　　B. 转动针尖斜面的位置　　C. 给予局部止痛
    D. 继续观察　　E. 减慢输液速度

128. 赵先生,72岁,咳嗽1周,高热1天,诊断为大叶性肺炎。医嘱:青霉素160万u+0.9%氯化钠100ml,vd,输液中护士给予的观察,处理不正确的是( )
    A. 滴液是否通畅　　B. 患者有无头晕、恶心、呼吸困难等全身反应
    C. 注射部位有无肿胀　　D. 固定是否牢固、针有无脱出
    E. 患者诉说疼痛应立即拔针

129. 李先生,76岁,慢性心力衰竭。医嘱:25%葡萄糖注射液20ml+毛花苷C 0.4mg,iv。护士注射中发现局部肿胀,疼痛,抽有回血,其可能的原因是( )
    A. 针头滑出血管外　　B. 针头阻塞　　C. 针头斜面紧贴血管壁
    D. 针头斜面部分在血管外　　E. 针头部分阻塞

130. 患者,女性,24岁,输血15分钟后感觉头胀、四肢麻木、腰背部剧痛。若为溶血反应,其尿液颜色应该为( )
    A. 乳白色　　B. 黄褐色　　C. 棕色
    D. 黄色　　E. 酱油色

## 第十二章 静脉输液与输血法

131. 患者,女性,47岁,输血15分钟后感觉头胀、四肢麻木、腰背部剧痛。查体:脉弱,脉率96次/分,血压90/60mmHg。护士应采取的措施不包括( )
    A. 腰背部热敷
    B. 观察生命体征、尿量、尿色
    C. 送余血行血型鉴定和交叉试验
    D. 减慢输血速度
    E. 立即停止输血,通知医生处理

132. 患者,男性,36岁,患十二指肠溃疡。2小时前突然呕血,面色苍白,脉搏120次/分,血压70/50mmHg,医嘱输血400ml,其目的是补充( )
    A. 抗体
    B. 血容量
    C. 血小板
    D. 凝血因子
    E. 血红蛋白

133. 王荣,女,39岁,因糖尿病酮症酸中毒,急诊入院,入院时血压80/50mmHg,为输液纠正酸中毒时,应选择哪种溶液( )
    A. 0.9%氯化钠溶液
    B. 代血浆
    C. 10%葡萄糖溶液
    D. 4%碳酸氢钠溶液
    E. 复方氯化钠溶液

134. 刘先生,男,24岁,因粒细胞缺乏伴有严重感染住院,医嘱给予输血治疗,选择最佳血液种类为( )
    A. 全血
    B. 血浆
    C. 浓缩红细胞
    D. 血小板混悬液
    E. 白细胞混悬液

135. 患者,女性,27岁,因异位妊娠破裂后急需输入400ml血液,每输完200ml血液,再次输入另一袋血之前应滴注( )
    A. 等渗盐水
    B. 5%葡萄糖
    C. 复方氯化钠
    D. 平衡液
    E. 5%葡萄糖盐水

136. 患者,男,25岁,因手术后输血出现皮肤瘙痒、眼睑、口唇水肿,应考虑为( )
    A. 过敏反应
    B. 枸橼酸钠中毒反应
    C. 细菌污染
    D. 溶血反应
    E. 发热反应

137. 患者,女,22岁,输血15分钟后感觉头胀,四肢麻木,腰背酸痛,血压下降,下列处理措施中错误的是( )
    A. 热水袋敷腰部
    B. 观察血压、尿量
    C. 余血送验做血型鉴定和交叉试验
    D. 减慢输血速度
    E. 立即通知医生

138. 张女士,因腹泻脱水,经输液后脱水纠正,今晨腹胀,肠鸣音减弱,膝反射消失,查血钾3.0mmol/l,按医嘱静脉滴注氯化钾,其浓度一般为( )
    A. 0.15%
    B. 0.3%
    C. 1.0%
    D. 1.5%
    E. 3.0%

139. 某病员,输血注过程中诉头胀,四肢麻木,胸闷,腰背部剧痛,检测脉搏细弱而快,血压下降,首先应考虑( )
    A. 肺水肿
    B. 发热反应
    C. 过敏反应

D. 溶血反应　　　　　　　　E. 枸橼酸钠中毒反应

140. 张某,在输液过程中,输注30分钟后畏寒发热,量体温39.5℃,下述护理措施不正确的是（　　）
    A. 减慢滴注　　　　　　B. 报告医生　　　　　　C. 物理降温
    D. 按医嘱给抗过敏药物　　E. 协助患者端坐位,两腿下垂

141. 某病员,男,33岁,输入大量库血后心率缓慢,手足抽搐,血压下降,伤口渗血,其病因是（　　）
    A. 血钾升高　　　　　　B. 血钾降低　　　　　　C. 血钙升高
    D. 血钙降低　　　　　　E. 血钠降低

142. 张某,5个月,腹泻3天入院,给予头皮静脉输液,以下不正确的是（　　）
    A. 可选择颞浅静脉　　　　　　B. 70%乙醇溶液消毒局部
    C. 距静脉最清晰点向后移0.3cm进针　D. 见回血后再进针少许
    E. 未见回血,退出后重新进针

143. 张某,输液过程中发生肺水肿,让患者采取端坐位,双腿下垂并用止血带轮流扎四肢,其主要目的是（　　）
    A. 减少肺泡内毛细血管漏出液的产生　　B. 减少静脉回心血量
    C. 使患者舒适　　D. 改善末梢血量循环　　E. 改善缺氧症状

144. 张某,女性,28岁。因异位妊娠破裂后大量输血,现患者出现手足抽搐、血压下降,可静脉缓慢注射（　　）
    A. 10%葡萄糖酸钙10ml　　B. 4%碳酸氢钠10ml　　C. 0.9%氯化钠10ml
    D. 盐酸肾上腺素2ml　　　E. 地塞米松5mg

145. 患者,女性,35岁,休克。检测结果:中心静脉压0.196kPa(2cmH$_2$O),血压75/55mmHg,心率120/分,尿量10ml/小时,为增加胶体渗透压及循环血量,该护士可选用的溶液是（　　）
    A. 低分子右旋糖酐　　　　B. 林格液　　　　　　C. 5%碳酸氢钠
    D. 高渗盐水　　　　　　E. 中分子右旋糖酐

146. 患者,男性,45岁,肺炎球菌肺炎。上午8:30给予青霉素160万U+0.9%氯化钠100ml,VD。若流速为45滴/分。则完成治疗的时间是（　　）
    A. 上午10:03　　　　　B. 上午10:00　　　　　C. 上午9:03
    D. 上午9:00　　　　　E. 上午8:55

147. 患者,女性,26岁,急性阑尾炎。阑尾切除术后,拟给予10%葡萄糖500ml,0.9%氯化钠500ml。9:30开始输液,流速为50滴/分;1.5小时后流速改为60滴/分。护士估计液体输完的时间是（　　）
    A. 13:55　　　　　　　B. 14:05　　　　　　　C. 14:35
    D. 14:55　　　　　　　E. 15:05

148. 患儿,14岁中毒性肺炎、休克。经抢救病情稳定。医嘱:10%葡萄糖注射液400ml+多巴

胺20mg,VD。若流速20滴/分,则告诉家长输液可维持的时间是(　　)
A. 1小时　　　　　　　B. 2小时　　　　　　　C. 3小时
D. 5小时　　　　　　　E. 6小时

149. 患者,女性,27岁。急性阑尾炎术后。遵医嘱予静脉输液800ml,病区护士为其计划4小时滴完(点滴系数为15),则该护士为其调节上午输液速度约为(　　)
A. 13滴/分　　　　　　B. 33滴/分　　　　　　C. 50滴/分
D. 70滴/分　　　　　　E. 85滴/分

150. 患儿,5岁,支原体肺炎,给予红霉素静脉滴注。输液第3天,输液肢体沿血管走形出现条索状红肿、发热伴疼痛。护士给予的处置不正确的是(　　)
A. 患肢抬高　　　　　　B. 增加患肢活动　　　　C. 超短波局部治疗
D. 95%乙醇湿热敷　　　E. 暂停从该静脉输液

151. 患者,男性,36岁,静脉输液后沿血管走行出现条索状红线、肿胀、疼痛。若用乙醇热湿敷宜选用的浓度是(　　)
A. 10%　　　　　　　　B. 20%　　　　　　　　C. 45%
D. 75%　　　　　　　　E. 95%

152. 护士巡视病房时,发现患者的输液不滴,注射部位肿胀、疼痛,无回血。护士应采取的措施为(　　)
A. 用力挤压输液管,直至液体输完
B. 拔出针头,另选血管更换针头重新穿刺
C. 检查滴管各接头部位是否松动,上端输液管和滴管内有无漏气或裂隙
D. 调整针头位置或适当变换肢体的位置
E. 热敷注射的部位下端血管,按摩肿胀部位

153. 患者,女性,53岁,因腹泻中度脱水,遵医嘱给予补液治疗。护士在巡视中发现患者的静脉输液突然发生不滴。该护士首先应采取的措施为(　　)
A. 调整针头斜面　　　　B. 抬高输液瓶
C. 按摩穿刺部位　　　　D. 放低穿刺部位
E. 观察穿刺部位有无红肿及疼痛

154. 患儿,3岁,因肺炎行输液,护士在巡回过程中发现该患儿的输液器小壶内液面不断自行下降,考虑其最可能的原因是(　　)
A. 针头滑出血管外　　　B. 输液瓶位置过高
C. 针头穿透血管　　　　D. 输液管有漏气
E. 患儿病情的恶化

155. 患儿,男性,6岁,急性胃肠炎,轻度脱水。输液治疗中患儿出现寒战,高热,头痛,恶心。考虑可能的情况为(　　)
A. 发热反应　　　　　　B. 静脉炎　　　　　　　C. 空气栓塞
D. 循环负荷过重　　　　E. 过敏反应

· 291 ·

156. 患者,女性,35岁,上午10时补液治疗,给予5%葡萄糖100ml静脉,11时快输完时,患者突然气促,咳嗽,咳粉红色泡沫痰,护士应采取的急救措施不包括(  )
    A. 立即减慢输液速度          B. 及时清除口腔分泌物
    C. 乙醇氧气吸入              D. 遵医嘱给予镇静剂及血管扩张药
    E. 协助患者取左侧卧头低足高位

157. 加压输液时,因未及时添加液体发生空气栓塞。为减轻症状,护士应协助患者的卧位是(  )
    A. 仰卧位           B. 去枕平卧位           C. 坐位,头低足高
    D. 卧位,头低足高   E. 左侧卧位,头低足高

158. 患者,女性55岁,脑出血昏迷,静脉营养支持3年。患者死亡后尸解发现,肺后有数十个肉芽肿,其内可见炭粒样和胶粒样颗粒。考虑其来源最有可能是(  )
    A. 服用的活性炭沉积   B. 环境空气污染    C. 输液微粒的污染
    D. 吞噬细胞运输而至   E. 代谢物沉积转变

159. 患者,女性40岁。外伤,失血性休克,拟给予输血治疗。护士的操作不利于防范医疗事故的是(  )
    A. 对供血者的血液按规定进行抗原,抗体检测
    B. 输血前检查血型并进行交叉配血实验
    C. 输血前与患者家属签订输血协议
    D. 输血前严格执行查对制度
    E. 输血后及时整理用物,血袋与输血器按医疗垃圾处理

160. 患者,男性,42岁。因再生障碍性贫血入院。遵医嘱输注浓缩红细胞。护士采取的步骤中应该除外是(  )
    A. 从血库取血回来后应尽早输注   B. 输注前需2位护士进行三查八对
    C. 输注前后均需入少量生理盐水   D. 发现输血反应及时处理
    E. 输注的红细胞中不可添加药物

161. 妇,29岁,分娩后出血不止,急需输入血液。护士在输血前需输入的前导溶液是(  )
    A. 5%葡萄氯化钠注射液    B. 0.9%氯化钠注射液    C. 复方氯化钠注射液
    D. 4%碳酸氢钠注射液      E. 10%葡萄糖注射液

162. 患儿两岁,患肺炎入院。输液治疗,24滴/分,约30分钟后,巡视病房发现患儿呼吸困难加重,紫绀。测体温38℃,检查输液管发现莫菲氏滴管内无液面首先考虑患儿发生(  )
    A. 肺水肿           B. 心衰             C. 空气栓塞
    D. 发热反应         E. 以上均不是

163. 医嘱0.9%氯化钠溶液500 ml ivgtt。患者从上午8时20分开始输液、输液器点滴系数为20。护士根据情况把输液速度调整至40滴/分。预计输液完成的时间为(  )
    A. 上午9时56分     B. 上午11时40分     C. 中午12时30分
    D. 下午1时20分     E. 下午2时15分

## 第十二章 静脉输液与输血法

164. 患者,女,43岁。因重型再生障碍性贫血收入院,拟对其进行输血治疗。护士在进行输血前的准备时,不正确的操作是（　　）
    A. 进行血型鉴定和交叉配血试验
    B. 提血时,和血库人员共同做好"三查八对"
    C. 库存血取出后,如紧急需要,可低温加热
    D. 输血前,需与另一名护士再次核对
    E. 输血前应先征得患者同意并签署知情同意书

165. 为慢性心力衰竭患者进行输液治疗时,输液速度宜控制在（　　）
    A. 10～20滴/分　　　　B. 20～30滴/分　　　　C. 30～40滴/分
    D. 40～50滴/分　　　　E. 50～60滴/分

166. 患者在输注化疗药过程中,突然感觉静脉穿刺处疼痛,紧急处理措施是（　　）
    A. 安慰患者　　　　　　B. 检查有无回血,如有回血继续输注
    C. 拔掉液体　　　　　　D. 立即停止输液,做进一步处理
    E. 通知医生

167. 凝血因子缺乏患者最适合输入的血液制品是（　　）
    A. 新鲜血浆　　　　　　B. 冰冻血浆　　　　　　C. 干燥血浆
    D. 红细胞悬液　　　　　E. 血小板浓缩悬液

168. 患者男,80岁。原发性高血压10年。长期服用排钾利尿剂控制血压,现因低血钾收入院,护士在患者右手背进行静脉穿刺滴入含钾溶液,4小时后遵医嘱抽血复查血钾。不宜选择的采血部位是（　　）
    A. 右肘正中静脉　　　　B. 右股静脉　　　　　　C. 左手背静脉
    D. 左肘正中静脉　　　　E. 左股静脉

**三、A₃/A₄型题**（提供一个案例,下设若干道考题。在每道考题下面的A、B、C、D、E五个备选答案中选择一个最佳答案。）

(169～171题共用题干)
患者男,72岁,胃癌晚期,不能进食,给予脂肪乳、氨基酸等输入,1周后注射部位沿静脉走向出现条索状红线,局部组织肿胀,患者主诉有疼痛感。

169. 患者发生静脉炎的病因是（　　）
    A. 输液速度过快　　　　B. 输入量过大　　　　　C. 溶液含致热源
    D. 长期输入高浓度溶液　E. 输入空气不排尽

170. 预防静脉炎的错误方法是（　　）
    A. 抬高患肢　　　　　　B. 超声波理疗　　　　　C. 增加患肢活动
    D. 保留静脉留置管　　　E. 95％酒精湿热敷

171. 输液时发生静脉炎,错误的护理措施是（　　）
    A. 患肢制动　　　　　　B. 患肢可用50％硫酸镁湿敷　　C. 超短波理疗
    D. 如意金黄散加醋外敷　E. 患肢下垂并用硫酸镁热敷

(172~175题共用题干)

患者,女,45岁,因风湿性心脏病住院治疗。入院后查体心功能三级。在一次输液过程中,患者擅自将滴速调至80滴/分,输液进行20分钟以后,患者出现呼吸困难、咳嗽、咯粉红色泡沫痰。

172. 根据患者的临床表现,护士考虑患者出现了哪种输液反应(　　)
　　A. 急性肺水肿　　　　　B. 静脉炎　　　　　　C. 空气栓塞
　　D. 发热反应　　　　　　E. 过敏反应

173. 为了缓解症状,护士可协助患者取(　　)
　　A. 半卧位　　　　　　　B. 中凹卧位　　　　　C. 平卧位
　　D. 端坐位　　　　　　　E. 头高脚底位

174. 护士应首先采取的措施是(　　)
　　A. 立即停止输液　　　　B. 通知医生　　　　　C. 给予强心剂、扩管药
　　D. 高流量给氧　　　　　E. 四肢轮流结扎

175. 肺泡内泡沫的表面张力,护士可采用(　　)
　　A. 10%~20%的乙醇湿化给氧　　　　B. 20%~30%的乙醇湿化给氧
　　C. 30%~40%的乙醇湿化给氧　　　　D. 40%~50%的乙醇湿化给氧
　　E. 50%~60%的乙醇湿化给氧

(176~177题共用题干)

阎先生,37岁,因上呼吸道感染入院,遵医嘱给予补液抗感染治疗。护士在巡视病房时发现输液不滴,注射部位无肿胀,挤压无回血,有阻力。

176. 该患者可能发生了何种情况(　　)
　　A. 针头斜面紧贴血管壁　　B. 针头堵塞　　　　　C. 压力过低
　　D. 针头滑出血管外　　　　E. 静脉痉挛

177. 正确的处理方法是(　　)
　　A. 抬高输液瓶　　　　　　B. 另选静脉更换针头重新穿刺
　　C. 变换肢体位置　　　　　D. 输液局部湿热敷
　　E. 用力挤压输液管直至输液通畅

(178~180题共用题干)

李女士,39岁,因肺炎给予红霉素静脉滴注,用药3日后注射部位出现沿静脉走行方向条索状红线,伴红、肿、热、痛等症状。

178. 上述护理措施错误的一项是(　　)
　　A. 患肢适当抬高　　　　　B. 患肢适当活动　　　　C. 50%硫酸镁湿敷
　　D. 局部超短波理疗或如意金黄散加醋外敷　　　　　E. 遵医嘱给抗生素治疗

179. 预防静脉炎的措施不包括(　　)
　　A. 严格执行无菌操作　　　B. 有计划的更换输液部位　　C. 防止药液溢出血管外
　　D. 刺激性强的药物应充分稀释后应用　　　　　　　　E. 输液前给予激素治疗

180. 该患者输液的目的是（　　）
    A. 补充血容量　　　　　B. 控制感染　　　　　C. 供给热量
    D. 利尿消肿　　　　　　E. 补充水分和电解质

(181～182题共用题干)

张先生,36岁,因发热、咳嗽入院治疗。遵医嘱用0.9%生理盐水1000ml加青霉素800万U静脉滴注。

181. 该患者输液的目的是（　　）
    A. 补充血容量　　　　　B. 控制感染　　　　　C. 供给热量
    D. 利尿消肿　　　　　　E. 补充水分和电解质

182. 该患者输液过程中错误的护理措施是（　　）
    A. 加强巡视及时更换输液瓶　　　B. 注意输液管有无扭曲
    C. 观察滴速是否合适　　　　　　D. 溶液不滴立即拔针,更换针头重新穿刺
    E. 耐心听取患者主诉

(183～184题共用题干)

左女士,40岁,因急性再生障碍性贫血入院治疗。实验室检查:RBC2.0×10$^{12}$/L,Hb6.0g/L,WBC2.9×10$^9$/L,血小板50×10$^9$/L。

183. 该患者最适宜静脉输注（　　）
    A. 新鲜血　　　　　　　B. 新鲜冰冻血浆　　　　C. 5%清蛋白液
    D. 浓缩白细胞悬液　　　E. 库血

184. 输血前准备工作中,错误的一项是（　　）
    A. 需做血型鉴定和交叉配血试验　　B. 血液从血库取出后勿剧烈震荡
    C. 需由两人进行三查七对　　　　　D. 血液取出后不能加温
    E. 输血前先静脉滴入生理盐水

(185～189题共用题干)

刘先生,40岁,胃溃疡史多年,因饮食不当发生上消化道出血入院。血压80/50mmHg,脉率110次/分,脉搏细弱,表情淡漠,尿少,遵医嘱输血400ml。

185. 该患者进行输血的目的是（　　）
    A. 补充血容量,提高血压　　B. 增加血红蛋白　　　C. 供给各种凝血因子
    D. 增加清蛋白　　　　　　　E. 增加抵抗力

186. 应选用哪种血液制品（　　）
    A. 全血　　　　　　　　　B. 血浆　　　　　　　　C. 洗涤红细胞
    D. 清蛋白　　　　　　　　E. 浓缩血小板悬液

187. 患者输血过程中,血液滴入速度较慢,检查患者输血肢体冰冷,此时护士应（　　）
    A. 更换针头重新穿刺　　　B. 另选血管重新穿刺
    C. 提高输液瓶位置　　　　D. 热敷注射部位
    E. 调整针头位置或适当变换肢体位置

188. 在输血即将结束时,患者出现皮肤瘙痒、眼睑水肿、呼吸困难。该患者可能发生的情况是( )
   A. 发热反应　　　　　B. 过敏反应　　　　　C. 溶血反应
   D. 肺水肿　　　　　　E. 枸橼酸钠中毒

189. 输血时患者出现皮肤瘙痒、眼睑水肿、呼吸困难等症状,护士采取的护理措施,错误的一项是( )
   A. 轻者减慢输血速度,重者立即停止输血
   B. 碱化尿液　　　　　C. 保留余血送检
   D. 给予吸氧　　　　　E. 皮下注射 0.1% 盐酸肾上腺素 0.5~1ml

(190~191 题共用题干)
   车进,女,27 岁,阑尾炎术后第 5 天,体温 36.8℃,刀口无渗血渗液。当日上午 9 时许,继续静脉点滴青霉素,30 分钟后,患者突然寒战,继之高热,体温 40℃,并伴有头痛、恶心、呕吐。

190. 根据上述表现,判断此患者可能出现了哪种情况( )
   A. 发热反应　　　　　B. 过敏反应　　　　　C. 心脏负荷过重的反应
   D. 空气栓塞　　　　　E. 静脉炎

191. 上述反应产生的主要原因可能是( )
   A. 溶液中含有对患者致敏的物质　　　　B. 溶液中含有致热物质
   C. 输液速度过快　　D. 溶液温度过低　　E. 患者是过敏体质

(192~194 题共用题干)
   张军,男,65 岁,因病情需要行加压静脉输液。当护士去治疗室取物品回到患者床前时,发现患者呼吸困难,有严重紫绀。患者自述胸闷、胸骨后疼痛、眩晕,护士立即给患者测量血压,其值为 10.6/6.6kpa(80/50mmHg)。

192. 此患者可能出现了( )
   A. 心脏负荷过重　　　B. 心肌梗死　　　　　C. 空气栓塞
   D. 过敏反应　　　　　E. 心绞痛

193. 护士应立即协助患者( )
   A. 取右侧卧位　　　　B. 取左侧卧位　　　　C. 取仰卧位,头偏向一侧
   D. 取半卧位　　　　　E. 取端坐卧位

194. 下列预防措施中正确的是( )
   A. 正确调节滴速　　　　　　　B. 预防性服用舒张血管的药物
   C. 预防性服用抗过敏药物　　　D. 加压输液时护士应在患者床旁守候
   E. 严格控制输液量

(194~196 题共用题干)
   患者,女,30 岁,因严重贫血入院,检:面色苍白、精神萎靡,需大量输血。

195. 该患者输血的目的是( )
   A. 补充血容量　　　　B. 增加血红蛋白　　　C. 补充凝血因子
   D. 增加清蛋白　　　　E. 增加营养

## 第十二章 静脉输液与输血法

196. 为防止发生过敏反应,输血前皮下注射抗过敏药物,下列操作方法中错误的是( )
 A. 注射部位常规消毒　　　　　B. 进针部位选择三角肌
 C. 针头与皮肤呈 30~40°进针　　D. 抽吸无回血后推药液
 E. 注射完毕用干棉签轻压进针处,快速拔针

197. 3天后,患者在输液过程中突然出现咳嗽、呼吸困难、气促、咯粉红色泡沫痰,应考虑为( )
 A. 发热反应　　　B. 过敏反应　　　C. 静脉炎
 D. 急性肺水肿　　E. 空气栓塞

(198~200 题共用题干)
张女士,消化道溃疡久治不愈,近今突然呕吐血 700ml,立即输血,10 分钟后患者主诉头痛,发热,四肢麻木。腰背部剧烈疼痛,胸闷,气促

198. 护士首先考虑原因是( )
 A. 发热反应　　　B. 过敏反应　　　C. 溶血反应
 D. 空气栓塞　　　E. 急性肺水肿

199. 病情继续发展可能会出现典型症状是( )
 A. 寒战,高热不退　　B. 喉头水肿,呼吸困难　　C. 严重缺氧,心跳骤停
 D. 黄疸,血红蛋白尿　E. 咳嗽,咳粉红色痰液

200. 针对上述症状的护理措施是( )
 A. 静脉滴注碳酸氢钠　　　B. 端坐位,加压给氧　　C. 皮下注射肾上腺素
 D. 置患者左侧卧位或头低足高位　　E. 静脉注射 0.1% 葡萄糖酸钙

(201~203 题共用题干)
患者男,67 岁。因冠心病入院。在静脉输液过程中出现胸闷、呼吸困难、咳嗽、咳粉红色泡沫痰。

201. 该患者发生了( )
 A. 发热反应　　　B. 急性肺水肿　　　C. 静脉炎
 D. 空气栓塞　　　E. 过敏反应

202. 此时,护士应为患者采取的卧位是( )
 A. 去枕仰卧位　　　B. 左侧卧位　　　C. 端坐位,两腿下垂
 D. 休克卧位　　　　E. 头低足高位

203. 给氧时,护士应选择的吸氧流量为( )
 A. 1~2L/分　　B. 3~4L/分　　C. 5~6L/分
 D. 6~8L/分　　E. 9~10L/分

四、B 型题(提供若干组考题,每组考题共用在考题前列出的 A、B、C、D、E 五个备选答案,请从中选择一个与问题关系最密切的答案。某个备选答案可以被选择一次、多次或不被选择。)
 A. 复方氯化钠　　　B. 中分子右旋糖酐　　　C. 低分子右旋糖酐
 D. 浓缩白蛋白注射液　　E. 水解蛋白注射液

204. 补充血容量可用( )

205. 改善微循环可用(　　)

A. 输入致热物质　　　　B. 输入致敏物质　　　　C. 输入药物浓度过高
D. 输入药液量大,速度过快　　E. 输液滴管中空气未排尽

206. 输液后引起静脉炎的病因(　　)
207. 输液中发生过敏反应的病因(　　)
208. 输液中发生肺水肿的病因(　　)
209. 输液中发生空气栓塞的病因(　　)
210. 输液中发生发热反应的病因(　　)

A. 库存血　　　　　　B. 血小板　　　　　　C. 洗涤红细胞
D. 新鲜全血　　　　　E. 冰冻血浆

211. 白血病患者最好的输入(　　)
212. 血小板减少性紫癜患者适宜输入(　　)
213. 免疫性溶血性贫血患者适宜输入(　　)
214. 大出血患者适宜输入(　　)
215. 肝功能不全的患者适宜输入(　　)

A. 4℃　　　　　　　B. 22℃　　　　　　　C. 30℃
D. －30℃　　　　　　E. 14℃

216. 血小板浓缩悬液保存的温度(　　)
217. 白细胞浓缩悬液保存的温度(　　)
218. 冰冻血浆保存的温度(　　)
219. 库存血保存的温度(　　)

A. 寒战,高热,头痛,恶心
B. 喉头水肿,皮肤瘙痒,眼睑水肿呼吸困难
C. 手足抽搐,血压下降,出血倾向,心率减慢
D. 头痛,发热,四肢麻木,腰背部剧烈疼痛
E. 咳嗽,气促,胸闷,咳粉红色痰液

220. 输血时枸橼酸钠中毒反应症状是(　　)
221. 输血时溶血反应症状是(　　)
222. 输血时过敏反应症状是(　　)
223. 输液时症状急性肺水肿是(　　)
224. 输液时发热反应症状是(　　)

**五、X 型题**(每一道题下面有 A、B、C、D、E 五个备选答案,请从中选择所有正确答案。)

225. 开放式输液法的特点是(　　)

A. 利于抢救患者　　　　B. 利于无菌操作　　　　C. 随时加入各种药物
D. 灵活变换液体和　　　E. 操作简单方便,不易污染

226. 头皮静脉穿刺,误入动脉时可出现(　　)

A. 病儿痛哭尖叫　　　　B. 局部呈树枝状苍白　　　C. 回血呈冲击状

D. 抽出的血液呈暗红色　　　　E. 推药阻力较大

227. 输液速度宜慢的药物是（　　）
    A. 5%碳酸氢钠　　　　B. 5%氯化钠　　　　C. 10%氯化钾稀释液
    D. 去甲肾上腺素　　　　E. 甘露醇

228. 药物溢出静脉外可以引起组织坏死的药物是（　　）
    A. 20%甘露醇　　　　B. 25%山梨醇　　　　C. 5%葡萄糖氯化钠
    D. 5%葡萄糖　　　　E. 去甲肾上腺素

229. 输入液体宜慢的患者有（　　）
    A. 发热患者　　　　B. 婴幼儿　　　　C. 严重脱水的患者
    D. 患心肺疾病的患者　　　　E. 年老体弱的患者

230. 在输血前应做血型鉴定和交叉配血试验的血液制品是（　　）
    A. 全血　　　　B. 血浆　　　　C. 代血浆
    D. 红细胞混悬　　　　E. 避免血液加热或剧烈振荡

231. 输血时血液内不得加入哪些药液（　　）
    A. 含钙剂的溶液　　　　B. 酸性溶液　　　　C. 碱性溶液
    D. 4%枸橼酸钠　　　　E. 高渗或低渗溶液

232. 晶体溶液的作用包括（　　）
    A. 补充水分及热量　　　　B. 补充水和电解质　　　　C. 调节酸碱平衡
    D. 利尿、脱水　　　　E. 补充蛋白质和抗体

233. 对静脉输液的患者应注意观察（　　）
    A. 液体是否滴完　　　　B. 有无输液反应　　　　C. 有无溶液外溢
    D. 输液管有无扭曲、受压　　　　E. 针头有无脱出、阻塞或移位

234. 输液过程中,因速度过快引起肺水肿时,护士应立即采取的措施是（　　）
    A. 停止输液　　　　B. 加压给氧　　　　C. 取端坐位
    D. 保持呼吸道通畅　　　　E. 必要时止血带四肢轮扎

235. 溶血反应的护理措施包括（　　）
    A. 立即停止输血　　　　B. 维持静脉通路以备给药
    C. 热水袋敷双侧肾区　　　　D. 酸化尿液
    E. 密切观察生命体征及尿量

236. 预防溶血反应的护理措施包括（　　）
    A. 做好血型鉴定　　　　B. 作好交叉配血试验　　　　C. 严格执行血液保存原则
    D. 避免血液加温或剧烈震荡　　　　E. 输血前要由两人认真核对

237. 长期反复或大量输入库血可并发（　　）
    A. 心率缓慢　　　　B. 手足抽搐　　　　C. 伤口渗血
    D. 血红蛋白尿　　　　E. 血压下降

238. 预防输血过敏反应的措施是（　　）
　　A. 勿选取用有过敏史的献血员　　　B. 供血员献血前不吃致敏食物
　　C. 输血速度不宜过快　　　　　　　D. 输血前注射盐酸肾上腺素 0.5～1ml
　　E. 对过敏体质患者在输血前适当给予抗过敏药物

239. 大量输入库血后易出现（　　）
　　A. 高血钾　　　　　　B. 低血钠　　　　　　C. 酸中毒
　　D. 碱中毒　　　　　　E. 低血钙

240. 静脉输液的目的有（　　）
　　A. 纠正水电解质失调　　B. 补充营养　　　　　C. 输入药物
　　D. 增加循环血量　　　　E. 输入脱水剂

241. 处理空气栓塞者的方法有（　　）
　　A. 取左侧卧位，头低足高　　　　　B. 加压吸氧，氧气经 20%～30% 乙醇湿化
　　C. 氧气吸入　　　　　　　　　　　D. 中心静脉导管抽出空气
　　E. 超短波理疗

242. 输血的目的（　　）
　　A. 补充血容量　　　　B. 补充血红蛋白　　　　C. 补充抗体
　　D. 补充凝血因子　　　E. 补充电解质

243. 不可加入输血的血液内的药物是（　　）
　　A. 钙剂　　　　　　　B. 生理盐水　　　　　　C. 高渗盐水
　　D. 酸性药品　　　　　E. 枸橼酸钠

244. 输入前须做血型鉴定和交叉配血试验的是（　　）
　　A. 全血　　　　　　　B. 红细胞　　　　　　　C. 白细胞
　　D. 血小板　　　　　　E. 血浆

245. 输输入前准备正确的是（　　）
　　A. 二人核对供、受血者的血型和交叉配血结果
　　B. 勿将血液震荡
　　C. 库血在室温放置 20 分钟
　　D. 检查库血上层淡红色、下层暗紫色可以使用
　　E. 输血前先给患者输等渗盐水

246. 静脉输液反应有（　　）
　　A. 发热反应　　　　　B. 过敏反应　　　　　　C. 急性肺水肿
　　D. 静脉炎　　　　　　E. 空气栓塞

247. 大量输血后反应有（　　）
　　A. 循环负荷过重　　　　　　　　　B. 出血倾向
　　C. 枸橼酸钠中毒反应　　　　　　　D. 溶血反应
　　E. 过敏反应

248. 输血要做好三查八对工作,三查内容即( )
   A. 查血液制品的有效期　　　　　B. 查血液制品的质量
   C. 查输血装置是否完好　　　　　D. 查血液制品的种类
   E. 查供、受血者的血型和交叉配血结果

249. 溶血反应的发生原因包括( )
   A. 输入异型血　　　B. 输入异常血　　　C. 血型系统不符
   D. 输血速度过快　　E. 受血者是过敏体质

## 参考答案

| | | |
|---|---|---|
| 1—5. E* ACCC | 6—10. CCEBA | 11—15. BEBED |
| 16—20. EDB* EE | 21—25. E* DEC* D | 26—30. EC* BDD |
| 31—35. EABBE | 36—40. DCBEC* | 41—45. CBDDC |
| 46—50. CBE* CE | 51—55. DABAC* | 56—60. ABE* CE |
| 61—65. EBB* BA | 66—70. BDCEB | 71—75. CACAE* |
| 76—80. CCBAD | 81—85. DDDE* C | 86—90. DB* CEB |
| 91—95. DD* C* B* C* | 96—100. CC* CB* C | 101—105. DBEED |
| 106—110. CEEAE | 111—115. EAD* DC | 116—120. A* E* A* EE |
| 121—125. AA* A* BE | 126—130. BE* E* D* E* | 131—135. D* BDEA |
| 136—140. ADBDE | 141—145. DEBAE | 146—150. C* AD* C* B |
| 151—155. EB* EDA | 156—160. E* E* CE* A | 161—165. B* CCCB |
| 166—170. DAADC | 171—175. EADAB | 176—180. BBBEB |
| 181—185. BDACA | 186—190. ADBBA | 191—195. BCBDB |
| 196—200. BDCDA | 201—205. BCDBC | 206—210. CBDEA |
| 211—215. DBCAD | 216—220. BADAC | 221—224. DBEA |
| 225. ACD | 226. ABCE | 227. BCD |
| 228. ABE | 229. BDE | 230. AD |
| 231. ABCE | 232. ABCD | 233. ABCDE |
| 234. ABCDE | 235. ABCE | 236. ABCDE |
| 237. ABCE | 238. ABE | 239. ACE |
| 240. ABCDE | 241. ACD | 242. ABCD |
| 243. ACD | 244. ABCD | 245. ABCE |
| 246. ACDE | 247. ABC | 248. ABC |
| 249. ABC | | |

## 部分题解

1. 静脉输液是利用液体静压的物理原理将一定量的无菌溶液或药液直接输入静脉的方法。
18. 开放式静脉输液过程中如需添加溶液,溶液瓶勿触及输液瓶口,以免污染输液瓶;如需在输液瓶中加药,应用注射器抽吸药液,取下针头,避免针头脱落至输液瓶内污染药液,在距输液瓶口约1cm处注入,并轻轻摇匀药液。
21. 输液微粒污染的危害:①直接堵塞血管,引起局部供血不足,组织缺血、缺氧,组织坏死;②红细胞聚集在微粒上,形成血栓,引起血管栓塞和静脉炎;③微粒进入肺毛细血管,可引起巨噬细胞增殖,包围微粒形成肺内肉芽肿;④出现血小板减少症和过敏反应。
24. 间接输血法凭取血单与血库人员共同做好"三查"、"八对"。"三查"即查血的有效期、血的质量和输血装置是否完好;"八对"即对姓名、床号、住院号、血瓶(袋)号、血型、交叉配血试验结果、血液种类和剂量。

## 第十二章　静脉输液与输血法

27. 库存血其成分以红细胞和血浆蛋白为主,而白细胞、血小板、凝血酶原等成分破坏较多,钾离子含量增高,酸性增高。故大量输入库血时,可引起高血钾症和酸中毒。

40. Rh因子所致溶血:Rh阴性者首次输入Rh阳性血液时不会发生溶血反应,但输血2～3周后即产生抗Rh阳性的抗体。如再次接受Rh阳性血液,即可发生溶血反应。

48. 静脉输液后出现的发热反应的原因是:输入了致热物质,见于输液器灭菌不彻底或再次被污染,有效期已过;输入的药液或药物制剂不纯消毒灭菌不彻底或已过期变质;输液过程中未严格遵守无菌操作原则等。

55. 晶体溶液的分子小,在血管内存留时间短,可有效纠正体内的水、电解质失调。

58. 静脉痉挛是由于穿刺肢体暴露在冷的环境中时间过长或输入的液体温度过低所致。可用热毛巾或热水袋热敷穿刺部位上端血管,以缓解静脉痉挛。

63. 血液病患者全血细胞减少,有出血倾向,应给予新鲜血液输注。

75. 发生空气栓塞时,患者应采取左侧、头低足高位,使气体浮向右心室心尖部,避开肺动脉入口。

84. 正常库血分两层,上层为血浆呈淡黄色,半透明;下层为血细胞呈均匀暗红色,两者界限清楚,且无凝血块。如血浆变红或浑浊,血细胞呈暗紫色,两者界限不清,或有明显等说明血液可能变质,不能输入。

87. 静脉输液调节滴速:根据病情、年龄及药物性质调节输液速度,一般成人40滴～60滴/分,儿童20滴～40滴/分;对年老、体弱、心、肺、肾功能不良者,婴幼儿或输注刺激性较强的药物者滴速宜慢;对严重脱水、血容量不足、心肺功能良好者输液速度可适当加快。

90. 溶血反应是指输入的红细胞和受血者的红细胞发生异常破坏,而引起的一系列临床症状。为输血中最严重的反应。最典型的症状为四肢麻木、腰酸背痛。

92. 空气随血注入右心房,再入右心室。若空气量较大,则阻塞肺动脉入口,血液不能进入肺内进行气体交换,引起机体严重缺氧。

93. 自体输血适用情况:稀有血型患者的手术:择期手术的患者;手术中流失的未污染血液(肝、脾破裂,宫外孕大出血,大手术的创面出血);体外循环的患者。

94. 血清是血液凝固后,血凝块回缩释出的淡黄色液体。因此血清中不含有凝血因子和纤维蛋白原。

95. 由血库取出的血液应在室温下放置15分钟～20分钟再给患者输入。

97. 溶血反应时,可口服或静脉滴注碳酸氢钠,以碱化尿液,防止或减少血红蛋白结晶阻塞肾小管。

99. 库存血中含有枸橼酸钠,输入机体可与血液中的游离钙结合,使血钙下降,导致凝血功能障碍、毛细血管张力降低、血管收缩不良、心肌收缩无力等。临床患者可出现手足抽搐、出血倾向、心率缓慢、血压下降,甚至心脏骤停等。

113. 加压给氧,可使肺泡内压力增高,减少肺泡内毛细血管渗出液的产生,提高肺泡内氧分压,增加氧的弥散,改善低氧血症。急性肺水肿给氧一般氧流量为6L～8L/分;同时给予20%～30%乙醇湿化吸氧,因乙醇能降低肺泡内泡沫表面张力,使泡沫破裂消散,从而改善肺部气体交换,迅速缓解缺氧症状。

116. 甘露醇是高渗溶液,可迅速提高血浆胶体渗透压,回收组织水分进入血液,消除水肿。同时可降低颅内压,改善中枢神经系统的功能。

117. 低分子右旋糖酐分子量较大,可以维持血浆胶体渗透压,迅速增加血容量。同时还降低血液的黏稠度,改善微循环和抗血栓形成。
118. 输注浓缩白蛋白可提高机体的胶体渗透压。补充蛋白质,从而减轻组织水肿。
122. 根据患者有肺心病史,以及特征性的粉红色泡沫样痰液及肺部湿性罗音,可判断其发生急性肺水肿。
123. 该患者寒战,头痛,恶心,体温39℃,提示出现了发热反应。护士应暂停输血,静脉滴注生理盐水,必要时按医嘱给予解热镇痛药和抗过敏药
127. 氯化钾对血管的刺激较大,输液中局部常有疼痛,护士应减慢输液速度
128. 患者述说疼痛时,患者应先观察穿刺局部,分析疼痛的原因,如为药物刺激,可减慢速度;若为针头脱出,应拔出针头。
129. 静脉注射常见故障①注射部位无肿胀,可有疼痛和回血,为针尖斜面紧贴血管壁;②局部肿胀、疼痛无回血,针尖自血管滑出;③局部肿胀、疼痛,有回血,针尖斜面部分滑出血管壁;④溶液不进、无回血,针梗阻塞。
130. 发生溶血反应时红细胞溶解并释放大量血红蛋白至血浆中,患者出现黄疸和血红蛋白尿。
131. 患者输血后出现头胀、四肢麻木、腰部剧痛,符合溶血反应。处置:立即停止输血并通知医生;保留余血,重新血型鉴定及交叉配血试验;维持静脉通道;双侧腰部封闭,或用热水袋双侧肾区热敷;碱化尿液;观察生命体征及尿量并记录;安慰患者,缓解其焦虑及恐惧。
146. 100ml×15滴/ml÷45滴/分≈33.3分钟,即输入100ml液体约需33.3分钟。患者8:30开始治疗,则完成时间约9:03。
147. 计算方法:①开始的补液速度=50/15(ml/分);②前90分钟输注的液体为90×(50÷15)=300ml;③剩余液量的输注速度为60÷15=4ml/分;④剩余液量是1000-300=700ml;⑤输注余液需要的时间是700÷4=175分钟;⑥输完全量需要的时间90+175=265分钟(4小时25分),即输完全液时间是13:55。
148. 400ml×15滴/ml÷20滴/分÷60=5小时
149. 输液速度=[800ml÷(4×60)分钟]×15滴/分≈50滴/分。
152. 注射部位肿胀、疼痛,无回血,提示针尖在血管外。护士应拔出针头,另选血管,更换针头后重新穿刺。
156. 患者输液中出现气促、咳嗽、咳粉红色泡沫痰,符合循环负荷过重的表现。处置:停止输液,请医生紧急处理;协助患者端坐位,两腿下垂;给予高流量、乙醇氧吸入(20%～30%乙醇)遵医嘱给予血管扩张药、平喘药、强心药、利尿药等。必要时四肢轮流结扎;支持安慰患者,缓解其紧张情绪。
157. 发生空气栓塞时,患者应采取左侧、头低足高位,使气体浮向右心室心尖部,避开肺动脉入口。
159. 输血完毕,血袋需保留24小时～48小时以备查验。
161. 输血前、后和输两袋血之间均应输入少量生理盐水。

# 第十三章 标本采集技术

一、$A_1$ 型题(每一道题下面有 A、B、C、D、E 五个备选答案,请从中选择一个最佳答案。)

1. 采集标本前需要核对的内容不包括( )
   A. 采集方法　　　　　B. 送检日期　　　　　C. 检验项目
   D. 患者姓名　　　　　E. 住院时间

2. 做妊娠试验应留取晨尿的原因为( )
   A. 尚未受饮食影响　　　　B. 晨尿中绒毛膜促性腺激素的含量高
   C. 晨尿量较多功能　　　　D. 晨尿中尿素浓度较高　　　　E. 尿中酸碱度尚未改变

3. 不符合标本采集的原则是( )
   A. 遵医嘱采集标本　　　　B. 应选择无菌容器,外贴标签　C. 认真做好核对工作
   D. 采集量和采集时间要正确　　E. 标本不可放置时间过久

4. 下列不正确的说法是( )
   A. 特殊标本需要注明采集时间　　　　B. 培养标本应在患者使用抗生素前采集
   C. 采集前未用抗生素在检验单上注明　　D. 采集方法、采集量要正确
   E. 培养标本不可混入防腐剂、消毒剂

5. 痰培养标本采集时应用漱口液是( )
   A. 朵贝尔溶液　　　　B. 生理盐水　　　　C. 0.1%醋酸溶液
   D. 1%～4%碳酸氢钠溶液　　E. 1%～3%过氧化氢溶液

6. 关于咽拭子培养,错误的操作是( )
   A. 嘱患者先用朵贝尔溶液漱口　　　　B. 真菌培养应在口腔溃疡面采集
   C. 嘱患者张口发"啊"音以充分暴露咽喉部　　D. 采集两侧腭弓及咽扁桃体上分泌物
   E. 严格执行无菌操作

7. 做真菌培养时,采取分泌物的部位应在口腔的( )
   A. 溃疡面　　　　B. 软腭　　　　C. 两侧腭弓
   D. 扁桃体　　　　E. 咽部

8. 采集痰培养标本时,错误的操作方法是( )
   A. 在清晨采集标本　　　　B. 操作过程中严格无菌操作
   C. 昏迷患者可用电动吸引器吸痰　　D. 痰液黏稠者可先稀释后采集
   E. 护士操作规程时应戴口罩

9. 留取常规痰标本查找癌细胞时,可选何种溶液固定标本( )
   A. 95%乙醇　　　　B. 70%乙醇　　　　C. 10%甲苯

D. 70%盐酸  E. 40%甲醛

10. 关于24h痰标本采集,错误的做法是( )
    A. 可观察痰液的性状            B. 标签应注明留痰起止时间
    C. 鼻涕不可混入标本中          D. 唾液可混入标本中
    E. 留痰起止时间可为自晨7时至次晨7时

11. 防止血标本溶血,下列错误的方法是( )
    A. 选择干燥针头和注射器        B. 不要震荡
    C. 顺着管壁缓慢注入血液和泡沫  D. 严禁在输液的针头处采集血标本
    E. 血培养标本注入培养瓶

12. 采全血时,可以加入标本容器的药物是( )
    A. 10%葡萄糖酸钙   B. 盐酸溶液            C. 5%碳酸氢钠溶液
    D. 高渗或低渗溶液   E. 4%枸橼酸钠溶液

13. 需采集血清标本的检验项目是( )
    A. 致病菌           B. 血糖                C. 尿素氮
    D. 肌酐             E. 血钾

14. 亚急性细菌心内膜炎血培养标本应采血( )
    A. 10～15ml         B. 7～8ml              C. 5～6ml
    D. 3～4ml           E. 1～2ml

15. 血标本采集时错误的做法是( )
    A. 全血标本选用抗凝试管   B. 血清标本选用抗凝试管以防凝   C. 血培养标本选用血培养瓶
    D. 生化标本应在清晨空腹采血   E. 输血时应在对侧肢体抽血

16. 属于全血标本的检验项目是( )
    A. 血钙             B. 乳酸脱氢酶          C. 血氨
    D. 总胆固醇         E. 碱性磷酸酶

17. 在血培养标本的采集原则中,哪一项是错误的( )
    A. 采集量一般为5ml        B. 严格无菌技术操作
    C. 必须清晨空腹采集       D. 消毒剂和防腐剂不可混入培养瓶内
    E. 已用抗生素者在检验单上注明

18. 动脉穿刺取血标本时,不需准备的用物是( )
    A. 止血带           B. 肝素                C. 无菌纱布
    D. 无菌软木塞       E. 干燥注射器

19. 对同时抽取的几个项目的血标本,注入容器的先后顺序是( )
    A. 血培养瓶、抗凝试管、干燥试管     B. 血培养瓶、干燥试管、抗凝试管
    C. 干燥试管、血培养瓶、抗凝试管     D. 抗凝试管、干燥试管、血培养瓶
    E. 干燥试管、抗凝试管、血培养瓶

20. 尿常规检查应在何时留取尿标本（　　）
    A. 晚上入睡前　　　　B. 饭前半小时　　　　C. 饭后半小时
    D. 晨起第一次尿　　　E. 随时都可以

21. 留取中段尿的目的是检查尿中（　　）
    A. 细菌　　　　　　　B. 红细胞　　　　　　C. 糖
    D. 蛋白　　　　　　　E. 酮体

22. 留取中段尿的时间宜在（　　）
    A. 任何时候　　　　　B. 清晨空腹　　　　　C. 膀胱充盈时
    D. 安静时　　　　　　E. 晚上睡时

23. 尿标本中加浓盐酸防腐剂可用于（　　）
    A. 17-酮类固醇检查　　B. 尿肌酸定量检查　　C. 爱迪计数
    D. 尿蛋白定量　　　　E. 尿糖定性

24. 留取24小时尿标本，错误的方法是（　　）
    A. 选用清洁带盖的大容器　　　　　　B. 向患者解释留尿目的和方法
    C. 晨7时排尿于容器中，次晨7时排尿弃去　　D. 根据检验要求加入防腐剂
    E. 标签上注明病区、姓名、床号、起止时间

25. 尿标本中加甲醛防腐剂可用于（　　）
    A. 17-类固醇检查　　　B. 尿糖定量　　　　　C. 尿蛋白定量
    D. 爱迪计数　　　　　E. 尿糖定性

26. 尿培养标本应取尿（　　）
    A. 5ml　　　　　　　　B. 10ml　　　　　　　C. 20ml
    D. 50ml　　　　　　　E. 100ml

27. 尿常规标本应取尿（　　）
    A. 5ml　　　　　　　　B. 10ml　　　　　　　C. 20ml
    D. 50ml　　　　　　　E. 100ml

28. 作尿蛋白定量检查加入的防腐剂应是（　　）
    A. 95％乙醇　　　　　B. 甲苯　　　　　　　C. 甲醛
    D. 浓盐酸　　　　　　E. 稀盐酸

29. 对尿蛋白定量的尿标本使用甲苯防腐剂的作用是（　　）
    A. 保持尿液的化学成分不变　　B. 防止尿中激素被氧化　　C. 固定尿中有机成分
    D. 防止尿液颜色改变　　　　　E. 防止尿液被污染变质

30. 错误的尿标本采集方法是（　　）
    A. 尿培养标本取中段尿　　　　　　　　B. 昏迷患者可通过导尿术留取标本
    C. 检查尿中细胞留取12小时或24小时尿　　D. 常规标本收集晨尿100ml
    E. 月经期不宜留取尿标本

31. 检查粪便中的寄生虫卵应（　　）
    A. 留取全部粪便　　　　B. 取边缘部位的粪便　　　　C. 取中间部位的粪便
    D. 取不同部位粪便　　　E. 随机取少量粪便

32. 采集粪便培养标本应（　　）
    A. 取脓血及黏液部分粪便　　B. 随机取少许粪便　　　　C. 留取全部粪便
    D. 取不同部位粪便　　　　　E. 粪便置于加温容器中

33. 粪便标本采集，错误的方法是（　　）
    A. 水样便应盛于容器中送检　　　　B. 做血吸虫孵化检查应留取全部粪便
    C. 查阿米巴原虫应在采集后将容器用热水加温
    D. 检查寄生虫卵，应取不同部位粪便
    E. 粪培养标本应取带脓血或有黏液的粪便少许

34. 大便潜血试验的前3天，可以选择的食物是（　　）
    A. 牛肉　　　　B. 猪肉　　　　C. 猪血
    D. 菠菜　　　　E. 白萝卜

35. 采集血生化检验的血标本宜在（　　）
    A. 临睡前　　　B. 午后　　　　C. 清晨空腹
    D. 傍晚　　　　E. 饭前

36. 进行肝功能检查，应准备什么试管（　　）
    A. 普通抗凝管　　　　B. 清洁干燥试管　　　　C. 枸橼酸钠试管
    D. 石蜡油抗凝管　　　E. 无菌试管

37. 检查痰中的寄生虫卵是采集（　　）
    A. 常规痰标本　　　　B. 痰培养标本　　　　C. 饭后2小时痰标本
    D. 晨起标本　　　　　E. 任何时间均可

38. 若同时采集多种类型的血标本时，应先留取（　　）
    A. 抗凝管　　　　B. 无添加剂的干燥空管　　　　C. 血培养管
    D. 生化管　　　　E. 促凝管

39. 为亚急性细菌性心内膜炎的患者采集血培养标本，最佳的时间是（　　）
    A. 发热前，抗生素应用前　　B. 发热期间，抗生素应用前　　C. 发热期间，抗生素应用后
    D. 抗生素应用后的退热期　　E. 任何时间均可

40. 采集血细菌培养标本时，血量宜为（　　）
    A. 2ml　　　　B. 4ml　　　　C. 5ml
    D. 7ml　　　　E. 10ml

41. 做尿蛋白及尿糖定性检查应留取（　　）
    A. 中段尿标本　　　　B. 尿浓缩标本　　　　C. 24小时尿标本
    D. 尿常规标本　　　　E. 尿培养标本

## 第十三章 标本采集技术

42. 做尿糖定量检查的尿标本,容器中应加入的防腐剂是( )
    A. 甲醛　　　　　　　　　B. 甲苯　　　　　　　　　C. 乳酸钠
    D. 浓盐酸　　　　　　　　E. 肝素钠

43. 留取24小时尿标本时,标本中加甲醛的作用是( )
    A. 防止尿液中的激素被氧化　　B. 固定尿中有机成分　　C. 防止细菌污染
    D. 保持尿液中的化学成分不变　E. 延缓尿液中化学成分的分解

44. 留取24小时尿标本做17-羟类固醇检查,为防止尿中激素被氧化,标本中应加( )
    A. 甲苯　　　　　　　　　B. 浓盐酸　　　　　　　　C. 甲醛
    D. 冰醋酸　　　　　　　　E. 乙醇

45. 做尿糖定量检查时应留取( )
    A. 中段尿标本　　　　　　B. 晨起尿标本　　　　　　C. 24小时尿标本
    D. 尿常规标本　　　　　　E. 尿培养标本

46. 为提高检出率,留取粪便查寄生虫卵时,应采集( )
    A. 边缘部分的粪便　　　　B. 不同部分的粪便　　　　C. 中间部分的粪便
    D. 脓血部分的粪便　　　　E. 黏液部分的粪便

47. 为阿米巴痢疾患者留取粪便标本时,应使用( )
    A. 防水的蜡纸盒　　　　　B. 保温容器　　　　　　　C. 无菌容器
    D. 玻璃容器　　　　　　　E. 普通硬纸盒

48. 做血气分析的血标本应放置于( )
    A. 干燥试管中密封　　　　　B. 肝素抗凝注射器中密封　　C. 无菌试管中密封
    D. 枸橼酸钠试管中密封　　　E. 草酸钾抗凝试管中密封

49. 尿查钠、氯标本中需使用甲苯防腐剂是因为( )
    A. 防止尿中激素被氧化　　　　B. 固定尿中有机成分
    C. 保持尿液的化学成分不变　　D. 避免尿液被污染变质
    E. 防止尿液颜色改变

50. 留取血吸虫孵化检查的粪便标本应( )
    A. 于进试验饮食3~5天后留取　　B. 留全部粪便及时送检
    C. 将便盆加热后留取全部粪便　　D. 用竹签取脓血黏液粪便置培养管内
    E. 取少量异常粪便置蜡纸盒内送检

51. 采集痰常规标本时间宜为( )
    A. 睡前　　　　　　　　　B. 随时采集　　　　　　　C. 饭前
    D. 晨起　　　　　　　　　E. 饭后

52. 采集咽拭子标本的时间不宜( )
    A. 上午8时　　　　　　　B. 餐后2小时内　　　　　　C. 清晨
    D. 午后2小时　　　　　　E. 睡前

53. 需采集全血标本的检验项目是(　　)
    A. 血脂　　　　　　　B. 血钠　　　　　　　C. 血糖
    D. 肝功能　　　　　　E. 血清酶

54. 下列哪项不符合血培养标本采集原则(　　)
    A. 采集量一般为3ml　　B. 在使用抗生素前采集　　C. 标本容器外贴检验单附联
    D. 血液注入标本瓶后轻轻摇匀　　E. 采集时严格无菌技术操作

55. 采集粪便标本作隐血实验前3天应禁食(　　)
    A. 西红柿　　　　　　B. 牛奶　　　　　　　C. 肉类
    D. 土豆　　　　　　　E. 豆制品

56. 12小时尿量留取方法是(　　)
    A. 任意留取12小时的尿量
    B. 早晨7点排空膀胱留取尿液至晚上7点弃去最后一次尿
    C. 早上7点排空膀胱,弃去尿液,开始留尿至7留取最后一次尿
    D. 晚上7点开始留取尿液至次日晨7点弃去最后一次尿
    E. 晚上7点排空膀胱,开始留取尿液至次日晨7点留取最后一次尿

57. 痰中查结核杆菌应取(　　)
    A. 常规痰标本　　　　B. 痰培养标本　　　　C. 24小时痰标本
    D. 晨起标本　　　　　E. 随时标本

58. 作24小时痰量和分层检查时,应加入下列哪种防腐剂(　　)
    A. 95％乙醇　　　　　B. 甲苯　　　　　　　C. 甲醛
    D. 浓盐酸　　　　　　E. 苯酚

59. 需采集血清标本的检验项目是(　　)
    A. 血脂　　　　　　　B. 尿酸　　　　　　　C. 血糖
    D. 肌酸　　　　　　　E. 肌酐

60. 需采集血浆标本的检验项目是(　　)
    A. 血脂　　　　　　　B. 血清酶　　　　　　C. 凝血因子测定
    D. 血钾　　　　　　　E. 血钠

61. 采集血清的血标本应放置于(　　)
    A. 干燥试管中　　　　B. 肝素抗凝注射器中密封　　C. 无菌试管中
    D. 枸橼酸钠试管中　　E. 草酸钾抗凝试管中密封

62. 动脉血标本采集时下列哪个是错误的(　　)
    A. 查对医嘱,贴检验单附联于标本容器上
    B. 选择桡动脉或股动脉
    C. 桡动脉的穿刺点于前臂掌侧腕关节上2cm动脉搏动最明显处
    D. 用注射器抽吸1：500肝素生理盐水溶液,湿润注射器后排尽
    E. 抽血完毕,迅速拔出针头,用无菌纱布按压穿刺点3～5分钟

63. 真空静脉采血采集时错误的做法是( )
   A. 戴手套,按静脉穿刺法穿刺血管,见回血后,固定穿刺针针柄
   B. 将真空采血针另一端插入真空采血管的橡胶塞中心处
   C. 采血量后,拔除采血针,胶质止血套自动回弹封住刺塞端针尖
   D. 采血毕,先拔出静脉穿刺针,后拔出采血针,嘱患者按压穿刺点1~2分钟

64. 常规痰标本采集时不妥的是( )
   A. 属患者清晨醒来未进食前用清水漱口清洁口腔
   B. 用力咳出气管深处的第一口痰液,盛于一次性痰标本容器内
   C. 对于无法咳痰的患者,帮助患者由下向上叩击患者背部协助排痰
   D. 戴好手套,将集痰器分别连接吸引器和吸痰管
   E. 集痰器开口高的一端接吸痰管,低的一端接吸引器

65. 作尿中钾离子检查应加入的防腐剂应是( )
   A. 75%乙醇    B. 甲苯    C. 甲醛
   D. 浓盐酸    E. 苯酚

二、A₂型题(每道考题是以一个小案例的形式出现的,其下有 A、B、C、D、E 五个备选答案,请从中选择一个最佳答案。)

66. 王女士,35岁,结核患者,需要进行尿浓缩查结核杆菌。问:合适的尿标本采集方法是( )
   A. 晨起第一次尿约100ml    B. 有尿意时留尿    C. 留24小时尿标本
   D. 随时留尿100ml    E. 留取中段尿5ml

67. 伍先生,60岁,近几个月来咳嗽明显加重,持续痰中带血,既往有吸烟史35年,怀疑支气管肺癌,查找痰中癌细胞,固定痰标本的溶液是( )
   A. 浓盐酸    B. 95%乙醇    C. 2%碘酒
   D. 甲苯    E. 5%石炭酸

68. 潘女士,30岁,感染高热数日,怀疑败血症,需采集血培养标本,操作中错误的是( )
   A. 采集时严格执行无菌操作    B. 检查培养基是否足够
   C. 血标本应放入消毒容器内    D. 更换针头后把抽出的血液注入容器内
   E. 血液注入培养瓶内应轻轻摇匀

69. 患者黄某,女,28岁,急性肾盂肾炎,遵医嘱采集中段尿培养。不正确的操作是( )
   A. 确认膀胱充盈(有尿意)时留尿    B. 清洁、消毒外阴,铺洞巾
   C. 嘱患者弃去前段尿    D. 用无菌试管接中段尿5ml
   E. 标本需及时送验

70. 患者史某,男65岁,慢性阻塞性肺气肿伴有呼吸功能不全。近来不明原因的咯血,拟行纤维支气管内镜检查,检查之前,遵医嘱做血气分析检查。护士在采集血标本中错误的操作是( )
   A. 多选用桡动脉或股动脉    B. 抽吸肝素湿润注射器内壁后,余液全部弃去
   C. 右手持注射器,与动脉走向成20°刺入    D. 拔针后,立即将针尖斜面刺入软木塞

E. 用无菌纱布压迫穿刺点 5~10 分钟

71. 马女士,30 岁,急性畏寒、高热 40℃ 数日,同时有咽痛充血、鼻塞、流涕。遵医嘱做咽拭子培养。不正确的操作是（　　）
    A. 从咽部及扁桃体取分泌物
    B. 可用压舌板以充分暴露咽喉部
    C. 患者先漱口
    D. 用无菌长棉签蘸无菌生理盐水采集
    E. 在酒精灯火焰上消毒培养管口

72. 患者吕某,男,40 岁,近 3 个月来出现厌油、食欲不振、腹胀、右上腹部有持续性胀痛,为协助诊断需做肝功能检验。采集标本时,不正确的操作是（　　）
    A. 所用试管内盛有抗凝剂
    B. 清晨空腹时采集
    C. 将血液顺着管壁缓慢注入试管
    D. 泡沫不能注入试管
    E. 血液注入试管后不需轻轻摇动

73. 张荣,男性,43 岁,以肾小球肾炎收入院。医嘱：爱迪氏计数检查,以下做法哪项不妥（　　）
    A. 向患者解释留尿的目的及配合方法
    B. 准备大口带盖容器
    C. 容器内加甲苯防腐
    D. 嘱患者晨 7 时排空膀胱后开始留尿
    E. 做好交班

74. 某患者,初步诊断为阿米巴痢疾,为确定诊断,医嘱留便标本查找阿米巴原虫,护士应为患者选择哪种标本容器（　　）
    A. 无菌容器
    B. 装有培养基的容器
    C. 清洁容器
    D. 加温的容器
    E. 加有 95% 酒精的容器

75. 患者,男性,20 岁,疲乏无力、恶心、厌食 1 周,医师指示查谷氨酸氨基转移酶。最佳的采血时间是（　　）
    A. 饭前空腹
    B. 晨起饭后 2 小时
    C. 睡前
    D. 随机
    E. 早晨空腹时

76. 24 小时尿标本检查需要加入甲醛作为防腐剂的检查项目是（　　）
    A、艾迪计数
    B、17-酮类固醇
    C、尿糖定量
    D、尿蛋白定量
    E、肌酐定量

77. 患者,女性,35 岁,胆道感染。非手术治疗中,患者出现阵发性寒战、高热、面色潮红、呼吸急促、腹泻。行血液细菌培养应在（　　）
    A. 发热高峰时
    B. 腹泻缓解后
    C. 寒战前
    D. 寒战时(体温上升)
    E. 呼吸平稳时

78. 患者,男,45 岁。因高热、牙龈出血及多处皮肤瘀点 5 天入院。医嘱开具下列检验单。护士采血时,应优先采取的标本是（　　）
    A. 血常规
    B. 血生化组合
    C. 凝血四项
    D. ABO 血型
    E. 血培养

## 第十三章 标本采集技术

79. 患者男,29岁。初步诊断为阿米巴痢疾收入院,医嘱:留取粪便做阿米巴原虫检查。护士应为患者准备的标本容器是(　　)
    A. 无菌容器　　　　　　B. 清洁容器　　　　　　C. 干燥容器
    D. 装有培养基的容器　　E. 加温的清洁容器

80. 患者,女性,29岁,泌尿系感染,拟采集中段尿做细菌学培养,不正确的操作是(　　)
    A. 温水清洗外阴　　　　B. 0.1%苯扎溴铵消毒尿道口　　C. 排尿不中断
    D. 弃前、弃后、留中段尿　　E. 取无菌试管,留取尿量<5ml

81. 患者,女性,40岁,遵医嘱欲做中段尿细菌培养及药敏试验,护士对其做如下采集标本的指导,其中不正确的是(　　)
    A. 采集前清洁外阴,苯扎溴铵消毒尿道口　　B. 弃去前段尿液
    C. 尿液排尽前停止采集尿液　　　　　　　　D. 将尿液排到清洁干燥容器内
    E. 标本立即送检

82. 患者,男性,17岁,因血尿、蛋白尿入院,诊断为急性肾小球肾炎,现医嘱行艾迪计数检查。护士在患者的尿液中应加入的防腐剂是(　　)
    A. 10%过氧乙酸　　B. 40%甲醛　　C. 稀盐酸
    D. 40%硫酸　　　　E. 1‰~2‰甲苯

83. 患者,女性,60岁,疑诊为肺癌。若留取痰标本查找癌细胞,则固定标本的溶液宜选用(　　)
    A. 95%乙醇　　B. 75%乙醇　　C. 10%甲醇
    D. 10%苯酚　　E. 稀盐酸

84. 张某,女,29岁,白血病,化疗过程中因口腔溃烂需做咽拭子培养,采集标本部位应选(　　)
    A. 口腔溃疡面　　B. 两侧腭弓　　C. 舌根部
    D. 扁桃体　　　　E. 咽部

85. 男性,58岁,患慢性胃溃疡多年。近日感到胃部疼痛,大便颜色发黑。来院检查需做潜血试验。三天内应禁吃(　　)
    A. 大米稀饭　　B. 面包　　C. 鸡蛋
    D. 瘦肉　　　　E. 豆腐

### 三、$A_3/A_4$ 型题(提供一个案例,下设若干道考题。在每道考题下面的 A、B、C、D、E 五个备选答案中选择一个最佳答案。)

(86~90题共用题干)
宋先生,25岁,因血尿、蛋白尿、高血压、水肿入院,诊断为急性肾小球肾炎。

86. 遵医嘱行尿常规检查,下列说法错误的是(　　)
    A. 可检查尿液的色泽　　B. 可测定尿比重　　C. 可检查尿液的细胞及管型
    D. 可作尿的生化检查　　E. 可作尿蛋白定性检查

87. 给宋先生做中段尿细菌培养,不正确的操作是(　　)
    A. 留取标本前嘱患者多饮水　　B. 清洁、消毒外阴,不铺洞巾　　C. 采集中段尿于无菌容器内
    D. 弃去前段尿　　　　　　　　E. 采集中段尿5ml

88. 做尿蛋白定性检查,正确的标本采集方法是(　　)
    A. 留晨起第一次尿约 100ml　　B. 留 24h 尿　　C. 留取中段尿 5ml
    D. 随时留尿 100ml　　E. 睡前留尿 50ml

89. 做尿蛋白定量检查,应加入防腐剂(　　)
    A. 浓盐酸　　B. 5%碳酸氢钠　　C. 甲苯
    D. 10%甲醛　　E. 95%乙醇

90. 若测定血中尿素氮,应采集的标本及选择的试管是(　　)
    A. 全血标本,抗凝试管　　B. 血清标本,抗凝试管　　C. 血培养标本,抗凝试管
    D. 血清标本,干燥试管　　E. 全血标本,干燥试管

(91～95 共用题干)

赵女士,55 岁,原因不明的持续发热一周以上,不规则低热,多在此 37.5℃～39℃,伴有乏力,盗汗,为明确诊断,需作血沉、血清酶检测及进行血培养。

91. 血清标本应选择(　　)
    A. 血培养瓶　　B. 干燥试管　　C. 含肝素试管
    D. 液状石蜡试管　　E. 乳酸钠试管

92. 血清酶标本应选用(　　)
    A. 干燥试管　　B. 血培养瓶　　C. 含肝素试管
    D. 液状石蜡试管　　E. 乳酸钠试管

93. 血糖、血清酶、血培养标本注入容器的顺序是(　　)
    A. 含肝素试管、干燥试管、血培养瓶　　B. 含肝素试管、血培养瓶、干燥试管
    C. 干燥试管、含肝素试管、血培养瓶　　D. 干燥试管、血培养瓶、含肝素试管
    E. 血培养瓶、含肝素试管、干燥试管

94. 血培养标本采集时间应在(　　)
    A. 发热前,使用抗生素前　　B. 发热前,使用抗生素后　　C. 发热时,使用抗生素后
    D. 发热后,使用抗生素后　　E. 发热时,使用抗生素前

95. 血清酶标本采集时间应在(　　)
    A. 任何时间均可　　B. 晚入睡前　　C. 饭前
    D. 晨起空腹　　E. 饭后

(96～98 共用题干)

李先生,男,50 岁,有多年溃物病史,近日来上腹部疼病加剧,排黑便。为明确诊断,需作血型交叉配血试验、乙肝检查、潜血试验。

96. 需作血型交叉配血试验应选用(　　)
    A. 血培养瓶　　B. 干燥试管　　C. 液状石蜡试管
    D. 抗凝试管　　E. 清洁瓶

97. 乙肝检查时间应在(　　)
    A. 清晨空腹　　B. 早餐后　　C. 午饭前

D. 输液后　　　　　　　　E. 临睡前

98. 做潜血试验前3天,护士为患者选一组菜谱(　　)
    A. 卷心菜、五香牛肉　　B. 油豆腐、鸡血汤　　C. 红烧青鱼、菠菜
    D. 茭白、鸡蛋　　　　　E. 青菜、炒猪肝

(99～100共用题干)

王先生,男,50岁,有多年溃疡病史,近日来上腹部疼痛加剧,排黑便。为明确诊断,需作血型交叉配血试验、乙肝检查、潜血试验。

99. 需作血型交叉配血试验应选用(　　)
    A. 血培养瓶　　　　　　B. 干燥试管　　　　　C. 无菌试管
    D. 抗凝试管　　　　　　E. 清洁瓶

100. 乙肝检查时间应在(　　)
    A. 清晨空腹　　　　　　B. 早餐后　　　　　　C. 午饭后
    D. 输液后　　　　　　　E. 临睡前

四、B型题(提供若干组考题,每组考题共用在考题前列出的A、B、C、D、E五个备选答案,请从中选择一个与问题关系最密切的答案。某个备选答案可以被选择一次、多次或不被选择。)

(101～102共用备选答案)
A. 清洁干燥试管　　　　B. 血培养瓶　　　　　C. 抗凝试管
D. 液状石蜡试管　　　　E. 无菌试管

101. 检测肝功能、两对半的标本应注入(　　)
102. 检测血氨的标本应加入(　　)

(103～104共用备选答案)
A. 浓盐酸　　　　　　　B. 95%乙醇　　　　　　C. 甲醛
D. 甲苯　　　　　　　　E. 5%石炭酸

103. 留24小时尿标本测尿中肌酐时,尿中应加入(　　)
104. 尿糖定量检查,尿中应加入(　　)

(105～106共用备选答案)
A. 防止尿中激素被氧化　B. 固定尿中有机成分　　C. 保持尿液的化学成分不变
D. 避免尿液被污染变质　E. 防止尿液颜色改变

105. 标本中加甲醛的目的是(　　)
106. 标本中加甲苯的目的是(　　)

(107～108共用备选答案)
A. 2ml　　　　　　　　　B. 4ml　　　　　　　　C. 5ml
D. 7ml　　　　　　　　　E. 10～15ml

107. 一般血培养标本采血量为(　　)
108. 亚急性心内膜炎的患者血培养标本采血量为(　　)

(109～110 共用备选答案)
A. 进食前 2 小时 　　　　B. 进食后 2 小时 　　　　C. 禁食 2 小时后
D. 禁食 4 小时后 　　　　E. 禁食 8 小时后

109. 咽拭子标本采集应在(　　)
110. 血生化检测采集血标本应在(　　)

### 五、X 型题(每一道题下面有 A、B、C、D、E 五个备选答案,请从中选择所有正确答案。)

111. 如何做好标本采集前的准备工作(　　)
　　A. 明确检验项目和目的 　　　　B. 选择正确的采集方法
　　C. 选择适当容器 　　　　D. 正确填写检验申请单
　　E. 认真核对患者姓名、床号

112. 采集血培养标本时应做到(　　)
　　A. 选用血培养瓶 　　　　B. 一般血培养取血 2ml
　　C. 亚急性细菌性心内膜炎患者,采血量 10～15ml 　　D. 严格执行无菌技术
　　E. 将抽出的血液注入瓶内前应更换针头

113. 属于血清标本的检验项目是(　　)
　　A. 总胆固醇 　　　　B. 碱性磷酸酶 　　　　C. 尿素氮
　　D. 乳酸脱氢酶 　　　　E. 血钾

114. 动脉血标本采集常选用的动脉是(　　)
　　A. 颈动脉 　　　　B. 股动脉 　　　　C. 桡动脉
　　D. 足背动脉 　　　　E. 手背动脉

115. 作生化检验,应在清晨空腹时采集血标本的原因是(　　)
　　A. 血液化学成分较为稳定 　　　　B. 血液较为黏稠 　　　　C. 未受饮食的影响
　　D. 未受药物影响 　　　　E. 可以减少采血量

116. 尿标本中加甲苯防腐剂可用于(　　)
　　A. 尿蛋白定量 　　　　B. 尿糖定量 　　　　C. 尿钠、钾、氯
　　D. 尿肌酐定量检查 　　　　E. 尿细胞计数

117. 留取中段尿的正确方法是(　　)
　　A. 晨起第一次尿 　　　　B. 弃去前段尿 　　　　C. 留取尿量 5ml 于试管内
　　D. 尿内勿混有消毒液 　　　　E. 用干燥试管留取尿液

118. 下列叙述正确的是(　　)
　　A. 甲苯保持尿液的化学成分不变 　　　　B. 浓盐酸防止尿中激素被氧化
　　C. 甲醛固定尿中有机成分 　　　　D. 甲醛每 30ml 尿中加 2ml
　　E. 甲苯应在第一次尿液倒入之后再加

119. 尿常规检查目的包括(　　)
　　A. 测定尿比重 　　　　B. 尿糖定性 　　　　C. 尿蛋白定量
　　D. 尿液颜色 　　　　E. 有无细胞和管型

120. 粪便隐血试验不可选用的食谱有（　　）
　　A. 白菜炖豆腐　　　　B. 菠菜牛肉　　　　　C. 洋芋鸭血汤
　　D. 黄瓜炒猪肝　　　　E. 青菜红烧鱼

121. 检查阿米巴原虫，采集粪便标本应（　　）
　　A. 选择无菌带盖的便器　　B. 采集前将容器用热水加温　　C. 便器内先加入少量热水
　　D. 挑取少量异常粪便送检　　E. 便后连同便器立即送验

122. 24小时痰标本检查的目的是（　　）
　　A. 检查1天的痰量　　B. 查痰液中的致病菌　　C. 检查1天痰液的性状
　　D. 检查痰中虫卵　　　E. 检查细胞数及形态

123. 采集标本的目的是（　　）
　　A. 协助诊断疾病　　B. 观察病情进展　　C. 制定治疗方案
　　D. 减轻患者症状　　E. 观察用药效果

124. 尿常规检查，留取晨尿的原因是（　　）
　　A. 未受饮食影响　　B. 尿液浓度高　　C. 尿液未变质
　　D. 尿液不浑浊　　　E. 尿液含激素高

125. 留取蛲虫标本一般在什么时候（　　）
　　A. 睡觉前　　　　　B. 清晨未起床前　　C. 中午
　　D. 晚饭后　　　　　E. 饭前

126. 标本采集的意义是（　　）
　　A. 明确疾病诊断　　B. 制定防治措施　　C. 预测病情进展
　　D. 观察病情　　　　E. 有利患者康复

127. 采集尿标本时应注意（　　）
　　A. 女性患者月经期不宜留取尿液标本
　　B. 从尿袋下方采集标本时，应先消毒引流孔处
　　C. 采集尿培养标本时，必须严格无菌操作
　　D. 留取中段尿时，应在膀胱充盈情况下进行
　　E. 采集12小时或24小时尿标本时，不可多于或少于12小时或24小时

## 参考答案

1—5. EBB*CA  6—10. AA*D*AD  11—15. CEEA*B*  16—20. CCAAD
21—25. A*CACD  26—30. AEBAC  31—35. DACEC  36—40. DACBC
41—45. DBBBC  46—50. BBBCB  51—55. DBCAC  56—60. E*CEAC
61—65. AEDEB  66—70. CBCBC  71—75. CACD*E  76—80. AAEEE
81—85. CBA*AD  86—90. D*AACA  91—95. BAE*E*D  96—100. DADDA
101—105. ACDDB  106—110. CCEB*E  111. ABCDE  112. ACDE
113. ABDE*  114. BC  115. AC*  116. ABCD*
117. BCD  118. ABCE*  119. ABDE  120. BCDE
121. BE  122. AC  123. ABCE  124. AB*
125. AB  126. ABCD  127. ABCDE

## 部分题解

3. 标本采集的原则:遵照医嘱采集;操作前做好充分准备,向患者及家属做好解释,根据检验目的选择适当容器;严格查对,正确采集标本。标本的采集方法、时间、部位以及采集量要准确,以保证标本的质量。正确保存,及时送检。以防标本污染或变质,从而影响检验结果。

7. 口腔真菌培养标本应在口腔溃疡面采集分泌物。如果从咽部和扁桃体取分泌物作细菌培养或病毒分离,则用无菌长棉签蘸湿生理盐水迅速擦拭腭弓两侧、咽、扁桃体上的分泌物。

8. 嘱患者清晨醒来未进食前先用漱口溶液漱口,再用清水漱口,深吸气后用力咳出气管深处的痰液于无菌培养瓶内,盖好瓶盖。对于无法咳痰或不合作的患者,帮助患者取适当卧位,由下向上叩击患者背部协助排痰,戴好无菌手套,将无菌集痰器分别连接吸引器和无菌吸痰管。昏迷患者按吸痰法将痰吸入无菌集痰器内。

14. 本题主要考查一般血培养标本和亚急性细菌心内膜炎血培养标本的采血量的区别。一般血培养标本采血量为5ml,为了提高阳性检测率,亚急性细菌心内膜炎血培养标本的采血量为10～15ml。

15. 采集血标本时应严格执行无菌操作和查对制度;若需要空腹采血检查,应该提前告之患者,避免因进食而影响检验结果;严禁在输液输血的针头处采集血标本,以免影响检验结果;一般血培养标本采血5ml。如为亚急性细菌性心内膜炎患者,因血中细菌数目较少,为提高细菌培养阳性率,应采血10～15ml。同时抽取几个项目的血标本时,一般先注入血培养瓶,再注入抗凝管,最后注入干燥管,动作要快、准确。

21. 取未被污染的尿液检查作细菌培养或细菌药敏试验,以明确诊断。

56. 12小时或24小时尿量留取的正确方法是指导患者于早晨7点排空膀胱后开始留尿,至次日早晨7点解完最后一次尿液,24小时尿液全部留于容器中;若留取12小时尿标本,则于晚上7点排空膀胱留取尿液至次日早晨7点。嘱患者将尿液先排在便盆或便壶内,再收集到广口集尿瓶内,集尿瓶应放在阴凉处,根据检验要求在尿中加防腐剂,在收集时间结束前,再请患者排尿,留取最后一次尿液后,测总量。

74. 检查阿米巴原虫:在采集标本前,将便盆加温至接近患者的体温后再排便,便后连同便盆立即送检(因阿米巴原虫排出体外后因温度降低而失去活力,不易查到)。
83. 如查找癌细胞,应用10%甲醛或95%乙醇溶液固定痰液后送检。
86. 尿常规检查的目的是检查尿液的色泽、透明度、比重、相对密度、尿蛋白、尿糖定性、细胞和管型等。
93. 血糖是全血标本,应选择含肝素试管;血清酶是血清标本应选择干燥试管;血培养标本应选择血培养瓶。而同时采集这三种标本时,血标本注入容器的顺序是血培养瓶-含肝素试管-干燥试管。
94. 血培养标本采集为了保证检验结果的准确,采集应在发热时,使用抗生素前。
109. 咽拭子培养标本采集应在进食后2小时留取,以防引起呕吐。
113. 因为在采集血标本前根据不同的检验目的选择不同的检验仪器。如检验血清标本,则选择干燥的试管。血清标本的检验项目有测定肝功能、血清酶、脂类及电解质等。
115. 因为清晨空腹时血液化学成分较为稳定,未受饮食和日间生理活动的影响,检验率高。
116. 做尿蛋白定量、尿糖定性时则加入数滴甲苯,如测定尿中钠、钾、氯、肌酐、肌酸等,则要加入10ml甲苯。
118. 40%甲醛固定尿液中的有机成分,防止细菌生长;甲苯防止细菌污染和延缓尿液中化学成分的分解;浓盐酸保持尿液在酸性环境中,防止尿液中激素被氧化。
120. 隐血标本是检查粪便内肉眼不能观察到的微量血液。嘱患者采集标本前3天内禁食肉类、血类、肝类、叶绿素类、含铁剂药物,以免造成假阳性反应,第4天留取粪便5g于标本容器内。
124. 晨尿浓度较高,未受饮食影响,检验率高。

# 第十四章 危重患者的抢救及护理

一、$A_1$ 型题（每一道题下面有 A、B、C、D、E 五个备选答案，请从中选择一个最佳答案。）

1. 某慢性肺心病患者，缺氧和二氧化碳潴留同时存在，应给予（　　）
   A. 高浓度，高流量，持续给氧　　B. 高浓度，高流量，间断给氧　　C. 低浓度，低流量，持续给氧
   D. 低浓度，低流量，间断给氧　　E. 先高浓度，后低浓度给氧

2. 氧气表各部分的作用，叙述错误的是（　　）
   A. 压力表：测知氧气筒内氧气的压力　　B. 流量表：测知每分钟氧气的流出量
   C. 湿化瓶：用于湿化氧气　　D. 减压器：减低来自氧气筒内氧气压力
   E. 安全阀：调节氧气用量的大小

3. 判断患者昏迷深浅度程度的最具有价值的指标是（　　）
   A. 生命体征　　B. 瞳孔　　C. 肌张力
   D. 面容　　E. 对疼痛刺激的反应

4. 双侧瞳孔缩小见于（　　）
   A. 阿托品中毒　　B. 有机磷中毒　　C. 脑出血
   D. 脑疝　　E. 颠茄类药物中毒

5. 昏迷患者眼睑常不能闭合，应采取下列哪项措施（　　）
   A. 按摩眼睑　　B. 湿纱布覆盖　　C. 滴氯霉素眼药水
   D. 涂金霉素眼膏　　E. 干纱布覆盖

6. 双侧瞳孔扩大可见于（　　）
   A. 同侧硬脑膜外血肿　　B. 颠茄类药物中毒　　C. 氯丙嗪类药物中毒
   D. 水合氯醛中毒　　E. 农药中毒

7. 下列哪项不属于生命体征（　　）
   A. 意识状态　　B. 体温　　C. 呼吸
   D. 脉搏　　E. 血压

8. 与病情不符的临床表现是（　　）
   A. 端坐呼吸见于严重心功能不全　　B. 柏油样便见于下消化道出血
   C. 双侧瞳孔扩大见于颠茄类药物中毒　　D. 体温低于 35℃ 见于新生儿硬肿症
   E. 多尿见于糖尿病

9. 患者缺氧时不可能出现的临床表现是（　　）
   A. 面色潮红，脉搏洪大　　B. 面色苍白，尿量减少　　C. 心悸乏力，血压下降
   D. 胸闷明显，口唇面部发绀　　E. 呼吸困难，烦躁不安

10. 吸入氧气浓度低于多少无治疗功效（    ）
    A. 20%           B. 25%           C. 30%
    D. 35%           E. 40%

11. 氧浓度高于多少时,持续1~2天,会发现氧中毒（    ）
    A. 40%           B. 50%           C. 60%
    D. 70%           E. 80%

12. 氧气筒内压力降低到多少则不可使用（    ）
    A. 3kg/cm²       B. 5kg/cm²       C. 7kg/cm²
    D. 10kg/cm²      E. 15kg/cm²

13. 下列哪项不是氧中毒的临床表现是（    ）
    A. 恶心          B. 烦躁不安       C. 两侧瞳孔大小不等
    D. 面色苍白      E. 进行性呼吸困难

14. 长时间用氧的患者宜采用（    ）
    A. 单侧鼻导管法   B. 口罩法         C. 面罩法
    D. 漏斗法        E. 鼻塞法

15. 润滑吸氧鼻导管应选用（    ）
    A. 凡士林        B. 液状石蜡       C. 25%乙醇
    D. 0.1%肥皂水    E. 冷开水

16. 采用单侧鼻导管法给氧时,鼻导管插入深度为（    ）
    A. 鼻尖至耳垂之长度    B. 发际至剑突之长度    C. 鼻尖至耳垂长度之1/2
    D. 发际至剑突长度之2/3 E. 鼻尖至耳垂长度之2/3

17. 成人采用面罩给氧时,需要调节氧流量的浓度是（    ）
    A. 1~3L/分       B. 4~6L/分       C. 6~8L/分
    D. 8~10L/分      E. 10~12L/分

18. 使用氧气时,下列哪项是错误的（    ）
    A. 不可用力震动           B. 禁止在氧气筒旋口上涂油
    C. 远离火源               D. 筒内氧气要彻底用尽,防再次充气时引起爆炸
    E. 先调节流量后使用

19. 给氧前评估,下列哪一项除外（    ）
    A. 环境安全性     B. 氧气筒空满标志   C. 患者缺氧程度
    D. 湿化瓶内装无菌蒸馏水  E. 患者家属是否在现场

20. 患者,男,29岁。因车祸急诊入院。患者意识丧失,无自主动作,压迫眼眶有躲避反应,此时患者的意识障碍属于（    ）
    A. 深昏迷        B. 浅昏迷         C. 嗜睡
    D. 昏睡          E. 谵妄

21. 为小儿吸痰时,负压不宜超过( )
    A. 13.3kPa　　　　　　B. 20.0kPa　　　　　　C. 40.0kPa
    D. 53.3kPa　　　　　　E. 60.0kPa

22. 用吸痰管进行气管内吸痰的方法是( )
    A. 自上而下抽吸　　　　B. 自下而上抽吸　　　　C. 左右旋转向上提吸
    D. 上下移动导管进行抽吸　E. 固定于一处抽吸

23. 用电动吸引器吸痰,每次吸痰时间不超过( )
    A. 5秒　　　　　　　　B. 10秒　　　　　　　　C. 15秒
    D. 20秒　　　　　　　　E. 25秒

24. 吸痰前检查电动吸引器的方法中,下列错误的是( )
    A. 电源和吸引器电压是否相等　　B. 吸引器各导管连接是否正确
    C. 吸引器的吸力是否正常　　　　D. 吸痰管号码是否相符
    E. 安全瓶内是否加入消毒溶液

25. 电动吸引器吸痰与电动吸引器洗胃原理相同的是( )
    A. 正压作用　　　　　　B. 负压作用　　　　　　C. 空吸作用
    D. 虹吸作用　　　　　　E. 静压作用

26. 使用电动吸引器吸痰时,下列哪项操作是错误的( )
    A. 使用前检查吸引效能　　　　　B. 先吸引深部的分泌物,再吸引口咽部分泌物
    C. 痰液黏稠时滴少量生理盐水稀释　D. 储液瓶内吸出液不宜过满
    E. 为婴儿吸痰时,吸痰管要细

27. 漏斗胃管洗胃适用于( )
    A. 胃穿孔　　　　　　　B. 肝硬化　　　　　　　C. 胃溃疡
    D. 药物中毒　　　　　　E. 胃癌

28. 下列哪种患者可以洗胃( )
    A. 昏迷　　　　　　　　B. 消化道溃疡　　　　　C. 食管阻塞
    D. 胃癌　　　　　　　　E. 食管静脉曲张

29. 敌百虫中毒患者禁用下列哪种洗胃溶液( )
    A. 生理盐水　　　　　　B. 温开水　　　　　　　C. 2%~4%碳酸氢钠
    D. 1:15000~1:20000 高锰酸钾　　E. 1%盐水

30. 护士为中毒患者洗胃时,下列哪项不妥( )
    A. 中毒物质不明时洗胃液可选用生理盐水　　B. 中毒较重时可取左侧卧位
    C. 插管时动作要轻,勿损伤黏膜　　　　　　D. 每次灌入量不超过1000ml
    E. 如流出血性灌洗液,应立即停止洗胃

31. 下列哪种药物中毒时应禁忌洗胃( )
    A. 敌敌畏　　　　　　　B. 磷化锌　　　　　　　C. 氰化物
    D. DDT　　　　　　　　E. 浓盐酸

32. 为幽门梗阻患者洗胃时宜采用（　　）
   A. 口服催吐法　　　　　　B. 漏斗胃管洗胃法　　　　C. 电动吸引器洗胃法
   D. 注洗器洗胃法　　　　　E. 自动洗胃机洗胃法

33. 洗胃每次灌入溶液量约为（　　）
   A. 100～200ml　　　　　B. 200～300ml　　　　　C. 300～500ml
   D. 500～700ml　　　　　E. 500～700ml

34. 强酸强碱中毒患者应（　　）
   A. 采用口服催吐法　　　　B. 谨慎洗胃　　　　　　C. 尽快洗胃
   D. 给予牛奶、蛋清等保护胃黏膜　　E. 无论何时均可洗胃

35. 为幽门梗阻患者洗胃，下列不正确的是（　　）
   A. 用注洗器洗胃　　　　　B. 每次量<200ml　　　　C. 患者取坐位
   D. 饭后4～6小时洗胃　　　E. 记录洗出量

36. 敌百虫中毒时，如使用碱性药物洗胃可（　　）
   A. 增加毒物的溶解度　　　　　　B. 抑制毒物排出体外
   C. 对心血管和神经系统有抑制作用　D. 损伤胃黏膜
   E. 生成毒性更强的敌敌畏

37. 属于以兴奋增高为主的神经中枢急性失调的表现（　　）
   A. 嗜睡　　　　　　　　　B. 意识模糊　　　　　　C. 昏迷
   D. 谵妄　　　　　　　　　E. 昏睡

38. 在自然光线下，瞳孔直径应为（　　）
   A. 0.5～1mm　　　　　　B. 1～1.5mm　　　　　　C. 1.5～2mm
   D. 2～2.5mm　　　　　　E. 2～5mm

39. 护理意识不清楚患者时，下列不妥的是（　　）
   A. 室内光线宜暗，动作要轻，以免抽搐　B. 将压舌板放于上下门齿间，以防咬伤舌
   C. 眼部可盖凡士林纱布，以保护角膜　　D. 适当使用床档或保护具，确保安全
   E. 给予鼻饲或静脉营养支持

40. 对休克患者观察的护理内容应除外（　　）
   A. 脉率　　　　　　　　　B. 活动　　　　　　　　C. 呼吸
   D. 血压　　　　　　　　　E. 体温

41. 属于常用升压药物的是（　　）
   A. 可拉明　　　　　　　　B. 阿拉明　　　　　　　C. 西地兰
   D. 硝酸甘油　　　　　　　E. 硝普钠

42. 预防长期卧床患者肌肉挛缩的护理措施是（　　）
   A. 定时更换体位　　　　　B. 温水拭浴　　　　　　C. 肢体被动运动
   D. 局部热敷　　　　　　　E. 用支架防止局部受压

43. 给予患者用氧指征,一般应以动脉血氧分压低于(　　)
    A. 7.6kPa         B. 6.67kPa        C. 5.6kPa
    D. 4.6kPa         E. 3.6kPa

44. 患者,男,60岁。因巴比妥中毒急诊入院,立即给予洗胃,应选择的灌洗溶液是(　　)
    A. 蛋清水         B. 牛奶           C. 高锰酸钾溶液
    D. 硫酸铜         E. 硫酸镁

45. 下列不是缺氧临床表现的是(　　)
    A. 末梢紫绀       B. 鼻翼翕动       C. 呼吸困难
    D. 烦躁不安       E. 血压下降

46. 患者女,53岁。因突起意识障碍伴右侧肢体瘫痪入院。查体:呼之不应,压眶有痛苦表情,角膜反射及瞳孔对光反射存在,护士判断该患者意识状态为(　　)
    A. 浅昏迷         B. 昏睡           C. 意识模糊
    D. 嗜睡           E. 深昏迷

47. 停止供氧气的正确方法是(　　)
    A. 关紧流量表,取下鼻导管,关总开关再重开流量表
    B. 关紧总开关,取下鼻导管,关好流量表
    C. 取下鼻导管,关紧总开关再关流量表
    D. 关紧流量表再关总开关,取下鼻导管重开流量表
    E. 取下鼻导管,关紧流量表再关总开关,重开流量表

48. 使用氧气过程中,如调节流量时,应采取的方法书是(　　)
    A. 拔出导管调节流量       B. 直接调节流量       C. 分离导管调节流量
    D. 更换粗导管并加大流量   E. 关闭总开关调节流量后再开总开关

49. 要求氧浓度达到53%时,应为患者调节流量为(　　)
    A. 2L/分          B. 4L/分          C. 6L/分
    D. 8L/分          E. 10L/分

50. 判断瞳孔缩小,其直径少于(　　)
    A. 2mm            B. 3mm            C. 4mm
    D. 5mm            E. 6mm

51. 临床上适用与氧气疗法治疗的患者是(　　)
    A. 大面积烧伤     B. 心绞痛         C. 肺心病
    D. 一氧化碳中毒   E. 呼吸衰竭

52. 慢性阻塞性肺气肿患者适宜的给氧方式是(　　)
    A. 低流量,高浓度持续给氧   B. 低浓度,高浓度持续给氧   C. 低流量,低浓度持续给氧
    D. 低流量,低浓度间断给氧   E. 高流量,高浓度间断给氧

53. 为达到治疗效果,吸氧的浓度应超过(　　)
    A. 20%            B. 25%            C. 30%

D. 35%　　　　　　　　　E. 40%

54. 下列不符合吸痰护理操作是（　　）
   A. 插管前应检查导管是否通畅　　　B. 吸痰前对缺氧严重者应加大氧流量
   C. 每次吸痰时间不超过15秒　　　　D. 痰液黏稠时滴入少量生理盐水稀释
   E. 吸痰导管每日更换1～2次

55. 成人电动吸引器吸痰法所采用的负压应大于（　　）
   A. 40kPa　　　　　B. 45kPa　　　　　C. 50kPa
   D. 55kPa　　　　　E. 60kPa

56. 漏斗胃管洗胃法是利用（　　）
   A. 正压原理　　　　B. 空吸原理　　　　C. 虹吸原理
   D. 负压原理　　　　E. 静压原理

57. 洗胃时，一次洗胃液灌入量应不超过（　　）
   A. 100ml　　　　　B. 200ml　　　　　C. 300ml
   D. 400ml　　　　　E. 500ml

58. 口服催吐法，常用的洗胃溶液的温度为（　　）
   A. 10℃～20℃　　　B. 20℃～30℃　　　C. 25℃～38℃
   D. 39℃～41℃　　　E. 43℃～46℃

59. 自动洗胃机洗胃法适用于（　　）
   A. 食物中毒者　　　B. 吞咽反应迟钝者　　　C. 胃手术前准备者
   D. 低位性肠梗阻者　E. 强酸强碱药物中毒者

60. 漏斗管洗胃法应使漏斗与洗胃者头部距离（　　）
   A. 20～30cm　　　　B. 25～40cm　　　　C. 30～50cm
   D. 35～60cm　　　　E. 40～70cm

61. 为中毒严重者洗胃者，最适宜患者的体位是（　　）
   A. 右侧卧位　　　　B. 左侧卧位　　　　C. 屈膝仰卧位
   D. 头高脚低位　　　E. 坐卧位

62. 下列禁忌洗胃的药物中毒是（　　）
   A. 敌敌畏　　　　　B. 敌百虫　　　　　C. 磷化锌
   D. 氰化物　　　　　E. 磷酸

63. 敌百虫中毒时，不采用碱性溶液洗胃的原因是（　　）
   A. 损伤胃食道黏膜　　B. 抑制毒物吸收　　　C. 增加毒物的溶解度
   D. 产生毒性更强的敌敌畏　E. 抑制毒物排出

64. 幽门梗阻患者洗胃时间应选择在（　　）
   A. 饭前半小时　　　B. 饭前1小时　　　　C. 饭前2小时
   D. 饭后1～3小时　　E. 饭后4～6小时

65. 抢救溺水患者的首要步骤是（　　）
    A. 俯卧,人工呼吸  B. 松开领口腰带  C. 清除呼吸道分泌物
    D. 氧气吸入  E. 使用呼吸中枢兴奋剂

66. 胸外心脏按压频率为（　　）
    A. 40～60次/分  B. 60～80次/分  C. 80～100次/分
    D. 100～120次/分  E. 120～140次/分

67. 两人操作时,胸外按压与吹气之比为（　　）
    A. 15：1  B. 30：2  C. 15：3
    D. 15：4  E. 5：1

68. 单人操作时,胸外按压与吹气之比为（　　）
    A. 15：1  B. 30：2  C. 15：3
    D. 15：4  E. 5：1

69. 抢救时间记录不包括（　　）
    A. 患者到达的时间  B. 医生到达的时间  C. 抢救措施落实的时间
    D. 病情变化的时间  E. 家属到达的时间

70. 属于中枢兴奋药的是（　　）
    A. 肾上腺素  B. 苯巴比妥  C. 多巴胺
    D. 尼克刹米  E. 异丙嗪

71. 为呼吸衰竭患者治疗时可选用的药物是（　　）
    A. 可拉明  B. 阿拉明  C. 阿托品
    D. 度冷丁  E. 20%甘露醇

72. 患者男,56岁,因肺心病需要吸氧,错误的操作是（　　）
    A. 停用氧气时先关流量开关  B. 插管前检查导管是否通畅
    C. 先调节好流量再插管  D. 给氧期间不可直接调节氧流量
    E. 插管前用湿棉签清洁鼻孔

73. 为危重患者进行肢体活动的主要目的是（　　）
    A. 促进运动的协调性  B. 降低肌肉张力
    C. 加强皮肤的抵抗力  D. 预防静脉血栓形成
    E. 增加舒适感

74. 头罩式给氧法适用于（　　）
    A. CO中毒患者  B. 肺心病患者  C. 心绞痛患者
    D. 婴幼儿缺氧患者  E. 气管切开患者

75. 电动吸引器吸痰的原理是（　　）
    A. 正压作用  B. 负压作用  C. 空吸作用
    D. 虹吸作用  E. 静压作用

## 第十四章 危重患者的抢救及护理

76. 药物中毒时需用2%～4%碳酸氢钠溶液洗胃的药物是（　　）
    A. 巴比妥类　　　　　B. 敌敌畏　　　　　C. 磷化锌
    D. 氰化物　　　　　　E. 敌百虫

77. 下列药物中毒时禁忌服用鸡蛋、牛奶及油类等食物的是（　　）
    A. 巴比妥类　　　　　B. 敌敌畏　　　　　C. 磷化锌
    D. 氰化物　　　　　　E. 敌百虫

78. 鼻导管给氧法正确的操作是（　　）
    A. 给氧前用干棉签清洁患者鼻孔　　B. 导管插入长度为鼻尖到耳垂的1/2
    C. 给氧时,调节氧流量后插入鼻导管　D. 停止给氧时,应先关氧气开关
    E. 氧气筒放置距暖气片5米

79. 护理昏迷患者时,正确的措施是（　　）
    A. 测口温时护士要扶托体温计　　　B. 用干纱布盖眼部以防角膜干燥
    C. 保持病室安静,光线宜暗　　　　D. 采用约束带以防止坠床
    E. 每日进行口腔护理2～3次

80. 使用人工呼吸机时,潮气量的标准是每公斤体重（　　）
    A. 1～5ml　　　　　　B. 5～10ml　　　　C. 10～15ml
    D. 15～20ml　　　　　E. 20～25ml

81. 使用人工呼吸机时,应调节吸气与呼气的比为（　　）
    A. 1∶1　　　　　　　B. (1.5～2)∶1　　　C. 1∶(1.5～2)
    D. 2∶1　　　　　　　E. 2∶(1.5～3)

82. 对呼吸心跳停止患者实施仰头抬颏的目的是（　　）
    A. 清除口腔异物以便打开气道　　　B. 使舌根上提解除舌坠
    C. 解除会厌肌肉松弛以便打开气道　D. 加大咽喉部通道的弧度以便打开气道
    E. 减轻咽部肌肉痉挛以便打开气道

83. 实施人工呼吸前首要的护理措施是（　　）
    A. 将患者安置在空气新鲜的地方　　B. 密切观察患者胸部的起伏状况
    C. 清除口腔内的分泌物、呕吐物　　D. 取下活动假牙,用开口器打开口腔
    E. 为患者取侧卧位并松开领口

84. 实施口对口人工呼吸时,不正确的方法是（　　）
    A. 吹气时双唇必须包裹住患者口外部　B. 吹气时手指要捏紧患者鼻翼
    C. 吹气毕松开患者鼻孔,观察胸廓起伏　D. 每次吹气容量约为1000ml
    E. 吹气的频率以每分钟10～12次为宜

85. 为成人实施胸外心脏按压时,应使胸骨下陷（　　）
    A. 1～2cm　　　　　　B. 2～3cm　　　　　C. 3～4cm
    D. 4～5cm　　　　　　E. 5～6cm

86. 胸外心脏按压术的正确操作是（　　）
　　A. 将患者仰卧于硬板床上,下肢抬高　　B. 按压时左右手平行叠放,手掌置胸骨上
　　C. 双肘关节伸直垂直向下按压　　D. 按压频率每分钟60～80次/分
　　E. 按压后缓慢放松使胸骨自然复位

87. 某患者正在行氧气疗法,其流量表指示流量为4L/分,该患者的吸入氧浓度是（　　）
　　A. 21%　　B. 26%　　C. 49%
　　D. 37%　　E. 41%

88. 徒手心肺复苏作为最主要的急救技术之一,主要包括（　　）
　　A. 开放气道,人工呼吸,胸外心脏按压　　B. 人工呼吸,胸外心脏按压,电除颤
　　C. 胸外心脏按压,静脉输液,电除颤　　D. 吸痰,人工呼吸,胸外心脏按压
　　E. 心电图检查,人工呼吸,电除颤

89. 使用电动吸引器吸痰时,储液瓶内的吸出液应及时倾倒,不应超过瓶的（　　）
　　A. 3/4　　B. 2/3　　C. 1/2
　　D. 1/4　　E. 1/5

90. 以下哪种患者禁忌洗胃（　　）
　　A. 幽门梗阻者　　B. 昏迷者　　C. 食管静脉曲张者
　　D. 胆囊炎患者　　E. 胃肠道手术前

91. 利于黏稠痰液吸出的方法是（　　）
　　A. 体位引流　　B. 雾化吸入　　C. 增加吸痰次数
　　D. 缩短吸痰间隔时间　　E. 延长每次吸痰时间

92. 下列哪种疾病会出现针尖样瞳孔（　　）
　　A. 有机磷农药中毒　　B. 颅内压增高　　C. 颅脑损伤
　　D. 颠茄类药物中毒　　E. 脑出血合并脑疝

93. 瞳孔散大是指（　　）
　　A. 小于2mm　　B. 2～3mm　　C. 3～4mm
　　D. 4～5mm　　E. 大于5mm

94. 脑水肿患者脱水治疗时可选用（　　）
　　A. 可拉明　　B. 阿托品　　C. 阿拉明
　　D. 哌替啶　　E. 20%甘露醇

95. 晚期癌症患者镇痛时可选用（　　）
　　A. 可拉明　　B. 阿托品　　C. 阿拉明
　　D. 哌替啶　　E. 20%甘露醇

96. 下列哪项不属于吸氧的适应证（　　）
　　A. 支气管哮喘　　B. 急性心力衰竭　　C. 一氧化碳中毒
　　D. 急性肠炎　　E. 颅脑损伤后昏迷

97. 装氧气表前打开氧气筒总开关的目的是（　　）
    A. 检查筒内是否有氧气　　　　　　B. 测试筒内氧气压力
    C. 清洁气门，防止飞尘吹入氧气表内　D. 估计筒内氧气流量
    E. 了解氧气流出是否通畅

98. 氧气筒的减压器可将来自氧气筒内的压力降低至（　　）
    A. 0.1～0.2MPa　　　　B. 0.2～0.3MPa　　　　C. 0.3～0.4MPa
    D. 0.4～0.5MPa　　　　E. 0.5～0.6MPa

99. 关于吸氧的注意事项，错误的是（　　）
    A. 氧气筒应放在阴凉处　　　　B. 用氧时，先调氧流量再插管
    C. 停氧时，先关氧气开关再拔管　D. 氧气筒内的氧气不可用尽
    E. 鼻导管给氧时，鼻导管应每日更换两次以上。

100. 关于电动吸引器吸痰的操作方法，错误的是（　　）
    A. 成人吸痰负压为40.0～53.3kPa　B. 插管时，护士应反折吸痰管末端
    C. 先吸气管内再吸口腔内分泌物　D. 导管退出后，应用生理盐水抽吸冲洗
    E. 吸痰前，先用生理盐水试吸

101. 吸痰时若痰液黏稠，护士可采取的措施不包括（　　）
    A. 协助患者变换体位　　　　B. 配合叩击
    C. 使用超声雾化吸入　　　　D. 滴入化痰药物
    E. 增加负压

102. 治疗盘内吸痰用物更换的时间为（　　）
    A. 每次吸痰后　　　　B. 每日1～2次　　　　C. 每日1次
    D. 每周1次　　　　　　E. 每周2次

103. 下列关于电动吸引器吸痰的操作方法，错误的是（　　）
    A. 操作前先检查吸引器性能　B. 调节负压至40.0～53.3kPa
    C. 痰液黏稠可叩拍胸背部　　D. 可连续吸引1分钟
    E. 治疗盘内吸痰用物每天更换1～2次

104. 简易呼吸器挤压一次入肺的空气量约为（　　）
    A. 200～300ml　　　　B. 300～400ml　　　　C. 400～500ml
    D. 500～1000ml　　　E. 1000～1500ml

105. 人工呼吸机的工作原理是借助机械动力建立（　　）
    A. 肺泡与气道通口的压力差　　B. 肺泡与肺静脉入口的压力差
    C. 肺泡与肺动脉入口的压力差　D. 肺动脉与肺静脉入口的压力差
    E. 肺静脉与肺动脉入口的压力差

106. 在使用人工呼吸机时，吸/呼比值应为（　　）
    A. 1：1～2.0　　　　B. 1：1.5～2.0　　　　C. 1：1.5～2.5
    D. 1：1.5～3.0　　　E. 1：2.0～3.0

107. 患者因患慢性呼吸衰竭后应用呼吸机辅助通气时,若患者通气过度,可出现下列哪种表现( )
    A. 皮肤潮红,多汗      B. 抽搐,昏迷      C. 烦躁,脉率快
    D. 血压升高      E. 胸部起伏规律

108. 3 岁患儿,因呼吸困难需氧疗,最合适的给氧方法是( )
    A. 鼻导管法      B. 头罩法      C. 面罩法
    D. 氧气枕法      E. 鼻塞法

109. 休克患者应重点观察( )
    A. 脉搏      B. 呼吸      C. 血压
    D. 体温      E. 意识

110. 护士应知晓危重患者病情恶化的最重要指征是( )
    A. 意识模糊      B. 血压急速下降      C. 出现压疮
    D. 呼吸困难      E. 瞳孔扩散

111. 药物中毒后可引起双侧瞳孔散大的是( )
    A. 洋地黄      B. 颠茄酊      C. 氯丙嗪
    D. 吗啡      E. 毛果芸香碱

112. 血管扩张药不包括( )
    A. 硝普钠      B. 利多卡因      C. 硝酸甘油
    D. 酚妥拉明      E. 尼卡地平

113. 轻度缺氧时,血气分析 $PaO_2$ 指标是( )
    A. 10.6~13.3kPa      B. 9.3~10.6kPa      C. 6.6~9.3kPa
    D. 4.6~6.6kPa      E. 2.6~4.6kPa

114. 一氧化碳中毒后最好的氧疗措施是( )
    A. 低流量给氧      B. 中流量给氧      C. 高压氧
    D. 高流量给氧      E. 湿化瓶内加乙醇给氧

115. 给患者吸痰时,对黏稠痰液的处理措施不正确的是( )
    A. 滴少量生理盐水      B. 增大负压吸引力      C. 叩拍胸背部
    D. 滴入化痰药物      E. 超声雾化吸入

116. 评估患者需要吸痰的主要指征是( )
    A. 血气分析结果      B. 面色发绀      C. 痰鸣音
    D. 心率      E. 呼吸困难

117. 对清除肠内毒物有积极意义的洗胃时限是( )
    A. 食物中毒 3 小时内      B. 食物中毒 4 小时内
    C. 食物中毒 6 小时内      D. 食物中毒 8 小时内
    E. 食物中毒 10 小时内

118. 清醒合作的口服毒物中毒者,洗胃液首选的方法是(　　)
    A. 口服催吐法　　　　B. 漏斗胃管洗胃法　　　C. 注洗器胃管洗胃法
    D. 自动洗胃机洗胃法　E. 灌肠法

119. 巴比妥类药物中毒后,导泻禁用的药物是(　　)
    A. 山梨醇　　　　　　B. 番泻叶　　　　　　C. 液状石蜡油
    D. 琼脂　　　　　　　E. 硫酸镁

120. 误服强酸后,不宜进行的治疗是(　　)
    A. 洗胃　　　　　　　B. 口服镁乳 60ml 导泻　　　C. 灌肠
    D. 补液　　　　　　　E. 口服牛奶或生蛋清

121. 辅助呼吸机呼吸的供氧浓度一般为(　　)
    A. 20%～25%　　　　B. 20%～33%　　　　　　C. 30%～35%
    D. 30%～40%　　　　E. >60%

122. 呼吸机辅助呼吸的目的不包括(　　)
    A. 增加通气量　　　　B. 减轻呼吸肌做功　　　C. 改善换气功能
    D. 提高动脉血氧含量　E. 促进机体无氧代谢

二、$A_2$ 型题(每道考题是以一个小案例的形式出现的,其下有 A、B、C、D、E 五个备选答案,请从中选择一个最佳答案。)

123. 邱士洁,女,35 岁,患十二指肠溃疡,饭后呕吐较重,呕吐物中经常混有大量的胆汁,这时的吐物颜色是呈(　　)
    A. 黄绿色　　　　　　B. 黄色　　　　　　　　C. 咖啡色
    D. 鲜红色　　　　　　E. 暗红色

124. 高先生,41 岁,主诉腹痛,腹胀,便秘已 5 天,今天出现呕吐,内容呈粪臭味,体检发现腹部可见肠形,局部压痛明显,估计可能是(　　)
    A. 食管癌　　　　　　　　　　　B. 急性胃肠炎
    C. 食物中毒　　　　　　　　　　D. 低位性小肠梗阻
    E. 高位小肠梗阻

125. 李小泓,女,29 岁,与家人争吵后口服大量巴比妥钠,急送入院,立即给予洗胃,导泻,洗胃灌洗液与导泻剂宜分别采用(　　)
    A. 4%碳酸氢钠,硫酸钠　　　　　B. 0.9%氯化钠,硫酸镁
    C. 0.1%硫酸铜,硫酸镁　　　　　D. 温开水,硫酸镁
    E. 1∶15000 高锰酸钾,硫酸钠

126. 王屏沈,男,57 岁,于 2 小时前口服农药(药名不详)而来院急诊。检查:神志欠清,呼气有蒜臭味,血压及脉搏正常,心肺无异常改变.正确的洗胃操作是(　　)
    A. 取坐位洗胃　　　　　　　　　B. 插管后先抽吸后灌洗
    C. 用 2%碳酸氢钠溶液洗胃　　　 D. 每次灌入洗胃液 1000ml 以上
    E. 洗胃液总量不超过 5000ml

127. 一位服毒昏迷患者被送到急诊室,其服毒物性质不明,护士正确的处理措施是( )
A. 禁忌洗胃　　　　　　　　B. 问清毒物名称后再洗胃
C. 观察后决定是否洗胃　　　D. 待清醒后再洗胃
E. 抽出胃内容物送验,选用温开水洗胃

128. 林先康,67岁,肺心病伴呼吸衰竭,表现呼吸困难伴有精神、神经症状,给氧方法是( )
A. 低流量、低浓度持续给氧　B. 乙醇湿化给氧　　C. 加压给氧
D. 低流量间断给氧　　　　　E. 高浓度、高流量持续给氧

129. 刘奔茂,男,58岁,心肌梗死经过及时抢救,病情好转,按医嘱停用鼻导管吸氧,护士应首先( )
A. 拔出鼻导管　　　B. 关流量表　　　C. 取下湿化表
D. 松脱导管玻璃接头　　E. 关总开关

130. 赵宫善,男,35岁,因外伤导致破伤风,由家人送入医院,被安置在隔离病室,患者牙关紧闭、四肢抽搐,采取的措施中哪项不妥( )
A. 使用床档,以防坠床　　　B. 取下义齿,以防窒息
C. 枕头立于床头,以防撞伤　D. 用压舌板裹上纱布,放于上下门齿之间,以防咬伤
E. 室内光线宜暗

131. 吴亥放,男,24岁,因在田间喷洒有机磷农药时防护不当造成中毒,其瞳孔可见( )
A. 双侧扩大　　　B. 双侧缩小　　　C. 双侧瞳孔大小不等
D. 双侧同想偏斜　E. 单侧扩大固定

132. 柳铜妹,女,39岁.支气管哮喘,患者呼吸困难,气喘,口唇发绀,大汗淋漓,端坐卧位,护士为其进行鼻导管给氧时,下述正确的是( )
A. 湿化瓶内装20%～30%的乙醇　　B. 调节流量后插入鼻导管
C. 鼻导管插入长度为鼻尖到耳垂的1/3　D. 中途调节氧流量时应关总开关后再调节
E. 支气管哮喘患者应采取低流量、低浓度、间断给氧

133. 李某,男,30岁,因受到领导批评后感到压抑,便服用敌敌畏,但被家人及时发现,送医院诊治.反映病情变化的最主要观察的指征是( )
A. 表情　　　B. 面容　　　C. 瞳孔
D. 呕吐物　　E. 皮肤与黏膜

134. 魏某,男,脑血栓引起一侧偏瘫,护士为患者进行康复时,每日选择肢体活动的次数最好是( )
A. 1～2次　　　B. 2～3次　　　C. 3～4次
D. 4～5次　　　E. 5～6次

135. 护士小许在检查急救车药品时,发现血管扩张药中混有其他药物,为防止发生差错,请将不属于此类的药物取出( )
A. 酚妥拉明　　　B. 硝酸甘油　　　C. 硝普钠
D. 氨茶碱　　　　E. 氯丙嗪

136. 曾某,鼻窦炎,实施鼻部手术后采用口呼吸,患者主诉心前区不适,护士遵医嘱为其氧气吸入,应调节氧流量为(　　)
    A. 1～2L/分    B. 2～4L/分    C. 4～6L/分
    D. 6～8L/分    E. 8～10L/分

137. 秦某,24岁,因与领导发生冲突而服毒,同事们将已昏迷的他送往医院抢救,但没有人能知道他服毒的药物,护士应采取的护理措施是(　　)
    A. 用生理盐水灌肠,减少毒物吸收    B. 抽出胃内容物,再用温水洗胃
    C. 鼻饲牛奶或蛋清水,以保护胃黏膜    C. 禁忌洗胃,待家属查明毒物名称后再处理
    E. 氧气吸入,待清醒后采用催吐法排出毒物

138. 意识完全丧失,对各种刺激均无反应及生命体征不稳定属于意识状态的(　　)
    A. 嗜睡    B. 意识模糊    C. 昏睡
    D. 浅昏迷    E. 深昏迷

139. 护士巡视病房时,发现破伤风患者殷某,角弓反张,四肢抽搐,牙关紧闭,应立即采取的护理措施是(　　)
    A. 通知医生配合抢救    B. 纱布包裹压舌板放于上下臼齿间
    C. 口对口人工呼吸    D. 给予氧气吸入
    E. 注射破伤风抗毒素

140. 患者女性,74岁,输液过程中发生肺水肿,吸氧时需用20%～30%乙醇湿化,其目的是(　　)
    A. 减低肺泡表面张力    B. 消毒吸入的氧气    C. 使患者呼吸道湿润
    D. 使痰液湿薄,易咳出    E. 减低肺泡内泡沫表面张力

141. 当患者处于缺氧且二氧化碳滞留状态时,为改善患者呼吸功能,应给予患者(　　)
    A. 低流量、低浓度吸氧    B. 高流量、高浓度吸氧    C. 吸氧但浓度小于25%
    D. 有创呼吸机辅助呼吸    E. 无创呼吸机辅助呼吸

142. 患者男性,自行咳痰困难,使用吸引器为患者进行吸痰时,正确的做法是(　　)
    A. 操作者站在患者头侧,协助患者抬颈,使头后仰
    B. 一手捏导管末端,一手持吸痰导管头端插入患者口腔
    C. 尽早为昏迷患者行气管切开,方便呼吸道管理
    D. 气管切开者应先吸口、鼻腔,再吸气管套管处分泌物
    E. 吸痰过程中随时观察呼吸改变

143. 患者男性,因敌百虫中毒急送医院,护士为其洗胃,禁忌选用的洗胃溶液是(　　)
    A. 高锰酸钾    B. 生理盐水    C. 碳酸氢钠
    D. 温开水    E. 牛奶

144. 患者,女性,65岁,患肺心病5年,现患者出现呼吸困难同时合并精神症状,应采取的给氧方法是(　　)
    A. 高流量给氧    B. 高浓度给氧    C. 高压给氧
    D. 低流量、低浓度持续性给氧    E. 酒精湿化给氧

145. 患者27岁,因交友情感受挫,自服有机磷农药,被同伴急送医院,护士为中毒者洗胃前先抽取胃内容物再行灌洗的主要目的是(　　)
    A. 送检毒物测其性质　　　B. 减少毒物吸收　　　C. 防止胃管阻塞
    D. 预防急性胃扩张　　　　E. 防止灌入气管

146. 患者,女性,25岁,突发心脏骤停。护士在现场判断患者是否出现心脏骤停的最主要方法是(　　)
    A. 用力拍打患者,触摸桡动脉　　　　B. 用力拍打患者,触摸面动脉
    C. 轻拍并呼喊患者,触摸桡动脉　　　D. 轻拍并呼喊患者,触摸面动脉
    E. 轻拍并呼喊患者,触摸颈动脉

147. 患者,李某,使用呼吸机监护。护士观察其自主呼吸与呼吸机同步,通气量合适时患者表现为(　　)
    A. 胸部起伏,皮肤潮红　　B. 血压升高,脉搏加快　　C. 多汗,浅表静脉充盈消失
    D. 烦躁,生命体征平稳　　E. 胸廓起伏规律,肺部呼吸音清晰

148. 患者女性,25岁。夜间急诊入院,患者表情很痛苦、呼吸急促,伴有鼻翼翕动,口唇有疱疹,面色潮红,测体温39℃,该患者属于(　　)
    A. 急性病容　　　　　　　B. 慢性病容　　　　　　C. 病危病容
    D. 休克病容　　　　　　　E. 恶性病容

149. 车祸现场有一患者,男性,40岁,意识清楚,面色苍白,表情淡漠,目光无神,主诉腹痛,该患者应考虑(　　)
    A. 急性腹膜炎　　　　　　B. 大出血　　　　　　　C. 大叶性肺炎
    D. 甲亢　　　　　　　　　E. 脱水

150. 患者女性,45岁,头颅CT示脑出血,呼之不应,心跳70次/分,无自主运动,对声、光刺激无反应,该患者的意识为(　　)
    A. 嗜睡　　　　　　　　　B. 昏睡　　　　　　　　C. 浅昏迷
    D. 深昏迷　　　　　　　　E. 意识迷糊

151. 患者女性,74岁,使用呼吸机以增加机体通气量,对患者进行病情监测的内容不包括(　　)
    A. 两侧胸廓运动对称情况　B. 血气分析结果　　　　C. 缺氧症状有无改善
    D. 呼吸机管路连接有无漏气　E. 患者生命体征平稳与否

152. 患者女性,54岁,近几日持续出现胸前区疼痛,就诊过程中患者突然发生意识模糊,面色苍白,血压测不出,医护人员立即为其进行CPR,护士评估患者的重点内容是(　　)
    A. 表情　　　　　　　　　B. 尿量　　　　　　　　C. 肌张力
    D. 大动脉搏动　　　　　　E. 中心静脉压

153. 患者,男,70岁。患有慢性肺源性心脏病,血气分析提示缺氧与二氧化碳潴留并存,宜选用的氧浓度是(　　)
    A. 20%　　　　　　　　　B. 29%　　　　　　　　C. 32%
    D. 35%　　　　　　　　　E. 40%

## 第十四章 危重患者的抢救及护理

154. 患者男性,60岁,慢性支气管炎,鼻导管吸氧后病情好转,停用氧时首先应( )
    A. 关闭氧气筒总开关    B. 关闭氧气流量表    C. 记录停氧时间
    D. 拔出鼻导管    E. 取下湿化瓶

155. 患者男性,68岁,呼吸突然停止,用呼吸机辅助呼吸,呼吸频率和每分通气量设为( )
    A. 12~16次/分,10~15L    B. 10~16次/分,8~10L    C. 10~16次/分,6~8L
    D. 8~12次/分,6~8L    E. 8~12次/分,4~6L

156. 患者男性,56岁,3年前诊断为COPD,现病情加重,入院治疗。患者缺氧的临床表现主要是( )
    A. 皮肤湿冷,尿量减少    B. 面色潮红,脉搏洪大    C. 辗转反侧,呻吟不止
    D. 烦躁不安,口唇发绀    E. 头晕眼花,血压下降

157. 患者女性,67岁,患肺心病5年,现患者呼吸困难、呼吸衰竭,出现精神症状,给氧方法是( )
    A. 低流量、低浓度持续给氧    B. 高流量、高浓度持续给氧    C. 低流量、间断给氧
    D. 乙醇湿化给氧    E. 加压给氧

158. 患者男性,78岁,蛛网膜下腔出血3天,现患者对强烈痛刺激有反应,基本生理反应存在,生命体征正常,此时患者处于( )
    A. 嗜睡    B. 昏睡    C. 浅昏迷
    D. 深昏迷    E. 意识模糊

159. 患者女性,68岁,脑出血并发脑疝,此时患者双侧瞳孔的变化是( )
    A. 散大固定    B. 不等大    C. 无变化
    D. 变大    E. 变小

160. 患者女性,73岁,脑出血昏迷1周,护士护理患者时,正确的措施是( )
    A. 用约束带保护,防止坠床    B. 保持病室安静,光线宜暗
    C. 测口温时护士扶托体温计    D. 用干纱布盖眼防止发生角膜炎
    E. 每隔3小时给患者鼻饲流质饮食

161. 患者女性,68岁,处于昏迷状态,观察患者昏迷深浅度最可靠的指标是( )
    A. 肌张力    B. 皮肤颜色    C. 皮肤温度
    D. 瞳孔对光反应    E. 对疼痛刺激的反应

162. 患者男性,36岁,跑步训练课上突然晕厥,意识丧失,呼吸心跳停止。为其做胸外心脏按压时,按压部位及抢救者双手的摆放要求是( )
    A. 心前区,双手垂直叠放    B. 胸骨左缘两横指,双手平行叠放
    C. 胸骨左缘两横指,双手垂直叠放    D. 两肋弓交点上两横指,双手平行叠放
    E. 两肋弓交点上两横指,双手垂直叠放

163. 急诊室接诊一位中毒患者,已意识模糊,陪同患者就医者不知患者服用何种物质而致中毒,护士应选择的洗胃液是( )
    A. 牛奶    B. 3%过氧化氢    C. 2%~4%碳酸氢钠

D. 1:15000 高锰酸钾　　　　E. 温开水或生理盐水

164. 患者女性,77 岁,昏迷 4 天,眼睑不能闭合,护理眼部首选的措施是(　　)
　　A. 滴眼药水　　　　B. 热敷眼部　　　　C. 干纱布遮盖
　　D. 按摩双眼睑　　　E. 生理盐水纱布遮盖

165. 患者女性,35 岁,误食灭鼠药中毒,被送入急诊室,为患者洗胃首选(　　)
　　A. 温开水　　　　　B. 生理盐水　　　　C. 2% 碳酸氢钠
　　D. 4% 碳酸氢钠　　 E. 1:15000 高锰酸钾溶液

166. 患者男性,21 岁,5 分钟前误服硫酸,目前患者神志清楚,应立即给患者(　　)
　　A. 饮牛奶　　　　　B. 口服碳酸氢钠　　C. 用硫酸镁导泻
　　D. 用 2% 碳酸氢钠洗胃　　E. 用 1:15000 高锰酸钾洗胃

167. 女性患儿,2 岁,呼吸困难,给予氧疗,合适的方法是(　　)
　　A. 鼻导管法　　　　B. 鼻塞法　　　　　C. 面罩法
　　D. 氧气枕法　　　　E. 头罩法

168. 患者男性,64 岁,诊断为"急性肺水肿",为其上氧时,湿化瓶内应加入(　　)
　　A. 温开水　　　　　B. 蒸馏水　　　　　C. 生理盐水
　　D. 自来水　　　　　E. 20%～30% 乙醇

169. 患者女性,76 岁,高浓度吸氧 2 天,提示患者可能出现氧中毒的表现是(　　)
　　A. 轻度发绀　　　　B. 显著发绀　　　　C. 三凹征明显
　　D. 干咳、胸痛　　　E. 动脉血 $PaCO_2 > 12.0kPa$

170. 患者女性,52 岁,与家人争吵后服下半瓶敌敌畏,洗胃时每次灌入的溶液量应为(　　)
　　A. 100～200ml　　　B. 200～300ml　　　C. 300～500ml
　　D. 400～600ml　　　E. 500～700ml

171. 患者女性,50 岁,呼吸衰竭入院,现患者无自主呼吸,应用简易呼吸器抢救,正确的做法是(　　)
　　A. 协助患者去枕仰卧,固定活动义齿
　　B. 护士站在患者头侧,使患者尽量前倾,开放气道
　　C. 有规律地挤压、放松呼吸气囊,8～12 次/分
　　D. 每次挤压 400ml 气体
　　E. 有自主呼吸,应在吸气时挤压气囊

172. 患者男性,75 岁,因脑血管意外左侧偏瘫,其配偶询问患者痊愈情况时,护士恰当的回答是(　　)
　　A. 很难说,个体差异太大　　　　B. 你对能否恢复似乎很焦虑
　　C. 康复需要时间,进程会稍慢些　D. 理解焦虑,但很难估计预后
　　E. 不要急,患者很快就会恢复正常的

173. 患者男性,45 岁,肝硬化腹水,近日神志恍惚,躁动不安,答非所问,此情况属(　　)
　　A. 狂躁　　　　　　B. 谵妄　　　　　　C. 浅昏迷

D. 意识模糊　　　　　　　E. 精神错乱

174. 8 岁男童误服灭鼠药,送到医院洗胃,护士在操作过程中发现有血性液体流出,应立即采取的护理措施是(　　)
    A. 减低吸引压力　　　　B. 灌入止血剂止血　　　C. 更换洗胃液重新灌洗
    D. 灌入蛋清水保护胃黏膜　E. 立即停止操作并通知医生

175. 患者男性,81 岁,肺心病,现呼吸困难,行气管切开,术后患者给氧方法宜采用(　　)
    A. 头罩法　　　　　　　B. 鼻塞法　　　　　　　C. 漏斗法
    D. 面罩法　　　　　　　E. 双侧鼻导管法

176. 某慢性肺源性心脏病患者,70 岁,缺氧和二氧化碳潴留同时并存,发绀,宜吸入的氧浓度为(　　)
    A. 21%　　　　　　　　B. 29%　　　　　　　　C. 33%
    D. 37%　　　　　　　　E. 41%

177. 患者男性,65 岁,慢性肺心病,近几日因感冒而气急,咳嗽,痰不易咳出,口唇发绀,下肢水肿,情绪不稳,给患者吸氧,宜采用(　　)
    A. 低浓度间断吸氧　　　B. 高浓度间断吸氧　　　C. 低浓度持续吸氧
    D. 高浓度持续吸氧　　　E. 高浓度和低浓度吸氧交替进行

178. 患者男性,48 岁,突发脑血栓,送入医院时无意识反应,对光反射存在,呼吸、血压无明显异常,此患者意识障碍表现为(　　)
    A. 嗜睡　　　　　　　　B. 昏睡　　　　　　　　C. 浅昏迷
    D. 深昏迷　　　　　　　E. 意识模糊

179. 患儿女,1 岁,细菌性肺炎入院,目前患儿烦躁不安、呼吸困难。医嘱:吸氧。适宜该患儿的吸氧方式为(　　)
    A. 单侧鼻导管法　　　　B. 头罩法　　　　　　　C. 鼻塞法
    D. 漏斗法　　　　　　　E. 面罩法

三、$A_3/A_4$ 型题(提供一个案例,下设若干道考题。在每道考题下面的 A、B、C、D、E 五个备选答案中选择一个最佳答案。)

(180~182 题共用题干)

毛秒善,女,34 岁,因工作单位人际关系的矛盾问题,服安眠药中毒,处于昏迷状态,需要立即洗胃。

180. 适宜的洗胃液是(　　)
    A. 1:5000 高锰酸钾　　B. 1%盐水　　　　　　C. 2%~4%碳酸氢钠
    D. 5%醋酸　　　　　　E. 0.1%硫酸铜

181. 洗胃时选择何种体位(　　)
    A. 坐位　　　　　　　　B. 半坐位　　　　　　　C. 左侧卧位
    D. 右侧卧位　　　　　　E. 端坐位

182. 每次灌入的洗胃液宜（　　）
　　A. 100~300ml　　　　　B. 300~500ml　　　　　C. 500~700ml
　　D. 700~900ml　　　　　E. 900~1100ml

(183~185题共用题干)

康丙农,男,71岁,诊断为慢性支气管炎合并脑病,患者神志恍惚,呼吸急促,口唇发绀。

183. 护士进行氧疗时,应采取（　　）
　　A. 间歇用氧　　　　　　B. 低流量持续给氧　　　C. 高浓度持续给氧
　　D. 低流量间歇给氧　　　E. 高浓度间歇给氧

184. 若采取单侧鼻导管,导管插入长度（　　）
　　A. 鼻尖至耳垂　　　　　B. 鼻尖至耳垂的1/3　　　C. 鼻尖至耳垂的1/2
　　D. 鼻尖至耳垂的2/3　　 E. 鼻尖至耳垂的1/5

185. 如果氧疗中需要调节流量,护士首先应（　　）
　　A. 关总开关　　　　　　B. 关流量开关　　　　　C. 分离鼻导管
　　D. 取下鼻导管　　　　　E. 取下湿化瓶

(186~188题共用题干)

章洪弟,男,2岁,细菌性肺炎,患儿烦躁不安,呼吸困难,发绀明显,氧分压为5.0kPa,二氧化碳分压为8.0kPa。

186. 给此患儿吸氧宜采用（　　）
　　A. 单侧鼻导管法　　　　B. 口罩法　　　　　　　C. 鼻塞法
　　D. 漏斗法　　　　　　　E. 头罩法

187. 根据病情调节氧流量为2L/分,此时吸氧浓度为（　　）
　　A. 25%　　　　　　　　 B. 29%　　　　　　　　C. 33%
　　D. 37%　　　　　　　　 E. 41%

188. 此患儿吸氧时湿化瓶中应放（　　）
　　A. 生理盐水　　　　　　B. 5%葡萄糖　　　　　　C. 冷开水
　　D. 20%~30%乙醇　　　　E. 葡萄糖生理盐水

(189~191题共用题干)

周力喜,男,43岁,颅脑损伤,呼吸功能严重受损,患者痰多而不易咳出。

189. 给此患者吸痰时应调节负压为（　　）
　　A. <13.3kPa　　　　　　　　　　　　　B. 13.3~26.6kPa
　　C. 36.6~39.9kPa　　　　　　　　　　　D. 40.0~53.3kPa
　　E. >54.0kPa

190. 为患者进行吸痰操作时,下列哪项是错误的（　　）
　　A. 吸痰前先用生理盐水试吸　　　　　　B. 将患者的头转向操作者一侧
　　C. 将吸痰导管插入口腔咽部吸尽分泌物　D. 口腔吸痰有困难时,也可以自鼻腔吸痰
　　E. 每次吸痰时间不超过25s

## 第十四章 危重患者的抢救及护理

191. 护士给患者吸痰时,发现患者痰液黏稠,不易咳出,下列措施中哪项不妥（　　）
    A. 叩拍胸背部,以振动痰液　　　　B. 给患者作超声雾化吸入,以稀释痰液
    C. 缓慢滴入少量生理盐水,以稀释痰液　　D. 缓慢滴入化痰药物,以稀释痰液
    E. 加大吸引负压,以吸尽痰液

(192～194题共用题干)
曹女士,30岁,因家庭纠纷,服乐果农药中毒,急送医院。

192. 为曹女士洗胃禁用下列哪种洗胃液（　　）
    A. 生理盐水　　　　　　B. 温开水　　　　　　C. 2%～4%碳酸氢钠
    D. 1：15000～1：20000高锰酸钾　E. 1%盐水

193. 为曹女士洗胃时,护士先吸尽胃内容物,其最主要目的是（　　）
    A. 确定胃管已插入胃中　　B. 防止胃管阻塞　　　C. 防止胃扩张
    D. 作毒物鉴定　　　　　E. 减少毒物吸收

194. 在为曹女士洗胃过程中,患者感觉腹部疼痛,吸出血性灌洗液,此时护士应采取下列哪项措施（　　）
    A. 立即停止洗胃　　　　B. 减慢洗胃速度　　　C. 减少每次灌入液量
    D. 尽快将液体吸出　　　E. 继续洗胃,但需要加快速度

(195～197题共用题干)
辛某,女,60岁,因肺心病收住院治疗,护士巡视病房时,发现患者口唇紫绀,血气分析结果显示:$PaO_2$ 5.6 kPa,$PaCO_2$ 9.3 kPa。

195. 根据患者症状及血气分析,判断其缺氧程度为（　　）
    A. 极轻度　　　　　　B. 轻度　　　　　　C. 中度
    D. 重度　　　　　　　E. 过重度

196. 给予患者用氧指征,一般应以动脉血氧分压低于（　　）
    A. 7.6 kPa　　　　　　B. 6.6 kPa　　　　　　C. 5.6 kPa
    D. 4.6 kPa　　　　　　E. 3.6 kPa

197. 护士为患者提供的用氧方式是（　　）
    A. 低流量、高浓度持续给氧　　B. 低流量、高浓度间断给氧　　C. 低流量、低浓度持续给氧
    D. 低流量、低浓度间断给氧　　E. 高流量、高浓度间断给氧

(198～200题共用题干)
章冰,男,5岁,误服灭鼠药物(磷化锌)后被送至医院抢救,护士立即实施抢救工作。

198. 应选择的洗胃液是（　　）
    A. 蛋清水　　　　　　B. 1%盐水　　　　　　C. 5%醋酸
    D. 2%～4%碳酸氢钠溶液　E. 硫酸铜溶液

199. 电动吸引洗胃压力应保持在（　　）
    A. 5.5kPa　　　　　　B. 7.5kPa　　　　　　C. 9.5kPa
    D. 11.3kPa　　　　　E. 13.3kPa

200. 洗胃过程中若有血性液体流出,应采取的措施是(　　)
　　A. 立即停止操作并通知医生　　　B. 减低洗胃吸引压力
　　C. 更换洗胃液,重新灌洗　　　　D. 灌入止血剂,以止血
　　E. 灌入蛋清水,保护胃黏膜

(201~202题共用题干)
　　某患者被人搀扶着步入医院,接诊护士看见其面色发绀,口唇呈黑紫色,呼吸困难,询问病史得知其有慢性阻塞性肺病史。
201. 护士需立即对其采取的措施是(　　)
　　A. 分诊协助其就医　　　B. 不作处理,静候医生　　　C. 鼻塞法吸氧
　　D. 电击除颤　　　　　　E. CPR
202. 护士采取相应措施时应特别注意(　　)
　　A. 对患者实施呼吸道隔离　　　B. 让患者保持镇静　　　C. 氧流量1~2L/分
　　D. 只能除颤1次　　　　　　　E. 人工呼吸与胸外心脏按压比例为2:30

(203~204题共用题干)
　　患者女性,68岁,2型糖尿病15年,皮下注射胰岛素控制血糖,入院时大汗淋漓、高热、呼出气体呈烂苹果味,住院治疗1周,血糖控制在正常范围。
203. 患者"呼出气体呈烂苹果味",收集此资料的方法属于(　　)
　　A. 视觉观察法　　　B. 触觉观察法　　　C. 听觉观察法
　　D. 嗅觉观察法　　　E. 味觉观察法
204. 患者认为出院后不需监测血糖,此时患者的主要护理问题是(　　)
　　A. 潜在的血糖升高　　　B. 感染的危险　　　C. 知识缺乏
　　D. 食欲下降　　　　　　E. 不合作

(205~206题共用题干)
　　患者男性,33岁,因车祸致颅脑损伤,观察病情时发现患者呼吸突然停止。
205. 应用简易呼吸器辅助患者呼吸,挤压、放松呼吸气囊的频率是(　　)
　　A. 6~8次/分　　　B. 8~10次/分　　　C. 10~12次/分
　　D. 12~14次/分　　E. 16~20次/分
206. 每次挤压的气体量是(　　)
　　A. 80~100ml　　　B. 100~150ml　　　C. 150~200ml
　　D. 200~400ml　　　E. 500~1000ml

(207~208题共用题干)
　　患者男性,70岁,诊断为COPD,血气分析结果:动脉血氧分压4.6 kPa,二氧化碳分压12.4 kPa。
207. 该患者的吸氧要求是(　　)
　　A. 高浓度,高流量,持续给氧　　　B. 低浓度,低流量,持续给氧
　　C. 高浓度,高流量,间断给氧　　　D. 低浓度,低流量,间断给氧
　　E. 低浓度与高流量交替持续给氧

## 第十四章 危重患者的抢救及护理

208. 吸氧过程中需要调节氧流量时,正确的做法是( )
   A. 先关总开关,再调氧流量
   B. 先关流量表,再调氧流量
   C. 先拔出吸氧管,再调氧流量
   D. 先拔出氧气连接管,再调氧流量
   E. 先分离吸氧管与氧气连接管,再调氧流量

(209～210 题共用题干)
   患者男性,75 岁,在家里突然晕倒,立即被送入医院,诊断为脑血管意外,患者配偶告知护士,患者发病前,一直自服降压药控制高血压。

209. 能够确定患者意识状态的选项是( )
   A. 角膜反射
   B. 生命体征
   C. 肌腱反射
   D. 疼痛刺激反应
   E. 瞳孔对光反射

210. 患者逐渐恢复,为鼓励患者自己进食,护士应采取的措施是( )
   A. 将餐具放到患者手里
   B. 让患者根据自己能力慢慢进食
   C. 配偶帮助喂饭,并协助患者进食
   D. 先给患者喂食,剩余部分让患者自己进食
   E. 将食物和餐具放在患者方便拿取的餐桌上

(211～213 题共用题干)
   患者,男,60 岁,因脑血管意外昏迷入院。查体:呼吸道有较多分泌物,肺部听诊呈湿啰音。

211. 护士为该患者吸痰时,错误的操作是( )
   A. 调节负压至 40.0～53.3kPa
   B. 患者头部转向操作者
   C. 先插管后再启动吸引器
   D. 吸管从深部向上提出,左右旋转吸痰
   E. 吸痰前采用超声雾化吸入

212. 该患者眼睑不能闭合,眼部护理首选的措施是( )
   A. 按摩双眼睑
   B. 热敷眼部
   C. 消毒纱布遮掩
   D. 滴眼药水
   E. 盖凡士林纱布

213. 为该患者吸氧时氧流量为 2L/分,其氧浓度是( )
   A. 21%
   B. 25%
   C. 29%
   D. 33%
   E. 37%

(214～215 题共用题干)
   患者,男,29 岁,安眠药中毒,处于昏迷状态,需立即进行漏斗法洗胃。

214. 适宜的洗胃液是( )
   A. 1:15000～1:20000 高锰酸钾
   B. 1%盐水
   C. 2%～4%碳酸氢钠
   D. 5%醋酸
   E. 0.1%硫酸铜

215. 每次灌入的洗胃液量为( )
   A. 100～300ml
   B. 300～500ml
   C. 500～700ml
   D. 700～900ml
   E. 10000～20000ml

## 四、B型题

(216～218题共用备选答案)
A. 大蒜味　　　　　　　　B. 烂苹果味　　　　　　　C. 杏仁味
D. 氨气味　　　　　　　　E. 酒味

216. 有机磷农药中毒时(　　)
217. 尿路感染时(　　)
218. 糖尿病酮症酸中毒时(　　)

(219～224题共用备选答案)
A. 1∶15000～1∶20000高锰酸钾　　B. 2%～4%碳酸氢钠　　C. 牛奶
D. 1%～3%鞣酸　　　　　　　　　E. 0.5%硫酸铜

219. 浓硫酸中毒时可选用(　　)
220. 敌百虫中毒时禁忌的洗胃液(　　)
221. (4049)乐果中毒禁忌的洗胃液(　　)
222. 氰化物中毒的洗胃液(　　)
223. 安眠药(巴比妥类)中毒的洗胃液(　　)
224. 发芽马铃薯中毒的洗胃液(　　)

(225～228题共用备选答案)
A. 漏斗胃管洗胃法　　　　B. 电动吸引器洗胃法　　　C. 口服催吐法
D. 自动洗胃机洗胃法　　　E. 注洗器洗胃法

225. 急性中毒意识清楚者首选(　　)
226. 幽门梗阻者选用(　　)
227. 运用虹吸原理洗胃的是(　　)
228. 运用电磁泵作用的是(　　)

(229～232题共用备选答案)
A. 300～500ml　　　　　　B. ≤200ml　　　　　　　C. 10000～20000ml
D. ≤1000ml　　　　　　　E. 2500ml

229. 鼻饲液每次量(　　)
230. 每次灌入的洗胃液量(　　)
231. 膀胱高度膨隆且体质虚弱患者第一次放尿量(　　)
232. 多尿是指24h尿量超过(　　)

(233～237题共用备选答案)
A. 20%～30%　　　　　　B. 25%～35%　　　　　　C. 41%
D. 40%　　　　　　　　　E. 60%

233. 氧疗副作用可发生于持续上氧超过24小时且上氧浓度高于(　　)
234. 急性肺水肿患者上氧时湿化瓶内装的乙醇浓度是(　　)
235. 当上氧流量为5L/分时，其浓度是(　　)
236. 为高热患者擦浴时乙醇的浓度是(　　)

237. 新生儿上氧时,为避免眼晶状体后纤维组织增生,应控制上氧浓度低于( )

(238~241题共用备选答案)

A. 13.3kPa
B. 0.5Mpa
C. 0.2~0.3Mpa
D. 6.6kPa
E. 5kPa

238. 电动吸引器洗胃时,其负压应保持在( )

239. 氧气压力表至少要保留( )

240. 用氧指标是动脉血氧分压低于( )

241. 减压器可将氧气筒内的压力减低至( )

(242~244题共用备选答案)

A. 2/3
B. 1/2~1/3
C. 1/2~2/3
D. 3/4
E. 4/5

242. 湿化瓶内蒸馏水的量为( )

243. 吸痰时储液瓶内吸出液应及时倾倒,不超过( )

244. 鼻导管插入的长度为鼻尖至耳垂的( )

(245~248题共用备选答案)

A. 15秒
B. 2小时
C. 4~6小时
D. 1小时
E. 6小时

245. 幽门梗阻患者洗胃时间为饭后( )

246. 每次吸痰时不超过( )

247. 中毒后患者最佳洗胃时间不超过( )

248. 鼻饲间隔时间不少于( )

(249~253题共用备选答案)

A 氧气帐给氧法
B. 鼻塞给氧法
C. 漏斗给氧法
D. 头罩给氧法
E. 氧气枕给氧法

249. 适用于长期用氧者的是( )

250. 适用于婴幼儿的是( )

251. 适用于大面积烧伤患者的是( )

252. 适用于气管切开患者的是( )

253. 适用于危重患者转运途中的是( )

**五、X型题**(每一道题下面有 A、B、C、D、E 五个备选答案,请从中选择所有正确答案。)

254. 患者呕吐时,护士应观察呕吐物的( )

  A. 颜色
  B. 次数
  C. 气味
  D. 伴随症状
  E. 呕吐量

255. 为患者洗胃时,每次灌入量应在300~500ml,如灌入过多会发生( )

  A. 胃穿孔
  B. 引起水电解质失调
  C. 急性胃扩张
  D. 窒息
  E. 腹泻

256. 吸氧疗法的目的是（  ）
　　A. 供给患者氧气　　　　B. 提高动脉血氧分压　　　C. 促进代谢
　　D. 维持机体生命活动　　E. 提供能量

257. 关于头罩法吸氧的正确叙述是（  ）
　　A. 适用于婴幼儿　　　　B. 长期使用易产生氧中毒　　C. 避免导管刺激呼吸道黏膜
　　D. 易于观察患者变化　　E. 能根据病情需要任意调节罩内氧浓度

258. 使用氧气过程中哪些做法不妥（  ）
　　A. 用氧气同时不可作鼻饲疗法　　　　B. 患者缺氧症状未改善,首先要加大氧流量
　　C. 注意安全用氧,应做到"四防"　　　D. 鼻腔分泌物多者,要经常消除,防堵塞导管
　　E. 根据病情选择适当的用氧浓度

259. 氧中毒的症状包括（  ）
　　A. 恶心　　　　　　　　B. 烦躁不安　　　　　　　C. 两侧瞳孔大小不等
　　D. 面色苍白　　　　　　E. 进行性呼吸困难

260. 痰液黏稠不易咳出应给予（  ）
　　A. 轻叩胸背部　　　　　B. 蒸汽吸入　　　　　　　C. 雾化吸入
　　D. 必要时用吸引器　　　E. 体位引流

261. 护士用电动吸引器吸痰时应注意（  ）
　　A. 检查吸引性能是否完好　　　　　　B. 调节负压至60kPa
　　C. 每次插入导管吸痰时间不超过15秒　D. 痰液黏稠可叩拍胸背
　　E. 吸痰管每次吸后更换

262. 洗胃禁忌证是（  ）
　　A. 昏迷　　　　　　　　B. 食管静脉曲张　　　　　C. 食管梗阻
　　D. 胃癌　　　　　　　　E. 消化道溃疡

263. 注洗器洗胃用于（  ）
　　A. 消化不良　　　　　　B. 胃癌　　　　　　　　　C. 胃手术前准备
　　D. 急性胃炎　　　　　　E. 幽门梗阻

264. 对于危重患者眼睛不能闭合者的护理措施有（  ）
　　A. 用湿纱布覆盖　　　　B. 用凡士林纱布覆盖　　　C. 涂红霉素眼药膏
　　D. 热敷眼　　　　　　　E. 按摩眼部

265. 危重患者由于护理不当可诱发（  ）
　　A. 压疮　　　　　　　　B. 吸入性肺炎　　　　　　C. 坠积性肺炎
　　D. 泌尿道感染　　　　　E. 静脉血栓形成

266. 观察患者瞳孔时应除外（  ）
　　A. 对光反应　　　　　　B. 颜色　　　　　　　　　C. 大小
　　D. 是否对称　　　　　　E. 视力情况

## 第十四章 危重患者的抢救及护理

267. 下列哪些不是氧气压力表的作用（　　）
    A. 控制氧气流量　　　B. 保证用氧安全　　　C. 测知氧气流量
    D. 自动减压　　　　　E. 测知氧气压力

268. 为了保证患者得到有效及时的抢救，急诊室的设备管理应做到（　　）
    A. 定数量品种　　　　B. 定点安置　　　　　C. 定人保管
    D. 定期消毒灭菌　　　E. 定期维修

269. 痰液黏稠的患者吸痰时，正确的护理措施是（　　）
    A. 滴少量生理盐水　　B. 增大负压吸引　　　C. 叩拍胸背部
    D. 协助更换体位　　　E. 超声雾化吸入

270. 洗胃时，一次灌入量不超过500ml，其目的是（　　）
    A. 防止胃扩张　　　　B. 避免毒物吸收　　　C. 防止反射性心跳加快
    D. 避免反射性心脏骤停　E. 预防胃穿孔

271. 敌敌畏中毒时，宜采用的洗胃液是（　　）
    A. 1%盐水　　　　　　B. 5%醋酸溶液　　　　C. 2%～4%碳酸氢钠溶液
    D. 1∶15000～20000 高锰酸钾溶液　E. 0.1%硫酸铜溶液

272. 下列属于禁忌洗胃的疾病是（　　）
    A. 消化性溃疡　　　　B. 食管静脉曲张　　　C. 食管阻塞
    D. 胃癌　　　　　　　E. 幽门梗阻

273. 心脏骤停判断的主要标志有（　　）
    A. 面色苍白　　　　　B. 血压测不到　　　　C. 大动脉搏动消失
    D. 意识突然丧失　　　E. 瞳孔散大

274. 胸外心脏按压的有效指征应为（　　）
    A. 面色及口唇色转红润　B. 肱动脉收缩压>8kPa　C. 有自主呼吸
    D. 眼球固定　　　　　E. 瞳孔缩小

275. 氧气筒使用过程中，正确的方法是（　　）
    A. 氧气筒放置在阴凉处　B. 氧气筒不可用力震动　C. 氧气筒开关处不可涂油
    D. 氧气筒距暖气1cm以上　E. 氧气用尽后及时更换

276. 痰液黏稠不易吸出时，采取的措施是（　　）
    A. 滴入少量生理盐水　B. 延长吸痰时间　　　C. 滴入α-糜蛋白酶
    D. 增加吸痰负压　　　E. 超声雾化吸入

277. 瞳孔观察的内容包括（　　）
    A. 颜色　　　　　　　B. 形状　　　　　　　C. 大小
    D. 对称程度　　　　　E. 对光反应

278. 为了避免昏迷患者的角膜干燥，采取正确的预防措施是（　　）
    A. 凡士林纱布遮盖　　B. 无菌干纱布遮盖　　C. 结膜涂以红霉素药膏

D. 局部热敷　　　　　　　E. 定时滴入氯霉素眼药水

279. 皮肤观察内容应包括（　　）
    A. 光泽　　　　　　B. 温度　　　　　　C. 湿度
    D. 完整性　　　　　E. 弹性

280. 抢救室的器械应包括（　　）
    A. 氧气装置　　　　B. 心电监护仪　　　C. 支气管显微镜
    D. 除颤器　　　　　E. 洗胃机

281. 使用吸引器吸痰时，正确的方法是（　　）
    A. 检查吸引器的性能　　　　B. 吸痰负压宜<40kPa
    C. 患者应采取仰卧位　　　　D. 痰液黏稠可延长每次吸痰时间
    E. 吸痰用物每日更换1次

282. 使用呼吸机时，通气不足的临床表现是（　　）
    A. 胸廓有明显起伏　　B. 皮肤潮红　　　　C. 大量出汗
    D. 表浅静脉充盈消失　E. 肢体抽搐

283. 为患者洗胃时，应注意（　　）
    A. 误服强酸强碱应禁忌洗胃　　B. 中毒患者洗胃前须留取毒物标本
    C. 昏迷患者慎用洗胃　　　　　D. 幽门梗阻患者洗胃时应记录潴留量
    E. 消化道溃疡患者洗胃时取左侧位

284. 洗胃法的目的（　　）
    A. 增加患者的舒适感　　B. 减轻毒物的吸收　　C. 胃镜检查前的准备
    D. 减轻胃黏膜水肿和炎症　E. 为胃切除手术做准备

285. 对中毒物质不明的患者，应选择的洗胃液是（　　）
    A. 5%醋酸　　　　　B. 等渗盐水　　　　C. 温开水
    D. 蛋清水　　　　　E. 碳酸氢钠溶液

286. 误服强酸强碱的患者，可迅速给予的对抗剂是（　　）
    A. 牛奶　　　　　　B. 豆浆　　　　　　C. 蛋清
    D. 温开水　　　　　E. 盐水

287. 氧中毒的临床表现是（　　）
    A. 体温升高　　　　B. 恶心　　　　　　C. 烦躁不安
    D. 面色苍白　　　　E. 进行性呼吸困难

288. 评估患者用氧效果的指征是（　　）
    A. 神志状况　　　　B. 血压、脉搏　　　C. 皮肤颜色、温度
    D. 呼吸方式　　　　E. 动脉血气分析

289. 胸外心脏按压的有效指征是（　　）
    A. 可触及大动脉搏动　　B. 患者胸廓扩张上抬　　C. 自主呼吸恢复

D. 神经反射出现　　　　　E. 瞳孔由小变大

290. 人工呼吸的有效指征是（　　）
    A. 吹气时患者胸廓扩张上抬　　B. 面色、口唇色泽转红　　C. 出现神经反射
    D. 呼气时,可感受到气体排出　　E. 肱动脉收缩压>8kPa

291. 实施胸外心脏按压术时,因部位选择不当可导致（　　）
    A. 剑突骨折　　　　　B. 肝破裂　　　　　C. 脊柱损伤
    D. 胃膨胀　　　　　　E. 大血管损伤

292. 为预防胸外心脏按压并发症的发生,应采取的正确操作是（　　）
    A. 按压动作平稳、规律　　　　　B. 按压与松弛时间应相等
    C. 按压时手指抬离胸壁　　　　　D. 按压部位应选择胸骨下半段
    E. 按压力量应具有冲击性

## 参考答案

| | | | |
|---|---|---|---|
| 1—5. C* E* E* BD | 6—10. B* ABAB | 11—15. CBC* EE | 16—20. ECDEB |
| 21—25. CCCEB | 26—30. BDA* C* D | 31—35. E* DCDC | 36—40. EDEBB |
| 41—45. BCBCE | 46—50. ACCDA | 51—55. ACB* EA | 56—60. CECAC |
| 61—65. BEDEC | 66—70. DBBED | 71—75. AADDB | 76—80. BC* CEC |
| 81—85. CBCDE | 86—90. CD* ABC | 91—95. BAEED | 96—100. DCB* CC |
| 101—105. EBDDA* | 106—110. BBBCA | 111—115. BBCCB | 116—120. CCAEA |
| 121—125. DEADE | 126—130. BEAAD | 131—135. BBCBE | 136—140. DBEBE |
| 141—145. AECDB | 146—150. EE* ABD | 151—155. DDBDB | 156—160. DACBB |
| 161—165. EEEEA | 166—170. AEE* DC | 171—175. ECDECC | 176—180. BCCBA |
| 181—185. CB* BDC | 186—190. EBCDE | 191—195. EDEAC | 196—200. BCEEA |
| 201—205. CCDCE | 206—210. EBEDE | 211—215. CECAB | 216—220. ADBCB |
| 221—225. AAADC | 226—230. EADBA | 231—235. DEEAC | 236—240. BDABD |
| 241—245. CBAAC | 246—250. AEBBD | 251—253. ACE | 254. ABCDE |
| 255. CD | 256. ABCD | 257. ACDE | 258. AB* |
| 259. ABDE | 260. ABCD | 261. ACDE | 262. BCDE |
| 263. CE | 264. BC | 265. ABCDE | 266. BE |
| 267. ABE | 268. ABCDE | 269. ACDE | 270. ABD |
| 271. ACD | 272. ABCD | 273. CE | 274. ABCE |
| 275. ABCD | 276. ACE | 277. BCDE | 278. AC |
| 279. BCDE | 280. ABDE | 281. AE | 282. BCD* |
| 283. ABCD | 284. BDE | 285. BD | 286. ABC |
| 287. BCDE* | 288. ABCDE | 289. ACD* | 290. AD |
| 291. ABE* | 292. ABCD | | |

## 部分题解

1. 对于缺氧伴二氧化碳潴留的患者,为了防止高浓度上氧引起的呼吸抑制,可采取低流量低浓度持续上氧。

2. 浅昏迷的患者对疼痛刺激如压迫眶上缘可有痛苦表情及躲避反应,而深昏迷对各种刺激均无反应。

3. 瞳孔直径小于2mm称为瞳孔缩小。双侧瞳孔缩小,常见于有机磷农药、氯丙嗪、吗啡等药物中毒。

6. 瞳孔直径大于5mm称为瞳孔扩大。双侧瞳孔扩大,常见于颅内高压、颅脑损伤、颠茄类药物中毒及濒死状态。

13. 当上氧浓度高于60%,持续时间超过24小时可以出现氧中毒。氧中毒患者的主要临床表现为胸骨后锐痛、烧灼感,干咳和进行性呼吸困难,恶心、呕吐,烦躁不安,也可出现抽搐、晕厥,严重者可昏迷、死亡。

28. 洗胃的适应证有：非腐蚀性毒物中毒，如有机磷、安眠药、重金属类与生物碱等及食物中毒的患者。
29. 敌百虫中毒时，可选用1%盐水或清水、1∶15000～1∶20000高锰酸钾洗胃，禁忌用碱性药物洗胃，因敌百虫遇碱性药物可分解出毒性更强的敌敌畏，其分解过程随碱性的增强和温度的升高而加速。
31. 洗胃的禁忌证有：强腐蚀性毒物（如强酸、强碱）中毒、肝硬化伴食管胃底静脉曲张、胸主动脉瘤、近期内有上消化道出血及胃穿孔患者禁忌洗胃；上消化道溃疡、癌症患者不宜洗胃。
53. 上氧浓度低于25%，则和空气中氧含量（占20.93%）相似，无临床治疗意义。
77. 磷化锌中毒时禁忌使用牛奶、鸡蛋、脂肪及其他油类食物。因磷化锌易溶于油类物质，故忌用脂肪性食物，以免促进磷的溶解吸收。
87. 氧浓度和氧流量的换算公式是：吸氧浓度%＝21＋4×氧流量（L/分钟）
98. 氧气筒内的氧气不可用尽，当压力表上的指示数据低于0.5MPa（即5kg/cm²）时不可使用，以免灰尘进入筒内，再次充气时引起爆炸。
105. 人工呼吸机的原理：应用机器装置建立肺泡与气道通口的压力差，从而产生肺泡通气的动力。当气道通口的压力超过肺泡压，气体进入肺内，产生吸气动作；释去压力，肺泡内高于大气压，肺泡气排出体外，产生呼气动作。
147. 患者两侧胸廓运动对称，呼吸音一致，机器与患者同步呼吸，提示呼吸机已进入正常运行。通气量适宜，患者表现安静、呼吸合拍、血压、脉搏正常。若通气量不足，患者可出现烦躁不安、多汗、血压升高、脉搏加速。
168. 为急性肺水肿患者给氧时，湿化瓶内应盛20%～30%乙醇，可降低肺泡内泡沫表面的张力，使泡沫破裂，扩大气体和肺泡壁的接触面积，使气体易于弥散，改善通气功能，减轻缺氧的症状。
182. 洗胃液的温度是25℃～38℃。温度过高则血管扩张，促进毒物吸收，过低可导致胃肌痉挛。洗胃时一次灌入量以300～500ml为宜，过多则易导致急性胃扩张并促使胃内容物进入十二指肠，加速毒物的吸收，且溶液过多可引起液体反流，导致呛咳、误吸或窒息；过少则洗胃溶液无法与胃内容物成分混合，不利于彻底洗胃，延长了洗胃时间。
258. 守操作规程，注意用氧安全，做好"四防"，即防震、防火、防热、防油。氧气筒应放在阴凉处，在筒的周围严禁烟火和放置易燃品，距明火至少5m，暖片1m。
282. 若通气量不足，患者可出现烦躁不安、多汗、血压升高、脉搏加速。
287. 氧中毒的主要表现为胸骨后锐痛、烧灼感，干咳和进行性呼吸困难，恶心、呕吐，烦躁不安，也可出现抽搐、晕厥，严重者可昏迷、死亡。
289. 心肺复苏成功的指标有：①患者呼吸、心跳恢复；②能触及大动脉搏动，肱动脉收缩压大于8kPa（60mmHg）；③面色、口唇、甲床、皮肤等处色泽转为红润；④散大的瞳孔缩小；⑤吹气时可听到肺泡呼吸音或有自主呼吸，呼吸改善；⑥意识逐渐恢复，昏迷变浅，可出现反射或挣扎；⑦有尿；⑧心电图检查，波形有改变。
291. 胸外心脏按压部位不准确，过高可伤及大血管；过低可伤及腹部脏器或引起胃内容物反流；偏离胸骨易引起肋骨骨折。

# 第十五章　临终护理

一、$A_1$ 型题（每一道题下面有 A、B、C、D、E 五个备选答案，请从中选择一个最佳答案。）

1. 尸斑一般出现在尸体的（　　）
   A. 头顶部　　　　　　　　B. 面部　　　　　　　　C. 腹部
   D. 胸部　　　　　　　　　E. 最低部位

2. 濒死患者最后消失的感觉是（　　）
   A. 视觉　　　　　　　　　B. 听觉　　　　　　　　C. 嗅觉
   D. 味觉　　　　　　　　　E. 触觉

3. 生物学死亡期的特征是（　　）
   A. 呼吸停止　　　　　　　B. 循环停止　　　　　　C. 各种反射消失
   D. 神志不清　　　　　　　E. 尸斑出现

4. 现代医学已开始主张以下列指标作为死亡的依据（　　）
   A. 心跳停止　　　　　　　B. 呼吸停止　　　　　　C. 脑死亡
   D. 心电图平直　　　　　　E. 瞳孔散大

5. 死亡过程的第三期是（　　）
   A. 临床死亡期　　　　　　B. 濒死期　　　　　　　C. 否认期
   D. 生物学死亡期　　　　　E. 接受期

6. 临终患者最早出现的心理反应期是（　　）
   A. 忧郁期　　　　　　　　B. 愤怒期　　　　　　　C. 否认期
   D. 接受期　　　　　　　　E. 协议期

7. 进行尸体护理，下列做法哪项错误（　　）
   A. 撤去治疗用物，放低头部　　　B. 洗脸，闭合眼睑　　　C. 装上义齿
   D. 依次擦净躯体，必要时填塞孔道　E. 穿上尸衣裤用尸单包裹

8. 临床死亡指征不包括下列哪项（　　）
   A. 呼吸停止　　　　　　　B. 心跳停止　　　　　　C. 反射性反应消失
   D. 出现尸冷　　　　　　　E. 瞳孔散大

9. 不属于濒死患者的临床表现是（　　）
   A. 循环衰竭　　　　　　　B. 神志不清　　　　　　C. 呼吸衰竭
   D. 肌震颤　　　　　　　　E. 各种深浅反射逐渐消失

10. 下列哪项不属于尸体护理的目的（　　）
    A. 使尸体清洁　　　　　　B. 使尸体无流液　　　　C. 姿势良好

D. 易于鉴别　　　　　　　　　E. 利于尸体保存

11. 临终患者经历的心理反应第三期是（　　）
    A. 忧郁期　　　　　　　B. 愤怒期　　　　　　　C. 否认期
    D. 接受期　　　　　　　E. 协议期

12. 临终关怀的宗旨中，错误的一项是（　　）
    A. 满足临终患者的身心需要　　　　B. 使其舒适、安详、有尊严地度过人生最后的时期
    C. 以治疗为主，尽量延长患者的生命　　　D. 注重提高生命质量
    E. 对家属提供心理支持

13. 对否认期患者的护理中，下列哪项不妥（　　）
    A. 根据患者对病情的认识程度进行沟通　　B. 与其他医务人员及家属保持一致
    C. 应引导患者正视现实　　　　　　D. 维持患者适当的希望
    E. 经常陪伴患者

14. 死亡的三个阶段是（　　）
    A. 心跳停止、呼吸停止、对光反射消失　　B. 昏迷、呼吸停止、心跳停止
    C. 濒死期、临床死亡期、生物学死亡期　　D. 肌力消退、肌张力减退、反射消失
    E. 尸斑、尸冷、尸僵

15. 护理处于愤怒期的临终患者，下列哪项不妥（　　）
    A. 可适当回避患者　　　　B. 尽量让患者表达其愤怒，发泄内心的不快
    C. 理解患者的痛苦　　　　D. 给予安抚和疏导　　　　E. 多陪伴患者

16. 下列哪项不符合临终患者循环衰竭的表现（　　）
    A. 心音低而无力　　　　　B. 脉搏细速而不规则　　　C. 血压上升
    D. 皮肤苍白　　　　　　　E. 口唇指甲青紫

17. 下列哪项不符合濒死患者常见的希氏面容（　　）
    A. 面部呈铅灰色　　　　　B. 眼眶凹陷　　　　　　　C. 下颌下垂
    D. 牙关紧闭　　　　　　　E. 双眼半睁呆滞

18. 患者死亡后的处理哪项不符合要求（　　）
    A. 在体温单的40℃～42℃之间填写死亡时间
    B. 整理病历　　　　　　　C. 停止一切医嘱
    D. 按出院手续办理结账　　E. 撤去床上用物，立即铺好备用床

19. 进行尸体料理，哪项不正确（　　）
    A. 头下放小枕　　　　　　B. 用棉花填塞孔道　　　　C. 有伤口者更换敷料
    D. 清点死者遗物　　　　　E. 在临床死亡期进行

20. 出现尸冷的时期（　　）
    A. 濒死期　　　　　　　　B. 临终期　　　　　　　　C. 生物学死亡期
    D. 临床死亡期　　　　　　E. 死亡期

21. 临终患者病室室温一般维持在( )
    A. 18℃~20℃    B. 22℃~24℃    C. 20℃~22℃
    D. 24℃~26℃    E. 26℃~28℃

22. 尸冷一般在死亡后多久接近环境温度( )
    A. 2小时    B. 8小时    C. 12小时
    D. 20小时    E. 24小时

23. 脑死亡的诊断标准不包括( )
    A. 瞳孔散大    B. 不可逆的深度昏迷    C. 自主呼吸停止
    D. 脑干反射消失    E. 脑电波消失

24. 对濒死期循环衰竭临床表现的描述,不正确的是( )
    A. 皮肤苍白、斑点    B. 脉搏呈洪脉    C. 心音低而弱
    D. 大量出汗    E. 血压下降,四肢湿冷

25. 给濒死患者提供的护理是( )
    A. 停止吸氧    B. 停止输入药物
    C. 将身体孔道堵塞    D. 满足患者的心理需要,继续进行治疗
    E. 劝其家属离开病室

26. 濒死患者的临床表现是( )
    A. 窒息    B. 心搏停止    C. 深反射消失
    D. 呼吸困难    E. 各系统功能严重障碍

27. 临床死亡期的特征不包括( )
    A. 呼吸停止    B. 心搏停止    C. 反射消失
    D. 延髓深度抑制    E. 组织细胞新陈代谢停止

28. 临终患者最后出现的心理反应阶段是( )
    A. 否认期    B. 愤怒期    C. 协议期
    D. 忧郁期    E. 接受期

29. 尸体护理的意义不包括( )
    A. 安慰死者家属    B. 是家属宣泄感情的一种方法
    C. 维持尸体良好的外观    D. 是整体护理的最后步骤
    E. 使尸体易于辨认

30. 临床上进行尸体护理的依据是( )
    A. 医生做出的死亡诊断    B. 各种反射消失    C. 脑电波消失
    D. 尸僵    E. 呼吸丧失

31. 护士在行尸体护理时,在尸体的头下垫一软枕,其目的是( )
    A. 防止面部淤血变色    B. 安慰家属    C. 使遗体端庄
    D. 利于尸体保管    E. 保护尸体位置良好

## 第十五章 临终护理

32. 尸僵多出现在死亡后( )
    A. 1~3 小时  B. 3~6 小时  C. 4~10 小时
    D. 6~8 小时  E. 6~12 小时

33. 是谁"点燃了临终关怀运动灯塔"创办了世界著名的临终关怀机构( )
    A. 南丁格尔  B. 桑德斯  C. 马斯洛
    D. 奥瑞姆  E. 罗伊

34. 世界上第一个现代临终关怀机构是( )
    A. 美国新港临终关怀病院
    B. 西欧修道院
    C. 英国圣·克里斯多弗临终关怀院
    D. 加拿大姑息护理协会
    E. 天津医学院临终关怀研究中心

35. 除哪项外均为濒死的表现( )
    A. 心肌收缩无力,心脏搏出量少,血压下降
    B. 血液循环迟缓,微循环障碍
    C. 体温调节中枢功能紊乱
    D. 重要器官灌注不足出现脑缺氧的一系列症状
    E. 呼吸深而慢,瞳孔缩小

36. 死亡后遗物的处理何项不妥( )
    A. 将遗物当面清点交给家属
    B. 家属不在,护士将遗物清点,并列出清单保存
    C. 将贵重物品及清单交给护士长保存
    D. 由护士长根据清单点清交给家属
    E. 无家属者,由护士长点清交给死者工作单位负责者

37. 进行尸体料理,下列哪项不妥( )
    A. 放低头部  B. 合上眼睑  C. 必要时用绷带托扶下颌
    D. 填塞孔道  E. 擦净尸体

38. 不属于濒死期循环衰竭的临床表现是( )
    A. 心音低而无力  B. 脉搏弱而不规则  C. 体温下降上升
    D. 皮肤苍白  E. 口唇指甲青紫

39. 下列哪项不是濒死期病员的护理内容( )
    A. 移病员至抢救室或用屏风遮挡  B. 给病员同情与安慰  C. 观察病情并配合抢救
    D. 通知家属和工作单位  E. 进行尸体料理准备工作

40. 尸体鉴别单首先应该系于( )
    A. 尸体的手腕部  B. 尸体的上衣口袋  C. 尸体的脚上
    D. 尸体的尸单上  E. 停尸屉外

41. 濒死时颅内压增高主要表现为( )
    A. 血压下降  B. 皮肤苍白或有瘀斑  C. 高热或低热

D. 呼吸浅速,节律不整　　　　E. 脉搏加快

42. 濒死患者常出现高热不退,其常见的主要原因是(　　)
    A. 丘脑下部受抑制　　　　B. 延髓受抑制　　　　C. 桥脑下部受抑制
    D. 大脑受抑制　　　　E. 脊髓受抑制

43. 患者死亡后处理不正确的是(　　)
    A. 填写死亡通知书　　　　B. 在体温单40℃～42℃之间纵行填写死亡时间
    C. 停止一切药物、治疗及饮食等　　D. 注销入院卡片　　E. 按出院手续办理结账

44. 濒死患者的临床表现是(　　)
    A. 呼吸停止　　　　B. 心跳停止　　　　C. 反射性反应消失
    D. 体温逐渐下降,接近室温　　E. 呼吸微弱

45. 关于安乐死下列错误的是(　　)
    A. 原意为"无痛苦的死亡"　　　　B. 适用于患不治之症患者在危重濒死状态时
    C. 要有患者或家属的要求或申请　　D. 应经医生同意
    E. 目前安乐死在我国已经立法

46. 护理临终患者,下列哪项不妥(　　)
    A. 要有坦率诚实的态度　　　　B. 要认真听取患者的主诉
    C. 要充分体谅患者的痛苦　　　　D. 要制止患者的愤怒表现
    E. 要尊重患者的选择

47. 不符合临终患者协议期表现的是(　　)
    A. 很和善很合作　　　　B. 有侥幸心理
    C. 愤怒情绪消失　　　　D. 认为做善事可以死里逃生
    E. 开始接受自己患不治之症的事实

48. 下列有关濒死患者的临床表现错误的是(　　)
    A. 意识不清或谵妄　　　　B. 潮式呼吸或点头呼吸
    C. 血压下降、脉搏细弱　　　　D. 胃肠蠕动增快
    E. 肌张力下降、大小便失禁

49. 下列不属于临终患者循环衰竭的表现是(　　)
    A. 皮肤苍白湿冷　　　　B. 四肢发绀
    C. 血压下降　　　　D. 心音低而无力
    E. 脉搏呈洪脉

50. 对濒死期患者的心理护理,下列哪项不妥(　　)
    A. 理解患者的心理　　　　B. 对患者的愤怒应给予宽容和疏导
    C. 尽量满足患者的意愿　　D. 对患者否认期的言行应及时矫正
    E. 语言亲切、照顾要周到

51. 临终患者心理反应否认期的表现是(　　)
    A. 忧郁、悲哀、关心亲人生活　　B. 极度疲劳、表情淡漠、嗜睡

## 第十五章 临终护理

C. 心情不好,对工作人员发脾气　　D. 不承认自己的病情,认为"不可能"
E. 配合治疗,想尽一切办法延长自己的寿命

52. 患者的临终状态又称为(　　)
    A. 临床死亡期　　　　　　　　B. 脑死亡期
    C. 生物学死亡期　　　　　　　D. 濒死期
    E. 代谢衰退期

53. 护理濒死患者时,不正确的措施是(　　)
    A. 每天口腔护理2~3次　　　　B. 提供单独的病室并保持安静
    C. 帮助患者选择最有效的止痛药物　D. 用湿纱布盖于张口呼吸者的口部
    E. 撤去各种治疗性的管道

54. 患者四处求医以证实医生的诊断是属于临终哪一期(　　)
    A. 否认期　　　　B. 愤怒期　　　　C. 协议期
    D. 忧郁期　　　　E. 接受期

55. 患者死亡后12~16小时发展至高峰的尸体肌肉变化是(　　)
    A. 尸斑　　　　　B. 尸冷　　　　　C. 尸僵
    D. 尸体缓解　　　E. 尸绿

56. 尸体腐败的主要原因是(　　)
    A. 血液循环障碍导致组织缺血、缺氧　　B. 肌肉中ATP分解消耗
    C. 新陈代谢障碍　　　　　　　　　　D. 糖原氧化分解作用
    E. 在酶的作用下,组织发生分解自溶

57. 尸体腐败一般先从那个部位出现(　　)
    A. 面部　　　　　B. 上肢　　　　　C. 下肢
    D. 右上腹　　　　E. 右下腹

58. 临床死亡期持续几分钟则大脑发生不可逆的损伤(　　)
    A. 3分钟　　　　 B. 4分钟　　　　 C. 5分钟
    D. 6分钟　　　　 E. 8分钟

59. 尸体腐败一般是死亡后多久出现(　　)
    A. 10小时　　　　B. 12小时　　　　C. 12小时
    D. 12小时　　　　E. 24小时

60. 尸体僵硬后多久完全缓解(　　)
    A. 1~2天　　　　B. 1~2天　　　　C. 3~7天
    D. 7~8天　　　　E. 8~9天

61. 生物学死亡期最先出现的现象是(　　)
    A. 尸斑　　　　　B. 尸冷　　　　　C. 尸僵
    D. 尸体腐败　　　E. 尸绿

62. 下列哪种温度常作为测量尸温的标准（　　）
   A. 口温　　　　　　　　B. 腋温　　　　　　　　C. 肛温
   D. 皮肤温　　　　　　　E. 内脏温

63. 尸体护理时,将尸体放平,头下垫一软枕的目的是（　　）
   A. 保持良好的姿势　　　　　　B. 防止下颌骨脱位
   C. 便于进行尸体护理操作　　　D. 避免头面部充血发紫
   E. 接近自然状态

64. 患者病情进一步恶化后死亡,护士应为其进行（　　）
   A. 一般消毒处理　　　　　　　B. 保护性处理
   C. 院外消毒处理　　　　　　　D. 终末消毒处理
   E. 太平间美容处理

二、$A_2$型题（每道考题是以一个小案例的形式出现的,其下有 A、B、C、D、E 五个备选答案,请从中选择一个最佳答案。）

65. 有一位临终患者经常对家属及医务人员发脾气,你认为该患者属于心理反应哪一期（　　）
   A. 否认期　　　　　　　B. 忧郁期　　　　　　　C. 愤怒期
   D. 接受期　　　　　　　E. 协议期

66. 齐先生,67岁,因车祸颅脑损伤,抢救无效,医生确定死亡后,护士进行尸体护理,下列操作哪项不正确（　　）
   A. 填写尸体识别卡　　　　　　　B. 尸体仰卧,取下枕头,洗脸闭合眼睑
   C. 给患者装上义齿,以避免脸部变形　D. 用不脱脂棉填塞身体孔道
   E. 态度真诚严肃,表示同情理解

67. 方女士,30岁,肝癌,入院时身体虚弱,抗癌治疗效果差,患者情绪不稳定,经常抱怨、与家属争吵,该期心理反应为（　　）
   A. 忧郁期　　　　　　　B. 愤怒期　　　　　　　C. 否认期
   D. 接受期　　　　　　　E. 协议期

68. 胡女士,45岁,乳腺癌肝转移,极度虚弱,对其护理的目标是（　　）
   A. 让患者有尊严地度过余生　B. 提供根治疗法　　　　C. 放弃特殊治疗
   D. 延长生命过程　　　　　　E. 实施安乐死

69. 柯先生,78岁,脑溢血,目前处于昏迷状态,反应迟钝,肌张力丧失,心跳减弱,血压降低,呼吸微弱。此患者属于下列哪一期（　　）
   A. 濒死期　　　　　　　B. 愤怒期　　　　　　　C. 临床死亡期
   D. 接受期　　　　　　　E. 生物学死亡期

70. 林先生,66岁,诊断为肝癌,病情日趋恶化,患者深感到悲哀,要求见一些亲朋好友,并急于交代后事,此时患者心理反应属于（　　）
   A. 忧郁期　　　　　　　B. 愤怒期　　　　　　　C. 否认期
   D. 接受期　　　　　　　E. 协议期

## 第十五章 临终护理

71. 王某,男,50岁,肺癌骨转移第二次入院,疗效不佳呼吸困难显著,疼痛剧烈。患者感到痛苦、悲哀,并试图自杀,此期心理反应属于( )
    A. 否认期　　　　　　B. 愤怒期　　　　　　C. 临床死亡期
    D. 忧郁期　　　　　　E. 生物学死亡期

72. 周某,男,肝癌晚期,表示愿意把整个身体贡献给医学以求延续生命,他此时的心理反应为( )
    A. 否认期　　　　　　B. 愤怒期　　　　　　C. 协议期
    D. 忧郁期　　　　　　E. 接受期

73. 李某,男,60岁,诊断尿毒症,其表现神志不清,肌张力消失,心音低钝,脉搏细弱,血压10.7/5.3kPa(80/40mmHg),呈间歇呼吸,判断患者此时处于( )
    A. 生理学死亡期　　　B. 濒死期　　　　　　C. 临床死亡期
    D. 生物学死亡期　　　E. 脑死亡期

74. 患者胡某,晚期肝癌,治疗效果不佳,肝区剧烈疼痛,腹水,呼吸困难,患者感到痛苦,悲哀,有轻生念头,问此患者心理反应属于( )
    A. 否认期　　　　　　B. 愤怒期　　　　　　C. 协议期
    D. 忧郁期　　　　　　E. 接受期

75. 程某,女,34岁,近期体检时被告知有乳腺肿物,医院确诊为乳腺癌,随后患者和家人四处求医以证实医生的诊断是否正确,程女士的做法属于心理反应哪一期( )
    A. 否认期　　　　　　B. 愤怒期　　　　　　C. 协议期
    D. 忧郁期　　　　　　E. 接受期

76. 患者,女性,85岁,因休克型肺炎死亡。临床死亡的诊断标准是( )
    A. 心搏、呼吸停止,各种反射消失　　B. 血压测不到　　　C. 神经反射消失
    D. 各器官新陈代谢停止　　　　　　E. 出现尸僵

77. 患者,女性,64岁,胰腺癌广泛转移,病情日趋恶化。为其提供的临终护理,其主要目的不包括( )
    A. 让患者得到全面身心照顾　　　　B. 维护患者的尊严和权利
    C. 提高患者的生命质量　　　　　　D. 延长患者的生存时间
    E. 使患者平静地接受死亡

78. 患者,女性,70岁,乳腺癌晚期,肝转移,患者极度衰弱,宜采取的措施是( )
    A. 让患者有尊严地度过余生　　　　B. 提供心理疗法
    C. 不放弃治疗,说服患者配合治疗　　D. 与家属共同商议治疗方案
    E. 实施安乐死

79. 患者,男性,43岁,因颈部肿块来院就诊,经检查后确诊为晚期鼻咽癌。患者对该诊断难以相信,多次去其他医院检查确认。该患者此时的心理反应期属于( )
    A. 否认期　　　　　　B. 愤怒期　　　　　　C. 协议期
    D. 抑郁期　　　　　　E. 接受期

80. 患者,女性,52岁,得知自己的确诊为食管癌后,表现为沉默,食欲下降,夜间入睡困难。护理工作中最应重视的问题是(　　)
 A. 忧伤 B. 愤怒 C. 自杀
 D. 抑郁 E. 孤独

81. 患者,女性,39岁。因宫颈癌入院,护士观察该患者常独自哭泣,并且焦虑不安。该护士为其采取的首选的护理措施是(　　)
 A. 多陪伴患者,允许其用不同的方式宣泄情感
 B. 请精神科会诊 C. 让病友多与其交谈
 D. 同意家属陪伴 E. 给予镇静药

三、$A_3/A_4$ 型题(提供一个案例,下设若干道考题。在每道考题下面的 A、B、C、D、E 五个备选答案中选择一个最佳答案。)

(82～83题共用题干)

章女士,卵巢癌晚期患者,住院后已无法进行化疗保守治疗,护士在为进行护理的过程中常会遭受章女士的无端抱怨,并经常看到章女士对家属送来的饭菜不满意,发脾气。

82. 章女士此时正处在心理反应的哪一期(　　)
 A. 否认期 B. 愤怒期 C. 协议期
 D. 忧郁期 E. 接受期

83. 对章女士,护士应采取的正确做法是(　　)
 A. 理解患者,不与患者计较 B. 鼓励说出内心感受
 C. 劝家属离开 D. 请患者配合治疗
 E. 对她的抱怨予以纠正

(84～86题共用题干)

刘某,男性,肺癌晚期,经常出现阵发性剧烈疼痛,患者近日来对其家人说:让我快点死吧,我不想再活下去了。尤其在疼痛发作时求死欲望强烈,情绪烦躁,在疼痛缓解时拒绝与人交流。

84. 刘先生正处于哪一期心理反应期(　　)
 A. 否认期 B. 愤怒期
 C. 协议期 D. 忧郁期
 E. 接受期

85. 对于刘先生,以下哪项为解除疼痛的最佳措施(　　)
 A. 告诉患者疼痛是难免的 B. 慎用杜冷丁或吗啡,以免药物成瘾
 C. 口服止痛药物 D. 应用吗啡类药物止痛
 E. 疼痛发作时密切观察血压变化

86. 以下除哪项外,均是护士为刘先生提供的有效护理措施(　　)
 A. 鼓励患者树立战胜疾病的信心 B. 让患者听自己喜爱的音乐,分散对疼痛的注意力
 C. 帮助患者采取舒适卧位 D. 鼓励家属陪伴
 E. 做好晚间护理,帮助患者入睡

## 第十五章 临终护理

(87~89题共用题干)

洪先生,51岁,患胰腺癌广泛转移,病情日趋恶化,面部消瘦,呈铅灰色,眼眶凹陷,下颌下垂,双眼半睁呆滞,嘴微张,目前患者对过去做的错事表示悔恨,变得很和善,愿意努力配合治疗。

87. 该患者属于( )
    A. 濒死期  B. 临床死亡期  C. 生物学死亡期
    D. 生理学死亡期  E. 脑死亡期

88. 该患者此时心理反应属于( )
    A. 否认期  B. 愤怒期  C. 忧郁期
    D. 接受期  E. 协议期

89. 对该患者亲属的心理支持不正确的是( )
    A. 多给患者同情和照顾  B. 多听取并鼓励家属表达情感
    C. 避免亲属单独接触患者,以免悲伤过度  D. 讲解有关卫生知识
    E. 共同讨论护理计划

(90~92题共用题干)

龚女士,61岁,晚期肝癌,治疗效果不佳,肝区疼痛剧烈、腹水、呼吸困难,患者感到痛苦、悲哀,有自杀念头。

90. 该患者此时心理反应属于( )
    A. 否认期  B. 愤怒期  C. 忧郁期
    D. 接受期  E. 协议期

91. 对该患者的护理,下列哪项是错误的( )
    A. 多给患者同情和照顾  B. 允许家属陪伴
    C. 尽量不让患者流露出失落、悲哀的情绪  D. 尽可能满足患者的需要
    E. 加强安全保护

92. 随着病情进展,患者出现意识模糊,进而昏迷,护士采取的措施中错误的是( )
    A. 头偏向一侧,有呼吸道分泌物及时吸出  B. 躁动时选用保护具
    C. 眼睑不能闭合可盖凡士林纱布  D. 保持患者口腔清洁,定期漱口
    E. 注意营养及水分的补充

四、B型题(提供若干组考题,每组考题共用在考题前列出的 A、B、C、D、E 五个备选答案,请从中选择一个与问题关系最密切的答案。某个备选答案可以被选择一次、多次或不被选择。)

(93~96题共用备选答案)
    A. 否认期  B. 愤怒期  C. 协议期
    D. 忧郁期  E. 接受期

93. 临终患者四处求医以证实医生的诊断是否正确是( )

94. 临终患者要求与亲友见面,希望有他喜爱的人陪伴他( )

95. 临终患者经常表现对医生和护士的不满,并常和家人生气( )

96. 临终患者对自己的病情抱有希望,能配合治疗(　　)

(97～100题共用备选答案)

A. 否认期　　　　　　　　B. 愤怒期　　　　　　　　C. 协议期
D. 忧郁期　　　　　　　　E. 接受期

97. 不轻易揭穿患者的防卫机制,根据患者对病情的认识程度适时与其沟通。此做法是针对以上哪一期患者的护理措施(　　)

98. 不勉强患者与他人交谈,尊重患者并给予适当的支持。此做法是针对以上哪一期患者的护理措施(　　)

99. 护理人员应当给予指导和关心,尽量满足患者的要求。此做法是针对以上哪一期患者的护理措施(　　)

100. 护理人员应认真倾听患者的心理感受,并将患者的这种情况看作是一种健康的适应性反应。此做法是针对以上哪一期患者的护理措施(　　)

(101～103题共用备选答案)

A. 4小时　　　　　　　　B. 8小时　　　　　　　　C. 12小时
D. 14小时　　　　　　　E. 24小时

101. 一般死亡后多久机体接近环境温度(　　)

102. 尸僵在死后1～3小时开始出现,4～6小时扩散到全身,多久开始缓解(　　)

103. 尸体腐败是死亡后多久开始(　　)

**五、X型题**(每一道题下面有A、B、C、D、E五个备选答案,请从中选择所有正确答案。)

104. 对濒死患者的心理护理应做到(　　)
　　A. 理解患者的心理需求　　　　B. 对患者的不礼貌行为应忍让克制
　　C. 尽量满足患者的意愿　　　　D. 对患者否认期的言行要努力纠正
　　E. 言语亲切,照顾要周到

105. 濒死患者呼吸可出现(　　)
　　A. 间断呼吸　　　　　　B. 张口呼吸　　　　　　C. 点头呼吸
　　D. 蝉鸣音呼吸　　　　　E. 呼吸浅表

106. 濒死患者循环衰竭可出现(　　)
　　A. 脉搏细弱,不规则　　B. 心音低而无力　　　　C. 四肢发绀
　　D. 血压下降　　　　　　E. 面部潮红

107. 临床死亡期的特征为(　　)
　　A. 神志不清　　　　　　B. 心跳、呼吸停止　　　　C. 体温异常
　　D. 反射性反应消失　　　E. 大小便失禁

108. 尸体平放,仰卧,头下垫枕头的目的是(　　)
　　A. 保持良好姿势　　　　B. 便于尸体护理　　　　C. 以免头部淤血发紫
　　D. 防止胃内容物反流　　E. 易于鉴别

109. 进行尸体护理时应(　　)
　　A. 由医生做出死亡诊断后方可进行　　B. 严肃认真

C. 动作敏捷轻巧  D. 在当日体温单36℃~38℃之间填上死亡时间
E. 对死者家属要有同情心

110. 生物学死亡期可出现( )
   A. 循环衰竭  B. 尸斑  C. 呼吸停止
   D. 尸冷  E. 尸僵

111. 尸体护理的目的是( )
   A. 使尸体清洁无异味  B. 使尸体清洁无渗液  C. 使尸体姿势良好
   D. 有利于尸体保存  E. 易于尸体鉴别

112. 上消化道出血患者死亡后用棉花堵塞主要的孔道是( )
   A. 口  B. 耳朵  C. 咽喉部
   D. 阴道  E. 肛门

113. 对临终患者护理所达到的目标是( )
   A. 家属满意和精神安慰  B. 患者摆脱对死亡的恐惧
   C. 患者正确面对死亡  D. 患者舒适、疼痛少
   E. 患者安详平静地度过人生的最后旅程

114. 临终患者心理反应的分期包括( )
   A. 否认期  B. 愤怒期  C. 协议期
   D. 忧郁期  E. 接受期

115. 符合协议期患者表现的是( )
   A. 患者很和善很合作  B. 患者有侥幸心理  C. 患者愤怒渐渐消失
   D. 患者认为做善事可以死里逃生  E. 患者开始接受自己患不治之症的事实

116. 临终关怀的意义是( )
   A. 符合人类追求生命质量的客观要求  B. 是社会进步的标志
   C. 体现了提高生命价值的医学宗旨  D. 体现了提高生命质量的医学宗旨
   E. 是医疗护理质量提高的标志

117. 对临终患者护理措施正确的是( )
   A. 尽量满足患者意愿  B. 理解患者倾听患者诉说
   C. 鼓励患者家属陪伴  D. 对患者否认期的行为应予以纠正
   E. 注意语言和非语言交流并用

118. 临终关怀的理念是( )
   A. 以治愈为主  B. 给家属心理支持  C. 延长患者的生命时间
   D. 提高生命质量  E. 尊重患者的尊严和权利

119. 濒死患者的临床表现是( )
   A. 循环衰竭  B. 肌张力丧失  C. 呼吸衰竭
   D. 各种深浅反射渐渐消失  E. 神志不清

120. 女肺结核患者死后用棉花堵塞的孔道有(　　)
　　A. 肛门　　　　　　B. 阴道　　　　　　C. 耳
　　D. 咽喉部　　　　　E. 鼻孔

121. 临终关怀的基本原则是(　　)
　　A. 护理为主　　　　B. 适度治疗　　　　C. 注意心理
　　D. 伦理关怀　　　　E. 以临终患者为中心

# 第十五章 临终护理

## 参考答案

| | | | |
|---|---|---|---|
| 1—5. EB*E*CD* | 6—10. CAD*DE | 11—15. ECCCA | 16—20. CDEEC |
| 21—25. BEA*BD | 26—30. EEEBA* | 31—35. AABCE* | 36—40. BACEA |
| 41—45. DADEE | 46—50. DBDED | 51—55. DDEAC* | 56—60. DEBEC |
| 61—65. BCDDC* | 66—70. BBAAA | 71—75. DCBDA | 76—80. ADAAC |
| 81—85. ABADD* | 86—90. EAECC | 91—95. CDADB | 96—100. CA*DCB |
| 101—103. EEE | 104. ABCE | 105. ABCE | 106. ABCD |
| 107. BD | 108. CD | 109. ABCE | 110. BDE |
| 111. ABCE* | 112. ACE | 113. ABCDE | 114. ABCDE* |
| 115. ACDE | 116. ABD | 117. ABC | 118. BDE* |
| 119. ABCD | 120. ABCDE | 121. ABCDE* | |

## 部分题解

2. 濒死患者视力逐渐模糊,而后仅有光感或视力丧失,听力通常最后消失。

3. 生物学死亡期又称全脑死亡、细胞死亡或分子死亡,是死亡过程的最后阶段。这时从大脑皮质开始,整个神经系统以及各器官的新陈代谢相继停止,并出现不可逆的变化,机体已不能复活。随着生物学死亡期的进展,相继出现尸冷、尸斑、尸僵和尸体腐败等现象。

5. 死亡不是生命的骤然结束,而是一个逐渐进展的过程,一般分为三个阶段,即濒死期、临床死亡期和生物学死亡期。

8. 临床死亡期又称躯体死亡或个体死亡。此期主要特点为中枢神经系统抑制达到大脑皮质以下部位,延髓处于极度抑制和功能丧失状态。表现为心跳、呼吸完全停止,瞳孔散大,各种反射消失,但各种组织细胞仍有微弱而短暂的代谢活动。

23. 目前医学界提出以脑死亡作为判断死亡的诊断依据。其诊断依据基本沿用1968年美国哈佛大学在世界第22次医学会上提出的四条标准,即①不可逆的深度昏迷;②自发呼吸停止;③脑干反射消失;④脑电波消失或平坦。上述标准24小时内反复复查无改变,并排除体温过低及中枢神经抑制剂的影响,即可做出脑死亡的诊断。

30. 尸体护理应该在确认患者已经死亡,医生开具死亡诊断书后,立即进行。既可防止尸体僵硬,也可避免对其他患者造成不良影响。

35. 濒死患者肌肉张力丧失,表现为大小便失禁,吞咽困难,肢体软弱无力,不能自主活动,无法维持舒适姿势或防护性体位;胃肠道蠕动逐渐减弱,患者可出现食欲不振、呃逆、恶心、呕吐、腹胀,因而进食进水量减少,并可出现口干、口腔黏膜病变,严重者出现脱水;还可发生大小便失禁或便秘、尿潴留。循环功能减退,表现为皮肤苍白、发绀或冷汗,四肢冰冷、脉搏细速、不规则,逐渐变弱至消失,血压下降甚至测不出等。呼吸功能减退表现为呼吸频率由快变慢,呼吸深度由深变浅,出现潮式呼吸、间断呼吸、张口呼吸等,由于分泌物在支气管内潴留,出现痰鸣音及鼾声呼吸,最终呼吸停止。

55. 尸冷即死亡后体内产热停止,散热继续,尸体温度逐渐降低,一般在死亡后24小时接近室温。它是最先出现的尸体现象;尸斑指个体死亡后血液循环停止,血液向身体的最低部位

363

坠积,该处皮肤呈现暗红色斑块或条纹,出现的时间是死亡后2～4小时;尸僵是尸体肌肉僵硬,并使关节固定,多从小块肌肉开始,一般在死后1～3小时开始出现,4～6小时扩展到全身,12～16小时发展至高峰,24小时后开始缓解,3～7天完全缓解;尸体腐败指死亡后机体组织的蛋白质、脂肪和碳水化合物因腐败细菌的作用而分解的过程,一般出现在死亡后24小时,先从右下腹开始。

65. 在否认期患者否认病情恶化的事实,以降低不良刺激的影响,有更多的时间来调整自我,面对死亡。患者会迫切求医,抱着侥幸心理,希望是误诊,有些患者甚至会持续否认至死亡;在愤怒期患者经常抱怨、挑剔甚至斥责医护人员及亲属,或对医院的制度、治疗等方面表示不满。此期患者常表现为生气、充满怨恨与嫉妒、变得难以接近或不合作。在协议期患者承认自己患有不治之症的事实,为了延长生命,患者会提出种种"协议性"的要求,希望能缓解症状、扭转死亡的命运。有些患者认为许愿或做善事能扭转死亡的命运,变得很和善;在忧郁期患者通过多种努力,病情日益恶化,患者已充分认识到自己接近死亡,心情极度伤感,表现出极度忧郁和悲哀,产生很强的失落感。在接受期患者经历一段忧郁后,患者对死亡已有准备,极度疲劳衰弱,常处于嗜睡状态,表情淡漠,对周围事物丧失兴趣,却很平静安详。

85. 晚期肿瘤患者护理中应注意观察疼痛的性质、部位、程度及持续时间;协助患者选择减轻疼痛的有效方法。若患者选择药物止痛,可采用WHO推荐的三步阶梯疗法控制疼痛:第一步止痛,选用非麻醉性镇痛药,如阿司匹林、对乙酰氨基酚等。第二步止痛,选用弱麻醉性镇痛药,如可待因、强痛定、美沙酮等。第三步止痛,选用强麻醉性镇痛药,如吗啡、哌替啶等。

97. 对处于否认期的患者,护士应与患者坦诚沟通,不轻易揭露患者的防卫机制。给予关心和支持,并经常陪伴患者,注意非语言性交流,协助患者满足心理方面需要;对处于愤怒期的患者,应该看成是正常的适应性反应,尽量让患者表达其愤怒,让其有情感宣泄的机会。理解和同情患者,多陪伴患者;对处于协议期的患者给予指导和关心,加强护理,尽量满足患者的要求,使患者更好地配合治疗,以减轻痛苦,控制症状。对处于忧郁期的患者给予同情和照顾,经常陪伴患者,允许其用不同方式宣泄情感,给予精神支持,尽量满足患者的合理要求,安排亲朋好友见面、相聚,并尽量让家属陪伴身旁。注意安全,及时观察患者的不良心理反应,预防意外事件的发生;对于接受期的患者应尊重患者,不要强迫与其交谈,给临终患者一个安静、明亮、单独的环境,减少外界干扰。继续保持对患者的关心、支持,加强生活护理,使其安详、平静地离开人间。

111. 尸体护理是对患者整体护理的继续和最后的步骤,是临终关怀的重要内容。要求护士以严肃认真的态度,及时做好尸体护理,这不仅是对死者人格的尊重,也有利于家属心灵上的安慰,体现了人道主义精神和高尚的护士职业道德。
    其目的是使尸体整洁,姿势良好,易于辨认;家属安慰,减轻哀痛。

114. 美国医学博士伊丽莎白·库勒·罗斯曾和数百位临终前期患者谈话,在此基础上,他通过观察,提出临终患者的心理反应过程往往有五个发展阶段,即否认期、愤怒期、协议期、忧郁期及接受期。

118. 临终关怀的理念是:以治愈为主的治疗转变为以关怀为主的照护;从延长生命转向提高患者生命质量;强调尊重临终患者的尊严及权利;注重对临终患者家属提供心理支持。

121. 临终关怀的基本原则是护理为主,适度治疗,注意心理护理,伦理关怀与照顾,社会化,以临终患者为中心。

# 第十六章 护理相关文件记录

一、$A_1$ 型题(每一道题下面有 A、B、C、D、E 五个备选答案,请从中选择一个最佳答案。)

1. 正确的病区报告书写顺序是(  )
   A. 离开病区的患者→新入院患者→重点护理的患者
   B. 新入院患者→重点护理的患者→离开病区的患者
   C. 重点护理的患者→离开病区的患者→新入院患者
   D. 重点护理的患者→新入院患者→离开病区的患者
   E. 新入院患者→离开病区的患者→重点护理的患者

2. 病案的作用与下列哪能项无关(  )
   A. 提供患者的信息资料          B. 提供教学与科研资料
   C. 提供法律依据              D. 提供评价依据
   E. 提供患者流动情况的依据

3. 病案书写的基本要求不包括(  )
   A. 描写生动形象    B. 记录及时准确    C. 内容简明扼要
   D. 医学术语确切    E. 记录者签全名

4. 住院病案管理哪项不符合要求(  )
   A. 住院病案放在病案柜中    B. 病案必须保持清洁和完整    C. 病案不能擅自携出病区
   D. 家属可借阅病案        E. 医护人员记录使用后必须放回原处

5. 患者出院的病案整理后应交给(  )
   A. 住院处    B. 人事科    C. 护理部
   D. 病案室    E. 医教科

6. 下列哪能项不属于医嘱的内容(  )
   A. 护理级别    B. 隔离种类    C. 患者饮食
   D. 患者体位    E. 护理计划

7. 书写病区报告时应先写(  )
   A. 危重患者       B. 死亡、转出的患者    C. 施行手术的患者
   D. 新入院的患者    E. 行特殊检查的患者

8. 下列关于医嘱的解释,哪能项是错误的(  )
   A. 临时医嘱一般只执行一次          B. 长期医嘱有效时间在 24 小时以上
   C. 长期医嘱医生注明停止时间后失效    D. 临时备用医嘱有效时间在 24 小时以内
   E. 长期备用医嘱必须由医生注明停止时间后方为失效

9. 执行口头医嘱错误的一项是（    ）
   A. 一般情况下不执行　　　　　　B. 在抢救或手术中可执行
   C. 执行时,护士应向医生复诵一遍　D. 双方确认无误后执行
   E. 执行后无异常,不必记录在医嘱单上

10. 处理医嘱就先执行（    ）
    A. 新开出的长期医嘱　　B. 即刻执行医嘱　　C. 停止医嘱
    D. 备用医嘱　　　　　　E. 定期执行的医嘱

11. 下列不属于长期医嘱的项目是（    ）
    A. 青霉素注射液 80 万 u im bid　　B. 地高辛 0.25g bid po　　C. 维生素 C100mg tid po
    D. 明晨清洁灌肠　　　　　　　　　E. 半流食

12. 下列哪项是临时医嘱（    ）
    A. 地西泮 5mg qd po　　B. 半流质　　C. 吸氧,prn
    D. 肥皂水灌肠,明晨　　 E. 平卧位

13. 危重患者护理记录的内容不包括（    ）
    A. 生命体征　　B. 排泄　　C. 手术过程中的情况
    D. 病情动态　　E. 心理动态

14. 重整医嘱哪项是错误的（    ）
    A. 重整医嘱由护士书写　　　　　　B. 将最后一项医嘱下用红笔划一横线
    C. 在红线下用铅笔写上"重整医嘱"　D. 抄录医嘱字迹要清楚,准确
    E. 手术或转科患者,需要重整医嘱

15. 以下哪种患者不需要严密监护（    ）
    A. 危重、大手术患者　　　B. 需要严密监护的患者　　C. 一般瘫痪患者
    D. 特殊治疗的患者　　　　E. 需要记录液体出入量的患者

16. 当医嘱的内容不详时,护士应（    ）
    A. 拒绝执行　　　　　　B. 询问护士长后执行　　　C. 与本班护士商量后执行
    D. 凭自己的经验执行　　E. 询问主治医生后执行

17. 关于病区报告的书写,下列哪项是错误的（    ）
    A. 各班护士均应用蓝钢笔认真书写　　B. 应在巡视和了解病情的基础上书写
    C. 患者病情应重点突出,简明扼要　　 D. 书写应包括病区动态情况报告
    E. 不可随意涂改或撕毁

18. 不属于新入院患者交班内容的是（    ）
    A. 患者的生活方式　　B. 患者的入院的原因　　C. 患者的主要症状
    D. 患者的既往史　　　E. 护理措施实施的情况

19. 住院病案不包括（    ）
    A. 医疗记录　　B. 护理记录　　C. 病区报告
    D. 检查化验单　E. 体温单

## 第十六章 护理相关文件记录

20. 执行医嘱的原则下列哪项错误（　　）
    A. 医嘱必须有医生签名　　　　B. 执行中必须认真核对
    C. 医嘱均需即刻执行　　　　　D. 如有疑问的医嘱,必须查清再执行
    E. 护士执行医嘱后应签全名

21. 临时备用医嘱的有效时间是（　　）
    A. 4 小时内　　　　　B. 12 小时内　　　　C. 18 小时内
    D. 20 小时以内　　　　E. 24 小时以内

22. 在体温单 40～42℃ 之间相应时间栏内纵行填写（　　）
    A. 医嘱时间　　　　　B. 入院时间　　　　C. 特殊用药时间
    D. 患病时间　　　　　E. 昏迷时间

23. 查对医嘱可以防止差错发生,一般应（　　）
    A. 每天查对 1 次　　　B. 每天查对 2 次　　　C. 每周查对 1 次
    D. 每周查对 2 次　　　E. 半月查对 1 次

24. 长期医嘱是指有效时间在多少小时以上者（　　）
    A. 12 小时　　　　　　B. 16 小时　　　　　　C. 18 小时
    D. 20 小时　　　　　　E. 24 小时

25. 下列关于医疗文件的重要性的说法,错误的是（　　）
    A. 提供法律的证明文件　　B. 临床工作的原始记录　　C. 提供医学统计的原始资料
    D. 反映医院的医疗护理质量　　E. 反应患者的流动情况

26. 关于医疗文件的书写要求,错误的是（　　）
    A. 可进行主观判断　　　B. 记录及时准确　　　　C. 内容简明扼要
    D. 医学术语确切　　　　E. 记录者签全名

27. 术后患者需药物止痛,护士对医嘱"杜冷丁 5mg im st"有疑问,护士应（　　）
    A. 凭经验执行　　　　B. 与另一护士核对后执行　　　C. 征询护士长意见后执行
    D. 询问医生,核实医嘱内容　　E. 自行执行,及时询问患者药效

28. 关于特别护理记录单的记录方法,正确的是（　　）
    A. 眉栏用红笔填写　　B. 日间用红钢笔书写　　　C. 夜间用蓝钢笔书写
    D. 护理记录单不列入病案　　E. 总结 24h 出入量后记录于体温单上

29. 护士在书写日间病室交班报告时,首先应写的内容是（　　）
    A. 5 床,某某,于上午 10 时入院　　　B. 7 床,某某,于下午 3 时转科
    C. 8 床,某某,于上午 9 时手术　　　　D. 13 床,某某,于下午 3 时出院
    E. 25 床,某某,告病危

30. 出院后医疗护理文件应保管于（　　）
    A. 出院处　　　　　　B. 住院处　　　　　C. 医务处
    D. 护理部　　　　　　E. 病案室

31. 医嘱"st"的含义通常为（　　）
    A. 临时备用　　　　　　B. 立即　　　　　　　　C. 长期备用
    D. 睡前用　　　　　　　E. 随时

32. 患者在住院期间，其医疗护理文件应保管于（　　）
    A. 病房　　　　　　　　B. 住院处　　　　　　　C. 护理部
    D. 医务处　　　　　　　E. 病案室

33. 患者住院病历排在首页的是（　　）
    A. 化验结果报告　　　　B. 长期医嘱单　　　　　C. 临时医嘱单
    D. 入院记录　　　　　　E. 体温单

34. 护士处理医嘱时，应先执行（　　）
    A. 新开的长期医嘱　　　B. 长期备用医嘱　　　　C. 临时备用医嘱
    D. 临时医嘱　　　　　　E. 停止医嘱

35. 关于执行医嘱不正确的是（　　）
    A. 医嘱必须经医生签名后方有效　　　B. 在一般情况下不执行口头医嘱
    C. 医嘱须每班、每日核对　　　　　　D. 各种通知单次晨集中送有关科室
    E. 长期医嘱医生注明停止时间后失效

36. 属于长期医嘱的是（　　）
    A. 低蛋白饮食
    B. 哌替啶 50mg im q6h prn
    C. 地西泮 5mg im st
    D. 阿托品 0.5mg im 术前半小时
    E. 明晨肥皂水灌肠

37. 下列属于长期备用医嘱的一项是（　　）
    A. 氨茶碱 50mg tid
    B. 半流质饮食
    C. 阿托品 0.5mg H st
    D. 哌替啶 50mg im q6h prn
    E. 二级护理

38. 下列属临时医嘱的一项是（　　）
    A. 盐酸心得宁 10mg tid　　B. 三级护理　　　　　C. 地西泮 5mg qn
    D. 明晨肥皂水灌肠　　　　E. 哌替啶 50mg im q6h prn

39. 处理停止医嘱时，错误的做法是（　　）
    A. 注销相应的执行单　　B. 注销各种卡片　　　　C. 用红笔写"取消"二字
    D. 划红勾标记　　　　　E. 用兰笔写"取消"二字

40. 关于重整医嘱下列不妥的是（　　）
    A. 在原医嘱最后一项下面划一红横线
    B. 在红线下正中用红笔写"重整医嘱"
    C. 将红线以上有效的长期医嘱，按现在日期、时间写于红线下
    D. 两人核对无误后，填写重整时间和重整者姓名
    E. 将红线以上有效的长期医嘱，按原来日期、时间写于红线下

## 第十六章 护理相关文件记录

41. 特别护理记录单的记录内容不包括（　　）
    A. 手术过程　　　　　　B. 生命体征　　　　　　C. 神志
    D. 出入液量　　　　　　E. 输液输血情况

42. 下列不需要记录特别护理记录单的患者是（　　）
    A. 特殊治疗的患者　　　　　B. 一般瘫痪的患者
    C. 病情的危重患者　　　　　D. 需严密监护血压的患者
    E. 大手术后的患者

43. 不属于术后患者交班内容的是（　　）
    A. 患者的麻醉方式和手术名称　　B. 患者术前治疗情况
    C. 患者术后清醒时间　　　　　　D. 患者切口的情况
    E. 患者生命体征的情况

44. 下列属于临时医嘱的是（　　）
    A. 病危　　　　　　　　B. 一级护理　　　　　　C. 氧气吸入 prn
    D. 大便常规　　　　　　E. 半流质

45. 在下列患者中,护士在书写交班报告时首先应写（　　）
    A. 4床,患者甲,上午10时转呼吸科　　B. 18床,患者乙,上午9时入院
    C. 21床,患者丙,上午8时手术　　　　D. 25床,患者丁,下午行胸腔穿刺术
    E. 41床,患者戊,医嘱特级护理

46. 体温单底栏的填写内容是（　　）
    A. 体温　　　　　　　　B. 脉搏　　　　　　　　C. 呼吸
    D. 住院天数　　　　　　E. 胃液引流量

47. 处理出院患者医疗护理文件的方法,错误的是（　　）
    A. 整理病历交病案室保存　　　　B. 出院病历的最后一页是体温单
    C. 诊断卡、治疗卡夹入病历内　　D. 注销床头卡、饮食卡
    E. 填写患者出院登记本

48. "地西泮 5 mg po sos"属于（　　）
    A. 长期医嘱　　　　　　B. 长期备用医嘱　　　　C. 临时医嘱
    D. 临时备用医嘱　　　　E. 短期医嘱

49. 属于长期医嘱的是（　　）
    A. 地塞米松 5mg iv qd　　B. 奎尼丁 0.2g po q2h×5　　C. B超
    D. 安定 5mg po sos　　　 E. 速尿 5mg im st

二、A₂型题(每道考题是以一个小案例的形式出现的,其下有 A、B、C、D、E 五个备选答案,请从中选择一个最佳答案。)

50. 陈鸿遇,58岁,因心绞痛入院,医嘱"吸氧,prn",此医嘱属于（　　）
    A. 长期医嘱　　　　　　B. 临时医嘱　　　　　　C. 长期备用医嘱
    D. 临时备用医嘱　　　　E. 立即执行的医嘱

51. 护士章诚珊,在夜班下班前将总结的危重患者 24 小时出入液量记录在当天体温单的相应栏内时用（   ）
   A. 铅笔          B. 蓝钢笔          C. 红钢笔
   D. 蓝铅笔        E. 红铅笔

52. 杨庆凯,35 岁,急性胃肠炎已痊愈,准备出院,护士为其整理出院病案时,应放在病案最后的是（   ）
   A. 入院记录      B. 体温单          C. 医嘱单
   D. 住院病历首页  E. 各种化验单

53. 李网忆,50 岁,头痛待查,医嘱:索米痛 0.5 q6h prn,下述处理哪项错误（   ）
   A. 抄写在长期医嘱栏内          B. 每次执行即在临时医嘱栏内记录
   C. 两次使用时间可小于 6h       D. 须用停止医嘱方可取消
   E. 停止医嘱时应写明停止日期

54. 王兰,30 岁,因急性阑尾炎入院,护士为其准备病案,放在第一页是（   ）
   A. 医嘱单        B. 体温单          C. 入院记录
   D. 化验报告单    E. 病案首页

55. 患者,女性,35 岁,患子宫肌瘤拟行手术治疗。术前 1 日 8:00AM 医生开医嘱安定 5mg po sos,此项医嘱的失效时间是（   ）
   A. 当日 6:00PM   B. 当日 8:00PM     C. 次日 8:00PM
   D. 次日 10:00AM  E. 至医生停止医嘱为止

56. 患者,男,52 岁,肺癌晚期,诉胸部疼痛,医嘱为杜冷丁 50mg im prn,该医嘱为（   ）
   A. 长期医嘱      B. 临时医嘱        C. 长期备用医嘱
   D. 临时备用医嘱  E. 口头医嘱

57. 护士甲在参与抢救失血性休克的患者时需要电话联系上级主管医师,在执行电话医嘱时应注意（   ）
   A. 听清医嘱立即执行          B. 听到医嘱后直接执行          C. 迅速执行自己听到的医嘱
   D. 听到医嘱应简单复述一次    E. 重复一次,确认无误后执行

58. 术后患者需药物止痛,护士对医嘱"哌替啶 5mg im st"有疑问,护士应（   ）
   A. 凭经验执行              B. 与另一护士核对执行          C. 与同组护士商量后执行
   D. 询问医生,核实医嘱内容    E. 自行执行,及时询问患者药效

59. 急性胰腺炎伴意识模糊患者入住 ICU,其特护记录单记录的内容不包括（   ）
   A. 护理措施      B. 生命体征        C. 出入液量
   D. 神志、瞳孔    E. 患者社会关系

60. 医嘱"安定 5mg SOS po",护士正确执行该医嘱的方法是（   ）
   A. 可执行多次                B. 需立即执行
   C. 过期尚未执行即失效        D. 24 小时以内都视为有效
   E. 在医生未注明失效时可随时执行

## 第十六章 护理相关文件记录

61. 患者女性,33 岁,卵巢囊肿摘除术后,疼痛剧烈,医嘱"哌替啶 50mg im prn",此医嘱属于（　　）
    A. 临时医嘱　　　　　　　B. 长期医嘱　　　　　　　C. 临时备用医嘱
    D. 长期备用医嘱　　　　　E. 特定时间医嘱

62. 患者女性,35 岁,胃炎多年,现胃痛难忍,10:00AM 医生开医嘱"克洛曲 1# sos",此项医嘱的失效时间是（　　）
    A. 当日 6:00PM　　　　　B. 当日 8:00PM　　　　　C. 当日 10:00PM
    D. 次日 10:00AM　　　　E. 以医生注明时间为准

63. 患者大便失禁,护士需将此内容用符号形式记录在体温单上,表示便失禁的符号是（　　）
    A. "○"　　　　　　　　　B. "×"　　　　　　　　　C. "."
    D. "E"　　　　　　　　　E. "*"

64. 护士在书写日间病室交班报告时,首先应写的内容是（　　）
    A. 3 床,某某,于上午 10 时入院　　　B. 5 床,某某,于下午 3 时转科
    C. 8 床,某某,于上午 9 时手术　　　 D. 12 床,某某,于下午 5 时手术
    E. 19 床,某某,病危,治疗护理过程

65. 患者女性,55 岁,子宫肌瘤,次日上午手术,患者睡眠不佳,医嘱"地西泮 5mg 肌肉注射 sos",此医嘱属于（　　）
    A. 长期医嘱　　　　　　　B. 临时备用医嘱　　　　　C. 长期备用医嘱
    D. 指定时间的医嘱　　　　E. 临时医嘱

66. 患者男性,34 岁,行胆囊切除术,患者安返病房后,护士对患者术后医嘱处理正确的是（　　）
    A. 在原医嘱末项下面画一红横线　　　B. 在横线下用红笔写"重整医嘱"
    C. 将红线上未停的长期医嘱依序抄于红线下　　D. 抄录原医嘱内容后两人核对
    E. 核对新抄录的医嘱无误后,签重整者全名

67. 患者女性,36 岁,子宫全切除术后第二天,主诉伤口疼痛无法入睡,医嘱:"安定 10mg im st",此项医嘱属于（　　）
    A. 应立即执行的临时医嘱　　B. 按时执行的长期医嘱　　C. 按时执行的临时医嘱
    D. 需要时可用的临时备用医嘱　　E. 需要时可用的长期备用医嘱

68. 一位患者因心绞痛入院。患者疼痛剧烈,医嘱吗啡 5mg iv。护士认为医嘱存在错误,去找这位医生沟通,医生拒绝修改。护士的做法不妥的是（　　）
    A. 报告给护士长　　　　　B. 报告给上级医生　　　　C. 按医嘱执行
    D. 暂缓执行医嘱　　　　　E. 报告给科主任

69. 患者女,34 岁。今早主诉昨晚夜间多梦易醒,下午医生开出医嘱:地西泮 5mg PO sos。当晚患者睡眠良好,该项医嘱未执行。值班护士应于次日上午,在该项医嘱栏内（　　）
    A. 用红笔写上"失效"　　　B. 用蓝笔写上"失效"　　　C. 用红笔写上"未用"
    D. 用蓝笔写上"未用"　　　E. 用红笔写上"作废"

三、$A_3/A_4$ 型题(提供一个案例,下设若干道考题。在每道考题下面的 A、B、C、D、E 五个备选答案中选择一个最佳答案。)

(70~72题共用题干)

蔡伊雅,女,73岁,独居,近日刚搬进新公寓,因急性哮喘发作入院治疗。

70. 当医生检查患者后,开出医嘱"吸氧 st"属于(　　)

　　A. 长期医嘱　　　　　　B. 定期执行医嘱　　　　　C. 长期备用医嘱

　　D. 临时备用医嘱　　　　E. 立即执行的医嘱

71. 蔡女士入院后,护士为她进行的入院评估记录应在(　　)

　　A. 2小时内完成　　　　B. 8小时内完成　　　　　　C. 12小时完成

　　D. 24小时内完成　　　　E. 48小时完成

72. 根据患者的情况,你下班时最需要交班的内容(　　)

　　A. 患者食欲下降　　　　B. 患者烦躁不安　　　　　C. 患者尿量增加

　　D. 患者呼气有哮鸣音　　E. 患者睡眠不佳

(73~75题共用题干)

方朴山,男,32岁,急性阑尾炎穿孔中午入院,立即进行手术,下午三时回到病室。

73. 方先生回病室后,护士处理医嘱时,应先处理哪项(　　)

　　A. 输血 300ml st　　　　B. 庆大霉素 8万 u im bid　　C. 尿常规检查

　　D. 二级护理　　　　　　E. 外科护理常规

74. 当天护士书写交班报告时,应将方先生作为下述哪类患者进行交班(　　)

　　A. 危重患者　　　　　　B. 手术后患者　　　　　　C. 新入院患者

　　D. 转出患者　　　　　　E. 预手术患者

75. 护士书写交班报告时,不应书写方先生的哪些内容(　　)

　　A. 入院时间和状态　　　　　　B. 手术的麻醉和手术名称

　　C. 手术的过程　　　　　　　　D. 回病室及清醒时间、生命体征等情况

　　E. 重点观察项目及注意事项

(76~78题共用题干)

刘丽,女,48岁,因2型糖尿病入院治疗。

76. 医生开出医嘱,下列哪一种属于临时医嘱(　　)

　　A. 内科护理常规　　　　B. 糖尿病饮食　　　　　　C. 明晨空腹血糖检查

　　D. 胰岛素,8u 皮下注射 qd　　E. 食盐量每日不超过6克

77. 护士应转抄在长期医嘱栏内的医嘱是(　　)

　　A. 青霉素皮试　　　　　B. 甲苯磺丁脲 0.5g tid　　　C. 尿常规

　　D. 血脂测定　　　　　　E. 血常规

78. 在体温单40℃~42℃之间应填写(　　)

　　A. 入院情况　　　　　　B. 检查时间　　　　　　　C. 体重的数据

　　D. 入院的时间　　　　　E. 用药的时间

## 第十六章 护理相关文件记录

(79～80题共用题干)

患者女,55岁,因急性有机磷农药中毒到急诊科进行抢救,经过洗胃等抢救,现患者病情稳定。

79. 护士在抢救结束后要及时据实补记抢救记录和护理病历,时间为( )
 A. 2小时内　　　　　　B. 3小时内　　　　　　C. 6小时内
 D. 8小时内　　　　　　E. 9小时内

80. 患者需要复印病历,不能复印的病历资料是( )
 A. 体温单　　　　　　B. 化验单　　　　　　C. 门诊病历
 D. 会诊记录　　　　　E. 医学影像资料

**五、X型题**(每一道题下面有 A、B、C、D、E 五个备选答案,请从中选择所有正确答案。)

81. 属于长期备用医嘱的是( )
 A. 青霉素 80万 u im bid　　B. 氨茶碱 0.1 po q8h prn　　C. 止咳糖浆 10ml po tid
 D. 庆大霉素 8万 u im bid　　E. 哌替啶 50mg im q6h prn

82. 属于临时医嘱的是( )
 A. B超　　　　　　B. 血常规　　　　　　C. 心电图 st
 D. 测血压 qd　　　E. 内科护理常规

83. 特别护理记录单书写的要求是( )
 A. 及时、准确　　　　　B. 内容简明扼要　　　　C. 用医学术语要确切
 D. 记录者要签全名　　　E. 书写错误时要及时涂改

84. 处理重整医嘱时应( )
 A. 重整的医嘱要写整理当日日期　　　　B. 手术或分娩后应重整
 C. 处理转科医嘱应抄录红线以上的长期医嘱　　D. 抄录后需两人核对
 E. 填写抄录、核对者的签名

85. 关于医嘱的种类不正确的论述是( )
 A. 长期医嘱当医生注明停止时间后才失效
 B. 长期备用医嘱有效时间在 24h 以内
 C. 临时医嘱在短时间内执行,一般只执行一次
 D. 临时备用医嘱待医生注明停止时间后失效
 E. 长期医嘱有效时间在 24h 以上

86. 书写病区报告要求( )
 A. 内容简明扼要　　　　　B. 字迹清楚不涂改
 C. 患者的病情可以从病历中摘取　　D. 护士要签全名
 E. 护士接班后要及时书写

87. 有关医嘱正确的论述是( )
 A. 医嘱由护士撰写　　　　B. 护士在执行中必须认真核对
 C. 是护士完成治疗计划核查的依据　　D. 只能由护士执行

E. 医嘱在抄写及执行中必须严肃认真

88. 医疗文件的重要性体现在( )
    A. 是医护之间沟通信息书面材料　　B. 为教学科研提供资料
    C. 是评价医护质量的标志之一　　　D. 可提供法律依据
    E. 是患者了解病情的唯一途径

89. 一急腹症患者入院,交班报告的内容应包括( )
    A. 疼痛部位　　　　B. 疼痛性质　　　　C. 腹部体征
    D. 大便情况　　　　E. 全身情况

90. 休克患者需记录哪些病情状况( )
    A. 生命体征　　　　B. 意识状态　　　　C. 尿量
    D. 末稍循环情况　　E. 用药情况

# 第十六章　护理相关文件记录

## 参考答案

1—5. A* EADD　　6—10. EBDE* B　　11—15. DDCCC　　16—20. EAACC
21—25. BB* AEE　　26—30. ADE* DE*　　31—35. BAEDD　　36—40. AEDCC
41—45. ABBDA　　46—50. ECDAC　　51—55. BBCBB*　　56—60. C* EDEC
61—65. DCEBB　　66—70. AACCE　　71—75. DBACC　　76—80. CBACD
81. BE　　　　　82. ABC　　　　　83. ABCD　　　　84. BDE
85. BD　　　　　86. ABD　　　　　87. BCE　　　　　88. ABCD
89. ABCD　　　　90. ABCDE

## 部分题解

1. 书写交班报告的顺序按出院、转出、死亡、新入院、转入、手术、分娩、病危、病重等顺序逐项书写。

9. 一般情况下不执行口头医嘱，在手术过程中或抢救时，医生提出口头医嘱，护士必须复诵一遍，双方确认无误，方可执行。

22. 在体温单 40~42℃ 之间相应时间栏内纵行填写入院时间、手术、分娩时间、转入时间、转科、出院时间、死亡时间。

28. 用蓝墨水笔填写眉栏各项，上午 7 时至下午 7 时用蓝墨水笔记录，下午 7 时至次晨 7 时用红色水笔记录。

30. 医疗护理文件应妥善保存。住院期间由病房负责保管，出院或死亡后，将其整理好交给病案室，并按卫生行政规定的保存期限保管。

55. SOS：为临时备用医嘱，仅在 12 小时内有效。

56. prn：为长期备用医嘱，指有效时间在 24 小时以上。